APITERAPIA 101
PARA TODOS

15 productos de la colmena para curar

Miel de panales y meliponas, mielato, hidromiel, polen y pan de abejas, jalea real, apitoxina, propóleo, géopropolis, cera, opérculos de panales, larvas de zánganos, abejas enteras, aire de colmena

Cuarta Edición Ampliada

MOISÉS ASÍS

Moisés Asís

Copyright © 2018 por Moisés Asís para esta Cuarta Edición Ampliada

ISBN-13: 978-1725694941
ISBN-10: 1725694948

Depósito legal

Asís, Moisés. ***Apiterapia 101 para todos: 15 productos de la colmena para curar: miel de panales y meliponas, mielato, hidromiel, polen y pan de abejas, jalea real, apitoxina, propóleo, géopropolis, cera, opérculos de panales, larvas de zánganos, abejas enteras, aire de colmena***. 4.ed.ampl.

Impreso por Kindle Direct Publishing/Amazon
Distribuido a través de Amazon y otras librerías en todo el mundo

(Ediciones anteriores: © 1996, 2001, 2007 por Moisés Asís)

Fotos de contracubierta y p. 27: Dina Lílit Asís-Mendoza (Miami, EE.UU.), 2019
Foto del autor en p. 354: Miriam Berkley (New York, EE.UU.).
Las fotos identificadas con las siguientes siglas son cortesía de:

AB – ABrazil (Brasil); **AC** – Antonio Couto (Portugal); **AN** – Apitherapy News (EE.UU.); **AO** – Giacomo Omallini (Italia); **AP** – APACAME (Brasil); **CJ** – Chung Jin Tech Co. (Corea); **CR** – Claudette Raynal (Francia); **FA** – Food and Agriculture Organization; **FS** -- Francis A. Saldivia (Uruguay); **HL** – Homero Llerena (EE.UU.); **HZ** – Zachary Huang (EE.UU.); **JC** – John Caldeira (EE.UU.); **OL** – Oleg Lohnes (Alemania); **MA** – Miguel Abad (España); **MM** – Margarita Medina (México); **PD** – Jon Sullivan (EE.UU.); **PM** – Pablo A. Maessen (Argentina); **PP** – Pedro Pérez (España); **SP** – Pedro Plaja (España); **SR** – Samuel Ramal (España); **TT** – Trinidad Terrazas (México); **UM** – University of Maryland Medical Center (EE.UU.); **VA** – Annie VanAlten (Canadá).

El resto de las fotos proceden del archivo y otros libros del autor, **Linkedin**, **Facebook**, **Pixabay**, **Pinterest**. **Adobestock** y **World Health Organization**. Gracias a todos los colaboradores y disculpen cualesquiera errores u omisiones en este libro. Los agradecimientos específicos aparecen en la página 8.

En este libro, por lo general se omiten los títulos de Doctor, Ingeniero, Licenciado, Máster y otros, o sus abreviaturas, delante o después de los nombres, al referirse a médicos, MD, DrMed, DMV, PhD, DSc, Ing., Lic., veterinarios, biólogos, dentistas, y demás profesionales universitarios, en consideración a que Hipócrates, Aristóteles, Shen Nong, Plinio, Varrón, Magón, Galeno, Zhang Zhongjing, Avicena, Maimónides, Alejandro de Tralles, Ambroïse Paré y demás eruditos premodernos son también mencionados únicamente por sus nombres en todas partes.

CONTENIDO

Presentación a la cuarta edición ampliada, 5
    Prólogo a la primera edición, 8
    Prólogo a la edición mexicana, 10
En recordación / In memoriam, 12
1. Los productos apícolas y sus preparados terapéuticos, 14
    Miel de panales, 15
        Masaje con miel, 34
    Miel de mielada o mielato, 41
    Miel de meliponas, 45
    Hidromiel: el elíxir de Odín, 48
    Algunos hitos históricos de la Apiterapia, 59
    Polen apícola, 67
    Pan de abejas, 85
    Jalea real, el manjar supremo de la colmena, 90
    Apitoxina o veneno de abejas, 99
        Historia de Filip Terč, 109
        Acupuntura con apitoxina: apipuntura, 130
        Meridianos de acupuntura para uso en Apiterapia, 133
        Apipuntura sin pinchazos: stipers, 149
    Propóleo: el oro púrpura o borgoña de las abejas, 162
    Géopropolis o propóleo de abejas meliponas, 203
    Cera de panales, 205
    Opérculos de panales o *zabrús*, 214
    Larvas de zánganos: Viagra de la colmena, 218
    Las abejas enteras: fuentes de quitosano, 229
    Aire de colmena, 233
2. Algunas aplicaciones terapéuticas de los productos apícolas, 243
    Angiología, 252
    Cardiología y enfermedades cerebrovasculares, 254
    Cirugía, 257
    Dermatología y quemaduras, 259
    Endocrinología, enfermedades metabólicas y hepáticas, 265
    Enfermedades infecciosas, 268
    Enfermedades respiratorias, 271
    Gastroenterología, 273
    Ginecología y obstetricia, 279
    Hematología e inmunología, 283
    Nefrología y urología, 285
    Neurología, 288
    Odontología, 291
    Oftalmología, 294
    Oncología y radiología, 297
    Otorrinolaringología: garganta, nariz y oídos, 299
    Pediatría, 305

Primeros auxilios,   308
Proctología,   309
Psiquiatría,   310
Reumatología,   313
Veterinaria,   318

3. Apiterapia para cuando usted mejor se siente,   325
Cosmetología,   325
Alimentos,   334
Fuentes de información sobre Apiterapia,   334
Sitios de Internet, revistas de resúmenes y bases de datos,   337
Algunos contactos útiles,   337
Sociedades de Apiterapia,   340
Humor apiterapéutico,   346

Acerca del autor,   349
Palabras claves en inglés para buscar más información,   352

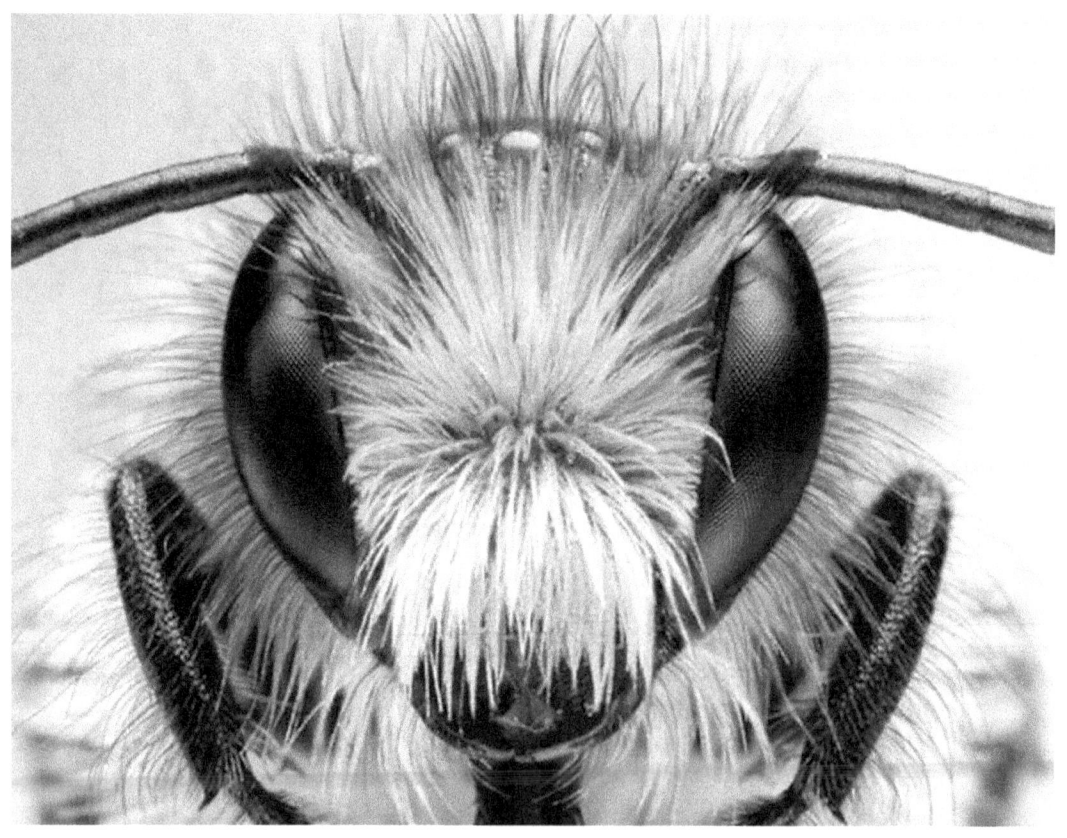

PRESENTACIÓN A LA CUARTA EDICIÓN AMPLIADA

"En esto, (los hermanos de José) vieron venir una caravana de ismaelitas que venían de Galaad y que traían en sus camellos perfumes, propóleo y mirra para llevarlos a Egipto." (*Génesis* 37:25)

"Llévenles lo mejor que el país produce: un poco de propóleo y un poco de miel, perfumes, mirra, nueces y almendras." (*Génesis* 43:11)

Duermo en mi cama de roca
Mi sueño dulce y profundo:
Roza una abeja mi boca
Y crece en mi cuerpo el mundo.
José Martí (*Versos sencillos*, 1891)

Han pasado muchos años desde la primera edición de **Apiterapia para todos** (1996). La Apiterapia ha ganado reconocimiento y aplicación en todas partes del mundo, se han creado numerosas sociedades nacionales de Apiterapia, cada año hay cursos y congresos en todos los continentes, otros colegas se han animado a escribir libros y compartir su experiencia.

No recuerdo cuándo fue la primera vez que vi por dentro una colmena o que tuve entre mis dedos una abeja, pero fue después que el azar del destino me pusiera en el camino de la Apiterapia. Quiero compartir esta historia con los lectores:

Fuera de haber visto abejas revoloteando en las dulcerías de La Habana, estos maravillosos animalitos me fueron desconocidos hasta que llamaron mi atención varias colmenas que los empleados de la Dirección Nacional de Apicultura del Ministerio de la Agricultura (en aquel entonces, todavía se llamaba Instituto Nacional de la Reforma Agraria) tenían en el jardín de la hermosa mansión expropiada del reparto Biltmore, oeste de La Habana, donde también estaban otras oficinas del mismo Ministerio, entre ellas la Dirección Nacional de Cuadros, que era mi centro laboral. Mi interés entonces era solamente la informática, la hipnosis y la parapsicología, y por ese motivo mis primeros estudios universitarios fueron sobre Información Científico-Técnica y Bibliotecología, para tener acceso a la información, algo prohibitivo en Cuba en el período castrista. Pero, curioso al fin, escuchaba a los especialistas en apicultura hablar sobre la interesante vida de las abejas.

Tiempo después, mientras trabajaba como analista de información científica en el Centro de Información y Documentación Agropecuario, en un pequeño *think-tank* (ahora extinto) que elaboraba condensaciones analíticas de la literatura científica extranjera, reseñas y otras diversas publicaciones, se presentó el problema de que nadie estaba procesando la literatura sobre apicultura. ¿Por qué no?, pensé, y me hice cargo de analizar, condensar y procesar las decenas de revistas sobre apicultura que recibíamos de todas partes del mundo.

Inmediatamente comencé a descubrir interesantísimos artículos sobre Apiterapia en las revistas **American Bee Journal, Pchelovodstvo, Apiacta, L'Abeille de France et l'Apiculteur, Journal of Apicultural Research, Gleanings in Bee Culture, Apicultura în Rômania, Bee World, Apidologie, Apicultural Abstracts** y otras muchas publicaciones. Me causó decepción conocer no sólo que la Apiterapia era totalmente ignorada en Cuba, sino que incluso el propóleo, el pan de abejas y los demás productos con propiedades medicinales de la colmena, excepto la miel y la cera exportables, eran desechados. El propóleo era completamente ignorado por la industria apícola cubana y un libro sobre esta resina podría ser necesario. A partir de entonces estuve meses compilando, traduciendo y procesando un enorme volumen de información, solicité las poquísimas normas de control de la calidad del propóleo que ya existían en otros países, y el resultado fue un primer libro sobre Apiterapia, *El propóleo, un valioso producto apícola* (1979), con una cubierta muy rústica y edición e impresión paupérrimos. Tuve posteriormente la suerte de conocer a viejos apicultores, como César Abréu y Pedro Redondo, así como al destacado científico Guillermo Cid, que conocían empíricamente las propiedades terapéuticas de algunos de los productos apícolas, pero ninguna institución los escuchaba.

Una lejana guerra tuvo consecuencias indirectas, y gracias a ellas se le dio la bienvenida a la Apiterapia: el Ejército Rojo de la Unión Soviética ocupó Afganistán para imponer un gobierno comunista, pero los eventos se invirtieron y los muyahidines afganos pelearon una sangrienta guerra que agotó la economía y la moral de los soviéticos, que se vieron obligados a reducir drásticamente los subsidios y la ayuda a Cuba. A partir del final de los años ochenta del siglo XX, la economía cubana entró en una situación mucho más precaria, ya que dependía de los suministros y financiación soviética. Se redujeron dramáticamente las importaciones y presupuestos, la Unión Soviética no podía hacer frente a su guerra perdida en Afganistán, a la carrera armamentista y al mismo tiempo a los subsidios a Cuba y los satélites de Europa Oriental. Resultado más visible: escasez de medicamentos en Cuba, especialmente para uso veterinario.

Durante años, el libro pasó inadvertido dentro de Cuba y se cumplió aquel dicho tan parafraseado (ver *Mateo 13:57* y *Lucas 4:24*) de que "nadie es profeta en su tierra": la Internacional Bee Research Association (IBRA) adquirió decenas de ejemplares y recomendó el libro entre las 24 obras que los países en desarrollo debían tener como colección básica en cualquier biblioteca de apicultura (*IBRA. Source Materials for Apiculture*, No. 8, 1981). Años después, Frank Vernon lo reseñó favorablemente ("…By far, the most complete review of propolis so far published", *Bee Talk* 65:2-3, March 1987).

La precaria situación económica de Cuba en esa época y sobre todo en las décadas siguientes, hizo que los médicos veterinarios usaran el libro y el propóleo para curar el ombligo de los terneros recién nacidos, heridas infectadas, parasitosis y otras enfermedades de los mamíferos, aves y otros animales. Los médicos humanos casi inmediatamente comenzaron a usar el propóleo, el polen y otros productos para tratar dermatitis, hipercolesterolemia, heridas, quemaduras, parasitosis y otros padecimientos. La necesidad de medicamentos baratos para sustituir las medicinas importadas incrementó el interés en conocer más sobre la Apiterapia y otras ramas de la Medicina Complementaria y Alternativa.

El Instituto de Medicina Veterinaria de Matanzas fue la primera institución cubana en crear un laboratorio para producir tinturas, cremas, emulsiones y otros preparados a base de propóleo y miel para uso animal, pero con mucha demanda para uso humano. Bajo sus auspicios se celebraron los primeros simposios científicos sobre propóleo en 1988 y 1989 en la playa de Varadero, los cuales a su vez motivaron otros simposios nacionales e internacionales, libros, artículos en los periódicos y revistas, programas de radio y televisión, incluso caricaturas: había nacido la Apiterapia cubana. Para esa época ya había otros laboratorios en la Universidad de La Habana, la Estación Experimental Apícola de La Habana, y en Sancti Spíritus, Holguín, Pinar del Río y otras provincias.

El propóleo, polen, miel, veneno de abejas y otros productos se convirtieron en medicamentos tan familiares para los médicos y pacientes cubanos como podían serlo la aspirina y la penicilina. Desde entonces, Cuba, Brasil, Argentina, México y Uruguay fueron sin duda los países más avanzados en Apiterapia en el hemisferio occidental.

Recuerdo aquella mañana en mi oficina cuando un ingeniero forestal, Santiago Fabré (1943-2011), me visitó y contó sobre su vida: había sido enviado a Angola junto a muchos otros cubanos para explotar los recursos de maderas preciosas en ese país de África occidental. En las selvas angolanas contrajo malaria. Pasaron los días y su alta fiebre no cedía, los médicos estaban muy pesimistas con su prognosis, hasta que alguien leyó en **Propóleo, un valioso producto apícola** que el propóleo era útil para tratar la malaria. El propóleo fue incluido en la dieta de Fabré y, para sorpresa de los médicos, no sólo él sobrevivió, sino que su remisión fue rápida y espectacular. Poco tiempo después, Fabré estaba de regreso en Cuba, trabajando y llevando una vida normal. Por supuesto, se convirtió en promotor de la terapia con propóleo, fuimos buenos amigos y con frecuencia compartía conmigo sus lecturas y reflexiones.

Con ese clima tan favorable, continué escribiendo libros: **Los productos de la colmena** (1988), **Investigaciones cubanas sobre el propóleo** (1989), **Propóleo: el oro púrpura de las abejas** (1989, 1991, 2005), y otros. **Apiterapia para todos** fue impreso por primera vez en Cuba en 1996, una nueva edición fue realizada en México en 2001, una tercera en EE.UU. en 2007 bajo el título **Apiterapia 101 para todos** y ahora pongo en manos de los apiterapeutas y público general esta nueva edición completamente actualizada y aumentada.

Desde que salió a la luz mi primer libro, he tenido muchos estímulos a mi trabajo en Apiterapia. En 1991, la Open International University for Complementary Medicines me otorgó un título de *Doctor Honoris Causa* y al año siguiente el diploma de Doctor en Medicina (Medicina Alternativa) y la membresía vitalicia de Medicina Alternativa International. En esa época tuve también el honor de ser electo para la junta directiva de la International Apitherapy Healthcare and Beeacupuncture Association.

Sin embargo, mi mayor satisfacción ha sido saber que mis libros han sido útiles a muchas personas y haber conocido a muchos apiterapeutas valiosos en todas partes del mundo, quienes son mis colegas y amigos, y que juntos hemos fundado Bees for Life – World Apitherapy Network, una organización científico-educativa no lucrativa para asistir por medio de la Apiterapia a las personas más urgentemente necesitadas.

Como vivir en Cuba como un simple ciudadano significaba aislamiento y la imposibilidad de pagar la membresía a organizaciones científicas, un querido colega y pionero de la Apiterapia norteamericana, Charles Mraz (1905-1999), generosamente me dio la bienvenida en la American Apitherapy Society (AAS). Después de inmigrar a los Estados Unidos en 1993, continué dando conferencias sobre Apiterapia en varios países y, en 2009, tuve el privilegio de servir durante varios años en la directiva de la AAS.

Las cartas y comentarios de los lectores son muy estimulantes, lo mismo que conocer personas que han aprendido Apiterapia con mis libros y han curado a familiares o a ellos mismos. Mientras aún vivía en Cuba, una mujer salvadoreña que estaba a cargo en Nicaragua de los programas sociales para los exguerrilleros inválidos y mutilados de El Salvador, me pidió varios ejemplares de **Propóleo, un valioso producto apícola**, para curar heridas de guerra. En los años 2000, personas en los Estados Unidos me hablaron sobre dos cubanos, no relacionados entre sí, que llegaron a Miami como balseros -un peligroso viaje marítimo de 200 km cruzando el Estrecho de la Florida en balsas rústicas–, y quienes habían traído copias de mis libros de Apiterapia muy bien envueltas en plástico para protegerlos del agua de mar entre sus pocas pertenencias. Hace pocos años, conocí en República Dominicana a un apicultor que se las había arreglado para comprar todos mis libros de Apiterapia y había memorizado capítulos enteros de algunos de ellos.

En 2005-2016, cuatro apiterapeutas de EE.UU. y Europa fundamos Bees for Life – World Apitherapy Network (**facebook.com/groups/BeesForLifeWorldApitherapy**), una organización filantrópica y educativa para usar Apiterapia en casos de emergencia. Los miembros de esta organización dieron conferencias a grandes audiencias en todo el mundo y asistieron a poblaciones impactadas por terremotos y pobreza.

Aún no se ha logrado el sueño de la Apiterapia con un lugar en la sanidad pública y en los años próximos se requerirá mucho esfuerzo y acción. La Apiterapia merece una evaluación seria por la Comunidad científica y médica, si bien la Medicina es un arte y no una ciencia y no toda la ciencia tiene que ver con la salud. Tiene mucho que ofrecer para la curación de cientos de trastornos a un bajo costo, alta eficiencia y menores efectos colaterales.

Recomiendo uno de dos libros como complemento a todos los libros de Apiterapia de otros autores y éste: **Apitherapy 101 clinical forms** (2017) y su versión más breve, **Abridged Apitherapy 101 clinical forms** (2017), disponibles en **amazon.com**. Son un complemento porque proveen modelos clínicos, notas de progresos, evaluaciones médicas, tablas de alergia, notas de SOAP (*Subjective, Objective, Assessment, Plan*) y otras herramientas útiles en inglés y en español para los apiterapeutas.

Tras esta Introducción, mi única recomendación es; vayan, investiguen y estudien donde les sea posible, aprendan de todo el mundo, compartan lo que sepan con todas las personas, y practiquen más humildad y altruismo, que cada día nos sorprenderá con nueva información.

Quiero reconocer la utilidad que ha tenido para actualizar este libro la lectura de libros como los de Bódog F. Beck, Nailya Khismatullina, Claudette Raynal, Néstor Urtubey y muchos otros. Agradezco asimismo la cooperación directa o indirecta de muchos colegas, entre otros a: Miguel Abad (España), Mamdouth Abdulrhman (Egipto), José Alexandre S. Abréu (Brasil), Cristina Aoşan (Rumania), Boris Bergant (Eslovenia), Théodore Cherbuliez (Suiza-EE.UU.), Héctor Cielo (Chile), Antonio Couto (Portugal), Tonatiuh Cruz (México), Celia del Toro (Cuba), Ida Gnilšak (Eslovenia), Luis Grijalva (Ecuador), Alfredo C. Henríquez (Panamá), Johann Hladik (Austria), Dick Johnson (EE.UU.), Martín Juárez (México), Choul Goo Kim (Corea), Rodolfo Kummerfeldt (Argentina), Joel K. Letvin (EE.UU.), Homero Llerena (Cuba-EE.UU.), Oleg Lohne (Alemania), Patsy McCook (EE.UU.), Pablo Maessen (Argentina), Margarita Medina (México), Giacomo Omallini (Italia), Eva Oriwall (Alemania), Federico Parini (Italia), Pedro Pérez (España), Pedro Plaja (España), Alfredo Pong (Cuba-EE.UU.), María Isabel Prado (Cuba-España), Samuel Ramal (España), Claudette Raynal (Francia), Amber Rose (EE.UU.), Francis A. Saldivia (Uruguay), Ştefan Stângaciu (Rumania), Trinidad Terrazas (México), Néstor Urtubey (Argentina), Pat Wagner (EE.UU.) y otros.

M.A., Miami, 10/2018 **moisesasis.com**

PRÓLOGO A LA PRIMERA EDICIÓN

Este libro tiene dos lecturas distintas:
- Los médicos, farmacólogos y especialistas encontrarán una guía que les permitirá usar casi exclusivamente los siete productos de la colmena -miel, polen, jalea real,

larvas, propóleo, cera y veneno -, para curar a cualquier comunidad rural o urbana, en un país rico o pobre, y elaborar preparados terapéuticos más saludables y efectivos para aliviar la mayoría de las dolencias y reducir significativamente la mortalidad humana. Cuando decidí escribir este libro, lo hice pensando en los cientos de millones de personas que mueren anualmente por enfermedades curables, y en los muchos más que no tienen acceso económico o físico a los medicamentos comercializados muy onerosamente por las transnacionales e industrias farmacéuticas.

Así pues, esa primera lectura es para el terapeuta, que encontrará aquí todo el conocimiento disponible en el mundo sobre Apiterapia, con rigor y actualización científicos, en forma condensada, sencilla y práctica. Y que me perdonen los muchos errores y omisiones.

- La segunda lectura estará en los ojos del público en general, a quien ofrezco aprender aspectos interesantes sobre la vida de las abejas y sobre la composición y uso de los productos apícolas, que como son en casi todos los casos alimentos y medicamentos inocuos, pueden ser consumidos sin peligro para exacerbar las funciones vitales del organismo, conservar la salud en el sentido más positivo y revertir las dolencias más frecuentes, además de que cualquier lector puede aplicar esta segunda lectura en su arsenal de primeros auxilios y para poner al alcance del prójimo y de sí mismo un método natural de complementar la nutrición con estos valiosos productos apícolas.

Tuve varios objetivos con este libro: que fuera lo menos extenso posible y que al mismo tiempo mantuviera la calidad, actualidad y exhaustividad en su contenido; que fuera claro y útil, tanto para el científico como para los legos.

Cuando se habla de Medicina Alternativa, las referencias se concentran en la Homeopatía, Acupuntura, Akabane, Tibb, Macrobiótica, Iridología, Moraterapia, Halografía Kirlian, Medicina Holística, Curación Mental, Ayurveda, Crioterapia, Medicina Verde, Qi-gong, Cromoterapia, Curación Cuántica, Medicina Bioenergética, Unami, Magnetoterapia, Sidhá, Tai-chi-chuan, Quiropráctica, Shiatsu, Meditación, Kiodoraku y otras. No se menciona para nada la Apiterapia.

La Apiterapia es la disciplina que estudia -dentro de la llamada Medicina Alternativa- el cuidado de la salud y el tratamiento y curación de las enfermedades mediante el consumo y la aplicación de los productos apícolas.

Como disciplina, la Apiterapia es muy nueva, -menos de cien años, y aún menos si tomamos en cuenta el uso de todos los productos de la colmena-. Pero ya hace 6000 años los chinos recomendaban la miel en calidad de medicamento; las culturas egipcia, hitita, hebrea, griega, hindú, persa, romana y otras, no pasaban por alto las valiosas propiedades de la miel, cera, propóleo e incluso de preparados con abejas molidas.

Muchos pueblos tenían incluso cierto culto a la abeja: Visnú, era una deidad en la India; Melisa, en la mitología griega, alimentaba con miel a Júpiter; Mellona o Mellonia era la diosa romana de las abejas; Colel Cab, dios de las abejas y Cib, dios del pulque entre los mayas; San Zosima y San Savatij, santos patrones de los ucranianos; Nantosvelta, diosa romana-germánica de las abejas; Babilos y Austeia, deidades abejunas de los antiguos polacos, lituanos y silesianos; la abeja era el tótem del clan Bhramada y de uno de los clanes Juang de la India, de uno de los clanes Suk y de la tribu Nandi en África y de los Ba-Kaondas de Zambia.

Si este primer libro práctico de Apiterapia cumple los objetivos que me he propuesto, mi satisfacción mayor será saber que ayudará a otras personas a vivir sanas y más intensamente.

M.A., La Habana, 1993

PRÓLOGO A LA EDICIÓN MEXICANA

Contactar con el doctor Moisés Asís fue algo curioso y se lo debo a esos afanosos insectos llamados abejas. Cuando estamos en la misma frecuencia con alguna persona, no existe tiempo ni distancia para finalmente coincidir en algún momento de nuestra estancia en este mundo.

En marzo de 1997, mi esposo y yo viajamos a La Habana, Cuba, en plan de vacaciones y paseando por un centro comercial de Varadero, esa hermosa playa cubana, me encontré en una librería un libro de Moisés titulado **Apiterapia para todos**. Me dio un gusto enorme encontrarlo en los estantes de la librería, ya que aquí en México era punto menos que imposible conseguirlo. Compré todos los ejemplares que encontré esa tarde, eran cinco libros y me los traje todos, sabiendo que había hecho un gran hallazgo.

Lo leí con sumo interés y me di a la tarea de buscar al autor del libro para comprar más ejemplares y venderlos en nuestros establecimientos de productos apícolas.

Escribí varias cartas a Cuba, al domicilio que aparecía en el libro, que era la institución para la que trabajaba Asís en ese entonces. Las cartas nunca llegaron a su destinatario ya que Asís había dejado Cuba en 1993, con destino a Israel, en plan de estudios y nadie sabía dar información sobre su persona.

No me di por vencida, seguí buscando y un día navegando por Internet, me suscribí a la lista de miembros de la American Apitherapy Society, y me sorprendí gratamente al encontrar en la lista a Moisés Asís. Inmediatamente le escribí para ponerme en contacto con él.

Le mencioné que deseaba conseguir sus libros para venderlos aquí en México, y su respuesta fue de lo más amable y cálida. Él mismo no contaba con ningún ejemplar, ni siquiera para conservarlo en su biblioteca.

Finalmente, terminé enviándole tres ejemplares de su libro para que lo tuviera en sus manos y lo pudiera disfrutar. A partir de ese momento nació una hermosa amistad y, que, gracias a esa buena relación y confianza, hoy podemos poner en sus manos, querido lector, una nueva impresión del excelente libro de **Apiterapia para todos**, para que sigan disfrutando de esta excelente obra de Asís y que compartir con ustedes de la nobleza de esta milenaria terapia que hoy está cobrando tanta fuerza: la Apiterapia.

Una terapia noble que cura, sin dañar, de manera natural, aprovechando los productos de ese increíble insecto que es la abeja. Una terapia que permite al mismo organismo utilizar sus propias defensas y combatir las enfermedades. De manera clara y precisa, aprenderán con este libro las propiedades terapéuticas de todos y cada uno de los productos de la colmena, la manera de utilizarlos en casa, de manera práctica para un sinnúmero de dolencias y enfermedades. Conocerán también un poco de historia y de la importancia que ha tenido para la humanidad esta noble terapia.

Conocer al doctor Moisés Asís ha sido una muy grata experiencia, es un ser humano excepcional que transmite una transparencia y una confianza desde el primer momento en que uno cruza las primeras palabras con él. Posee una personalidad muy fuerte y noble a la vez, uno puede ver a través de su mirada limpia y penetrante un corazón enorme y una calidad humana impresionante.

Imprimir el libro de **Apiterapia para todos** aquí en México fue verdaderamente un privilegio para nuestra empresa, Apiarios La Tía Trini, y deseamos de verdad que la lectura de este libro inculque en el lector la disciplina de prevenir y curar la enfermedad con los maravillosos productos de las abejas.

Apiterapia 101 para todos

Gracias, Moisés, por brindarnos tu confianza, amistad y que, por medio de este libro, así como las abejas llevan el polen de una flor a otra, el conocimiento de la Apiterapia se transmita de un ser humano a otro.

Trinidad Terrazas Gastélum, Guadalajara, 2001 **latiatrini.com**

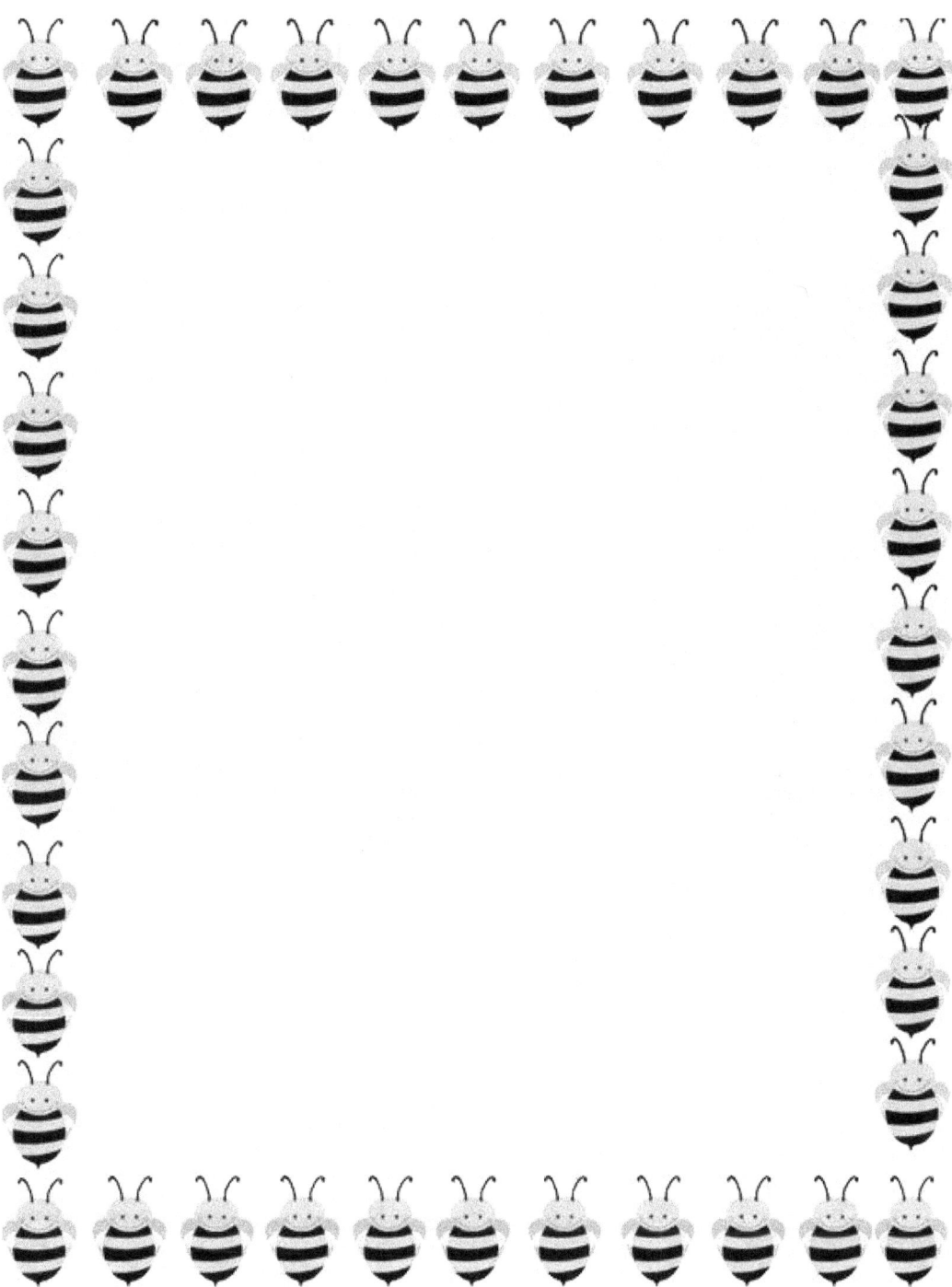

EN RECORDACIÓN
IN MEMORIAM

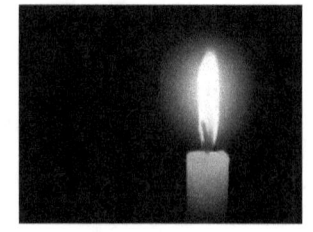

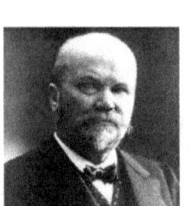 
Filip Terč, Chequia-Eslovenia (1844-1917), médico y Padre de la Apiterapia Moderna.

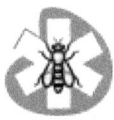

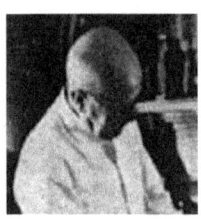 
Bódog F. Beck, Hungría-EE.UU. (1871-1942), médico y Padre de la Apiterapia Estadounidense.

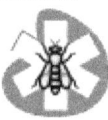

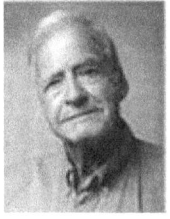 
Charles Mraz, EE.UU. (1905-1999), pionero y promotor estadounidense de la Apiterapia.

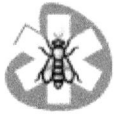

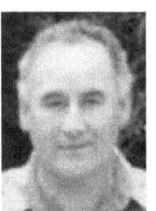 
Fernando López Hernández, México (1955-2001), médico, promotor y educador mexicano de la Apiterapia.

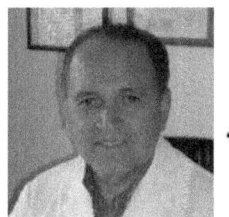 **Vicente A. Ferrer Candia**, Chile (1945-2007), científico, promotor y educador chileno de la Apiterapia.

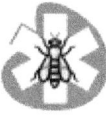

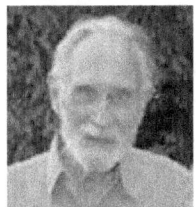  **Théodore Cherbuliez**, Suiza-EE.UU. (1927-2016), médico y promotor mundial de la Apiterapia.

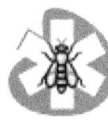

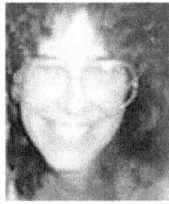  **Pat Wagner**, EE.UU. (1950-2018), trató gratuitamente con Apiterapia a más de 20 000 pacientes de esclerosis múltiple y otras enfermedades.

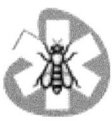

Ellos hicieron una diferencia destacada a la humanidad en los tiempos modernos mediante la investigación, práctica, enseñanza y promoción de la Apiterapia con altruismo, visión de futuro, valor y pasión frente a todas las dificultades. Son paradigmas para las nuevas generaciones.

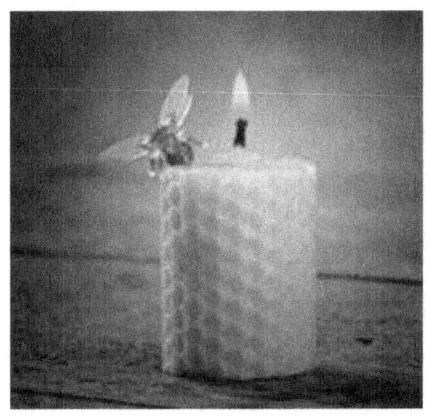

1. LOS PRODUCTOS APÍCOLAS Y SUS PREPARADOS TERAPÉUTICOS

APITERAPIA es la Medicina Complementaria y Alternativa que promueve el uso de los productos de la colmena (miel de panales, miel de mielada, miel de meliponas, hidromiel, polen apícola, pan de abejas, jalea real, apitoxina o veneno, propóleo, *géopropolis*, cera y opérculos de panales, larvas de zánganos, abejas enteras y aire de colmena) para la nutrición, bienestar, mejoramiento de la calidad de vida, prevención y tratamiento de enfermedades, y cosmética. La Apiterapia incluye entre sus muchos procedimientos los masajes con productos apícolas, la apitoxiterapia o terapia con veneno de abejas, y la apipuntura o acupuntura usando picaduras de abejas, stipers o apitoxina inyectable.

RESPONSABILIDAD LEGAL:

Éste no es un libro de Medicina sino de divulgación científica, por lo que la información contenida es una guía y no un protocolo rígido para tratar enfermedades. Consulte con su médico antes de iniciar un tratamiento con Apiterapia, para conocer sus diagnósticos precisos y tener en cuenta la interacción de los productos de la colmena con otros medicamentos y las posibles dosis, contraindicaciones y vías de aplicación.

Coincido con la opinión de la American Apitherapy Society, de que la Apiterapia tiene una larga historia de uso, enraizada en los sistemas tradicionales y la práctica de Medicina herbolaria, y que las investigaciones modernas le proveen cada vez más validación científica. Todos los productos de la colmena tienen un lugar legítimo y apropiado en el sistema biomédico de cuidado de la salud, en la forma de Medicina integrada y complementaria.

Para el cuidado de la salud, cada persona debe considerarse como una unidad de cuerpo, mente y espíritu, en un contexto sociocultural y ecológico, para promover el bienestar óptimo, prevenir y tratar cualquier entidad nosológica.

Hasta esta fecha, la Apiterapia no es una práctica regulada y debe considerarse bajo las provisiones regulatorias existentes para la Medicina herbolaria, la dietética y los suplementos nutricionales. Algunas formas de Apiterapia pueden considerarse dentro del ámbito de ciertas de regulaciones profesionales, como el masaje y la Acupuntura. Los apiterapeutas pueden integrar técnicas, productos o terapias para mejorar la salud y bienestar de las personas, aunque esto no niega la validez de las terapias médicas convencionales ni busca reemplazarlas, sino sirve como complemento para ayudar a los individuos a acceder a su mayor potencial de sanación.

MIEL DE PANALES

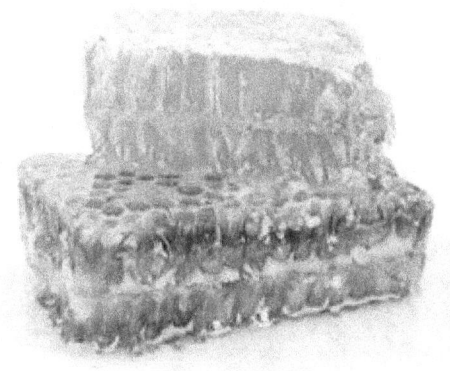

¿Sabía usted esto?:
- Cuando los antiguos egipcios hacían sus expediciones, conservaban la carne en barriles llenos de miel.
- En la **Biblia** se menciona la miel como artículo de exportación en **Génesis** 43:11 y **Ezequiel** 27:17.
- En la tumba del faraón Tutankamón fueron encontradas en 1922, en perfectas condiciones, varias vasijas con miel, a pesar de los 33 siglos transcurridos.
- Cuando Alejandro Magno murió en Babilonia (323 ane), fue trasladado en un sarcófago de arcilla o vidrio lleno de miel y el cadáver se conservó intacto. Cuando llevaban el sarcófago por Damasco en camino a Macedonia, uno de sus generales lo desvió a Menfis y luego a Alejandría, Egipto.
- Luego de morir envenenado en Siria, Aristóbulo II (37 ane) fue preservado en miel durante un tiempo hasta que los romanos autorizaron enterrarlo en Judea (Flavio Josefo, **Antigüedades judías**, libro 14, § 7; y **La guerra de los judíos**, § 7).
- El **Corán** (**Quran**), libro sagrado musulmán completado en el año 632, dice que del abdomen o vientre de las abejas "sale una bebida de diferentes colores en la que hay una cura para la gente. En verdad, en ello hay una señal para gente que piensa" (**Sura** 16:69).
- En un experimento realizado en 1971 se demostró que trozos de pescado, riñón, hígado y otros tejidos de origen animal cubiertos de miel, conservaron su frescura a temperatura ambiente durante cuatro años, mientras que los trozos cubiertos con "miel artificial" (mezcla de azúcares como glucosa y levulosa, y solución fisiológica) comenzaron a descomponerse al quinto u octavo día.
- Las mieles de manuka (*Leptospermum scoparium*), tualang (*Koompassia excelsa*) o kanuka (*Kunzea ericoides*) son antisépticos tan potentes como el fenol al 10 %.
- Tal como hace inmunológicamente la Apiterapia, científicos del National Cancer Instituto de los EE.UU. descubrieron en 2018 que pueden activarse los linfocitos o células T en lesiones metastásicas de cáncer de mama para que eliminen completamente las células tumorales.

- No hay una sólida base científica para afirmar que la miel no deba darse a los niños pequeños o los diabéticos.
- La dosis diaria recomendada de miel es 1-2 gramos por kilogramo de peso corporal.
- A finales de diciembre de 2017, los países miembros de la Organización de Naciones Unidas declararon el 20 de mayo como Día Mundial de las Abejas.
- Apimondia (**apimondia.com**) es la federación internacional de asociaciones de apicultores y su primer congreso fue celebrado en 1897.

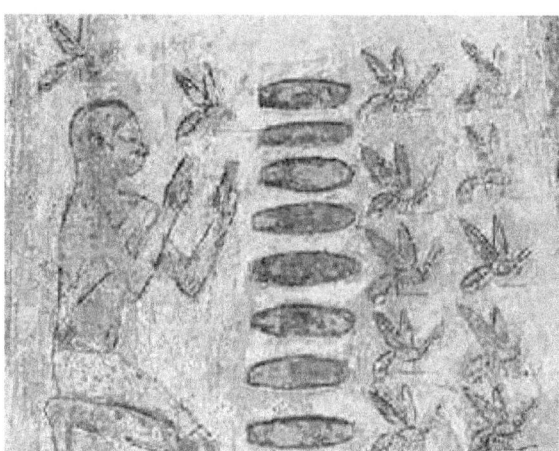

El documento más antiguo sobre apicultura es un papiro (2400 ane) con una lista oficial de apiarios en Egipto.

Al malvado rey Herodes (siglo I ane) se le conoce durante milenios por su crueldad, codicia, inmoralidad y por el único crimen que los historiadores coinciden que nunca ocurrió: el asesinato de los niños judíos en tiempos de Jesús. Sin embargo, sí es cierto que en el transcurso de su vida mandó a matar a muchas personas e incluso a sus propios hijos. Cuenta el **Talmud de Babilonia** (**Babá Bathrá** 3a) que la última princesa hasmonea (Mariamne, nieta de Aristóbulo) cometió suicidio para no casarse con Herodes, pero éste la preservó en miel durante siete años y —según algunos historiadores— tenía relaciones sexuales con el cadáver de la muchacha.

Escribe Flavio Josefo en su libro **Antigüedades judías** (año 75 ec), que el líder hasmoneo Aristóbulo murió envenenado en el camino de Grecia a Judea, en el año 37 ane, y su cadáver fue embalsamado en miel durante todo un año.

El 7 de diciembre es el día de San Ambrosio (340–397 ec), patrono de los apicultores y fabricantes de velas según el santoral católico. Ambrosio nació en Trier, territorio de la actual Alemania, y su padre era el Prefecto romano de *Gallia Narbonensis* (importante territorio que incluía los actuales Reino Unido, Francia, España y Marruecos). A la muerte del padre, Ambrosio y sus dos hermanos se convirtieron al cristianismo y el 7 de diciembre de 374 fue nombrado Obispo de Milán. Ambrosio comparó a la incipiente Iglesia con una colmena y a los cristianos con las abejas que trabajan con fervor y siempre por la colmena. La leyenda dice que cuando era niño, se acercó a su boca un enjambre de abejas que dejaron un poco de miel en los labios de Ambrosio y esto fue interpretado como presagio de su futura elocuencia.

La miel es el carbohidrato que necesitan las abejas en todas sus distintas edades como fuente de energía. Es la sustancia dulce que las abejas producen tras un complicado proceso de elaboración, en el que toman el néctar de las flores y los jugos azucarados de otras partes de la planta, así como las secreciones dulces de los pulgones. Las abejas pecoreadoras absorben con su trompa el néctar y lo depositan en su buche, vuelven a la colmena para entregarlo a las obreras jóvenes, quienes a su vez lo pasan a su buche, regurgitándolo repetidas veces y de este modo el néctar es enriquecido con fermentos, ácidos y albúmina.

Se calcula que las abejas pueden volar a una velocidad de hasta 32,2 kilómetros por hora y el combustible que utilizan, es decir la miel, es tan eficiente que, teóricamente, una abeja podría volar alrededor del mundo con tan solo una cucharada de miel. Cada vez que una abeja sale de la colmena, en ese viaje visita hasta 1000 flores, para un promedio de 40 flores visitadas por minuto, lo cual varía según la fuente de néctar.

La composición de la miel es la siguiente:

- Carbohidratos: 75,0–80,0 %
- Proteínas: 0,38 %
- Humedad: 17,2–20,0 %
- Ácidos procedentes de frutas: 0,1 %
- Sustancias minerales: 0,2 %

La miel es néctar de las flores transformado en una solución sobresaturada de fructosa y glucosa (menos de 20 % de agua) a través de un proceso repetitivo de digestión y regurgitación por las abejas obreras. Esta solución sobresaturada contiene también otros azúcares, enzimas, aminoácidos y péptidos.

Pocas personas saben que la miel es buena para los pacientes diabéticos y reduce la glucosa de la sangre en diabéticos. La fructosa es un agente antidiabético potencial, y la sinergia del balance de fructosa/glucosa promueve el metabolismo de la glucosa en el hígado. Como la miel tiene propiedades prebióticas y contiene oligosacáridos, se ha planteado la hipótesis de que sus fructooligosacáridos, galactooligosacáridos y lactulosa tienen un papel preventivo contra la diabetes mellitus, la resistencia a la insulina y la obesidad, mediante la actuación como prebiótico sobre la flora intestinal. Estos compuestos podrían vincularse con las virtudes antidiabéticas, antihiperlipidémicas y hepatoprotectoras de la miel. Recomiendo el interesante estudio del colega y amigo egipcio Mamdouh A. Abdulrhman sobre el tratamiento de la diabetes mellitus usando solo miel: https://www.longdom.org/open-access/honey-as-a-sole-treatment-of-type-2-diabetes-mellitus-2161-1017-1000232.pdf (revista ***Endocrinology & Metabolic Syndrome*** 2016, 5, 2: 232-253).

El análisis de la miel en su composición muestra diferentes azúcares, entre ellos: fructosa o levulosa (como dextrofructosa), trehalosa, melitosa o rafinosa, dextrosa o glucosa (dextroglucosa), maltosa, kojibiosa, isomaltosa, nigerosa, a, b, gentiobiosa, laminaribiosa, melecitosa, maltotriosa, turanosa, levocestosa, panosa, maltaros, isomaltotriosa, orlosa, toandorosa, isomaltotetraosa, isomaltopentaosa, isomalturosa, centosa, sacarosa, leucarosa, cestosa y dextrantriosa. Las proporciones de estos carbohidratos (monosacáridos, disacáridos y azúcares superiores) dependen en gran parte de la composición de los néctares de los cuales provienen.

Los principales azúcares son la levulosa (38,2 %), dextrosa (31,3 %), sacarosa (1,3 %), maltosa (7,3 %) y azúcares superiores (1,5 %), aunque -como ya dijimos- esta composición promedio varía según el origen floral de las mieles. La miel de abejas provee al organismo de todos los llamados azúcares esenciales, es decir, ácido N-acetilneuramínico, dextrosa, fucosa, galactosa, manosa, N-acetilgalactosamina, N-acetilglucosamina y xilosa, directamente y por síntesis de otros azúcares, así que esto ratifica la calidad nutritiva del dulce de las abejas.

Se conoce poco de las proteínas de la miel debido a su baja cantidad. Los aminoácidos que se han hallado en la miel son: lisina, histidina, arginina, ácido aspártico, treonina, serina, ácido glutámico, prolina, glicina, alanina, cistina, valina, metionina, isoleucina, leucina, tirosina, fenilalanina y triptófano, aunque algunos se encuentran en algunas mieles como trazas. El aminoácido en mayor cantidad es la lisina y se puede encontrar desde 0,4 hasta 38,2 mg/100 g de miel.

Los ácidos en la miel tienen dos funciones: dar el contraste de sabor y preservarla del ataque de microorganismos. Entre los ácidos se pueden listar: ácido acético, ácido butírico, ácido cítrico, ácido fórmico, ácido glucónico, ácido láctico, ácido maleico, ácido oxálico, ácido piroglutámico, ácido succínico, ácido glicólico, ácido α-cetoglutárico, ácido pirúvico, ácido tartárico, ácido fosfoglicérico, glicerofosfato, y glucosa-6-fosfato. El ácido glucónico es el que se halla en mayor cantidad, pues se forma a partir de la dextrosa.

La cantidad de minerales presentes en la miel es baja (0,2 %), aunque en las mieles oscuras hay mayor contenido de minerales que en las mieles claras. Los principales son, respectivamente, en orden cuantitativo (ppm) para miel clara y oscura:

- Potasio   205   y   1676
- Cloro   52   y   113
- Azufre   58   y   100
- Calcio   49   y   51
- Sodio   18   y   76
- Fósforo   35   y   47
- Magnesio   19   y   35
- Silicio (SiO_2) 22   y   36
- Silicio (Si)   8,9   y   14
- Hierro   2,4   y   9,4
- Manganeso   0,3   y   4,1
- Cobre   0,29   y   0,56

Otros minerales existentes en la miel como trazas son: molibdeno, bario, oro, paladio, aluminio, plata, vanadio, galio, bismuto, germanio, cromo, estroncio, titanio, zinc, berilio, yodo, litio, boro, níquel, estaño, cobalto, plomo, osmio y circonio.

La miel contiene pequeñas pero detectables cantidades de vitaminas. Su composición en (μg/100 g de miel) es:

- Riboflavina (vitamina B_2)   12-63
- Ácido pantoténico (vitamina B_5)   20-105
- Niacina (vitamina PP o B_3)   124-978
- Tiamina (vitamina B_1)   3,5-22
- Piridoxina (vitamina B_6)   7,6-320
- Ácido ascórbico (vitamina C)   2000-3400

Además, contiene vitamina K, ácido fólico, y biotina.

Las enzimas encontradas en la miel son: invertasa, diastasa, catalasa, inulasa, fosfatasa y glucoxidasa. También se encuentran entre cuatro y siete flavonoides, principalmente quercetina, isoramnetina y kampferol; así como otras resinas, terpenos, aceites esenciales, aldehídos y alcoholes superiores.

Entre los lípidos se encuentran glicéridos, esteroles y fosfolípidos. Se han identificado el ácido palmítico (27 % del total de lípidos), ácido oleico (60 %), y pequeñas cantidades de ácido láurico, mirístico, esteárico y linoleico.

Otros componentes importantes son las sustancias coloidales (0,2-1,0 %), terpenos, acetilcolina y una sustancia antibacteriana llamada inhibina.

Acerca de los flavonoides

Como seguramente usted ha comenzado a leer este libro por el primer capítulo (y si no es así, en algún momento lo hará), quiero explicar acerca de estos importantes compuestos fenólicos que aparecen en la composición de los productos apícolas y que son responsables de gran parte de sus propiedades biológicas y terapéuticas.

El secreto de porqué las frutas y vegetales, al igual que los productos de la colmena, son tan importantes para la prevención y curación del cáncer, enfermedades cardiacas, degeneración neurológica y otros trastornos está en la presencia de más de 4000 tipos diferentes de flavonoides en los granos, frutas, vegetales, nueces, especias, café, té, vino rojo, chocolate, plantas medicinales, y especialmente en la miel, polen, propóleo y otros productos apiterapéuticos.

Los flavonoides son más conocidos por sus propiedades antiinflamatorias, antihepatotóxicas, antialérgicas, antivirales, antitumorales, antimicrobianas, antioxidantes e inhibidores de las enzimas, que modifican la reacción de nuestro cuerpo a alérgenos, virus y carcinógenos. Están involucrados en la función inmunológica, la expresión genética, el flujo sanguíneo capilar y cerebral, el agregado de plaquetas, el funcionamiento del hígado, la actividad de las enzimas y el metabolismo del colágeno, los fosfolípidos, el colesterol y las histaminas.

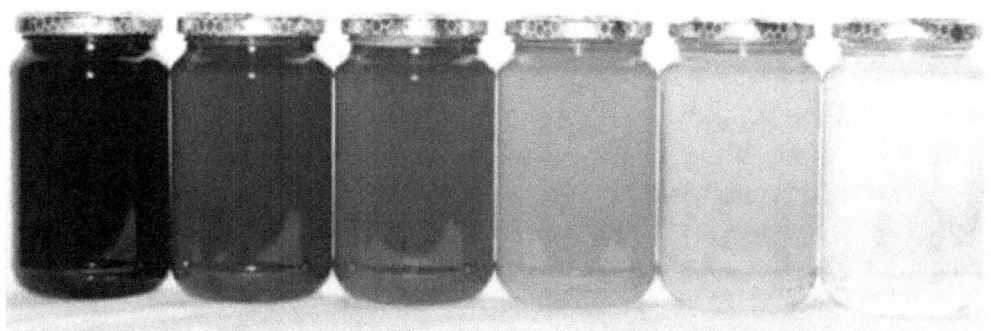

Hay seis categorías de flavonoides: flavonoles, flavonas, flavanonas, isoflavonas, catequinas y antocianinas (taninos). Los flavonoides actúan en forma sinérgica con otros productos y:

- Tienen actividad antioxidante más potente y efectiva que las vitaminas C y E, el β-caroteno, el selenio y el zinc; 20 veces más efectivos como barredores de los radicales libres que la vitamina C y 50 veces más efectivos que la vitamina E. Los radicales libres juegan un papel importante en el envejecimiento, las enfermedades autoinmunes, la demencia de tipo Alzheimer y otros trastornos.
- Reducen la peroxidación de la lipoproteína de baja densidad, responsable por las placas ateroscleróticas en las arterias en los casos de hipertensión, aterosclerosis, enfermedad coronaria y embolismo.
- Tienen impacto sobre el comportamiento adictivo al modificar el daño producido por la adicción y reducir los síntomas de abstinencia.
- Inhiben la carcinogénesis, la proliferación celular, la formación de linfocitos citotóxicos, el transporte de timidina en los linfocitos y la hialuronidasa, y tienen otras acciones.
- Estabilizan el colágeno, fortalecen la membrana que rodea a los capilares e inhiben la degradación del colágeno, lo cual puede inhibir la invasión de tumores y la metástasis.
- Son antiinflamatorios, reducen la fragilidad y permeabilidad capilar, la retención de líquidos, inhiben diversos virus incluyendo el virus de la leucemia murina y el VIH (virus de inmunodeficiencia humana).

CALIDAD Y PRUEBAS DE ADULTERACIÓN

No se debe hablar de miel, sino de mieles, ya que su variedad es muy grande y su sabor y color dependen de la flor de la que procede el néctar.

Las mieles multiflorales o poliflorales son las que proceden de una flora variada que hacen imposible identificar su procedencia. Las mieles uniflorales o monoflorales provienen principalmente de una especie vegetal (romero, cítricos, campanilla, palma, girasol, tupelo, etc.) y poseen, por tanto, características organolépticas específicas y propiedades terapéuticas muy relacionadas fitoterapéuticamente con las plantas de cuyo néctar libaron las abejas.

La miel de abejas para uso terapéutico debe ser preferiblemente virgen o cruda, no calentada (pasteurizada), pues el calor destruye muchas de sus propiedades.

Uno de los indicadores de calidad de la miel es la madurez: si se extrae el contenido de panales cuyas celdas no están operculadas (tapadas con cera), la miel estará inmadura, no saturada de azúcares.

Propiedades físicas y químicas en la miel floral de calidad, según el *Codex Alimentarius*

- Número diastásico: ≥ 8 escala de Schade
- Azúcares reductores*:   ≥ 65 g/100 g
- Sacarosa*:   ≤ 5 g/100 g
- Suma de glucosa y fructosa: ≥ 60 g/100 g

- Humedad*: ≤ 21 g/100 g
- Acidez: ≤ 50 meq/kg
- Minerales (cenizas): 0,6 g/100 g
- Sólidos insolubles en agua: ≤ 0,1 g/100 g
- Hidroximetilfurfural: ≤ 60 mg/kg
- Conductividad eléctrica*: ≤ 0,8 mS/cm
- Peso específico (a 15°C): 1,42 a 1,44 g/cm^3
- Temperatura de congelación: -36 °C
- Debe estar libre de residuos de pesticidas, de metales pesados y de partículas extrañas
- Almacenamiento óptimo: 5 a 10 °C
- Almacenamiento: 5 a 10 °C
(en local seco y ventilado)

*En algunos casos hay mieles monoflorales que son excepción

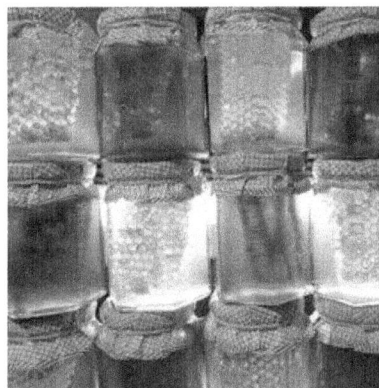
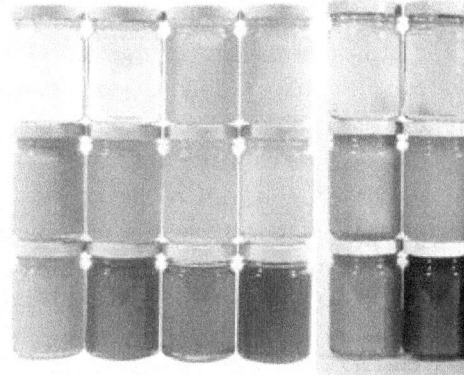

Mieles de distintas fuentes vegetales tienen colores diferentes. (**PP, AO**)

Existen varias pruebas de calidad, como la prueba del 5-hidroximetilfurfuraldehído (HMF), que detecta el uso de excesivo calor o almacenamiento de la miel durante largo tiempo. La miel pura y no adulterada tiene un aroma particular, causa sensación de ardor en la garganta, no forma espuma ni se separa en capas, tiene una textura suave y espesa que hace que el goteo sea filamentoso. Además, tiene micropartículas polen, cera y propóleo.

A continuación, nueve sencillas pruebas para detectar adulteraciones en la miel:

1. Presencia de harina o almidón: Diluya un poco de miel en un poco de agua destilada y agregue 4-5 gotas de yodo. Si la solución se pone azul es que la miel contiene harina o almidón.
2. Presencia de yeso: Cuatro o cinco gotas de ácido acético o vinagre a la solución de miel. Hay adulteración si hace espuma y desprende gas carbónico.

3. Presencia de azúcar común: A una solución de miel al 5-10 % se le agrega una pequeña cantidad de nitrato de plata. En caso de adulteración se forma un precipitado amarillo.
4. Inmadurez de la miel: Coja un poco en una cuchara y al voltearla se cae rápidamente. La miel madura no fluye.
5. Caliente un alambre de acero inoxidable e insértelo en la miel. La miel pura se adherirá al alambre y no caerá fácilmente.
6. Eche un poco de miel sobre una hoja de papel. La miel adulterada formará una mancha húmeda esparcida alrededor de la miel.
7. Encienda un fósforo o cerillo y póngalo sobre la miel. Si la miel es pura, el fósforo se derretirá y no crujirá.
8. Eche un poco de miel en un plato, agregue agua y mueva bien el plato de un lado para otro. La miel pura se cuarteará en el fondo del plato y formará pequeños hexágonos.
9. Mezcle un poco de miel en agua. La miel pura no se disolverá fácilmente.

PROPIEDADES DE LA MIEL

Entre sus propiedades pueden contarse las nutritivas, biológicas y terapéuticas.

Es un carbohidrato de alto valor energético (3,3 cal/g), rico en azúcares, ácidos naturales, minerales, proteínas y aminoácidos, enzimas y otras sustancias, que se incorpora al torrente sanguíneo en 15 minutos. El azúcar refinado demora dos a cuatro horas en ser metabolizado para convertir la sacarosa en formas digeribles más simples de glucósidos y luego asimilarlos, con gran trabajo de los islotes de Langerhans, lo que puede agotarlos y producir artritis, diabetes mellitus, obesidad, ataques cardíacos, cáncer, etc.

Además, a diferencia de otros azúcares, la miel no produce caries dentales. Otra diferencia importante es que, contrario al efecto que tiene la sacarosa, el consumo de miel mejora todo el panel de lípidos en la sangre: reduce el colesterol total, los triglicéridos totales y el colesterol malo o LDL (lipoproteína de baja densidad), al tiempo que aumenta el colesterol bueno o HDL (lipoproteína de alta densidad).

La miel ejerce una importante acción dinamógena, un ligero efecto aperitivo, facilita la asimilación y digestión de otros alimentos, supera al azúcar corriente en su influencia positiva en la asimilación del calcio en los niños y la retención del manganeso, tiene propiedades laxantes, sedantes, antitóxicas, antisépticas, antianémicas, febrífugas y emolientes. En el hombre sano, la miel permite un mejor rendimiento físico, especialmente en los deportistas, en cuyo caso, debido a su doble efecto dinamógeno y estimulante para el corazón, incrementa la resistencia, favorece la recuperación, facilita los esfuerzos reiterados y prolongados y previene las recaídas; facilita la asimilación y digestión de otros alimentos, contrarresta en cierta medida las eventuales carencias alimenticias de aminoácidos, sales minerales y microelementos, vitaminas, etcétera.

Es un azúcar natural ideal para la alimentación, porque en su composición entran azúcares simples (glucosa y fructosa) que no necesitan transformación por los tubos digestivos para que sean asimilados. Se considera un magnífico complemento de la leche en la alimentación de los niños, por sus buenas cualidades, fácil digestión, rápida absorción y agradable sabor.

Su valor se ve realzado porque su rápida asimilación previene la fermentación alcohólica, no produce acidosis, sus ácidos libres favorecen la absorción de grasas, su contenido de hierro ayuda a complementar la deficiencia de este elemento en la leche de vaca y leche materna, incrementa el peristaltismo y el apetito, y tiene un rápido efecto en la disminución del mal humor.

Induce la reducción del ácido úrico sérico a un nivel normal, reduce la proteinuria y los edemas.

Ha sido extensamente utilizada en la Medicina por su poder germicida y anticriptogámico, por lo que su empleo entre los babilonios, egipcios, hebreos, asirios, chinos, griegos y otros pueblos era habitual.

Su valor es inestimable en la curación de heridas y quemaduras, en aplicación tópica. En heridas infectadas también ha logrado su beneficioso efecto al actuar como un medio hiperosmolar y antioxidante que promueve la epitelización y angiogénesis.

Es ideal para aplicar en vendajes a las heridas abiertas, abrasiones y heridas punzantes, ya que cicatriza más rápidamente las heridas y no se pega al tejido nuevo cuando se cambia el vendaje, deja menos escaras o cicatrices que otros tratamientos, forma una barrera muy viscosa que evita la penetración y colonización de bacterias en la superficie de las heridas y aumenta la circulación local a la herida. Reduce la inflamación alrededor de la herida y extrae el líquido linfático y los restos de la herida. Además, estimula la regeneración del tejido dañado, de los nuevos vasos capilares y el desarrollo de fibroblastos y fibras de colágeno necesarios para la formación de nuevo tejido conectivo.

Se usa en cirugía desde tiempos inmemoriales. En la cirugía de carcinoma en la vulva, el tratamiento posterior con miel evita las temibles infecciones en esa área y actúa como un excelente germicida. Tiene un amplio uso en úlceras por diabetes, varicosis, lepra, sicklemia, en amputaciones, escaras de posición, úlceras malignas, fístulas, heridas quirúrgicas, cortes, abrasiones, heridas punzantes y por armas de fuego y traumatismos, así como tratar pezones agrietados.

Inhibe a *Helicobacter pylori*, bacteria que causa la dispepsia y las úlceras pépticas.

Es un valioso vehículo de preparaciones farmacéuticas (sulfato, triplesulfa y terpenhidrato). Las fórmulas que contienen riboflavina, tiamina o ambas son muy estables para uso comercial.

Es muy útil en la desintoxicación de alcohólicos, ya que éstos se recuperan de la ebriedad en corto tiempo. Se le atribuyen valiosas propiedades en la curación de enfermedades hepáticas, renales, pulmonares, digestivas, llagas, dermatitis o inflamaciones de los ojos, entre otras.

Se utiliza para tratar a personas enfermas que padecen de astenias o estados de cansancio en todos los grados, relativos tanto a la esfera física como a la psíquica, astenia durante una enfermedad o la convalecencia, agotamiento físico, envejecimiento, astenia neurótica, carditis, faringitis, laringitis, rinitis, sinusitis, coriza espasmódica, afecciones bronquiales en general, tos, gripe, nerviosismo, estados depresivos menores, insomnio, ciertas cefaleas neurógenas, llagas infectadas, ulceraciones, gastritis, quemaduras, parásitos intestinales, afecciones dermatológicas, odontológicas, prurito anal (en aplicación local) y prurito causado por ciertas dermatosis (por vía inyectable, intravenosa), estados de debilidad y desnutrición sin etiología precisa, espasmos y calambres, enfermedades febriles en general o intoxicaciones de origen diverso en que la miel actúa como antídoto. Además, retarda la arteriosclerosis.

En opinión de algunos investigadores, la miel y la jalea real ejercen acción antimitótica, lo que explica la rareza de cáncer entre los apicultores. La sustancia clave podría ser la acetilcolina unida a las diastasas de la miel, pues parece ser que la colina protege a las células maduras y al mismo tiempo inhibe la marcha proliferante de las células enfermas.

La presencia de glucosa y fructosa, que son fácilmente asimilables por el hígado, la hacen un producto insustituible en las hepatopatías (hepatitis infecciosa, cirrosis hepática, colecistopatías, etc.).

La gran cantidad de vitaminas contribuyen a la regulación del estado funcional del sistema nervioso central, el metabolismo y mejora el trofismo tisular.

La presencia del ácido fólico normaliza y estimula la hematopoyesis.

El ácido ascórbico y el caroteno elevan la resistencia del organismo a las infecciones, estimulan la producción de anticuerpos y refuerzan la fagocitosis.

El Mn, Cu, Zn y Co estimulan la producción de anticuerpos.

El Cu, Fe, Zn y Co inhiben la actividad de la hialuronidasa y contribuyen a disminuir la permeabilidad de los tejidos.

Las propiedades antihemorrágicas de la miel garantizan la permeabilidad normal y resistencia de los vasos sanguíneos y aumentan la circulación sanguínea.

La actividad antibacteriana de la miel está relacionada con varios factores:

- Acidez (pH bajo). Esta acidez puede ser neutralizada si la miel es diluida con soluciones neutralizantes como los líquidos corporales.

El poder bactericida de la miel está condicionado por la parte ácida de la misma. Las soluciones de un álcali (NaOH) a 1-2 % neutralizan las sustancias antibacterianas de la miel. Las propiedades antimicrobianas de la miel están condicionadas fundamentalmente por la sustancia ácida, la cual manifiesta acción bactericida, bacteriostática y fungistática.

La mayoría de las sustancias antimicrobianas de la miel se forman en el organismo de las abejas.

- Osmolaridad: El alto contenido de azúcares hace que ninguna bacteria u hongo pueda desarrollarse.
- Peróxido de hidrógeno: Producido por la enzima glucosaoxidasa, la cual puede ser inactivada por el calor y la luz.
- Presencia de metilglioxal, flavonoides, defensina-1, oligosacáridos, proteínas de la jalea real y otros compuestos.

Las sustancias antibacterianas de la miel disminuyen apreciablemente su actividad con el aumento de la temperatura, pero no la pierden totalmente, incluso después de permanecer en autoclave a 1,5 atm y 125 °C durante una hora. Sin embargo, a 40–45 °C la mayor parte de las enzimas de la miel queda inactivada.

Por las anteriores razones es indeseable la pasterización de la miel a 70-75 °C si va a ser usada como antiséptico, no debe usarse en filtros de asbesto en el filtrado de Seitz (pues absorbe la glucosaoxidasa), ni mezclar con mieles de poca actividad.

Las mieles oscuras son las que tienen mayor actividad antibacteriana, como las mieles de castaño (*Castanea sativa*), *Erica spp*, colza (*Brassica napus*), algodón (*Gossypium hirsutum*), tilo (*Tilia cordata*) y las mieles de mielada. Estas mieles oscuras son las más apropiadas para confrontar infecciones con estreptococos, estafilococos y otras bacterias grampositivas.

Una miel con excepcionales propiedades antibacterianas es la miel de manuka (*Leptospermum scoparium*), un árbol endémico de Nueva Zelanda conocido también como New Zealand Tea Tree, cuya miel es muy activa frente a una amplia gama de bacterias y hongos, por lo que tiene gran uso en las diarreas bacterianas, rehidratación de pacientes, prevención de caries dentales y otras aplicaciones.

La actividad antimicrobiana de la miel es provista por el peróxido de hidrógeno, trihidrocetona, metilglicoxal, ácido acético, 2,3-dihidro-3,5-dihidroxi-6-metil-4H-piran-4-ona, 2-propanona, butanal, 1,3-bencenodiamina, propanenitrilo, 2-furanmetanol, ácido propanoico, 1,3-butanediol, 1-(1-ciclopentenil)-1-propanol, 5-hidroximetilfurfural y defensina-1 de las glándulas hipofaríngeas, así como las glicoproteínas con N-glicanos altas en manosa. Gracias a estos compuestos, algunas mieles son muy efectivas contra MRSA (*Staphylococcus aureus* resistente a la meticilina), *Pseudomonas aeruginosa*, *Klebsiella pneumoniae*, enterococos resistentes a la vancomicina, *Proteus mirabilis* de amplio espectro productor de β-lactamasa, y contra *Escherichia coli*.

Flavonoides en la miel como la apigenina, crisina, galangina, kampferol y quercetina explican su acción antimicótica o antifúngica contra *Candida albicans, C. parapsilosis, C. tropicalis, Rhodotorula* sp.*, Aureobasidium pullulans* y *Cladosporium cladosporioides*.

Algunas mieles tienen actividad antiprotozoaria contra el parásito intestinal *Giardia lamblia* y nematicida contra *Caenorhabditis elegans*.

La miel es ideal para el vendaje de heridas abiertas, abrasiones y heridas de punción, ya que acelera la cicatrización de las heridas y no se adhiere al tejido nuevo cuando se cambia vendaje, quedan menos cicatrices en comparación con otros tratamientos, crea una barrera muy viscosa que previene la penetración y colonización bacteriana en la superficie de la herida y aumenta la circulación local de la herida. La miel reduce la inflamación alrededor de las heridas y drena el líquido linfático, estimula la regeneración del tejido dañado, nuevos vasos capilares y las fibras de colágeno y fibroblastos necesarios para formar nuevo tejido conectivo.

Desde tiempos inmemoriales la miel es usada en cirugía. Muy útil en la cirugía del carcinoma de vulva, el tratamiento posquirúrgico con miel evita las infecciones y actúa como germicida. Tiene uso extenso para las úlceras de los diabéticos, piernas varicosas, lepra, sicklemia (*sickle cell anemia*), amputaciones, lesiones de decúbito, úlceras malignas, fístulas, heridas quirúrgicas, cortaduras, abrasiones, heridas de punción, heridas de armas de fuego, traumatismos y pezones cuarteados.

Los compuestos fenólicos son los fitoquímicos más abundantes (50 a 500 mg/kg) y son contribuidores muy importantes a la capacidad antioxidante de la miel. La miel tiene actividad anticancerosa gracias a su contenido de trihidroxicetona, polifenoles, ácido cafeico y sus ésteres fenílicos, derivados del ácido cafeoilquínico, ácido rosmarínico y sus derivados, ácido elágico, así como los flavonoides crisina, luteolina, acacetina, fisetina, miricetina, vogonina, apigenina, hesperidina, galangina, quercetina, kampferol, pinobanksina y pinocembrina.

La actividad antiinflamatoria de la miel se explica por la presencia de apigenina, crisina, daidzeína, genistina, kampferol, luteolina, quercetina y otros flavonoides, glucopéptidos, glicoproteínas, péptidos, defensina-1 y apalbumina.

Para destinar la miel a uso terapéutico y no desactivar las sustancias biológicamente activas que posee, desde el momento de cosechar la miel se debe congelar a -15 °C e incluso a más y conservarla a esta temperatura hasta el momento de emplearla. La miel no debe calentarse a más de 37 °C y debe protegerse de la humedad, el sol y la luz.

Si la miel va a ser destinada a uso directo como alimento o aditivo, no debe tener más de un 21 % de agua, ni menos de 79 % de azúcares en términos de materia seca. La reacción del hidroximetilfurfural, cuya presencia es determinada para determinar el grado de calentamiento de la miel, debe ser negativa.

¿DEBE DARSE MIEL A LOS NIÑOS ANTES DEL AÑO?

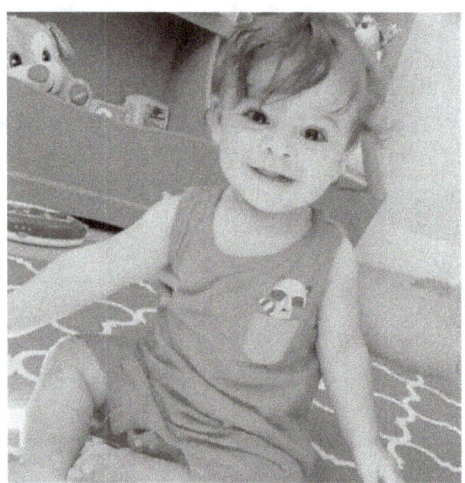
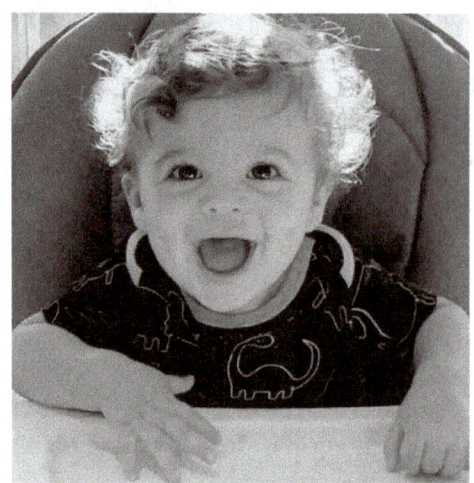

Además de la leche materna y la leche de los mamíferos en general, no creo que la Naturaleza tenga un alimento más completo para los niños que la miel como fuente de minerales, enzimas, lípidos, energía y otros componentes esenciales para el desarrollo infantil. La experiencia de las madres en todas partes del mundo y desde hace siglos es que los bebés que reciben miel de abejas desde la primera semana de vida crecen saludables y con un fuerte sistema inmunoprotector y con probiótica normal.

Sin embargo, existe un remoto peligro que no tiene nada que ver con la miel en sí. Las etiquetas de los envases comerciales de miel recomiendan no dar miel a niños menores de un año, y esta recomendación está basada en la opinión de la American Pediatric Association y otras organizaciones pediátricas. ¿De dónde viene esto?

Resulta que, durante la manipulación de la miel, como ocurre con la harina, vegetales, sirope de maíz y cientos de otros alimentos, existe la remota posibilidad de que ésta se contamine con esporas del botulismo, *Clostridium botulinum*, las cuales son digeridas en el intestino de los niños mayores de un año y de los adultos, pero podrían germinar, colonizarse y producir la neurotoxina del botulismo en niños menores si el contenido de *C. botulinum* es de 1000–10 000 esporas/kg de miel. Menos del 2 % de las muestras de miel contienen espora de *C. botulinum*, y para eso en cantidades muy pequeñas, menores a 10 esporas/kg. **En niños menores de un año, la carencia de *Bifidobacterium infantis* y otros probióticos en el tracto digestivo es el terreno fértil para el desarrollo del botulismo, y no la ingestión de miel.**

Por supuesto, mucho mayor riesgo tiene un niño al ponerse las manos en la boca, tocar sus juguetes, estar en contacto con el suelo o incluso mamar de los pezones de la madre. Antes del año, el tracto digestivo de los niños no está suficiente maduro para digerir las duras esporas de estas bacterias y es mayor el peligro de enfermar de botulismo, que es una enfermedad con alta letalidad si ocurre en los primeros meses de vida. Es por eso por lo que, aunque el riesgo es mínimo, ya que la miel de por sí es ácida, antibiótica, protectora y no debiera contener esporas sino neutralizarlas, los pediatras y los productores de miel prefieren reducir el riesgo de que un bebé en millones entre en contacto con estas esporas. La preocupación de los pediatras es razonable e incluso Maimónides (1135-1204) en su **Mishné Torá**, **Hiljot Deot** 4.12, desaconsejaba la miel para los recién nacidos, al mismo tiempo que la recomendaba en diabéticos, pero también estoy en el deber de explicar que es rarísimo encontrar esporas de *C. botulinum* en la miel y que es mucho más fácil encontrarlas en cualquier otro alimento o entorno, e incluso en el aire y los juguetes.

La miel es más bien un alimento protector, pero las esporas de *C. botulinum* son tan resistentes que, si por accidente aparecen en una muestra de miel, ni los ácidos de ésta ni los ácidos intestinales de un bebé pueden neutralizar la acción tóxica de estas esporas. Ya a partir del año y mucho más a medida que el niño crece y se hace adulto, nuestro organismo digiere cualesquiera esporas que puedan estar en un alimento. Aunque la miel es un medio ácido (pH 3,9) y el *C. botulinum* aparece con preferencia en cualquier alimento enlatado con pH 6,0 o más alcalino, su presencia en la miel es más bien un accidente raro y excepcional. Como precaución, el análisis bromatológico de las muestras de miel mostrará la presencia o ausencia de esporas de *C. botulinum*.

La conclusión es que no hay una relación entre miel y botulismo, como tampoco la hay entre comer cualquier alimento natural y contraer una enfermedad. Pero el rótulo de los envases de miel responde a una medida de precaución debido a que los bebés son más indefensos ante cualquier factor de riesgo, por más remoto y absurdo que éste parezca para quienes conocemos las virtudes de la miel de abejas.

CRISTALIZACIÓN DE LA MIEL

La cristalización de la miel es un problema muy complejo debido a la diversidad de factores que la condicionan y la modifican. Estos factores pueden agruparse en cuatro grandes categorías:

- Factores debidos a la sobresaturación (bajo contenido de agua).
- Factores catalíticos.
- Factores debidos a la viscosidad.
- Factores debidos a la naturaleza de los azúcares.

Las abejas recogen el néctar en un proceso que tiene dos etapas. Primero, eliminan la humedad de la solución relativamente débil de néctar (hasta 60 % de agua) para crear una solución sobresaturada (18,6 % de agua). Segundo, el azúcar predominante en el néctar, la sacarosa, es invertida por actividad enzimática en dextrosa: fructosa y son sintetizadas cantidades evidentemente pequeñas de otros azúcares durante el proceso. El resultado es una solución altamente concentrada de azúcares simples que contiene más material disuelto que el que puede quedar en solución.

Todas las mieles no precipitan sus azúcares y granulan a la misma velocidad.

En estas soluciones sobresaturadas de azúcares coexisten sistemas inestables que pueden provocar, con mayor o menor rapidez, el fenómeno de cristalización fraccionada, en el que interviene en forma importante la dextrosa o glucosa, menos soluble que la fructosa o levulosa.

La velocidad de cristalización, tamaño de los cristales, tipo de cristalización, etcétera, varían con la composición de la miel y la temperatura de almacenamiento.

La cristalización comienza a partir de lo que se ha convenido en llamar núcleos de cristalización. Nos referimos, principalmente, a los cristales primarios de dextrosa, de polvo y de granos de polen. La abundancia o escasez de cristales primarios desempeña un papel fundamental en el tipo de cristalización final de la miel. La presencia de numerosos núcleos de cristalización provoca una cristalización rápida en pequeños cristales (diámetro menor de 30 µm); por el contrario, cuando estos cristales son poco numerosos, provoca una cristalización mucho más lenta y cristales de mayor tamaño. Es lo que sucede con las mieles exageradamente filtradas, pasterizadas o las que han recibido demasiado calor.

La agitación o las corrientes de convexión debidas a variaciones de la temperatura ambiente pueden desplazar los cristales de dextrosa y acelerar la cristalización de la miel.

De igual forma, la cristalización se favorecerá por la presencia de microburbujas que, al aumentar la superficie de contacto con el aire, incrementan también la concentración de azúcares por evaporación y provocan la formación espontánea de cristales de dextrosa.

La influencia de la temperatura es también muy importante. Una temperatura de 5 a 7 °C favorece la creación de núcleos de cristalización.

El desarrollo de cristales es máximo a los 14 °C. Las bajas temperatura retardan la cristalización, debido al aumento de la viscosidad. Por el contrario, a partir de 25 °C, los cristales primarios de glucosa tienden a desaparecer.

Todo ello nos indica que debemos consumir la miel natural, sin que haya sufrido ningún tipo de manipulación, y conservarla siempre a temperaturas inferiores a los 45 °C para no alterar su composición, manteniéndola en recipientes cerrados.

Para conservar líquida la miel, es necesario mantenerla completamente limpia. Cuando se saca del extractor, la miel es acompañada por lo general de hojuelitas de cera, granos de polen, cantidades de burbujas de aire y otras partículas misceláneas.

La miel para uso terapéutico debe estar cruda, no calentada. Lamentablemente el calentamiento es un procedimiento casi de rutina por la industria apícola. Cuando los productores envasan la miel líquida no procesada y esperan mantenerla líquida, lo primero que hacen es calentarla. El tratamiento térmico a 63 °C durante 30 minutos permite licuar la miel granulada, pero al mismo tiempo le destruye muchas de las propiedades que la hacen tan valiosa para el tratamiento de heridas, diabetes y otras enfermedades. Si es inevitable calentar la miel, debe aplicarse calor por un tiempo tan corto como sea posible y nunca debe pasarse de 71 °C, a pesar de que es difícil disolver todos los cristales de dextrosa a temperaturas por debajo de 63 °C. Por encima de los 71 °C hay peligro de que la miel se caramelice y que adquiera un color más oscuro y un sabor más fuerte que la miel similar no calentada. Además, la miel sobrecalentada contiene un producto del sobrecalentamiento llamado 5-hidroximetilfurfuraldehído (HMF). El HMF es dañino y sirve como índice de calidad para la miel.

Para licuar la miel por calentamiento, los apicultores habitualmente usan el baño de María, cajas eléctricas de calentamientos y hornos de microonda. La licuación por microonda es hasta 20 veces más rápida que la licuación en baño de María.

Para mantener la miel en su estado líquido, debe prestarse cuidadosa atención a la presencia de cristales o impurezas en ella y, si es posible, al contenido de humedad de la miel. La miel es una solución sobresaturada de azúcares que se precipitan fácilmente de la solución y granulan. Por eso, mientras menos saturada es la solución, menos probable es que ocurra la granulación.

Mezclar mieles para obtener un producto uniforme que contenga alto contenido de humedad, dentro de las tolerancias establecidas, ayudará a retrasar la precipitación de cristales de azúcar y por consiguiente la granulación. El factor más importante en la granulación de la miel es la presencia de azúcares en los que pueden formarse cristales.

El objeto de la producción de miel líquida es eliminar estos núcleos. Esto puede lograrse calentando o filtrando la miel, o haciendo ambas cosas. La filtración de la miel líquida extraída parece ser una solución simple al problema de eliminar las impurezas que puedan servir como núcleos de cristalización. Sin embargo, la filtración o, incluso, el cernido de la miel a temperatura ambiente consume tiempo y es una tarea casi imposible debido a la viscosidad natural de la miel y a la dificultad con la que se manipula. Para vencer este problema, los apicultores habitualmente calientan la miel para reducir su viscosidad y acelerar el procesamiento.

Además de calentarla para facilitar el procesamiento, la miel es calentada para disolver los cristales de azúcar que puedan estar presentes. Si se calienta a una temperatura suficientemente alta (71 °C), se destruye cualquier fermento presente que pudiera contribuir a la fermentación en mieles con alta humedad. La miel no debe calentarse nunca a temperaturas superiores a 71 °C. Por encima de esta temperatura, el sabor y el color se deterioran rápidamente. El uso de excesivo calor o almacenamiento de la miel durante largo tiempo puede ser detectado por la presencia de 5-hidroximetilfurfuraldehído (HMF). Calentando 300 kg de miel durante 5 días a 48 °C se duplica el contenido de HMF. El mismo tanque de 300 kg calentado a 43 °C aumenta el contenido de HMF en 25 %. Incluso, el tratamiento recomendado de 63 °C durante 30 minutos incrementa el contenido de HMF, por lo que es mejor calentar la miel lo menos posible y durante el tiempo más breve posible.

Además del uso del baño de María, baños de aire o radiación de microonda se puede licuar la miel sin calentarla, mediante el uso de ondas sonoras de alta frecuencia (9 kHz).

También se ha informado que la adición de extracto del fruto de algarrobo (*Ceratonia siliqua*), que es un ácido, evita la cristalización de la miel, aunque la industria no aprueba la adición de productos químicos u otros aditivos a la miel.

EXTRACCIÓN Y ALMACENAMIENTO

En las fotos se muestra todo el proceso de extracción de la miel.

El extractor permanecerá cerrado mientras se saca la miel para evitar pérdidas de aromas con una aireación excesiva. También evitaremos así la contaminación con polvo ambiental que además de entrañar un peligro sanitario, conlleva la incorporación de cristales microscópicos que aceleran la cristalización por servir de núcleos primarios. Por estas razones el tiempo de extracción debe ser el mínimo.

Cuando utilizamos agua para calentar los cuchillos debemos cambiarla a menudo y trataremos de incorporar a la miel la menor cantidad de agua posible, secando estos cuchillos de desopercular de alguna manera.

Será mejor no extraer cuadros con larvas de cría abierta pues al pasar la miel incrementamos la humedad favoreciendo la acidificación, fermentación y putrefacción en la superficie de ésta.

El filtrado de la miel ha de hacerse lo más pronto posible, una vez que la hemos sacado de los panales. En la miel extraída tendremos siempre una serie de elementos extraños que es mejor eliminar cuanto antes. Especialmente los restos de abejas y larvas pueden dañar su sabor.

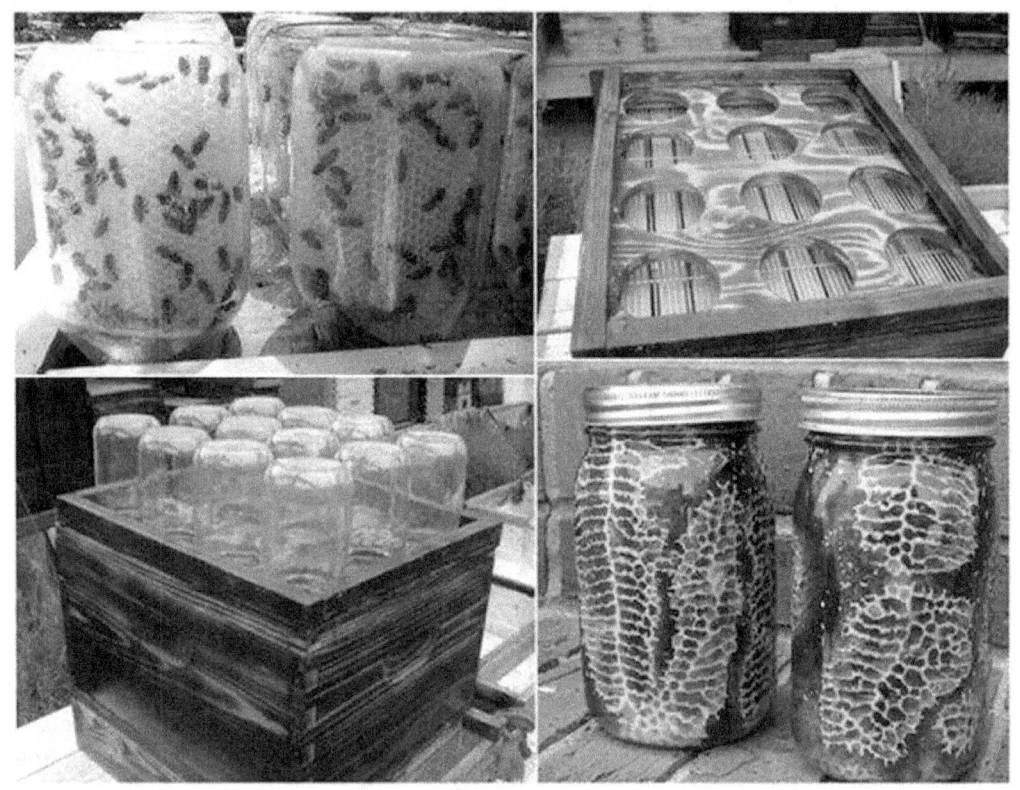
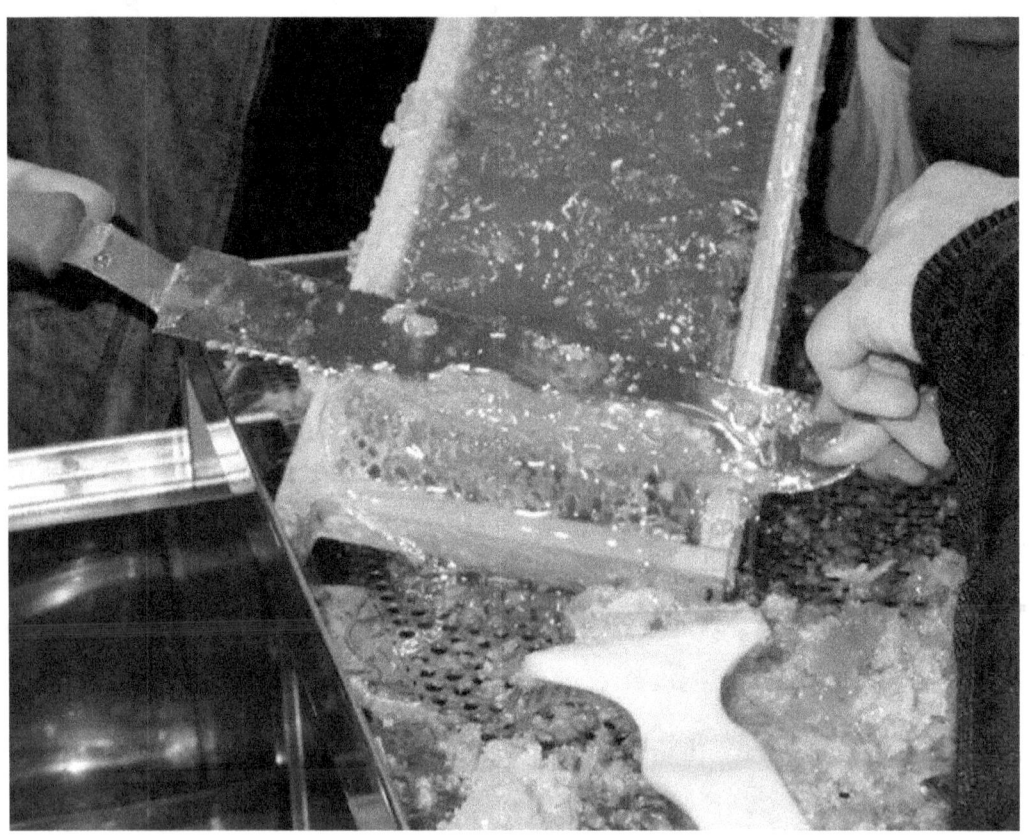

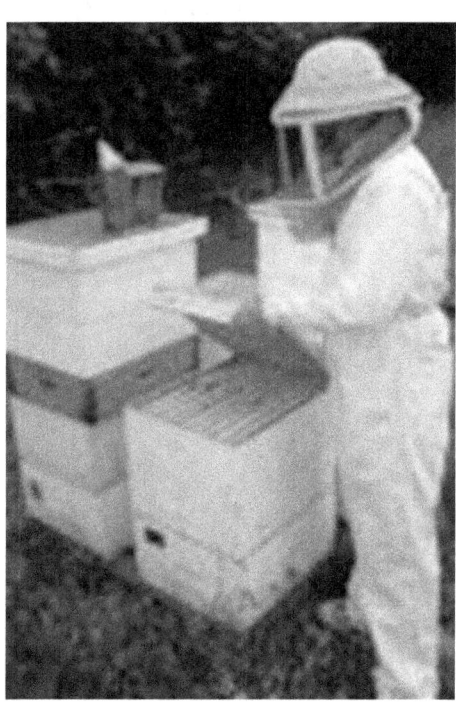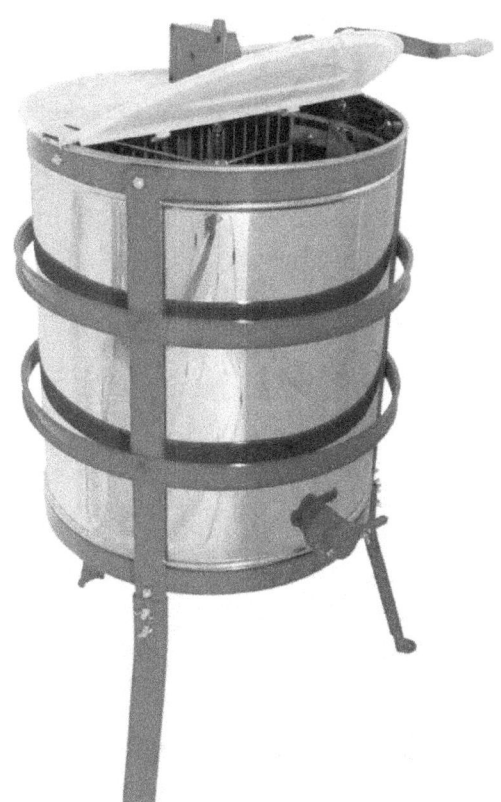

Proceso de extracción de la miel de abejas: extracción de los cuadros, castra o desoperculación manual, colocación en la centrífuga, extracción y filtrado.

Si no hacemos pronto el filtrado y la miel cristaliza con restos de cera, pasarán sustancias volátiles de la cera a la miel dañando su delicado sabor. Es importante hacerlo pronto para aprovechar la temperatura que la miel trae de la colmena.

Mientras dure el proceso de decantación y flotación, que no debe exceder de 24 a 48 horas, mantendremos la temperatura que no sobrepase los 35-38 °C. Con una temperatura menor el proceso se ve retrasado al aumentar la viscosidad, dificultando tanto el ascenso como la precipitación de los elementos extraños.

Normalmente, a las 48 horas, podremos desespumar la miel, quedando lista para envasar o para pasarla a recipientes de no más de 50 kg que pasarán al almacén. Los envases de almacén no deben ser muy grandes, pues luego al licuarla lo haremos con más facilidad en recipientes pequeños y con menos riesgos, así necesitaremos menos tiempo y posiblemente también menor temperatura.

Al vaciar los maduradores no debemos apurarlos, al menos no antes de examinarlos con detenimiento, cerciorándonos de que no hay partículas de pintura, tierra, etc.

La miel debe almacenarse en envases de madera (barriles), aluminio, vidrio, cartón parafinado, polímeros artificiales, acero inoxidable y cerámica. No en envases de cobre ni de zinc.

La miel madura está en los panales operculados. Contiene hasta un 21 % de agua. La miel inmadura (más de 21 % de humedad) puede acidificarse y fermentarse durante el almacenamiento.

Para la extracción hay que lavar bien los instrumentos previamente con una solución de soda calcinada al 2 %, y enjuagarlos posteriormente con agua corriente y secarlos. Si la miel es tratada con irradiación ultravioleta, no son afectados ni la actividad antimicrobiana ni los niveles de peróxido de hidrógeno de la miel para uso terapéutico.

Los locales para el almacenamiento deben estar limpios, secos y sin olores extraños; deben estar protegidos de insectos, estar bien ventilados y con humedad relativa de 65-75 % y temperatura de 5-15 °C.

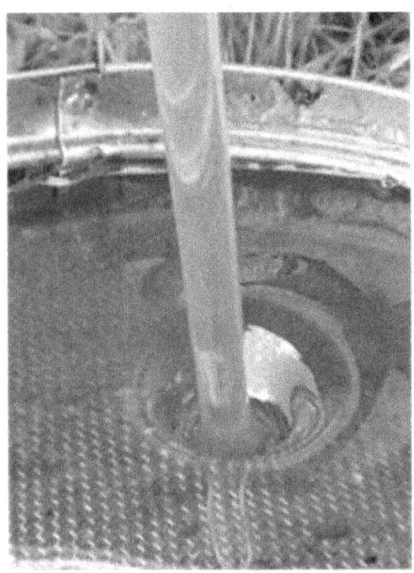
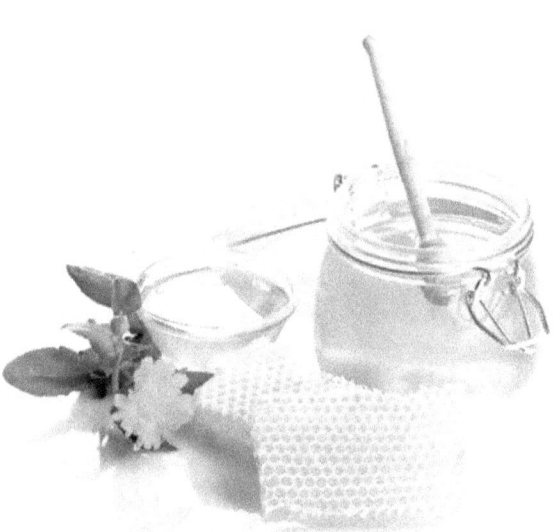

USO TERAPÉUTICO DE LA MIEL

La miel puede usarse terapéuticamente en diversas formas: en cucharadas, gotas, caramelos o cápsulas; disuelta en agua u otros líquidos; como aplicación tópica y en apósitos y vendajes; en inyecciones intravenosas (al 5 %), inyecciones de miel pura dentro de heridas profundas, inhalaciones y entubaciones; sola o mezclada con otros productos apícolas o sustancias; y como linimento o aceite para masajes. La mejor miel para uso terapéutico es la miel virgen o cruda, que no ha sido calentada ni sometida a ningún proceso fisicoquímico que le altere sus cualidades ni sus aproximadamente 300 sustancias constituyentes, principalmente si se va a utilizar por vía oral.

Algunas mieles tienen efectos bactericidas muy marcados, como la miel de manuka (*Leptospermum scoparium*), tualang (*Koompassia excelsa*), kanuka (*Kunzea ericoides*), nogal (*Juglans regia*), pino (*Pinus* sp.), aguacate (*Persea americana*), mango (*Mangifera indica*), ulmo (*Eucryphia cordifolia*), trébol (*Trifolium* spp.), tomillo (*Thymus vulgaris*), abedul blanco (*Betula pubescente*), roble (*Quercus lobata*), fresa (*Fragaria ananassa*), tupelo (*Nyssa* sp.), cedro del Líbano (*Cedrus libani*), mangle (*Rhizophora mangle*), trébol (*Trifolium* spp.), tiaca (*Caldcluvia paniculata*), alfalfa (*Medicago sativa*), lotera (*Lotus pedunculatus*) y acacia (*Acacia* spp.), para mencionar solamente unas pocas, pero prácticamente todas las mieles tienen propiedades antimicrobianas, antimicóticas y antivirales, actúan como cicatrizantes de heridas y quemaduras, incluso en lesiones infectadas con MRSA (*Staphylococcus aureus* resistente a la meticilina) inducen la apoptosis o "autodestrucción programada de las células de cáncer", y muchas otras.

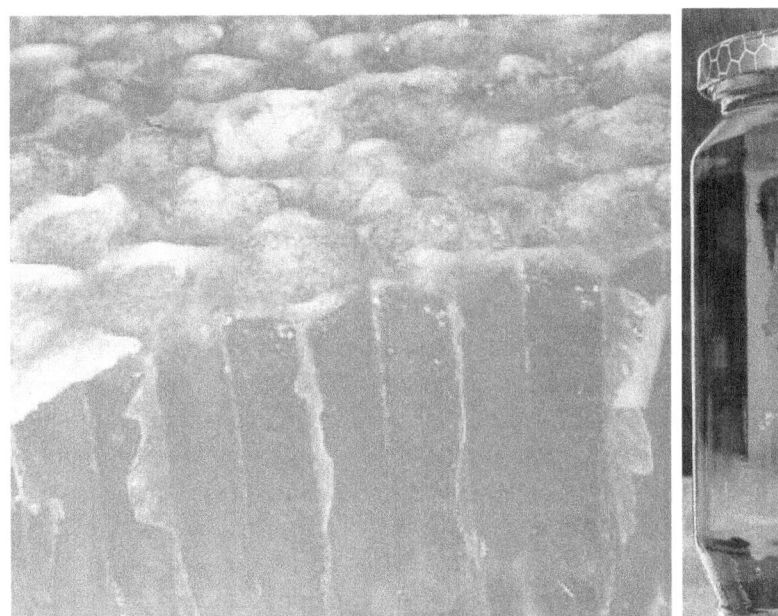
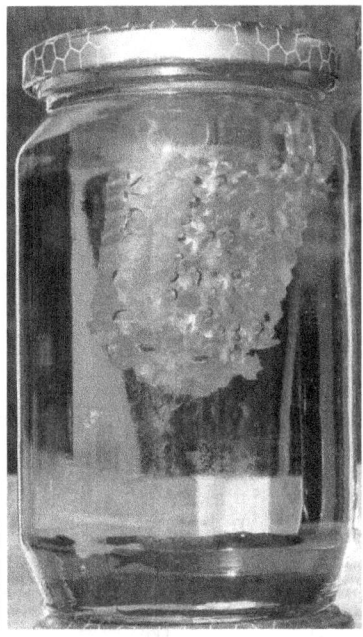
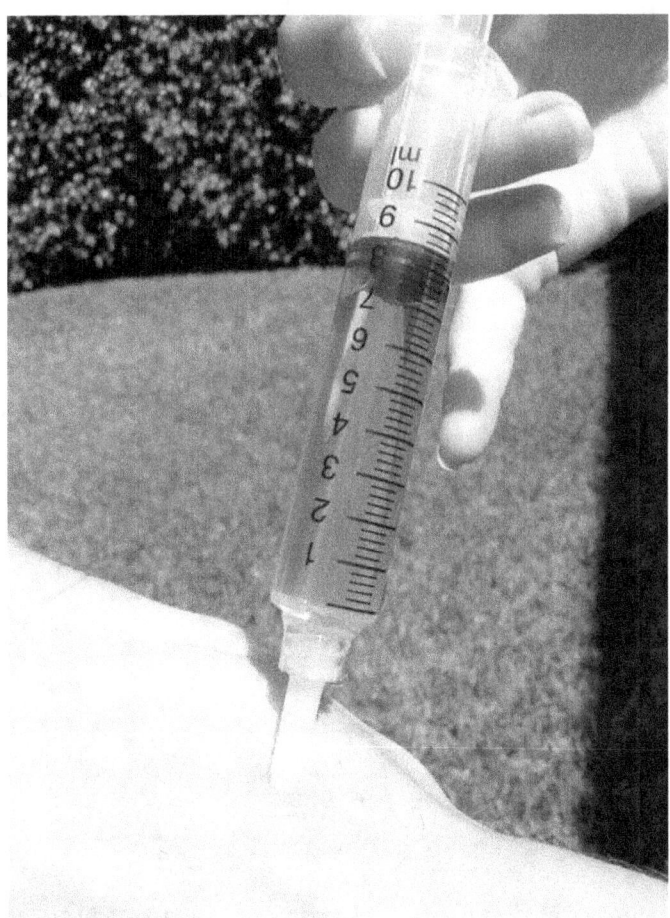

La miel puede inyectarse en las heridas o para otros tratamientos.

La miel de tupelo (*Nyssa* sp.) nunca cristaliza gracias a su alto contenido de fructosa (44 %) y es recomendada para diabéticos, tiene un sabor exquisito, así como otras excelentes propiedades organolépticas.

Un uso muy popular de la miel es para curar heridas y quemaduras, directamente sobre la lesión o usando vendajes de grado médico. La miel de manuka (*Leptospermum scoparium*) es un excepcionalmente potente antibacteriano, es tan potente antiséptico como el fenol al 10 % y con frecuencia se usa en vendajes comerciales. En heridas infectadas, actúa como un medio hiperosmolar antioxidante que promueve la cicatrización y la angiogénesis. La manuka es un árbol endémico en Nueva Zelanda y se le conoce también como árbol del té de Nueva Zelanda, su miel es muy activa contra un amplio espectro de bacterias y hongos, por eso su uso en diarreas bacterianas, rehidratación de pacientes, prevención de caries dentales y otras aplicaciones. Es especialmente activa contra *Staphylococcus aureus*, *Streptococcus pyogenes* y *Helicobacter pylori*; puede usarse para el tratamiento de úlceras, cicatrización de heridas, infecciones de los ojos y diarreas.

Otra miel con propiedades excelentes es la de tualang (*Koompassia excelsa*), un árbol malayo que alcanza una altura de 80 metros y un diámetro de 200 cm; su principal propiedad es como estimulante y fortaleciente del sistema inmune. El árbol de tulang es conocido por otros nombres como *bee tree*, *dëoh*, *ginoo*, kayu, *manggis*, *mengaris*, *menggeris*, *raja*, *sialang*, *tapang* y *toale*.

Lo mismo puede decirse sobre la miel de kanuka, también conocido como *kānuka*, *mānuka*, *rāwiri*, *māru*, *mānuoea*, *mānuka-rauriki*, *white tea tree*, *burgan* o árbol de té blanco (*Kunzea ericoides*), con actividad biológica muy similar a las mieles de manuka y tualang.

MASAJE CON MIEL

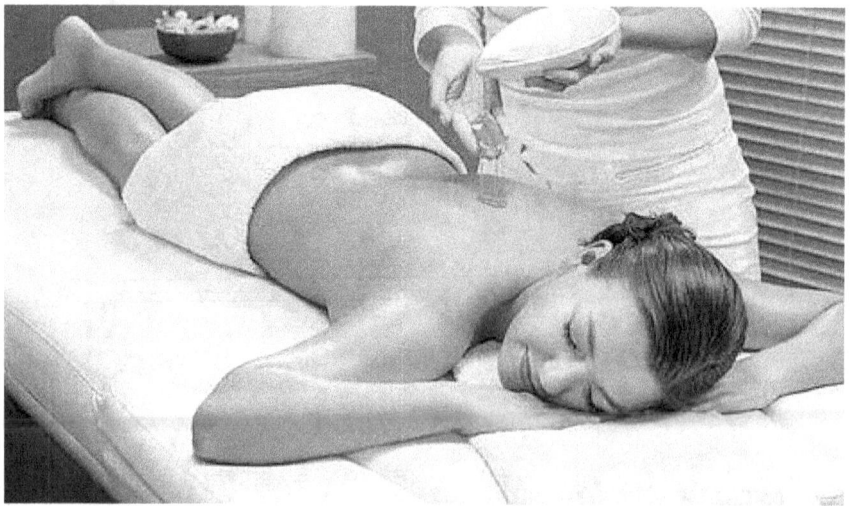

En años recientes se ha popularizado el masaje con miel, el cual es recomendado para estabilizar el flujo de energía, desintoxicar, revitalizar, rejuvenecer, intensificar la circulación sanguínea y aumentar la relajación del cuerpo. El masaje de miel permite extraer de la piel toxinas, grasas y células muertas. Se aplica exclusivamente en la espalda, con una pequeña cantidad de miel de acacia u otra miel muy líquida.

Las mieles más líquidas, usualmente preferidas para masajes, son las monoflorales, no mezcladas, y procedentes del néctar de romerillo (*Bidens alba*), salvia (*Salvia officinalis*), acacia (*Acacia spp.*), cereza (*Prunus cerasus*), brezo (*Calluna vulgaris*), trébol (*Trifolium spp.*), coca (*Erythroxylum coca*), meliloto (*Melilotus officinalis*) y otras fuentes. También las mieles de mielada o mielato y de las abejas meliponas y trigonas son muy fluidas.

La apicultora Trinidad Terrazas me comentó que en Colima, México, las abejas producen una miel muy fluida a partir de libaciones de limón (*Citrus limon*), tamarindo (*Tamarindus indica*), plátano (*Musa paradisiaca*) y mango (*Mangifera indica*), así que cualesquiera mieles poliflorales con alto contenido de humedad –y por tanto muy fluidas– son preferidas para los masajes con miel. En cualquier caso, se puede agregar agua destilada con un gotero para aumentar adecuadamente la fluidez de la miel que está a nuestro alcance.

El procedimiento para el masaje es sencillo: se esparce la miel por toda la espalda y luego se aplican las manos ejerciendo presión y "succión" con la palma de las manos, como en el masaje sueco. La "succión" se produce haciendo que las palmas ejerzan un vacío sobre la piel, como si las palmas estuvieran succionando la piel. Cada ciclo de tratamiento dura 20–60 minutos, luego se limpia bien la piel con paños humedecidos en agua tibia y se repite el tratamiento otras dos veces para un total de tres ciclos.

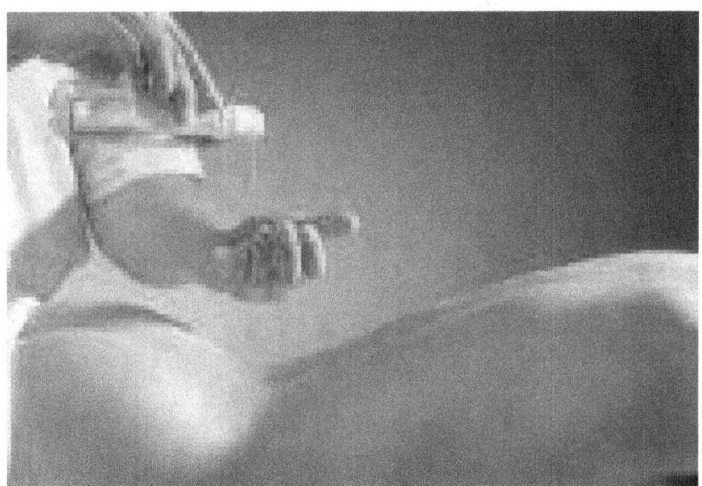

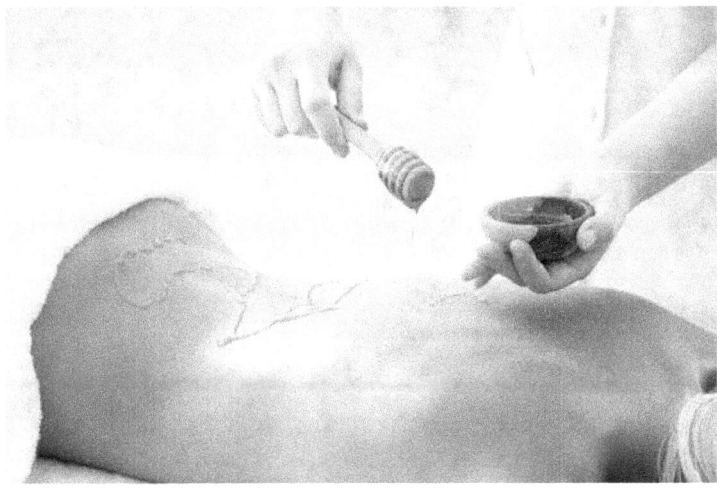

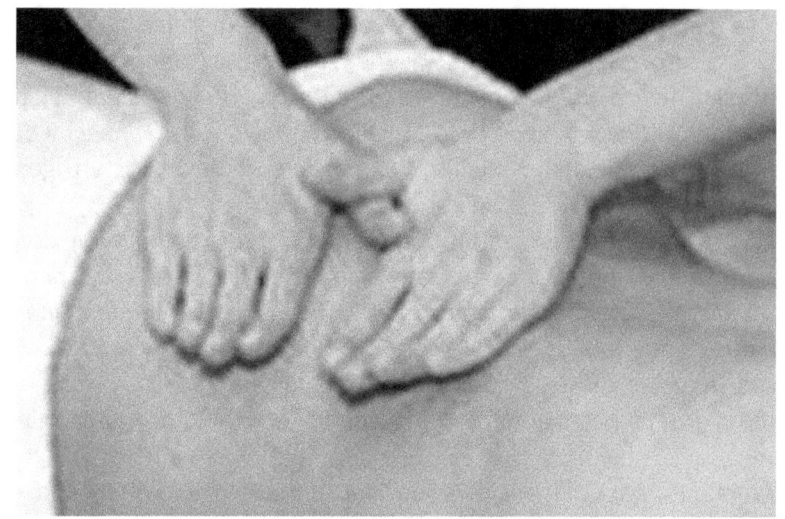

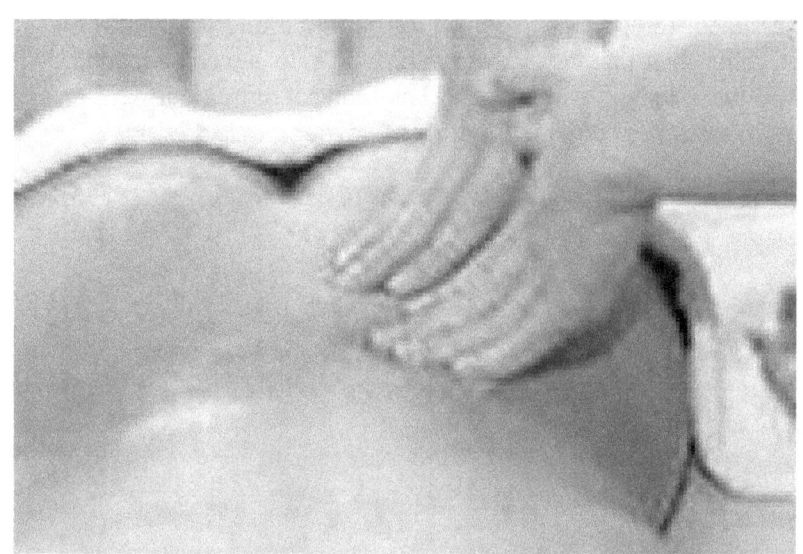

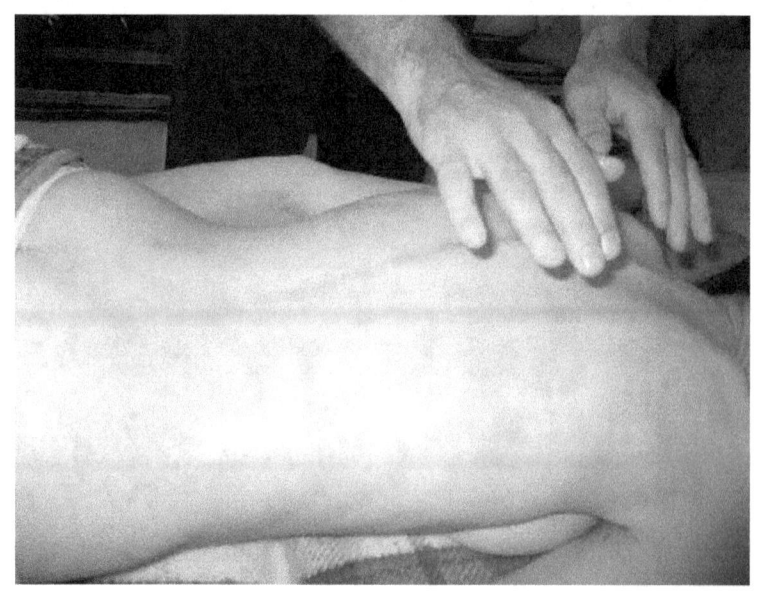

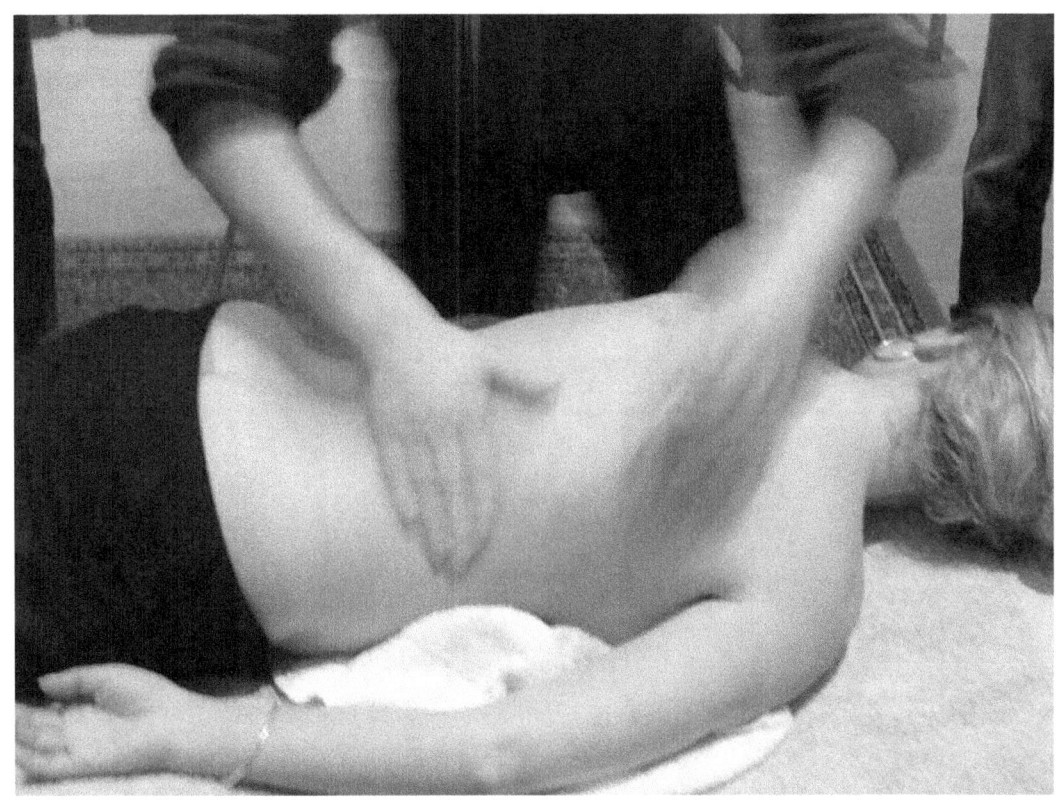
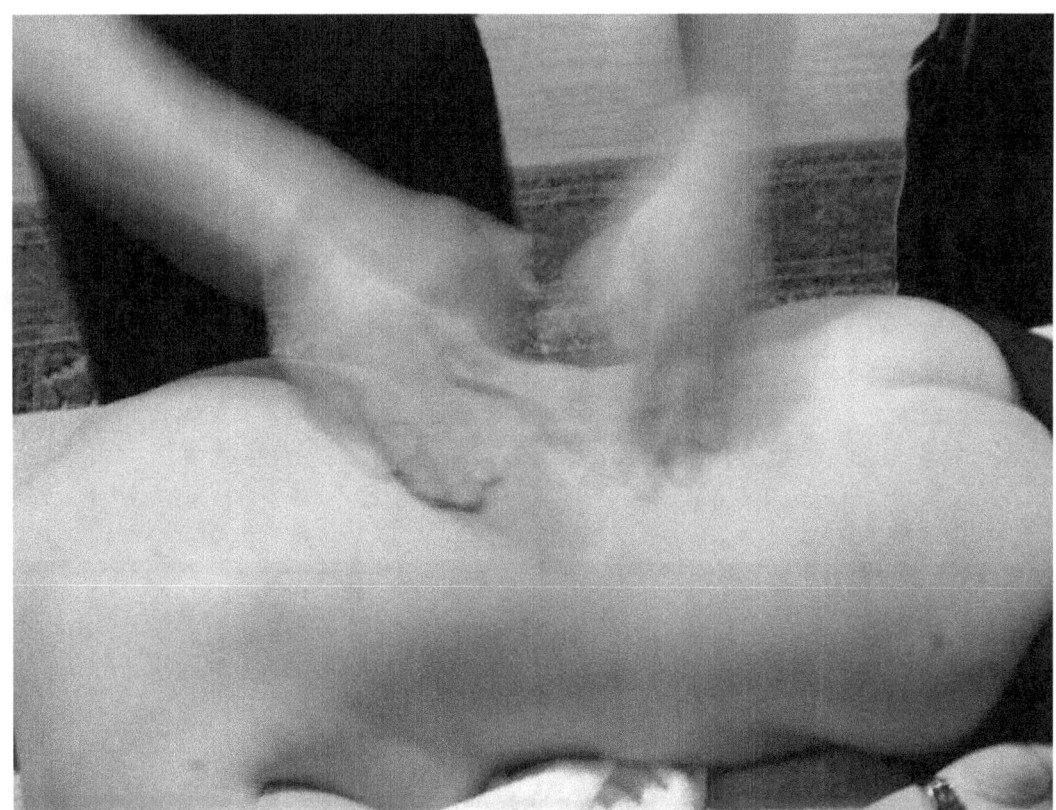

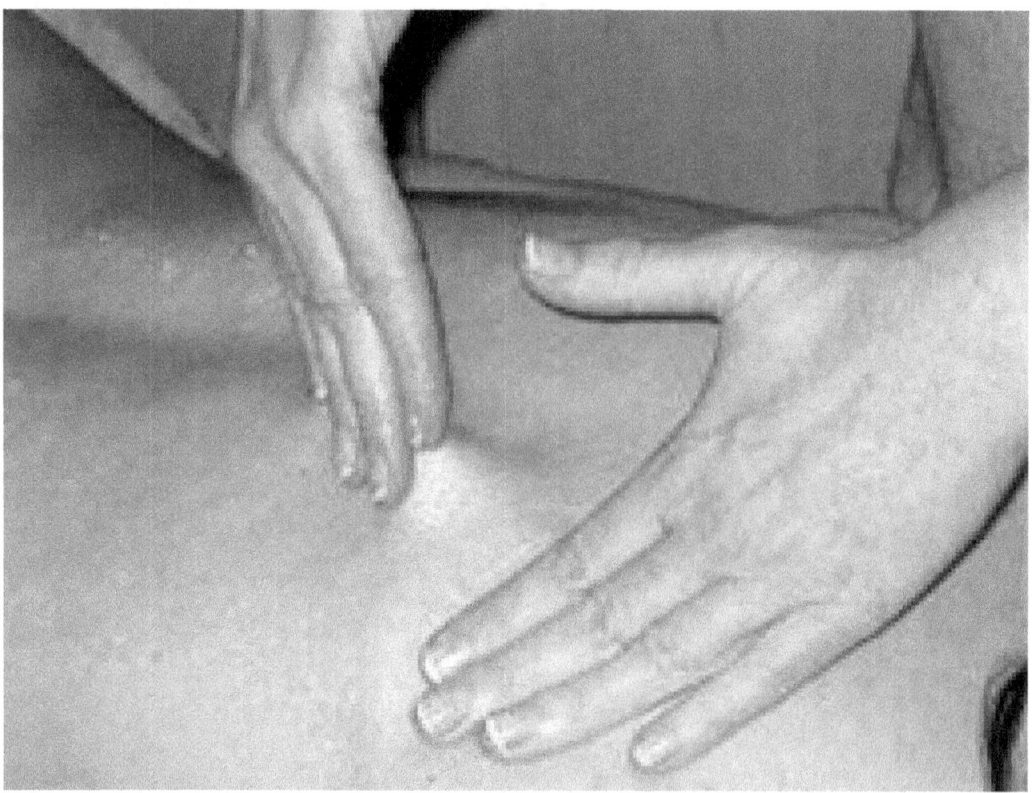

Masaje con miel: Los movimientos son rápidos para esparcir la miel y luego hacer succión con la palma de las manos para que la hidrófila miel extraiga las toxinas del cuerpo. (**OL**)

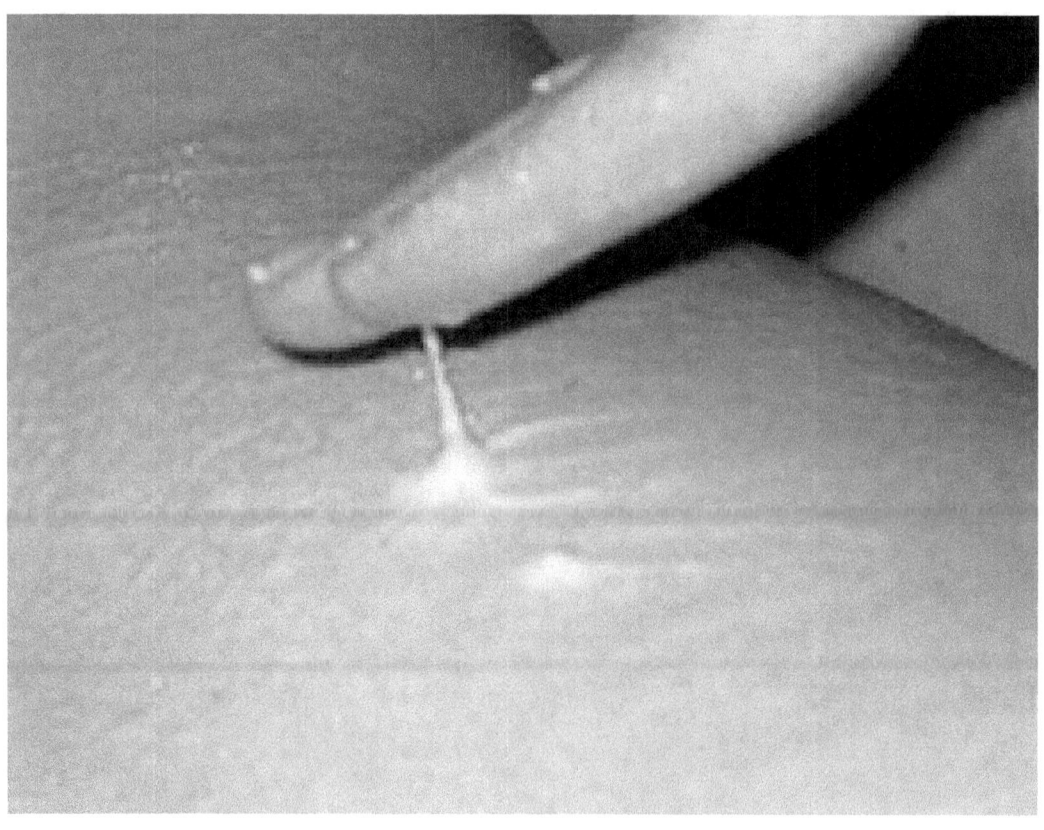

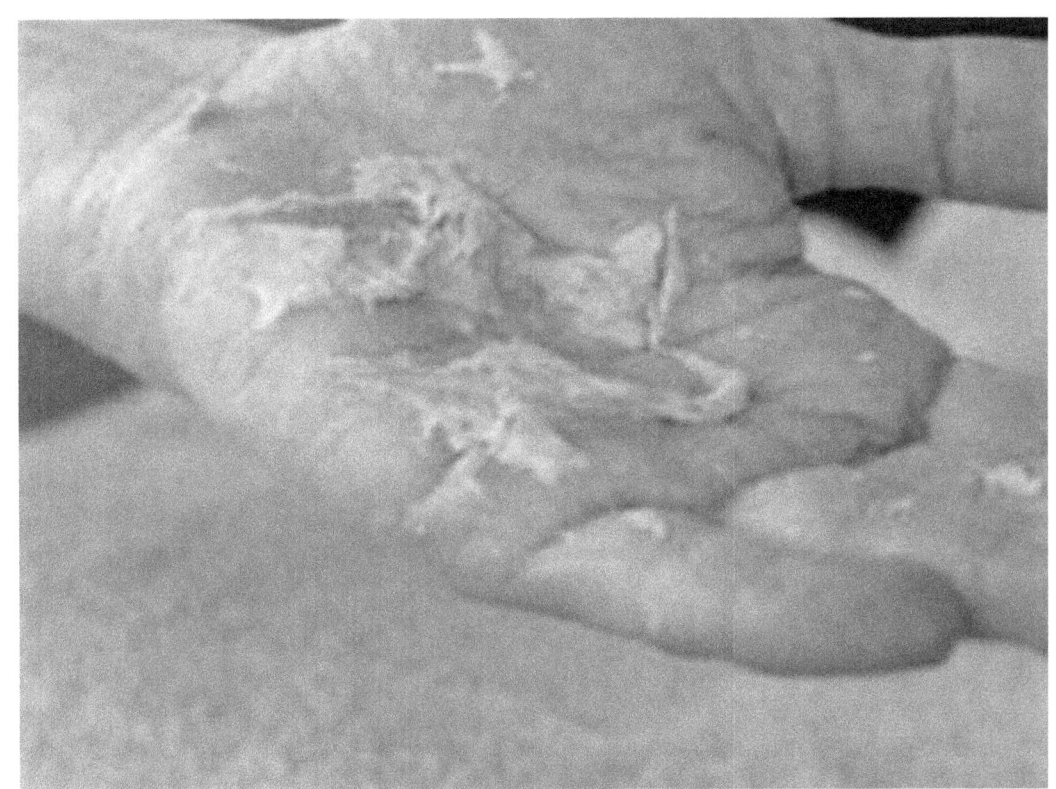
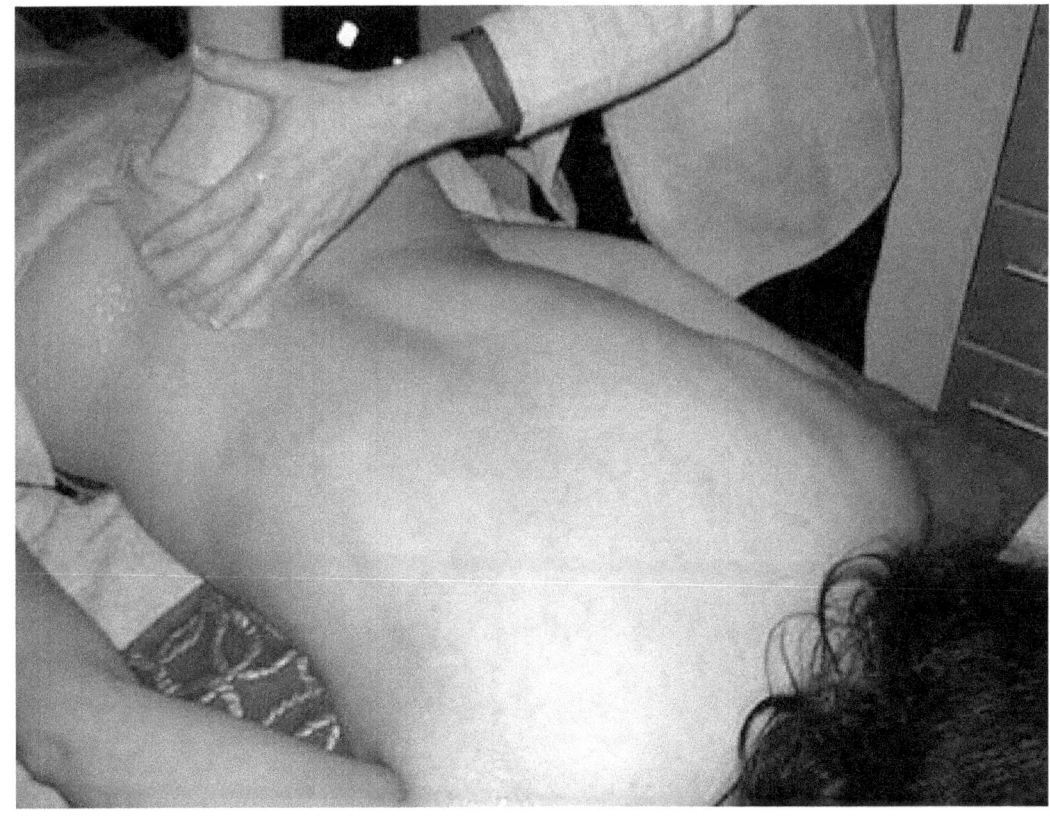

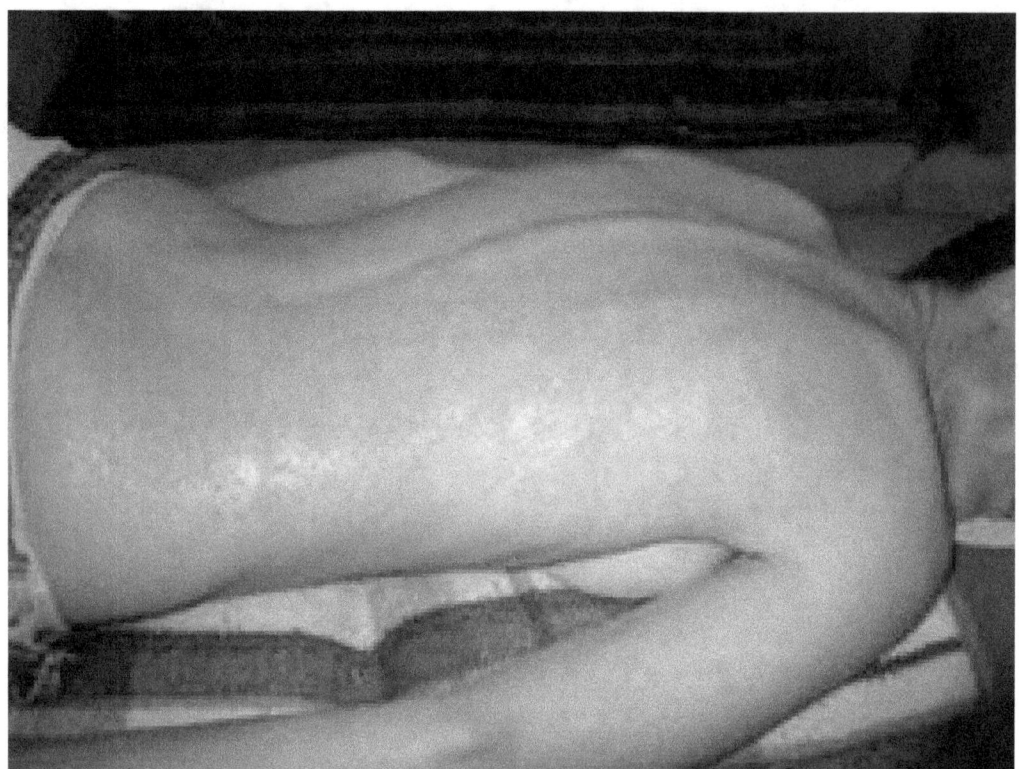

Al final, la miel queda convertida en escamillas secas y negruzcas que contienen las toxinas extraídas del cuerpo. Por último, se limpia la piel con paños húmedos.

Si bien el masaje con miel es un excelente procedimiento para revitalizar, desintoxicar y relajar el cuerpo, está contraindicado durante la práctica de ayuno y en pacientes que sufren de mareos intensos, trombosis, enfermedades infecciosas, heridas abiertas, cáncer de la piel y en los casos donde está contraindicado el masaje terapéutico tradicional.

Otros masajes para la cara, cuello, pecho, abdomen, extremidades y otras partes del cuerpo incluyen el uso de aceites con propóleo, con veneno de abejas, con jalea real y con otros productos apícolas. Vea las recetas de linimentos en los capítulos finales de este libro.

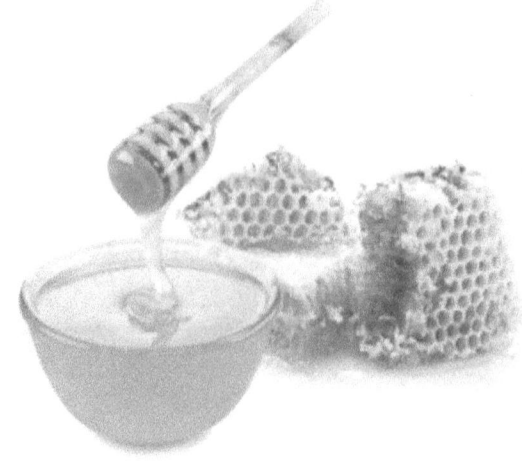

MIEL DE MIELADA O MIELATO

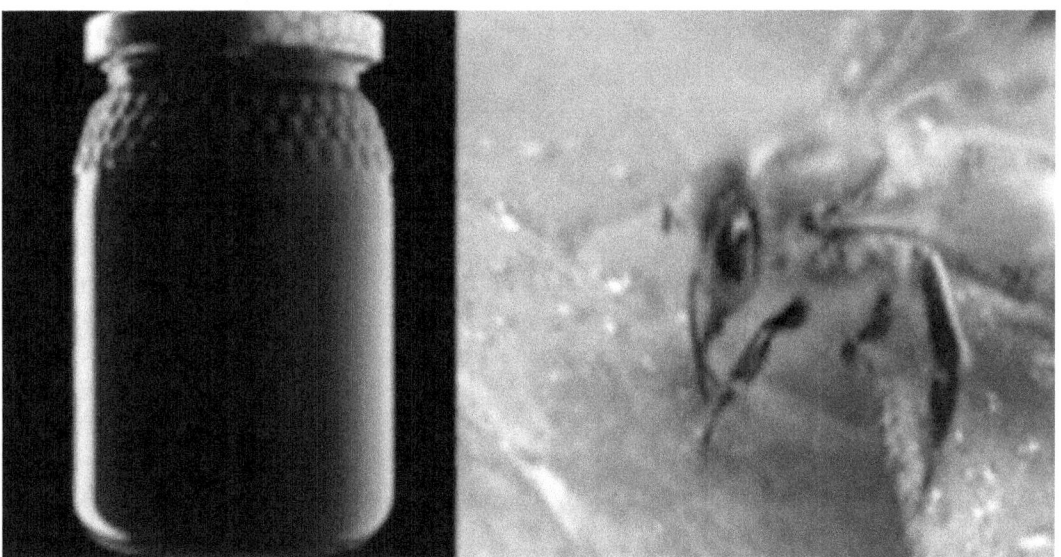

¿Sabía usted esto?:

- Con el propóleo se puede sustituir la goma laca pulverizada en la fabricación de fuegos artificiales.
- Un libro escrito en China hace 2000 años, el **Libro Shen Nong de las Hierbas**, identifica y clasifica 365 sustancias medicinales y entre la clasificación de calidad más alta incluye la miel, cera y panal de cría.
- La revista de resúmenes **Apicultural Abstracts**, editada desde 1950 por la International Bee Research Association, publica anualmente unos 1400 artículos y otros documentos de apicultura, incluidos resúmenes sobre Apiterapia.
- Jerry J. Bromenshenk, de la Universidad de Montana y presidente de Bee Alert Technology Inc., entrena abejas para detectar campos minados, explosivos y armas biológicas y químicas con una precisión > 97 %: las acondiciona con TNT (trinitrotolueno), RDX (ciclotrimetilenetrinitramina, también conocida por T4, ciclonita o hexogén), DNT (dinitrotolueno), 2,4-DNT, 2,6-DNT, 4-amino-DNT u otros compuestos mojados en sirope para que las abejas puedan detectar los vapores ambientales del agente químico, explosivo o agente biológico. El *Stealthy Insect Sensor Project* del Laboratorio Nacional de Los Álamos, Nuevo México, emplea abejas para la detección de TNT, C4, TATP y otros explosivos y detonantes.
- Para producir un kilogramo de miel, una abeja debería visitar cuatro millones de flores y recorrer una distancia equivalente a dar la vuelta al mundo cuatro veces.
- De acuerdo con una investigación que realicé hace mucho (**Ciencia y Técnica en la Agricultura. Apicultura** 5:7-15, 1989), la vida media de la literatura sobre apicultura es de 10 años. Vida media (*half-life*) es el tiempo necesario para que deje de ser utilizada la literatura que actualmente está en circulación. Eso significa, entre otras cosas, que, si usted va a preparar una conferencia o publicación sobre apicultura, debería revisar principalmente la literatura científica publicada en la última década.

- Funciones de las abejas obreras según su edad: 1-3 días, limpieza y pulido de celdas; 3-7 días, alimentación de larvas; 7-14 días, secreción de jalea real y cera; 14-21 días, recolección de polen; > 21 días, pecorear.

Miel de mielada o mielato, miel de rocío o miel de bosque: es la miel producida por las abejas melíferas y las abejas sin aguijón a partir de las secreciones dulces de pulgones, cochinillas y otros insectos chupadores de savia, normalmente de pinos, abetos, encinos, alcornoques y otras plantas arbustivas. Suele ser menos dulce, de color muy oscuro, pegajosa, se solidifica con dificultad, y no es raro que exhiba olor y sabor especiados, resinosos (**es.wikipedia.org/wiki/miel** y **theresearchpedia.com/ health/superfoods).**

Algunas plantas de las que las abejas recolectan la miel de mielada incluyen el abeto, pino, avellano, arce, fresno, manzano, haya negra, haya roja, albaricoque, sauce, tilo, olmo americano, cítricos, sorbus, álamo blanco, encino, castaño, alcornoque, ciruelo, melocotón, alfalfa y otros. Las fuentes de insectos son los pulgones o áfidos presentes en las plantas (simúlidos o moscas negras, tábanos, moscas blancas), Metcalfe pruinosa, cochinillas, algunas polillas y orugas, pero los áfidos son los principales insectos.

La mayoría de las plantas que son atacadas por estas moscas son árboles y las coníferas producen en todo el mundo la mayor cantidad de mielato. Sin embargo, el algodón, la alfalfa, el girasol y otras plantas también pueden proporcionar mielada y, a partir de ella, las abejas melíferas elaboran miel de mielada.

La miel de mielada es menos dulce y más oscura que la miel de panal, la velocidad de cristalización es lenta, y tiene sabor y aroma a resina, madera o especia.

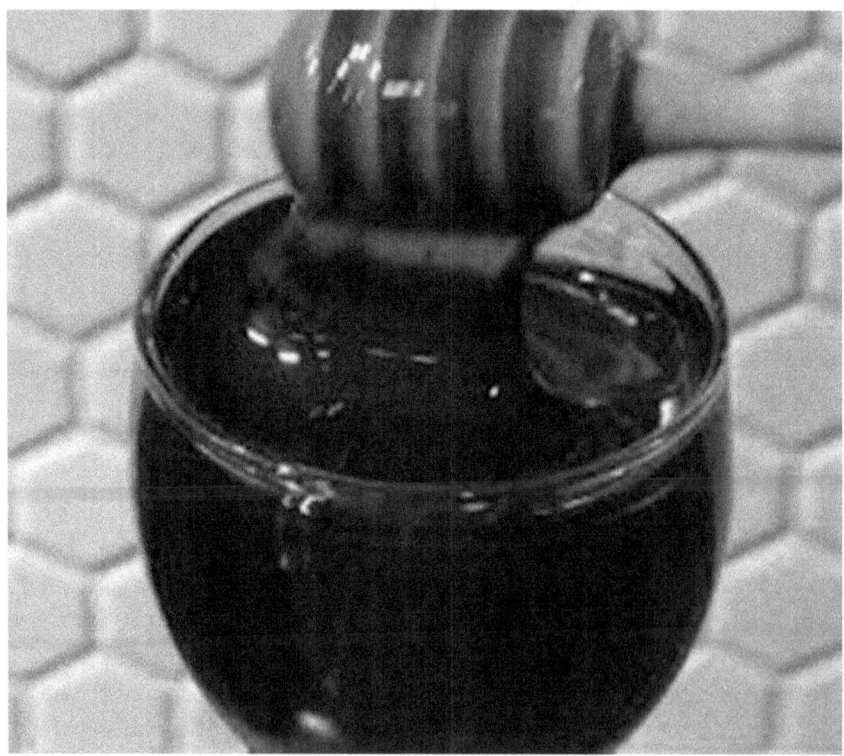

PROPIEDADES BIOLÓGICAS

La miel de mielada es rica en compuestos polifenólicos, flavonoides, minerales, aminoácidos, alcaloides de quinolina, trisacáridos y otros oligosacáridos, y contiene polen, hifas de moho y esporas, y algas unicelulares.

Sus principales propiedades biológicas son: muy alta actividad antioxidante, antimicótica, antibacteriana, analgésica (antinociceptiva), gastroprotectora y prebiótica. Mejora la memoria especial, inhibe *Helicobacter pilori*, agente causante de la gastritis y las úlceras pépticas, protege los capilares de la mucosa gástrica, aumenta la producción de mucus y tiene una actividad antirradical muy alta.

Su valor como prebiótico se manifiesta en que los oligosacáridos presentes en la miel de mielada promueven el crecimiento de bacterias beneficiosas en el intestino. Es muy útil si se consume después de tomar antibióticos para tratar infecciones bacterianas. Al mejorar la flora intestinal, incluso ayuda a aumentar el apetito.

- Ayuda en la eliminación de radicales libres: la alta concentración de antioxidantes en esta variedad de miel ayuda en la eliminación de radicales libres y reduce el daño causado por ellos. Por lo tanto, la ingesta de miel de mielada promueve la salud general.
- Acción antibacteriana: la miel de mielada sirve como un potente antibiótico, comparable a la miel de manuka o de kanuka, debido a la presencia de actividad alta de glucosa oxidasa. La alta acción enzimática resulta en la producción de mayores cantidades de peróxido de hidrógeno que actúa contra las bacterias. La apigenina y el kampferol juegan un papel importante en la acción antibacteriana de la miel de mielada. De hecho, sirve como un agente antibacteriano más fuerte que la miel de manuka, conocida por su gran acción antibacteriana. Al ser un agente antibacteriano, sirve como un remedio perfecto para la tos.
- Nutrir el sistema nervioso: la alta concentración de aminoácidos y minerales como cobalto, manganeso, zinc, fósforo y azufre ayudan a nutrir el sistema nervioso. Incluso ayuda a mejorar las funciones cerebrales. Al mejorar las funciones cerebrales, ayuda a mejorar la capacidad intelectual.
- Debido a la presencia de altas cantidades de sales minerales, sirve como sustituto de las bebidas isotónicas. Disuelva una o dos cucharadas de miel de mielada en un vaso de agua para obtener las sales deseadas. Esta propiedad de la miel de mielada lo convierte en la mejor rehidratante y bebida isotónica.
- Su sabor es delicioso y es la mejor opción para untar en pan de tostadas. Mejora el sabor de variedades de queso como Gorgonzola, Roquefort, Taleggio y Murianengo.

Sin embargo, hasta la fecha, la miel de mielada tiene poca disponibilidad en los mercados o uso cotidiano y en la práctica de Apiterapia a pesar de sus virtudes.

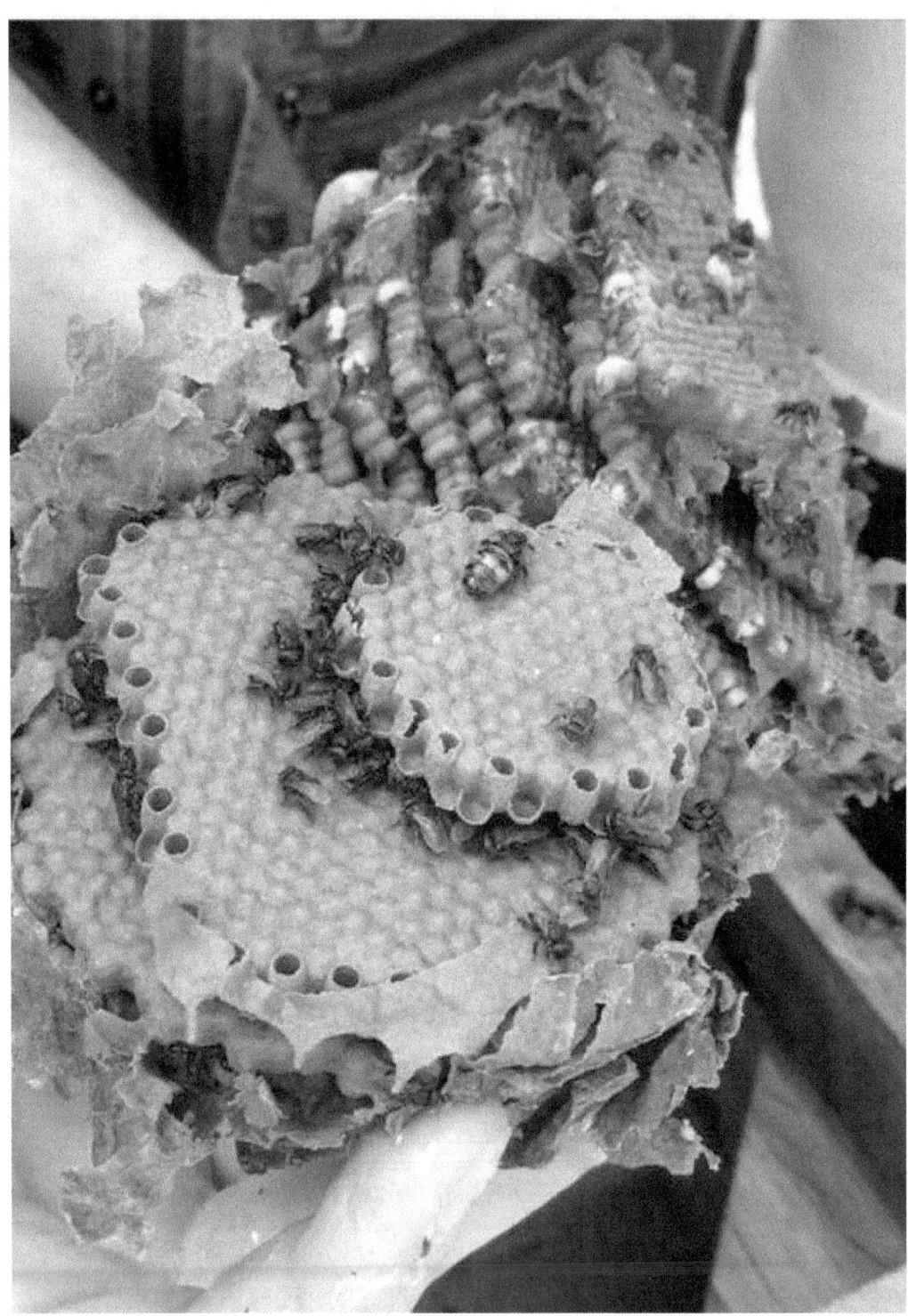

(MM)

MIEL DE MIELIPONAS

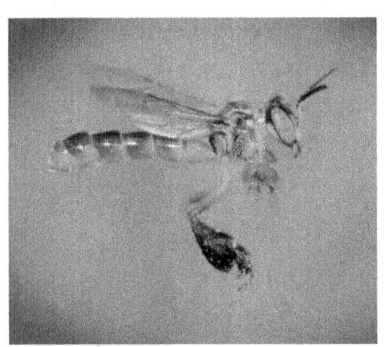 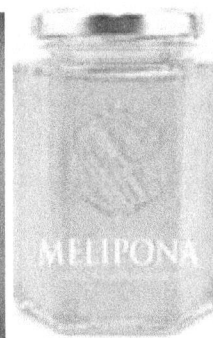 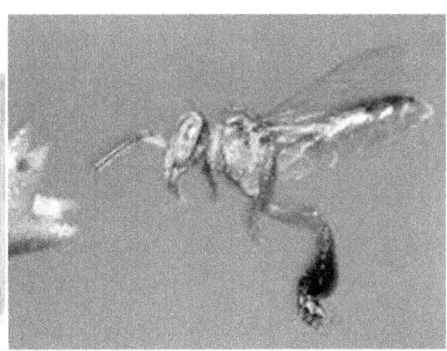

¿Sabía usted esto?:
- Hacer caramelos de miel es fácil: mezcle 1 kg de miel + 0,5 kg de azúcar + 5 cucharadas de glucosa. Se hierve todo a punto de caramelo y se vierte en un molde engrasado.
- Las abejas están dotadas de antenas muy sensibles por las cuales perciben las vibraciones y movimientos del aire, los sonidos, los olores, la temperatura (son sensibles hasta a un cuarto de grado centígrado) y la humedad.
- Se conocen unas 8000 especies de abejas. Ellas polinizan 170 000 especies de plantas.
- 10 000 abejas pesan un kilogramo y producen 1,0 g de veneno seco.
- Un litro de miel pesa aproximadamente 1,42 kilogramo.
- La miel se usa en la elaboración industrial de frutas, jaleas, jamones y conservas. Su uso es importante en el recubrimiento de cereales y como ingrediente de la mantequilla de maní.
- El propóleo puede usarse por sus potentes cualidades antioxidantes para triplicar el período de almacenamiento del pescado congelado, reducir significativamente la oxidación de la grasa de cerdo y otros animales, conservar alimentos como carne de res, cerdo, carnero, pescado, frutas y confituras, para mejorar el sabor de los rones y otras bebidas, y en la elaboración de pan, vino y vinagre. También puede usarse para proteger partes metálicas de automóviles y los tanques de agua, como anticorrosivo; para proteger cueros, pieles y zapatos contra los insectos, y para elaborar barnices de alta calidad.

Una miel muy importante es la de las abejas meliponas (*Melipona fulvides* y muchas otras especies), escoptotrigonas (*Scoptotrigona sp.*), trigonas (*Trigona sp.*), plebeyas (*Plebeia sp.*) y partagonas (*Partagona sp.*), llamadas por los campesinos de Cuba y otros países "abejas de la tierra" porque hacen sus panales en forma de bola cupulizada, usando una mezcla de cera y propóleo que le da una apariencia térrea. Las abejas meliponas, trigonas y otras nativas son muy pequeñas, no poseen aguijón, por lo que también se les llama "abejas sin aguijón" (*stingless bees*, en inglés) o abejas nativas sin aguijón, y son muy sensibles a los daños al entorno ecológico y al daño por el hombre y otros depredadores.

La miel de las abejas nativas, sin aguijón, es muy clara, parecida a la miel de aguinaldo blanco, pero es extraordinariamente fluida (hasta 30 % de agua), tiene alta acidez (máximo 70-85 meq/100 mg), un mínimo de 50 g de azúcares reductores por 100 g de mie y su sabor es muy agradable. Tiene propiedades medicinales muy apreciadas, principalmente en las afecciones oftalmológicas.

Para extraerla hay que hacerlo con una jeringuilla, perforando las finas paredes de cera propolizada y que los brasileños llaman *géopropolis* (vea mas adelante el capitulo sobre este producto) en cualquier cúpula del panal. La miel de estas abejas es muy escasa y hay que extraerla en pequeñas cantidades. De todas formas, su principal uso es como gotas oculares.

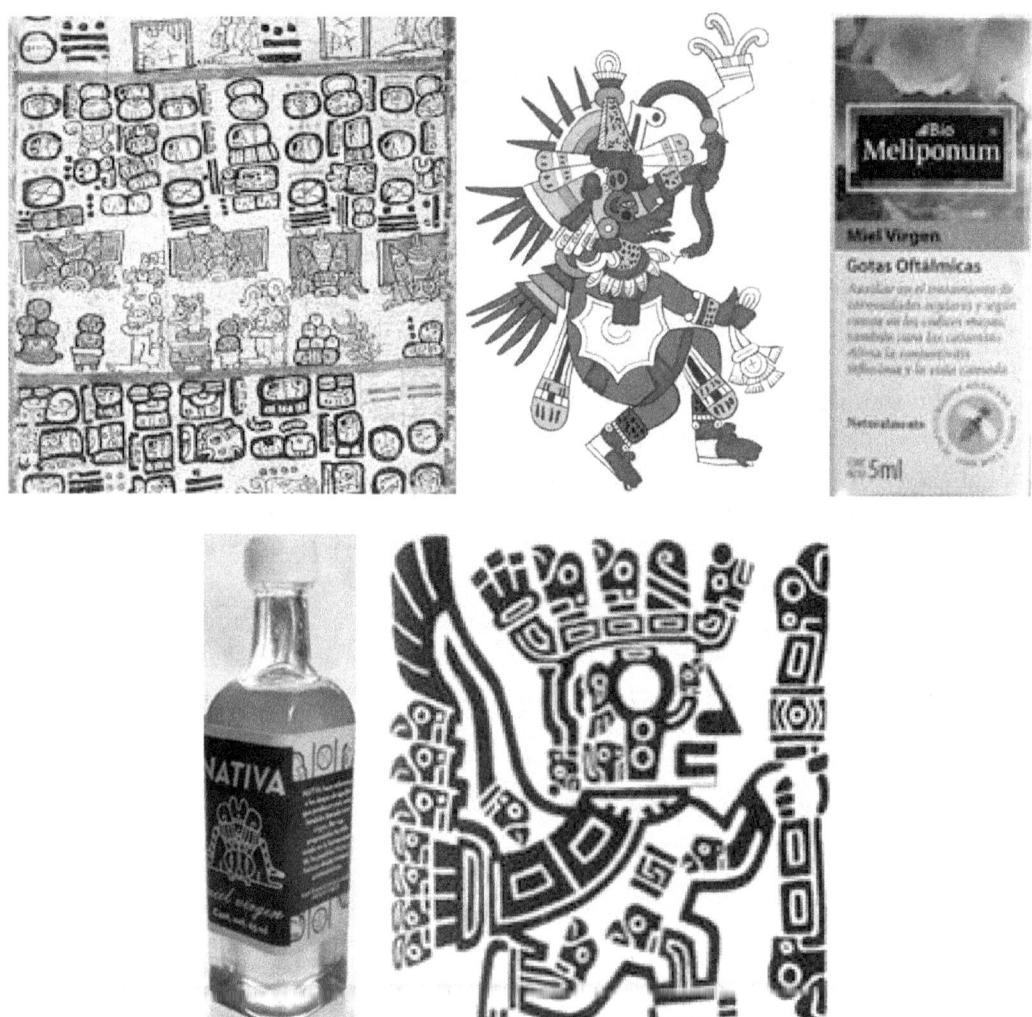

De las 20 000 especies de abejas que se conocen, más de 500 son abejas sin aguijón y la mayoría pertenece a cinco generos solamente: *Melipona, Scoptotrigona, Trigona, Plebeia* y *Partagona*. Cientos de años antes de la conquista española del Hemisferio Occidental, los mayas centroamericanos preparaban el *akán*, una bebida fermentada a partir de la miel de meliponas, a veces con adición de frutas o maíz. También existen especies de abejas sin aguijón en Australia y otras regiones.

La miel de meliponas tiene un precio alto y sus usos terapéutico incluyen el tratamiento de moretones, emplastos para fracturas, facilitación del trabajo de parto y recuperación posparto, trastornos digestivos, dolor de oído, enfermedades oculares como cataratas, conjuntivitis y pterigium, fatiga, lesiones externas de la cabeza, infecciones respiratorias, úlceras en la piel y curación de heridas.

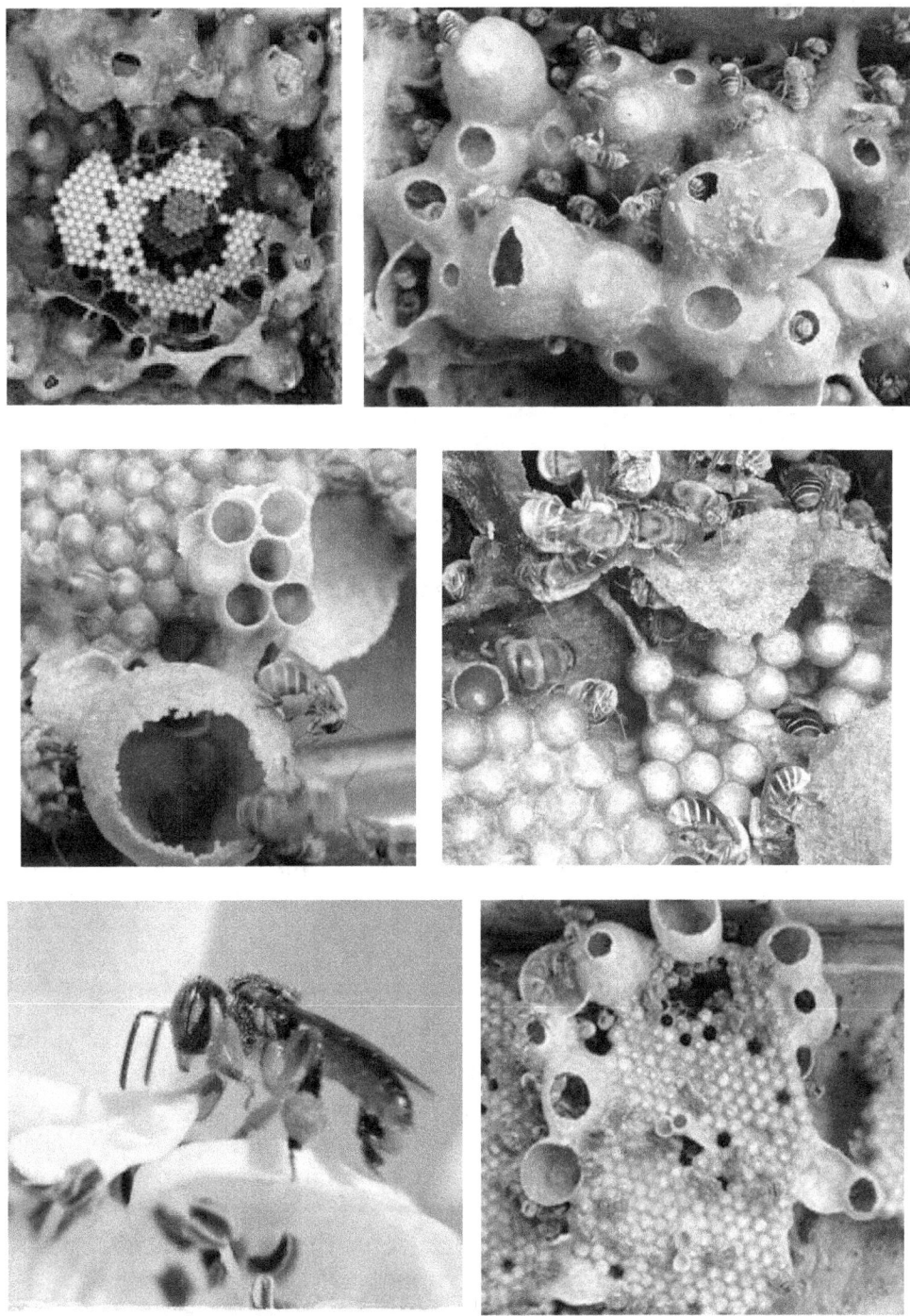

HIDROMIEL: EL ELIXIR DE ODÍN

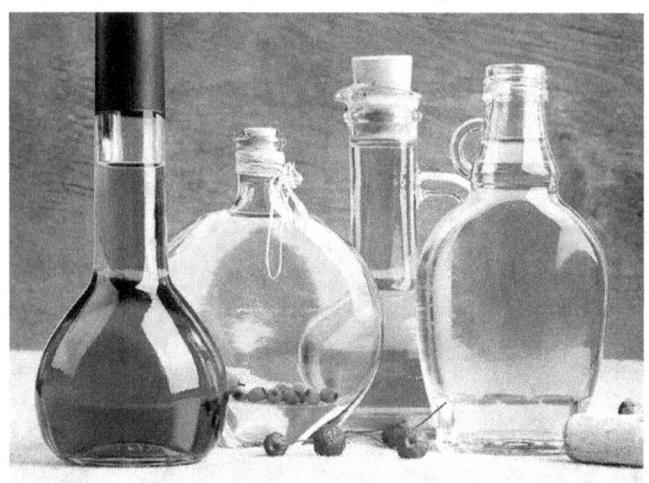 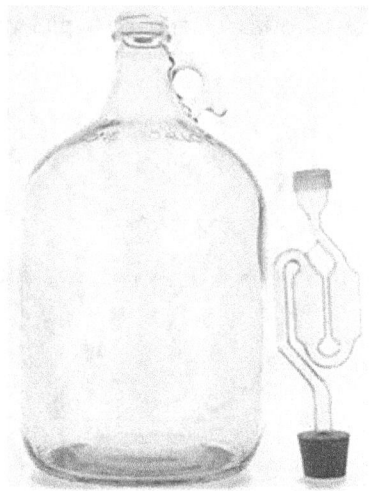

¿Sabía usted esto?:
- El hidromiel es la bebida alcohólica más antigua que existe y la miel es el mejor remedio para la veisalgia (resaca, cruda o goma) y el alcoholismo.
- No olvide: la Luna de Miel tiene su origen en la antigua costumbre babilonia en que el padre de la novia desposada traía cada noche a la alcoba nupcial, a disposición de los recién casados, miel e hidromiel para "reponer energías". Esta práctica duraba un mes o luna.
- Hidromiel es *mead* en inglés, *medovina* en checo, *miód pitny* en polaco, *Met* en alemán y *medo* en esperanto.
- El *mulsum* es la bebida elaborada mediante la fermentación de vino y miel.
- Desde el 2500 ane, en la India, se conocen en Ayurveda diferentes tipos de miel (*mākśika, pauttika, kśaudra, bhrāmara*) y de hidromiel (*mādhava*).
- El naturalista hispano-romano Columela (4-70 ec) ofrece una receta de hidromiel en su libro **De re rustica** (año 60 ec) y que consiste en mezclar un *sextarius* (546 mL) de agua de lluvia con una libra romana (325 g) de miel y dejar la mezcla al sol durante 40 días.
- El *dandaghare* es un hidromiel de Nepal que combina la miel con hierbas y especias de los Himalayas.
- En la Edad de Oro de Grecia (479–404 ane), la expresión en griego para decir que alguien estaba borracho o alcoholizado era **μέθη με μεθάνιο**, "intoxicado con miel".
- En la antigua Roma se utilizaba la miel en combinación con el vino de uvas en la preparación de una bebida llamada *mulsum*, una de las bebidas más antiguas del mundo. Su composición es 80 % de vino con alto contenido de alcohol y 20 % de miel no fermentada.
- Los vikingos bebían el hidromiel en tarros vacunos, llamados "cuernas", según hallazgos arqueológicos de 4100 años de antigüedad.
- El hidromiel tiene 10 % de alcohol o menos.

- Cada año se celebran festivales internacionales del hidromiel: *Woodbridge International Mead Festival*; *Medovinka* Roka, festival anual eslovaco del *Slovenská Včelárska Spoločnost*; *Mazer Cup International Mead Competition and Tasting Event* (**mazercup.org/**), en Boulder, Colorado, EE.UU., el mayor evento sobre hidromiel en el mundo; aunque hay otros eventos regionales que tienen mucho interés.

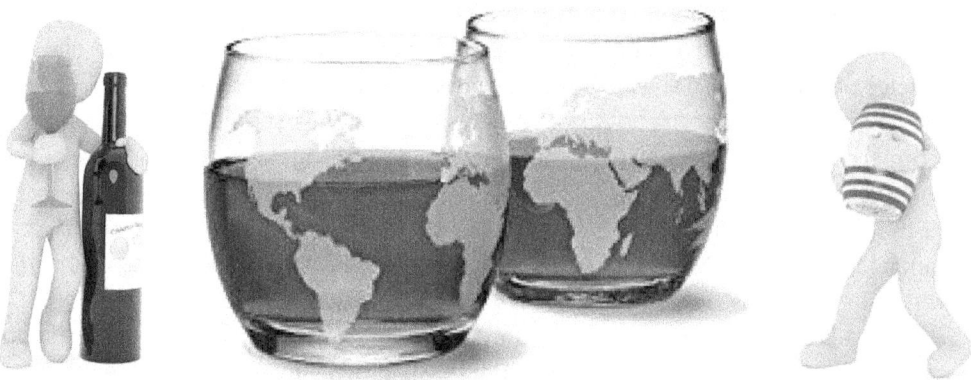

El hidromiel es la bebida alcohólica más antigua que conoce la humanidad, desde hace por lo menos 8000 años, anterior incluso a la cerveza, y creada mediante la fermentación de miel con agua. Casi todos los pueblos antiguos han preparado formas diversas de hidromiel e incluso el nombre de la cerveza en las lenguas germánicas y otras se parece a la palabra "abeja" (por ejemplo, en inglés, *bee* es abeja, *beer* es cerveza, y así ocurre en otros idiomas) aunque su preparación es con cebada, malta y otros cereales.

Existe documentacion sobre hidromiel en los pasados 4500 años y se sabe que ha sido una bebida popular para los antiguos egipcios, vikingos y otros europeos, para los mayas, las civilizaciones africanas subsaharianas, los hindúes, los asiáticos y la lista es infinita. En Babilonia y en Roma, las parejas recién casadas bebían miel e hidromiel durante un mes, de ahí la tradición de la "Luna de Miel" practicada hasta nuestros días.

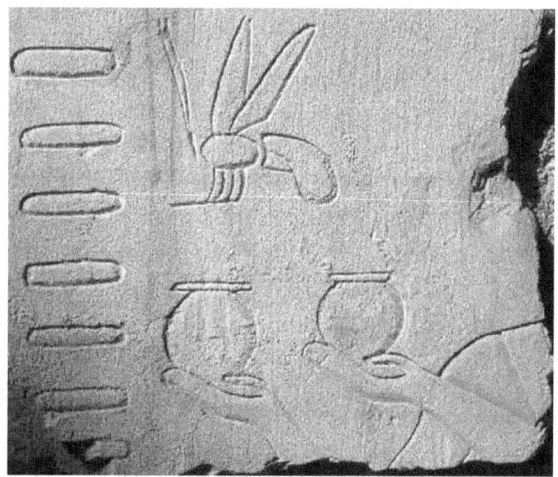
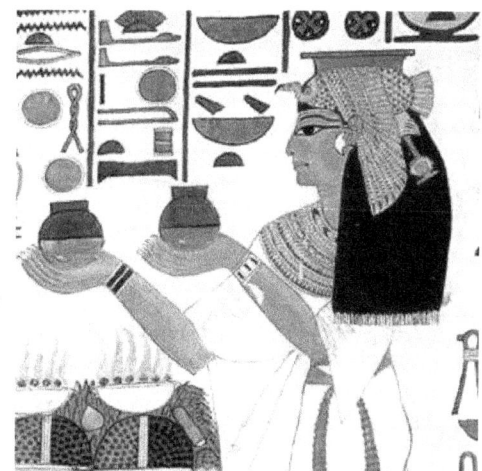

Cientos de años antes de la conquista española del hemisferio occidental, en América se conocía como *akán* el hidromiel. Los mayas centroamericanos preparaban esa bebida fermentada a partir de miel (*kab*) de abejas sin aguijón, a la que a veces agregaban frutas, maíz o cortezas de árboles.

En la mitología nórdica y anglosajona, era el único alimento del dios pagano Odín, y describían un paraíso llamado Valhalla donde las personas bebían hidromiel eternamente, luego de haberlo tomado abundantemente en vida.

Los antiguos griegos, romanos y prácticamente todas las civilizaciones han elaborado hidromieles para celebrar a sus héroes y también con fines medicinales.

El hidromiel tiene decenas o quizás cientos de versiones según la receta que se use. El hidromiel tradicional incluye solamente miel, levadura y agua, y su sabor se asemeja al de los vinos Chardonnay o Riesling.

El melomel es un hidromiel al que se le han añadido frutos como uvas (*pyment*), manzanas (*cyser*), zarzamoras, frambuesas, fresas o cebada malteada y lúpulo (*braggot* o *bracket*).

El meteglín y el hipocrás son hidromieles elaborados con la adición de sabores procedentes de especias y plantas como vainilla, jasmín, lavanda, jengibre, te, corteza de naranjas, manzanilla, cilantro, clavo, nuez moscada, canela y otros. Con frecuencia se agrega canela o vainilla al melomel, meteglín e hipocrás. Como ocurre con los vinos, hay tantas recetas, tipos y marcas de hidromiel que hay muchos libros sobre el tema en que los expertos han compilado las recetas.

Existen diversas formas de preparar el hidromiel no orgánico. Por ejemplo:

- Miel — 32 kg
- Ácido tartárico — 100 g
- Fosfato diamónico — 50 g
- Metabisulfito de potasio — 20 g
- Levaduras secas para vino — 20 g

Al finalizar la fermentación tumultuosa, aproximadamente tras 10 días, se agrega la siguiente dosis complementaria:

- Ácido tartárico — 40 g
- Fosfato diamónico — 20 g
- Metabisulfito de potasio — 10 g

Es conveniente utilizar miel fresca, extraída de panales nuevos, perfectamente madura y bien decantada. El mosto se prepara en un recipiente de acero inoxidable, hirviendo durante 10 minutos. Tanto las levaduras, como el pie de cuba y los productos químicos citados se incorporan a la masa cuando ésta tiene entre 35 grados C y 38 grados C de temperatura (los productos se disuelven primero con agua templada y se ponen en la masa antes de que las levaduras). Durante los primeros días se debe agitar la mezcla cada 24 horas. Al finalizar la fermentación se pasa a garrafones de vidrio o barriles de roble, y se tapan.

Esta fórmula da para 100 litros de hidromiel seco, con 12 y 13 grados de alcohol. La miel es ácida y por tanto ataca a los metales; se deben evitar los recipientes de zinc, hierro o cobre, pues alteran el hidromiel.

En la antigüedad solo se usaba miel y agua y se esperaba a que fermentara. El proceso era muy lento, por eso se comenzaron a utilizar levaduras que aceleraban el proceso de fermentación. Aún así, el tiempo que pasa desde que se mezclan los ingredientes hasta que tenemos el hidromiel en la botella puede superar el mes y medio.

HIDROMIEL EN 15 PASOS (Savannah Bee Co.)

1. Ingredientes: 1 kg de miel (mis favoritas son las mieles de tupelo, acacia y tomillo, pero puede usar cualquier otra, siempre que sea pura); 3 litros de agua y un paquete (2 g) de levadura fresca orgánica como la que se usa para preparar el vino. Va a necesitar envases de vidrio, tapones horadados, un *airlock* (sifón o válvula de fermentación, como se muestra en las fotos), una manguerita, un embudo, un colador y un hidrómetro.

2. Poner a calentar el agua en una cazuela y añadir la miel poco a poco removiendo sin parar con el objetivo de crear una pasta homogénea similar al jarabe. Alcanzado el punto de ebullición, se retira del fuego. Eliminar la espuma que ha quedado en la superficie y posteriormente dejar que se enfríe antes de añadir la levadura.

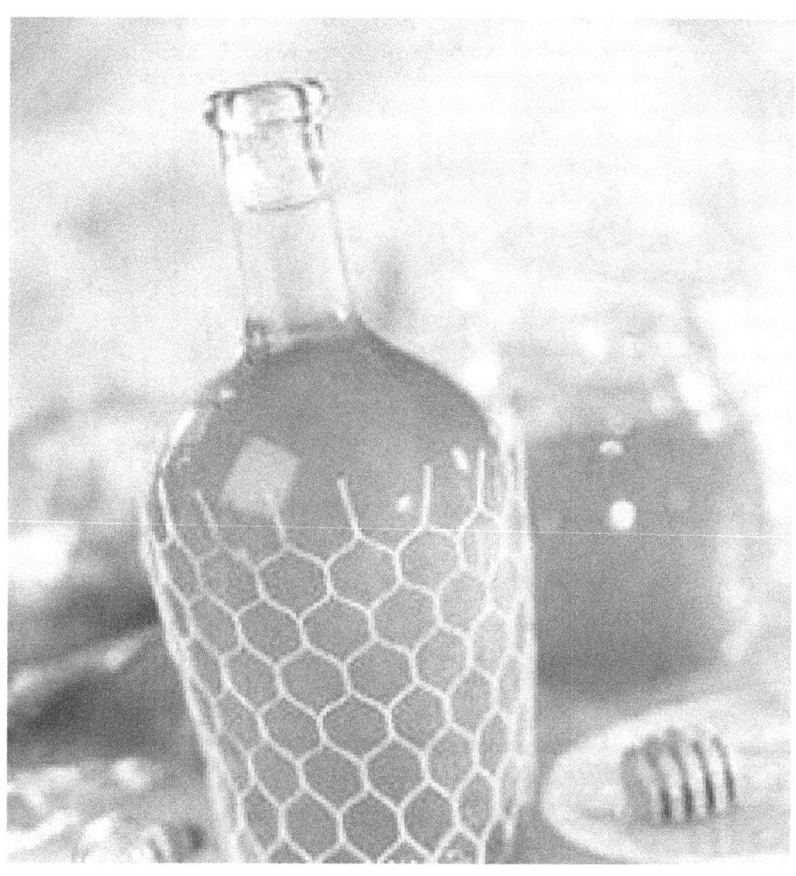

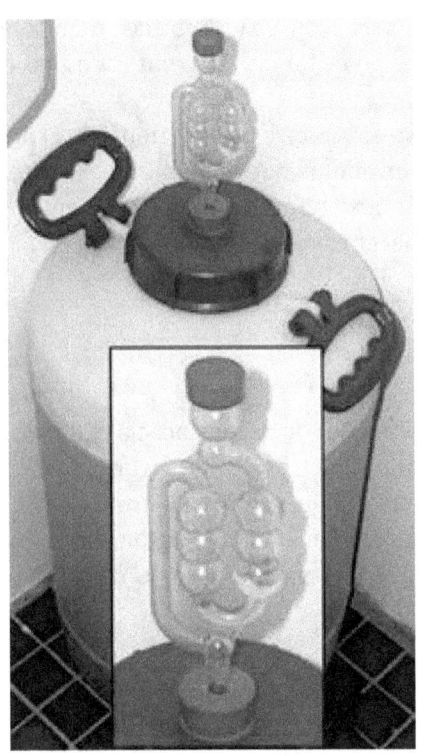 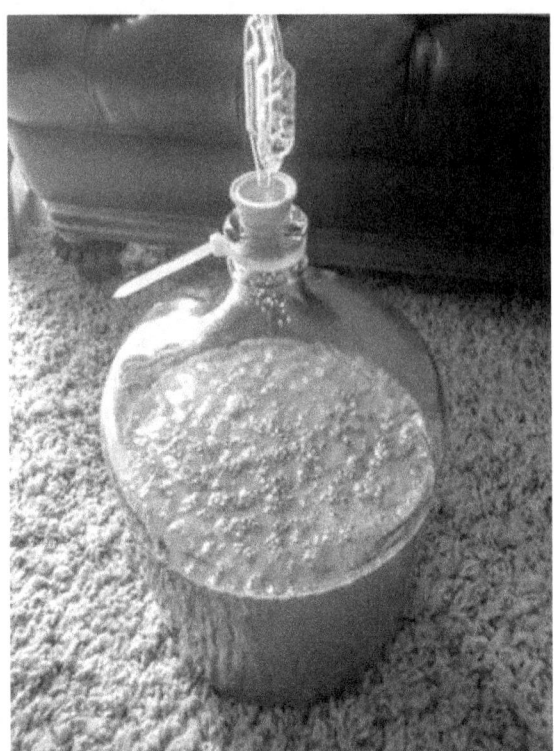

3. Para el proceso de fermentación, se vierte la mezcla de miel y agua en un garrafón de un galón (3,8 L). El garrafón debe estar muy limpio y fregado previamente con detergente líquido y agua caliente. Recuerde que necesitará una manguerita para comunicar un garrafón con el otro, y un *airlock* (válvula o sifón de fermentació

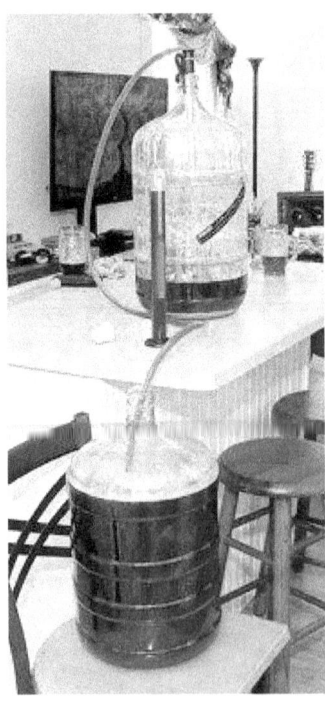

4. Caliente media taza de agua a 40 grados C. Agregue el paquete de levadura. Revuelva hasta que esté completamente mezclado y déjelo reposar durante quince minutos. Vierta la mezcla de agua y levadura en la mezcla de agua y miel. Agite el recipiente de vidrio para mezclar la levadura en el agua con miel. Esto agrega oxígeno para comenzar el proceso de fermentación.

5. Para eliminar los gases procedentes de la fermentación hay que realizar el proceso más complicado de la receta. Del garrafón tiene que salir una manguerita que vaya a otro garrafón de vidrio donde pondremos un poco de agua. ¿Cómo se logra esto? Una opción es tapar ambos garrafones con un tapón horadado e introducir los extremos de la manguerita. El objetivo es que no entre aire del exterior, pero que el garrafón donde se lleva a cabo la fermentación pueda eliminar esos gases.

6. Tres semanas después tendremos el hidromiel, que habrá que cambiar de recipiente. Para eliminar la borra que ha quedado en el fondo lo mejor será usar un colador.

7. Una vez que se completa la fermentación, embotelle el hidromiel. Por esto se recomienda tener disponibles cuatro botellas de vidrio de 750 mL, cuatro corchos y un embudo.

8. Ahora, deje en reposo el garrafón con el sifón de fermentación o *airlock*. No es conveniente ningún oxígeno adicional. Coloque el garrafón en un lugar fresco y seco, lejos de la luz solar.

9. Después de aproximadamente 24 horas, usted observará burbujas en el *airlock*. Así es como sabe que el proceso va bien y que la fermentación ha comenzado. Si la fermentación es muy lenta (menos de una burbuja en el *airlock* por minuto), puede agregar miel adicional. Después de aproximadamente un mes, es hora de transferir el mosto de fermentación al segundo garrafón.

10. Coloque el garrafón con el mosto sobre una mesa. Coloque el segundo garrafón en el piso.

11. Retire el *airlock* o sifón de fermentación y reemplácelo por la manguerita hasta que llegue al líquido por un extremo y al segundo garrafón por el otro. Pase el mosto a su segundo garrafón, dejando que la gravedad haga la mayor parte del trabajo.

12. Coloque el *airlock* en el segundo garrafón. Ponga el garrafón en un lugar fresco, seco y oscuro.

13. Observe el sifón de fermentación o *airlock*. Una vez que cesen las burbujas, se completa la fermentación. Puede medir el grado de alcohol usando un hidrómetro: el hidromiel debe tener una concentración alcohólica de 7,5-14 %.

14. Friegue bien las botellas y el embudo con agua y detergente líquido. Llene las botellas usando el embudo y entonces use un encorchador. Para evitar la contaminación con bacterias, debe conservar hasta ese momento los corchos y tapas para las botellas sumergidos en alcohol.

15. Conserve el hidromiel en refrigeración, a temperatura de cava, como se hace con los vinos, Si no tiene una cava para vinos o un sótano frío, coloque las botellas en posición vertical en un refrigerador con temperatura ajustada a 7–10 grados Celsius. Antes de servir el hidromiel, enfríelo a 5-7 grados C.

TIPOS DE HIDROMIEL

Uno de los mejores expertos en hidromieles que conozco es el apicultor y enólogo Pablo A. Maessen (Argentina), quien tuvo la generosidad de compartir para este libro su conocimiento sobre el tema. Me dijo Maessen:

-- En el hidromiel existen muchas posibilidades, desde el hidromiel suave de baja graduación alcohólica y el hidromiel espirituoso con o sin agregado de frutas, hasta el hidromiel espumante, con gran semejanza con el mejor champán; y el hidromiel seco y el licoroso. Si al hidromiel le agregamos agua nuevamente y permitimos que el oxígeno del aire combinado con las bacterias acéticas que abundan en nuestro mundo trabaje, podremos lograr sin mucho esfuerzo vinagre de miel, que a su vez puede aromatizarse con hierbas como laurel, orégano, albahaca, romero, estragón y tomillo, o especias como las pimientas (blanca, rosa, negra, de Jamaica o de Cayena), y el clavo de olor. El hidromiel licoroso es el hidromiel que se obtiene a partir de la fermentación de la miel con la adición de algún extracto de frutas o especias diluido en alcohol etílico.

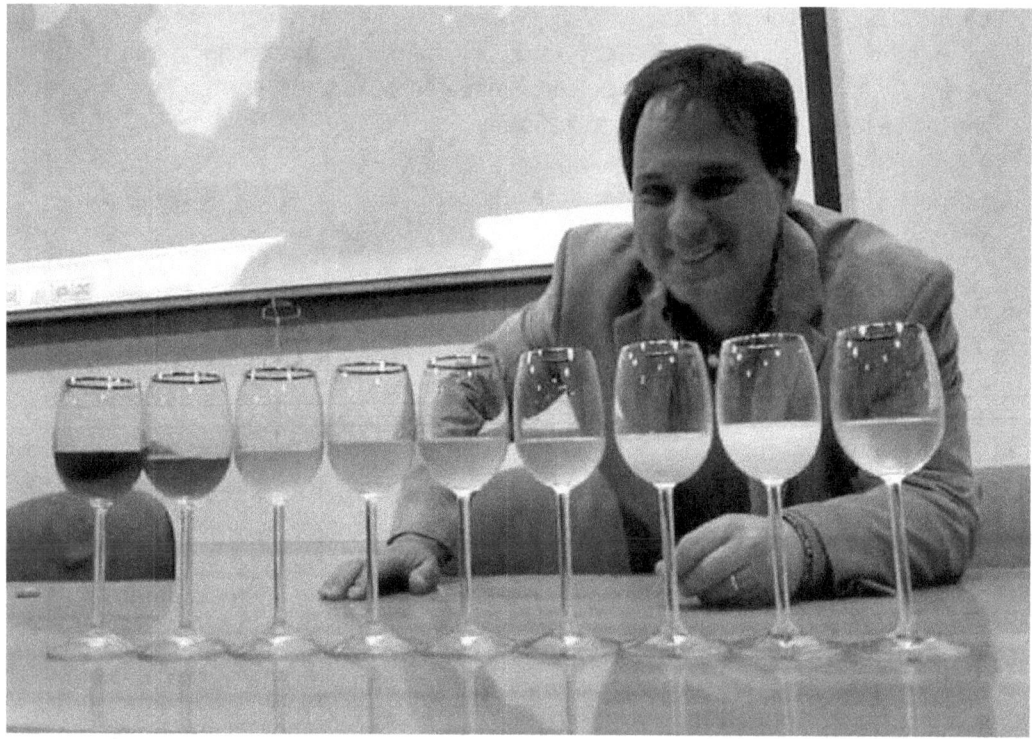

El hidromiel puede tener una enorme variedad de colores, como muestra el enólogo apicola mendocino Pablo Maessen. (**PM**)

LICOR DE NARANJA A LA MIEL (Maessen)

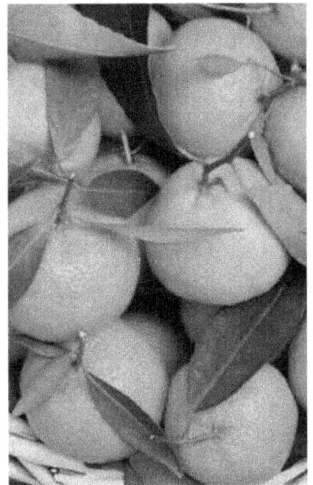 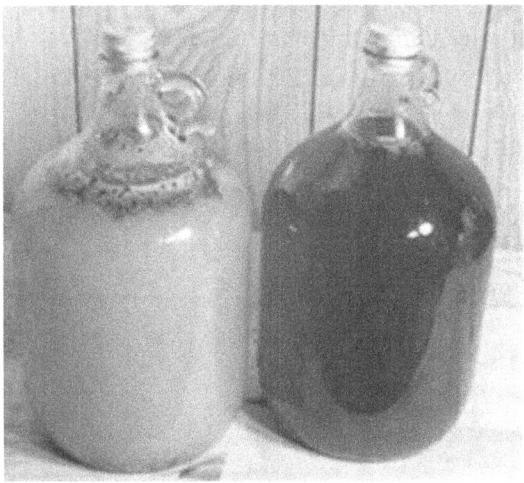

1. Ingredientes: 3 naranjas; 450 g de miel, 2 vasos de whisky, 2 vasos de ginebra, 1 vaina o chaucha de vainilla.
2. Preparación: Pelar las naranjas con un mondador y usar solamente la primera capa colorida de corteza. Cortar las cortezas en tiras y colocarlas en un frasco con 450 g. de miel, previamente disuelta en la mezcla de whisky y ginebra, a la que se le agrega la vainilla.
3. Cerramos el frasco y dejamos macerar durante 30 días en un lugar seco, fresco y oscuro. Pasado el período de maceración, hervimos 300 mL de agua, dejamos enfriar y se lo incorporamos al frasco con las cáscaras de naranja.
4. Dejamos una semana cerrado en reposo, abrimos, retiramos la vainilla y filtramos con filtro de papel y par de veces. Luego embotellar y ya está listo para beber. Embotellamos y ya está listo para beber.

Haga la prueba también con cortezas de mandarina y de otros cítricos y frutas.

GUINDADO A LA MIEL (Maessen)

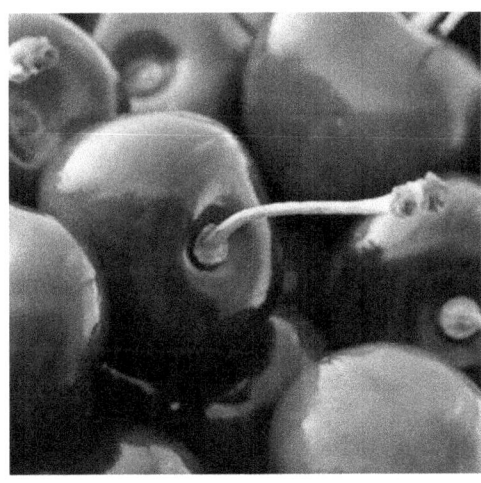 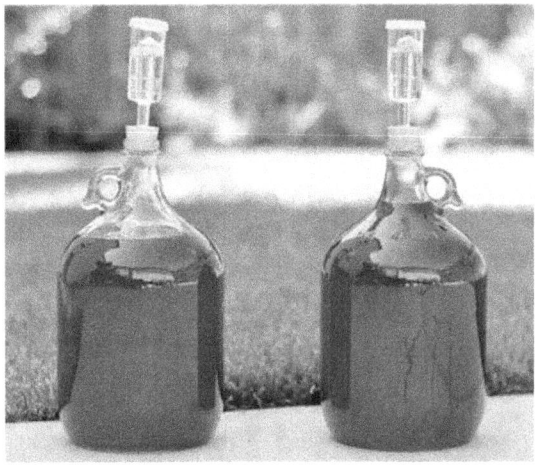

1. Ingredientes: 500 g de miel, 740 mL de agua, 1 litro de alcohol etílico, 1 kg de guindas o cerezas.
2. Preparación: Lavar las cerezas en un recipiente con aguas, dejar escurrir de forma natural, colocarlas en un frasco y cubrir con el alcohol etílico.
3. Macerar por 30 días agitándolas diariamente. Luego hervir el agua con la miel durante unos 15 minutos, dejar enfriar.
4. Mezclar con las guindas (cerezas) y continuar la maceración durante 15 días más. Pasado el tiempo filtrar con filtro de papel y servir en copas con una cereza. para decorar.

   Pruebe también con fresas, ciruelas, kiwis mondados y otras frutas y obtendrá nuevos licores deliciosos.

PRU CUBANO CON MIEL

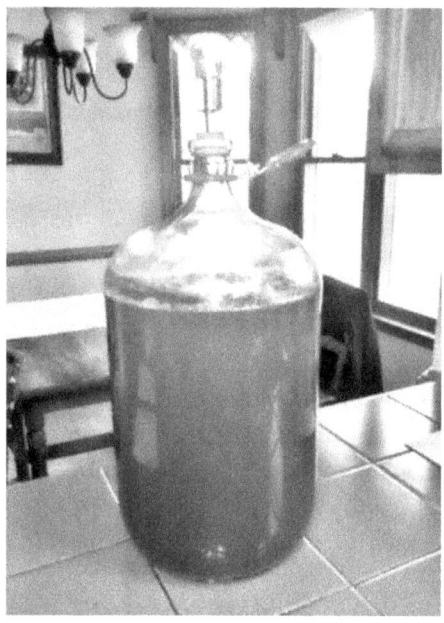
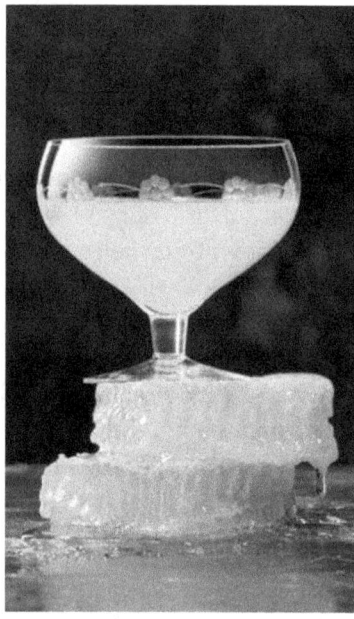

1. Ingredientes: 70 g (1 trozo de rama) de bejuco ubí (*Cissus sicyoides*), 5 g (1 raja) de canela en rama, 12 tazas (3 kg) de miel, 30 g (1 rizoma) de jengibre, 70 g (1 trozo de rama) de jaboncillo (*Govania polígama*), 300 g (1 trozo de tubérculo) de raíz de China (*Smilax domingensis*), 10 g (6 hojas) de pimienta dulce o de Jamaica (*Pimenta dioica*), hojas de caña santa (*Cymbopogon citratus*) al gusto, 1 taza de ron o tequila (opcional) y 30 litros de agua.
2. Modo de preparación: Raspar la corteza del bejuco ubí y el jaboncillo y cortarlos en trocitos. Lavar bien y triturar el jengibre, la raíz de China y las hojas de pimienta. Hervir todos estos ingredientes con la miel en el agua potable, durante no menos de dos horas. Colar el cocimiento obtenido y depositarlo en un barril de roble o garrafón de vidrio.
3. Dejarlo reposar durante no más de un día completo. Remover bien esta nueva mezcla y dejarla reposar por cinco días más, en el mismo recipiente de madera.

4. Trasvasar el líquido a un garrafón de vidrio, taparlo y enterrarlo durante otros cinco días, para que repose.
5. Desenterrar el garrafón, dejarlo reposar un día y envasarlo en botellas de cristal, bien tapadas, a las que en su interior se colocará un pedazo de hoja de caña santa. Echar el ron o tequila al gusto. Guardar las botellas en refrigeración y servir a temperatura muy fría.

PROPIEDADES TERAPÉUTICAS DEL HIDROMIEL

La mayoría de las propiedades de la miel son válidas también para el hidromiel. Las abejas tienen ácido láctico en sus estómagos que, mezclados con la miel, curan las heridas crónicas en animales que han sido resistentes a otros tipos de tratamiento.

Tanto la miel como el hidromiel combate la resistencia a los antibióticos, tiene acción antibacteriana, antifúngica y antiviral, así como propiedades antioxidantes, cicatrizantes y antisépticas.

Pruebe usar hidromiel no sólo para combatir infecciones de todo tipo, sino como analgésico, relajante, tonificador digestivo, en los vendajes para la curación de heridas, y otros trastornos. Con moderación, y teniendo siempre en cuenta que es una bebida alcohólica y que está contraindicada en menores y en personas con determinadas condiciones y que estén manejando vehículos o realizando tareas que requieran completa atención, concentración y buenos reflejos. Recuerdo el comentario aprobatorio de mi amigo Charles Mraz cuando me escuchó comentar que el tequila, whisky, vodka, ron de caña o cualesquiera bebidas de alta graduación alcohólica podían servir de solventes para el propóleo cuando no se dispone de alcohol etílico (etanol).

Todos los enólogos saben preparar hidromiel y hay excelentes libros sobre el tema. En cuanto a su uso terapéutico, si el hidromiel era medicinal para los antiguos, ¿por qué no hoy? Es en realidad la bebida alcohólica más saludable que existe, siempre que se tome con moderación.

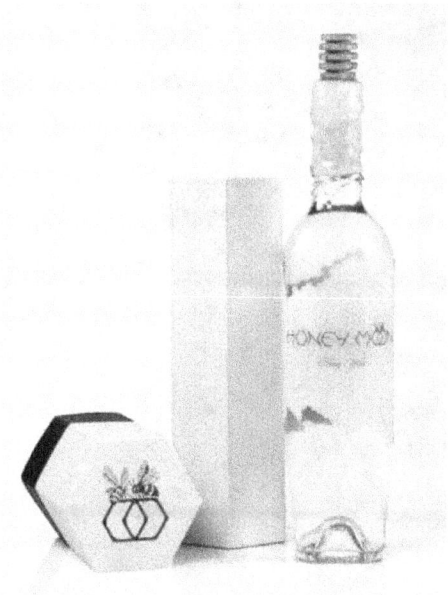

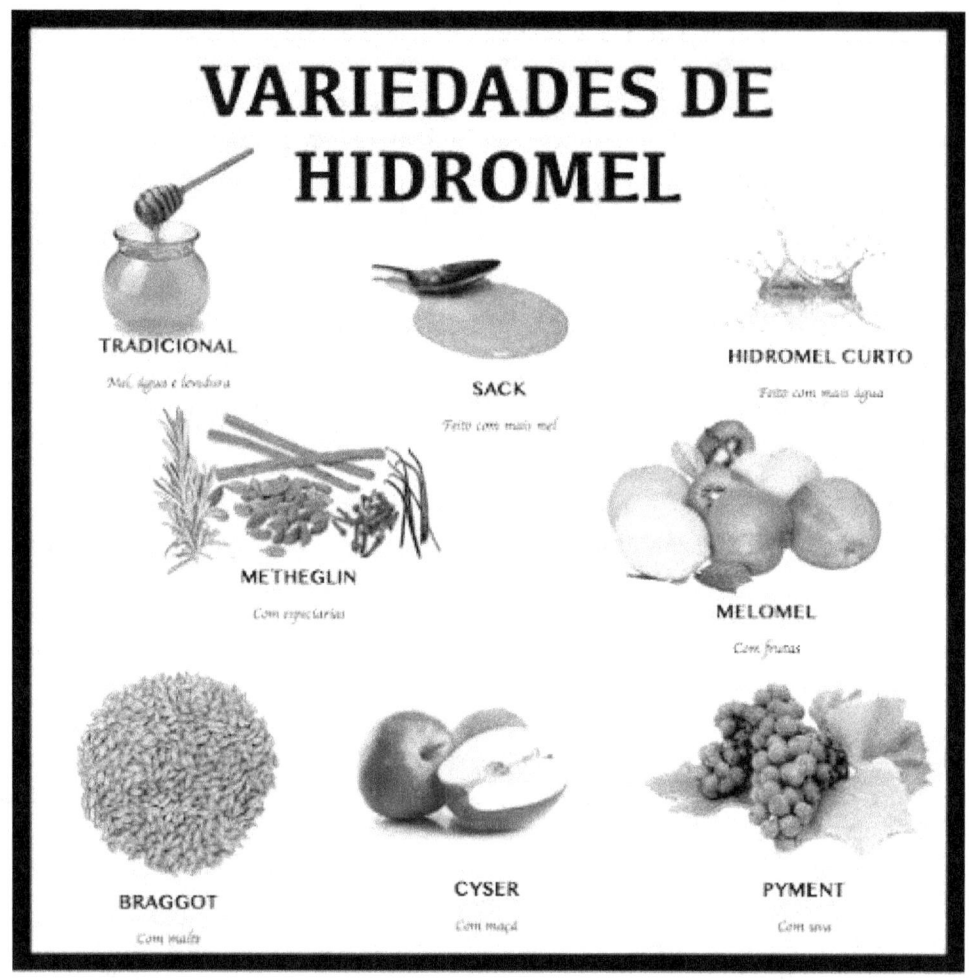
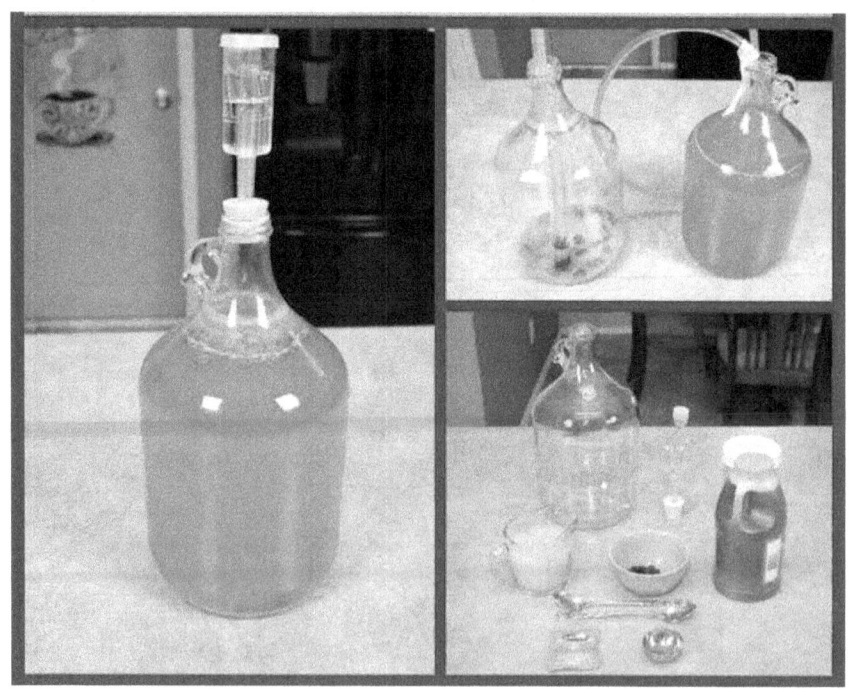

ALGUNOS HITOS HISTÓRICOS DE LA APITERAPIA

- **6000 ane** y antes: Pinturas rupestres en cuevas muestran a hombres cazando panales de abejas. En la figura, dibujo rupestre en las Cuevas de la Araña (Bicorp. Valencia, España) que muestra a una mujer cazando panales.

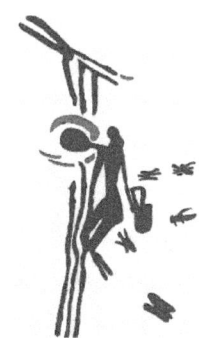
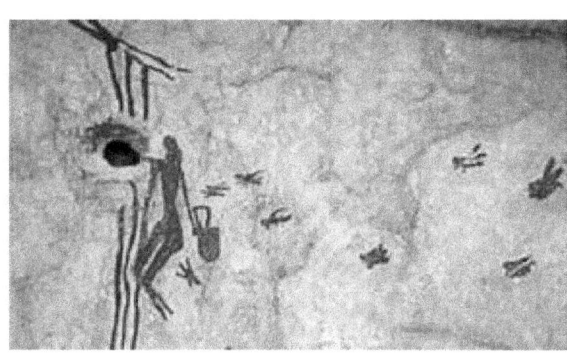

- **4000 ane**: Los habitantes de la India usaban miel como alimento y propóleo para curar heridas.
- **3100 ane**: Las abejas son representadas en los jeroglíficos egipcios.
- **3000 ane**: Una tablilla sumeria contiene una prescripción con miel para tratar una infección cutánea o úlcera.
- **2500 ane**: En la India, las mieles de diferente origen y calidad (*mākśika, pauttika, kśaudra, bhrāmara*) y el hidromiel (*mādhava*) son bien conocidos en Ayurveda.
- **2400 ane**: Las colmenas son representadas en los jeroglíficos egipcios.

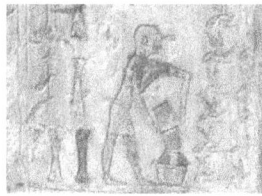
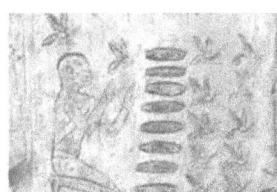
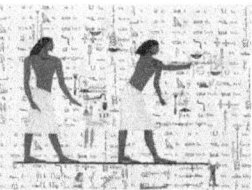

- En el antiguo Egipto, 500 de los 900 remedios usados en Medicina contenían miel de abejas, en los papiros de Smith (**1600 ane**), Ebers (**1550 ane**) y Brugsch (**1300 ane**) se menciona la miel y la "cera negra" (propóleo) para el tratamiento de heridas, suturas y úlceras, y el propóleo es usado para embalsamar cadáveres. Los productos apícolas eran usados con fines medicinales en la mayoría de las civilizaciones antiguas.

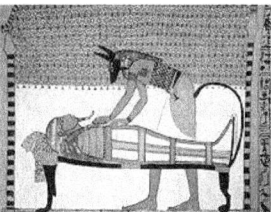
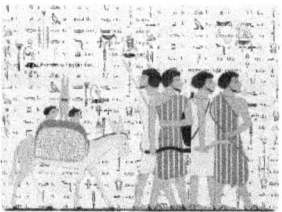

- Edad de Bronce: uso del propóleo en trepanaciones de cráneo.
- Antigua Babilonia: Las parejas recién casadas beben miel e hidromiel durante un mes (Luna de Miel).
- En Grecia, Hipócrates (aprox. **460-370 ane**), Padre de la Medicina, describe la apitoxina (*arcanum*) y otros productos apícolas como medicamentos.

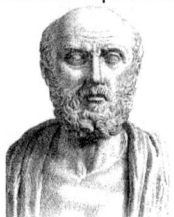

- **330 ane**: Aristóteles (*Historia animalum*) escribe sobre las propiedades medicinales de los productos apícolas. El libro IX de esta obra es de autor desconocido y menciona el propóleo como "exudados de los árboles".

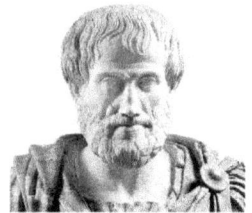

- **168 ane**: En China el libro de *Las cincuenta y dos prescripciones*, copiado en seda, incluía una receta con panal de cría y otra con miel
- En China, el libro *Li ji nei ze* hace 2300 años y el *Libro de las hierbas*, de Shen Nong, hace 2000 años caracteriza 365 productos medicinales que incluyen la miel, la cera y el panal de cría. El libro *Prescripciones para enfermedades* (25-88 ec), escrito sobre 92 pedazos de bambú, se recomienda la miel para el asma. Sheng Nong recomienda el uso médico de las abejas, miel y cera.
- **Antigua Roma**: El cartaginés Magón y autores romanos como Varrón, Virgilio, Higinio, Columela, Plinio, Aeliano y Paladio, se refieren a las propiedades medicinales de los productos apícolas.
- **Siglo I**: El libro chino *Prescripciones para enfermedades generales* recomienda tratar el catarro con píldoras de miel blanca.

- Galeno (**131-201**), Padre de la Fisiología Experimental, escribe sobre las propiedades medicinales de las abejas enteras y la apitoxina.

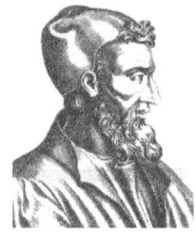

- **150-219**: El médico chino Zhang Zhongjing, en su *Tratado sobre enfermedades febriles inducidas por el frío*, prescribe supositorios de miel para la constipación, cera de abejas para tratar la disentería y miel mezclada con raíz de regaliz para tratar la ascariosis (nematodos intestinales).

- Ge Hong (**284-364**), en China, en su *Prescripción para referencias de emergencia*, recomienda tratar las quemaduras con miel, las enfermedades oftalmológicas con preparados a base de miel y las mordeduras de perro con cera de abejas.

- Más libros en China mencionan el uso de productos de la colmena: *Focos de la herbolaria de Sheng Nong*, por Tao Hongjing (**452-536**), *Colección de recetas probadas*, por Yao Senyuan (**499-583**), y *Tratado sobre las propiedades de los medicamentos*, por Zhen Chian.

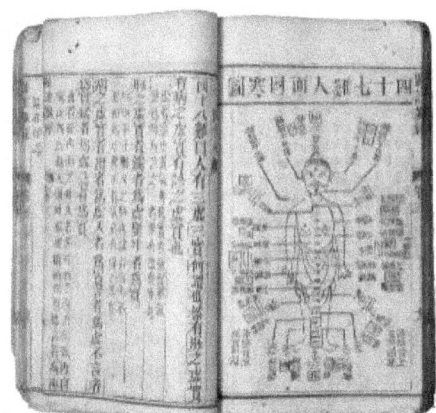

- Siglo VI: Alejandro de Tralles (**525-605**) escribe sobre el uso del propóleo para las enfermedades hepáticas y estomacales. Sun Simiao (China, **581-682**) escribe que el asma y el catarro pueden tratarse con jugo de jengibre más miel y almendras.
- Meng Xian (**621-713**), *Tratado sobre terapia dietética*, en China, usa la miel para tratar diversas enfermedades.
- El médico de Carlomagno (**742-814**), en Inglaterra, le cura la gota con picaduras de abejas.
- **841**: El médico chino Liu Yuxi describe la terapia con cera de abejas en su *Chuan xin fang*.
- **992**: En China, el texto *Las prescripciones reales de los sabios de Taîing* describe el uso de productos de la abeja como remedios contra el envejecimiento, tabletas de cera y polen de espadañas o totoras (*Typha* spp.) para paliar el hambre.
- Avicena (**980-1037**) y Maimónides (**1135-1204**) usan algunos productos apícolas, en especial la miel, para tratar úlceras profundas infectadas, constipación, infecciones, y otras dolencias.

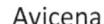

Avicena

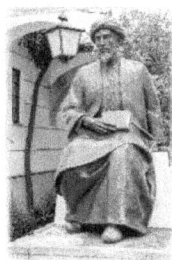 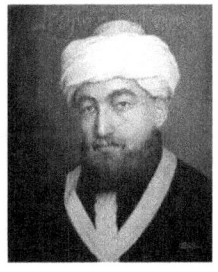

Maimónides

- mperio inca (**1197-1572**): Uso del propóleo como antipirético y antiséptico. En la pintura, se muestran los tipos de médicos incas (*watukk* o diagnosticador, *hanpeq* o terapeuta y *sancoyoc* o cirujano):

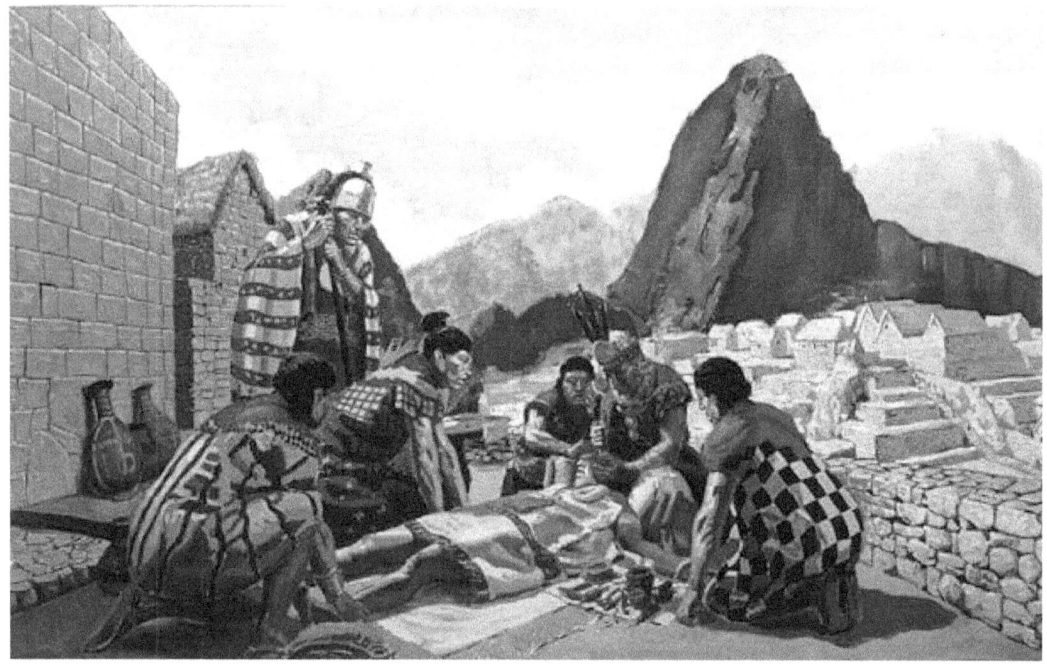

Escalpelo usado en cirugía. ▶

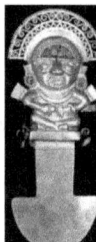

- En el texto tibetano **Cuatro leyes médicas**, cuya última revisión se realizó en el **siglo XI**, se describen más de 100 recetas con miel.

- Li Shizhen (**1518-1593**), en China, en su ***Comprendio de asuntos médicos***, describe preparados medicinales que contienen miel, cera y panal de cría, y destaca las propiedades antipiréticas, nutritivas, antitóxicas, rehidratantes y analgésicas de la miel.

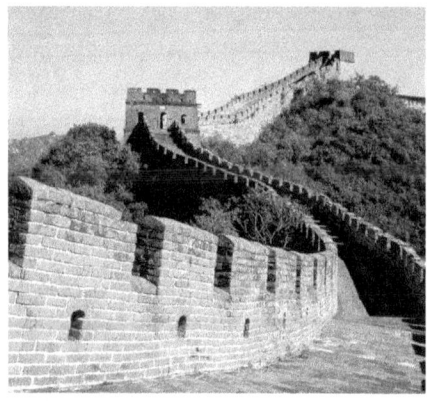

- Sun Yukui escribe, en **1584**, *Chi shui xuan*.

- El médico de Iván el Terrible (**1530-1584**), en Rusia, le trata la artritis con picaduras de abejas.

- Ambroïse Paré (**1510-1590**), Padre de la Cirugía Francesa, usaba en la primera mitad del siglo XVI el propóleo con fines médicos.

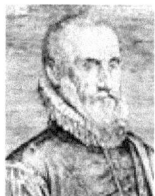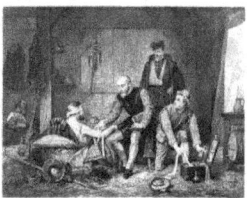

- **1658**: Conradus Gesner publica un libro sobre B.T. Buffet y su uso médico de las abejas.
- **1716**: William Salmon escribe sobre los efectos medicinales de las abejas en su libro *Pharmacopœia londoniensis*.
- **1733**: John Quincy publica *Pharmacopœia officinalis, extemporanea*.
- **1737**: Samuel Dale recomienda las abejas para la calvicie y como diurético en *Pharmacologia seu manuductio ad materiam medicam*.
- **1763**: Tras el Tratado de París, que acordó devolver La Habana a la Corona de España a cambio de entregar la península de la Florida a los ingleses, se asientan en Cuba los apicultores españoles floridianos y así nace la apicultura cubana.

- **1844**: Nace Filip Terč, Padre de la Apiterapia Moderna, en Prapořiště, región checa de Bohemia (fallece en Maribor, Eslovenia, en 1917).

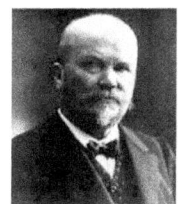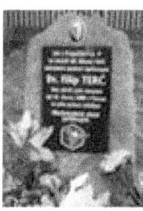

- **1858**: El médico C.W. Wolf introduce la abeja en remedios homeópatas.
- Primeros estudios clínicos sobre la apitoxina, por los médicos Mijaíl I. Lukomski (1864) en Rusia y Filip Terč (1888) en Eslovenia.
- **1871**: Nace, en Hungría, Bódog F. Beck, Padre de la Apiterapia Estadounidense.
- **1897**: Bruselas, Bélgica, primer congreso de Apimondia (Federación Internacional de Asociaciones de Apicultura).
- **1899-1902**: África del Sur, durante la *Anglo-Boereoorlog* (Guerra Anglo-Bóer) se usa el ungüento de propóleo en vaselina para curar heridas de guerra.
- **1905**: Nace, en la ciudad de Nueva York, Charles Mraz, pionero estadounidense de la terapia con apitoxina (fallece en 1999).
- **1920**: Nace en Japón la apipuntura (acupuntura con picaduras de abejas).
- **1935**: El término "Apiterapia" es usado por el médico estadounidense Bódog F. Beck (1871-1942) en su clásico libro *Bee Venom Therapy* para referirse a la terapia con veneno de abejas.
- **1941-1945**: Durante la guerra contra la Alemania nazi, en la Unión Soviética se usa el propóleo como antibiótico y cicatrizante de heridas. La tintura de propóleo se convierte en un popular antibiótico natural.
- **1945**: Tras la Segunda Guerra Mundial, primeras las investigaciones científicas sobre productos apiterapéuticos, principalmente en Rumania, Unión Soviética, China y Francia.

- **1957**: Leningrado (San Petersburgo), Unión Soviética, Primera Conferencia Científica sobre las Propiedades Terapéuticas de los Productos Apícolas.
- **1960**: Leningrado, Unión Soviética (actual San Petersburgo, Rusia), Segundo Congreso y Conferencia Internacional sobre las Propiedades Terapéuticas de los Productos Apícolas en Medicina Humana y Veterinaria.
- **1964**: En Rusia, primera norma para el control de la calidad del propóleo (***RTU RSFSR 8028-64***).
- **1965**: Apimondia comienza a apoyar y publicar las investigaciones sobre Apiterapia.
- **1972**: Bratislava, Checoslovaquia, Primer Simposio Internacional sobre el Propóleo.
- **1974**: Madrid, España, Primer Simposio Internacional sobre Apiterapia de Apimondia.
- **1977**: Constituida en Laurel, Maryland, EE.UU., la North American Apiotherapy Society, predecesora de la actual American Apitherapy Society (1989). En Washington DC, Primer Simposio de la North American Apiotherapy Society.
- **1980**: En Rumania, Nicolae V. Ilieşiu redescubre las propiedades apiterapéuticas de las larvas de zánganos y patenta el extracto *Apilarnil* y otros preparados.
- **1988** y **1989**: Primeros simposios en Varadero, Cuba, sobre propóleo y Apiterapia.

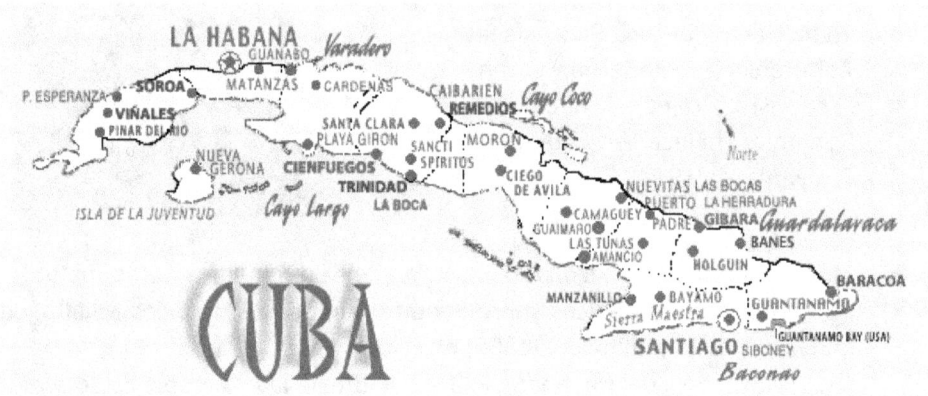

- 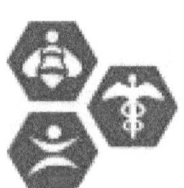 **1989**: Constituida la American Apitherapy Society.

- **1997**: Durante el congreso de Apimondia en Amberes, Bélgica, Durk Ellison (EE.UU.-Finlandia), Thomas Schachtner (Alemania), Ştefan Stângaciu (Rumania) y Théodore Cherbuliez (EE.UU.) crean un foro mundial de discusiones en inglés (Apitherapy-List) en Internet, y que en 2004 se extendió con Listas similares en español, francés y alemán.
- **1999**: Ştefan Stângaciu (Rumania) imparte el primer curso internacional de Apiterapia por Internet.
- **1999**: Primer Simposio Brasileño sobre Propóleo y Apiterapia, Franca, Brasil.

- **2004**: Comienza la Lista de Apiterapia en Español, por Internet, desprendimiento del foro argentino de discusión sobre apicultura y que reúne los mensajes hispanoparlantes en la Apitherapy List para formar un foro independiente.
- **2005**: *Apitherapy News* (**apitherapynews.com**) comienza a difundir noticias científicas sobre Apiterapia en la Internet.
- **2005**: Bees for Life – World Apitherapy Network constituida en Miami, EE.UU., con participación de apiterapeutas de todo el mundo. Desde 2016 es un grupo especializado en **Facebook.com/groups/BeesForLifeWorldApitherapy** .

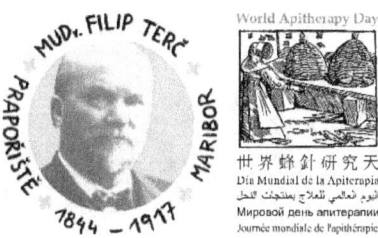

- **2006**: Primera celebración, en Prapořiště, República Checa, del **Día Mundial de la Apiterapia, el 30 de marzo**, fecha del nacimiento en 1844 del pionero checo Filip Terč.

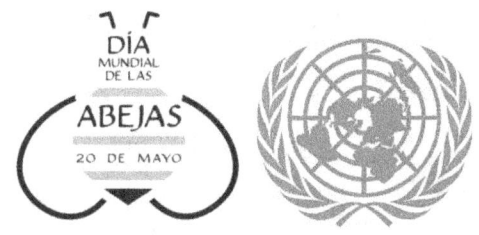

- **2006**: APACAME, en Brasil, crea un foro internacional de discusión en portugués por Internet sobre Apiterapia y Apicultura.
- **2017**: A propuesta de Eslovenia, a finales de ese año la ONU declara el **20 de mayo como Día Mundial de las Abejas** (A/Res**/72/211**) por ser la fecha de nacimiento en 1734 de Anton Janša, en Carniola, pionero de la apicultura moderna.
- **2019**: Investigaciones científicas publicadas en varios países corroboran cada vez más la utilidad de los productos apícolas en el tratamiento de diferentes tipos de cáncer y tumores, esclerosis múltiple, enfermedad de Lyme, artritis reumática, síndrome metabólico, meningitis, afecciones hepáticas, colitis, heridas y quemaduras, infecciones bacterianas, virales, fungosas, protozoos y otros parásitos, estafilococos resistentes a la meticilina (MRSA), inflamaciones, enfermedad de Parkinson, adicciones, enfermedad de Lou-Gehrig y cientos otros trastornos, así como su acción antioxidante, sinérgica e inmunoestimulante.
- Mirando hacia el futuro: Un gran número de países tiene sociedades nacionales de Apiterapia, la práctica de la Apiterapia se extiende como Medicina Complementaria y Alternativa aceptada por los servicios médicos y seguros de salud, numerosas universidades ofrecen cursos acreditados de Apiterapia y los productos de la colmena son parte del arsenal terapéutico de médicos y hospitales en todo el mundo. Los productos apícolas son tan conocidos para la curación de enfermedades como la aspirina, el interferón, las vitaminas y los antibióticos lo fueron en el siglo XX.

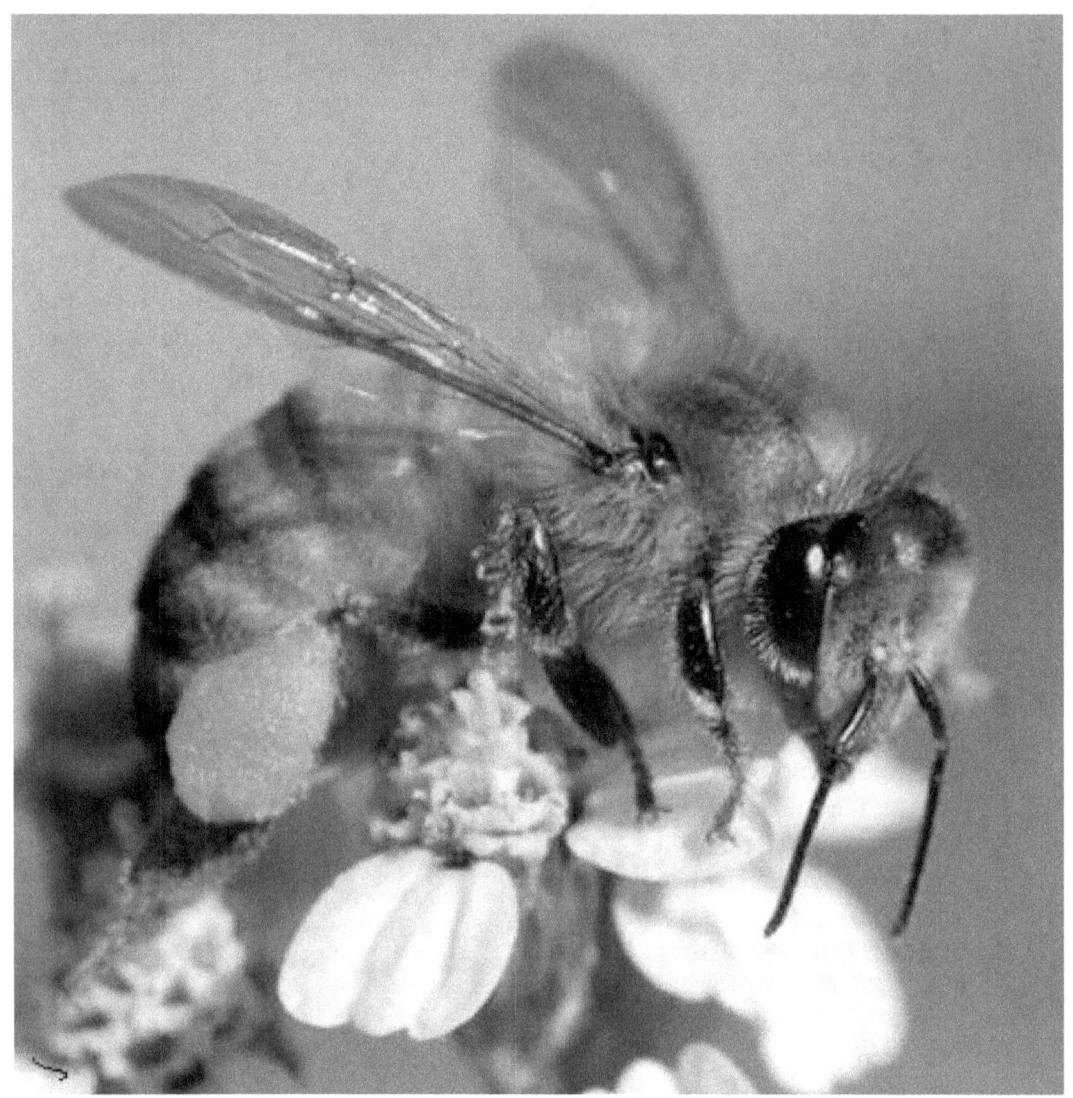

POLEN APÍCOLA

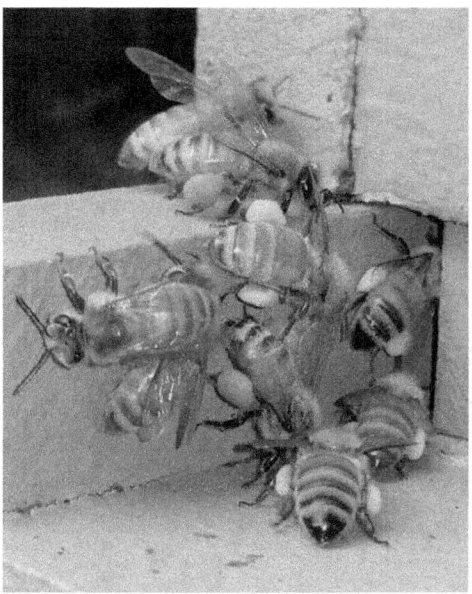
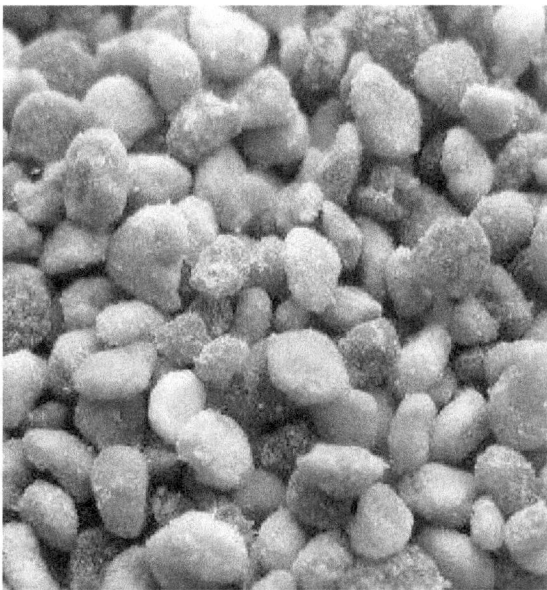

¿Sabía usted esto?:

- El polen tiene propiedades antiinflamatorias, anticolesterolémicas, cicatrizantes, relajantes, antiulcerosas, inmunoprotectoras, antiproliferativas, hepatoprotectoras, antianémicas, radioprotectoras y muchas más.
- Un kilogramo de polen tiene tres veces más cantidad de proteína que la misma cantidad de carne de res. La dosis recomendada es 30 g diarios.
- El polen es el único nutriente conocido para la próstata.
- Un estudio realizado en 1946 mostró que la mayoría de los longevos de más de 100 años en Georgia eran apicultores que consumían polen diariamente.
- En el polen se encuentran casi todas las vitaminas. Es el alimento más completo que existe en la Naturaleza.
- Solón (638–558 ane), el famoso legislador ateniense, hizo leyes para proteger la apicultura y a las abejas. Por ejemplo, las abejas de una persona debían estar a no menos de 100 metros de las abejas de otra.
- Un kilogramo de pan de abejas ocupa 7000 celdillas.
- Para recolectar 200 g de polen (menos de una taza), una abeja obrera necesita realizar 13 400 vuelos para un total de 40 000 km: un viaje en circunferencia alrededor de nuestro planeta. Entonces la abeja toma el polen de las plantas y lo mezcla con secreciones salivares y néctar, lo trae a la colmena comprimido en bolitas que son almacenadas por otras obreras como alimento proteico para la colonia.
- Es mejor disolver el polen en líquidos antes de consumirlo.
- Jarabe de miel y jengibre para la tos: Ponga a hervir 2 tazas de agua con media taza de jengibre triturado, el zumo de un limón grande y las ralladuras de cortezas de 4

limones. Dejar enfriar un poco, colar y, aún caliente, echar la hervidura en un recipiente con 2 tazas de miel. Disolver y poner en el refrigerador. Tomar una cucharadita cada 2 horas (niños hasta 12 años) o 2 cucharadas cada 4 horas en niños mayores y adultos (National Honey Board, **honey.com**).

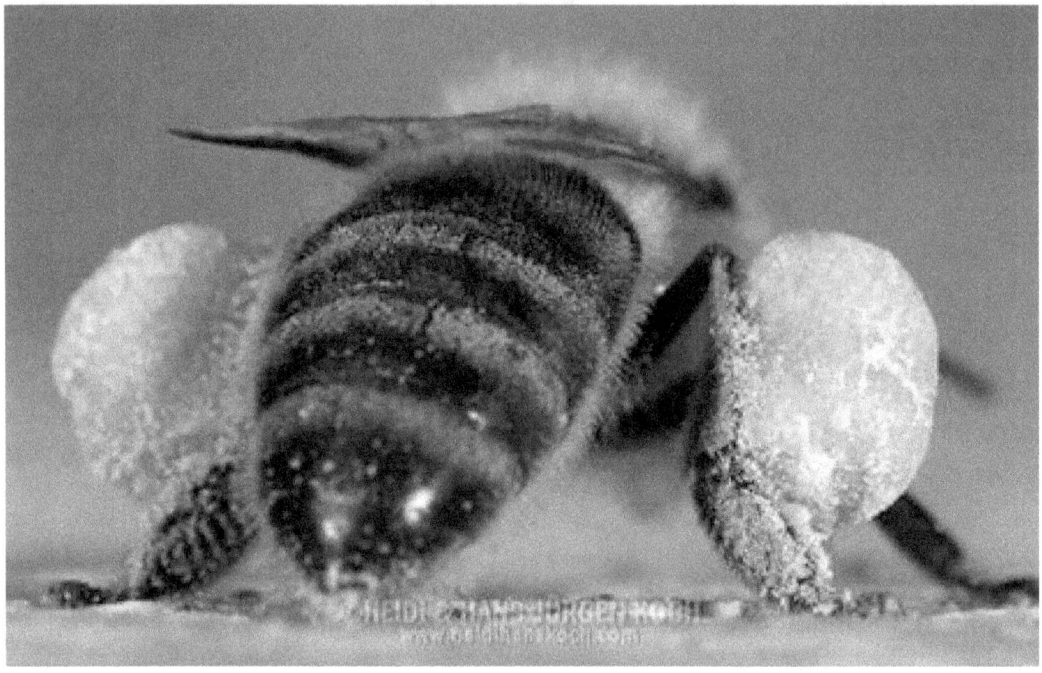

Obrera con pelotitas de polen en sus patas.

Los médicos habían sido unánimes al sugerir la ablación testicular a Fernando Terrazas, quien a los 65 años sufría de cáncer de próstata con metástasis en el cráneo y en los huesos de las extremidades inferiores. Pese a que los médicos le pronosticaron solamente dos meses más de vida, su hija, la apicultora y apiterapeuta mexicana Trinidad Terrazas, fue más optimista e intentó la alternativa menos invasiva: darle grandes cantidades de polen apícola diariamente, además de propóleo, miel, jalea real y sábila. Fernando sobrevivió su enfermedad otros 13 años, con una magnífica calidad de vida que incluyó largas caminatas diarias, todas las actividades de la vida cotidiana y, sobre todo, un excelente humor.

En Argentina, también a los 65 años, Roberto Pécora fue diagnosticado con miocardiopatía dilatada y su corazón funcionaba a sólo un 10 %. Roberto recordó sus conocimientos de Apiterapia y comenzó a tomar una cucharada diaria de polen: Seis años después su condición cardiaca estaba normalizada y su presión arterial era de 130/80.

El polen recolectado por las abejas o polen apícola es el alimento más completo y valioso de la Naturaleza. Una nutrición con polen permite a cualquier ser humano vivir más años y mejor que si se alimenta con productos lácteos, carnes, frutas, hortalizas, viandas y granos, además de que se siente con mayor potencia sexual, fuerzas y sin peligro de engordar, aunque lo consuma en exceso.

Es usado como suplemento dietético en períodos de recuperación, en casos de malnutrición, astenia y apatía, aumentar las capacidades físicas y mentales, fortalecer el sistema inmune, prolongar la vida, promueve la ganancia de peso, aumenta los niveles de hemoglobina en la sangre y suministra a los tejidos vitaminas C y Mg gracias a sus sustancias activas como los aminoácidos y vitaminas (tocoferol, niacina, tiamina, biotina y ácido fólico).

Si bien la miel es la fuente de carbohidratos en la alimentación de las abejas, el polen es su fuente de proteínas. Al examinar los panales de una colmena, vemos que hay un número de celdillas que, en lugar de miel, han sido llenadas de una sustancia amarillenta y sólida: el pan de abejas. Sobre el pan de abejas en particular me referiré más adelante; ahora quiero que usted conozca la composición química y características del polen granulado que las abejas llevan en sus patitas y que aún no han transformado en pan de abejas en las celdillas. Lo llamamos simplemente polen apícola.

En cada vuelo, una abeja lleva a la colmena hasta 15 mg de polen en dos pelotitas (para llegar a un kilogramo de polen, la abeja debe realizar más de 65 000 vuelos). Ese polen floral fue escogido y peletizado (convertido en polen apícola) con ayuda del néctar de las flores y las secreciones glandulares de las abejas.

Hay en la Naturaleza 22 aminoácidos esenciales (proteínas). Existe un sólo alimento conocido que contiene los 22 aminoácidos esenciales: el polen. La cantidad promedio de proteínas por peso en el polen es 24,1 % (7,5-35 %). Tiene un índice de Oser (indicador del valor nutritivo o biológico) de 86, superior al de la carne de ternera y al de la torta de soya. Ningún alimento animal o vegetal tiene todos los aminoácidos esenciales, casi todas las vitaminas, más de ocho flavonoides, reguladores del crecimiento, auxinas, giberelinas, citoquininas, ácidos nucleicos, microelementos como magnesio, calcio, hierro y fósforo, enzimas y otras sustancias bioactivas.

Los aminoácidos esenciales contenidos en el polen son:

- Ácido aspártico   12,57 %
- Ácido glutámico   12,18 %
- Leucina   9,06 %
- Lisina   7,70 %
- Isoleucina   7,00 %
- Valina   6,91 %
- Prolina   6,21 %
- Fenilalanina   5,94 %
- Alanina   5,38 %
- Arginina   5,35 %
- Serina   4,95 %
- Glicina   4,81 %
- Tirosina   3,69 %
- Metionina   1,17 %
- Hidroxiprolina   <1,00 %
- Cistina   <1,00 %

En menores cantidades se encuentran la histidina, treonina, etcétera.

Contiene en condiciones de igual peso, 5 veces más isoleucina, leucina, lisina, metionina y treonina, y más de 6 veces más fenilalanina y triptófano que la carne de res y 3 veces más que el queso.

Observe la siguiente Tabla y cómo el polen provee los principales aminoácidos esenciales requeridos en la vida humana:

TABLA 1. Dosis de aminoácidos que el hombre necesita.

Aminoácido	Necesidades diarias del organismo humano (g)	Dosis diaria recomendada (g)	Cantidad correspondiente de polen (g)
Fenilalanina	1,10	2,20	17
Isoleucina	0,70	1,40	32
Leucina	1,10	2,20	30
Lisina	0,80	1,60	35
Metionina	1,10	2,20	12
Treonina	0,50	1,00	26
Valina	0,80	1,60	35

El polen contiene un 1,8-3,7 % de cenizas (basado en el peso seco), cuya compo- sición mineral es la siguiente:

- Cenizas total   2,4-6,4 %
- Potasio   0,3-1,2 %
- Sodio   0,1-0,2 %
- Calcio   0,3-1,2 %
- Magnesio   0,1-0,4 %
- Fósforo   0,3-0,8 %
- Azufre   0,2-0,4 %
- Agua   6,0-17,0 %

Además, aparecen los siguientes microelementos: titanio, níquel, vanadio, cromo, cobalto, cloro, circonio, berilio, boro, zinc, plomo, plata, arsénico, estaño, galio, estroncio, yodo, bario, uranio, silicio, aluminio, manganeso, molibdeno, hierro y cobre. En el pan de abejas, que es el polen pastoso almacenado en los panales, se ha encontrado también tungsteno, oro, iridio, paladio y platino.

Los carbohidratos del polen (13-37 %) incluyen 0,04-8,0 % de azúcares reductores, 0,1-19,0 % de azúcares no reductores y hasta 22,0 % de almidón. Los azúcares simples comprenden fructosa, glucosa y sacarosa. Los compuestos relacionados encontrados en el polen son: callosa, pectina y otros polisacáridos, celulosa, esporopolenina y lignina.

Los ácidos orgánicos incluyen el ácido p-hidroxibenzoico, ácido cumárico, ácido vainíllico, ácido protocatéquico, ácido gálico y ácido felúrico.

Contiene lípidos polares, monoglicéridos, diglicéridos, triglicéridos, ácidos grasos libres (palmítico, esteárico, oleico, linoleico, linolénico), hidrocarburos y alcoholes asociados, esteroles (ß-sitosterol, colesterol, fucesterol, 24-metilenecolesterol, campesteroles, sigmasterol, esteroles C_{29}-diinsaturados), terpenos, ácidos nucleicos (ácido desoxirribonucleico y ácido ribonucleico).

Las enzimas contenidas en el polen son: 24 oxidorreductasas, 21 transferasas, 33 hidrolasas, 11 liasas, 5 isomerasas, 3 ligasas y otras.

Además de ser una fuente irremplazable de proteínas naturales, cada grano de polen es un complejo concentrado de sustancias nutritivas con enormes propiedades curativas debidas a sus componentes.

Ningún alimento animal o vegetal tiene tantas vitaminas como el polen. Su contenido de algunas es (en miligramos):

- Piridoxina (vitamina B_6)   5,0
- Ácido pantoténico   5,0
- Vitamina C   7,0–15,0
- Tiamina (vitamina B1)   9,2
- Riboflavina (vitamina B2)   18,5
- Ácido nicotínico (vitamina PP o B3)   200,0

Además: vitamina A, B_{12}, D, E, H, K, P, colina, ácido fólico, etcétera.

En el polen han sido identificadas casi todas las vitaminas. Es particularmente rico en caroteno: el polen de lirio y de acacia contiene 20 veces más caroteno (vitamina A) que las zanahorias, las cuales son la principal fuente en la manufactura de esta vitamina.

También es muy rico en rutina o vitamina P, que fortalece y agranda los capilares, venas y arterias, y revierte el endurecimiento de estas últimas, ayuda al sistema circulatorio en general y, por consiguiente, es muy importante para el sistema cerebrovascular, especialmente, después de los cuarenta años.

Contiene al menos 11 carotenoides activos de 5–9 mg por cada 100 g que sirven a nuestro sistema para convertir la vitamina A. También presenta más de ocho flavonoides, reguladores del crecimiento, así como auxinas, brasinas, giberelinas, quininas e inhibidores del crecimiento.

Los componentes eficientes del polen, o sea, aquellos que determinan su actividad biológica (de tanto interés en Medicina) son los ácidos nucleicos; las vitaminas A, B, C, y E; los microelementos magnesio y calcio, las enzimas y las sustancias bioactivas. El polen tiene un pH 6,3.

ACTIVIDAD BIOLÓGICA DEL POLEN

Es un gran factor de crecimiento, de equilibrio y energía, sustancia antitóxica, citoprofiláctica y bactericida, antiséptica y sanadora de la flora intestinal. Regulariza las funciones digestivas, estimula el apetito y el peristaltismo intestinal, el páncreas y la vesícula biliar.

Equilibra el pH de la sangre y el funcionamiento del sistema nervioso, decuplica los fenómenos hematoglobulares y produce sangre, potencializa el cerebro y mejora el intelecto. Es factor de revitalización, favorece la asimilación, carga los acumuladores viscerales agotados y despotenciados.

Compensa las carencias minerales y electromagnéticas, anima el metabolismo, aumenta la resistencia vascular, evita la fatiga, amplía la fuerza vital y las inmunidades naturales y rejuvenece los tejidos. Aumenta la inmunidad del organismo frente a las infecciones, prolonga la juventud e inhibe las formaciones cancerosas.

Es protector para los pacientes de cáncer bajo tratamiento de quimioterapia y radioterapia. Tiene efecto inhibidor sobre inflamaciones con edema.

Los extractos de polen actúan sobre la actividad de la lipasa de los triglicéridos. Aumenta la actividad enzimática en el suero de conejos con dietas altas en grasa.

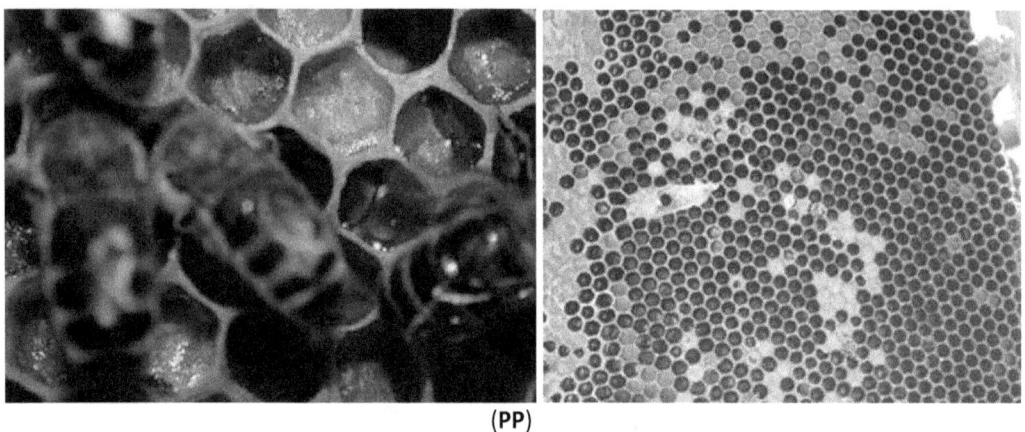
(PP)

De este inigualable complejo de sustancias se sabe muy poco. Además del papel que tienen sus vitaminas (algunas de las cuales no han sido descubiertas todavía), su componente más importante son las proteínas: un kilogramo de polen tiene tres veces más proteína que igual peso de carne de res. En particular, es importante la diastasa, que regula y activa los procesos vitales del organismo. Por esa razón podemos comparar la acción del polen con la de las glándulas endocrinas.

Desde tiempos inmemoriales se ha señalado que aquéllos que consumen polen y jalea real desarrollan una sensación de eterna juventud y euforia. La bebida de la inmortalidad de los antiguos dioses griegos, la ambrosia (mezcla de miel y polen), es formidable estimulante para el organismo humano.

Los efectos específicos sobre hombres y mujeres se deben a la presencia de hormonas. Es conocido que las hormonas vegetales no tienen efectos colaterales, no producen ningún inconveniente y tienen la sorprendente facultad de regular las secreciones de las glándulas endocrinas. Por eso es el único nutriente conocido para la próstata. Su uso regular rejuvenece este órgano glandular masculino si se toman diariamente 24 g (una cucharada colmada). De igual forma, su uso aumenta la potencia sexual y se ha demostrado que es muy efectivo para los casos de impotencia.

En las mujeres es útil para la frigidez. Mezclado con jalea real y miel, se usa para mejorar el trabajo de parto e impedir las secuelas del factor Rh negativo.

En estados depresivos, ansiedad y alcoholismo, se recomienda de 0,8 a 4,0 g diarios.

Ejerce una acción reguladora de las funciones intestinales en el caso de los enfermos que padecen de estreñimiento crónico, o, por el contrario, de las diarreas crónicas de origen interno, resistentes a los antibióticos.

En el caso de los niños anémicos, el polen provoca una elevación rápida de la tasa de hemoglobina en la sangre. También conlleva un rápido incremento del peso y de las fuerzas en los convalecientes y es un notorio euforizante.

Otros usos medicinales son su valor en caso de anemia perniciosa, regula el funcionamiento de todo el sistema digestivo, reduce la tensión arterial, mejora la capacidad de trabajo, aumenta el conteo de hemoglobina, favorece el funcionamiento del sistema nervioso y de la próstata, así como elimina el insomnio.

En los animales activa la ceba y acrecienta la fecundidad.

En los deportistas, cuya alimentación normal es de 3500 calorías diarias, se puede suministrar un suplemento de 765-785 calorías mediante una mezcla que contenga 175-200 g de miel y 50-58 g de polen polifloral diarios por individuo.

Se puede preparar un nutriente para la piel con extracto de polen, cera, borato de sodio y sulfato de magnesio. Para suavizar la piel excesivamente expuesta al sol se combina el extracto de polen con propilenglicol, cera, borato de sodio y solución de amonio.

Tonifica, estimula, reequilibra y desintoxica. El polen se consume en estado natural o mezclado con mantequilla, confitura o miel, o con azúcar en proporción de 50-100 % de su peso. Recomiendo prepararlo la noche antes con agua y miel para que se disuelvan bien las paredes de los granos. La dosis normal es de alrededor de 20 g por día para adultos y de 7 g por día para niños (una cucharada de café bien llena contiene 8 g de polen; una cuchara de sopa, 24 g).

El momento más favorable para tomar el polen parece ser por la mañana, en ayunas, antes del desayuno. Es mejor dejarlo por lo menos media hora antes mezclado con agua u otros alimentos líquidos para que se ablande la exina que recubre los granos de polen.

El polen tiene propiedades antimicrobianas, antioxidantes, antiinflamatorias, anticolesterolémicas, inmunomoduladoras, inmunoprotectoras, antiproliferativas, cicatrizantes de heridas, antiulcerosas, hepatoprotectoras, antianémicas, relajantes, quimiopreventivas, radioprotectoras, antialergénicas, anticarcinogénicas, antiateroescleróticas y otras.

La actividad antioxidante parece deberse principalmente a los ácidos fenólicos, como los ácidos vanílico, protocatechuico, gálico y p-cumárico, y a flavonoides como la hesperidina, rutina, kampferol, apigenina, luteolina, quercetina e isohamnetina. Estos compuestos inactivan los electrófilos y destruyen los radicales libres.

Los efectos antimicrobianos contra bacterias patógenas grampositivas y gramnegativas, levaduras y hongos microscópicos están mediados por la actividad de la glucosa oxidasa derivada de la secreción de las abejas, mientras que también pueden estar involucrados los compuestos fenólicos y flavonoides de las plantas.

Los efectos antiinflamatorios se comparan con los efectos comunes en los medicamentos antiinflamatorios no esteroideos, y posiblemente dependen de la actividad de los flavonoides, ácidos fenólicos y fitoesteroles y tiene la capacidad de eliminar la inflamación causada por patologías cardiovasculares y renales, de proteger al hígado de lesiones inducidas por tetracloruro de carbono y de aliviar la inflamación e hiperplasia de la próstata. Las acciones antiandrógenas explican también los efectos positivos sobre los trastornos de la próstata.

El polen apícola tiene potencial actividad anticáncer, asociada probablemente con los potenciales antioxidantes y antimutagénicos. Tiene efectos antiateroescleróticos y cardioprotectores y ha sido aplicado exitosamente a pacientes que no respondían a los medicamentos clásicos. La actividad hipolipidémica se debe a la preencia de ácidos grasos insaturados, especialmente el ácido ω-3, α-linolénico (importante inhibidor de la agregación de plaquetas) y a los fosfolípidos y fitoesteroles. El polen tiene compuestos antidiabéticos, tales como esteroides, alcaloides, saponinas, azúcares, taninos, lo que sugiere las posibilidades terapéuticas del polen como agente hipoglucémico. Es usado para curar prostatitis, úlceras gástricas, enfermedades infecciosas y para la prevención y tratamiento del síndrome del mal de altura.

En resumen, el polen está particularmente indicado en casos de:

- Obstrucción intestinal.
- Diarreas.
- Enterocolitis.
- Constipaciones.
- Colibacilosis.
- Colitis.
- Anemias.
- Raquitismo.
- Perturbaciones nerviosas.
- Celulitis.
- Hipertensión arterial.
- Púrpura.
- Hemorragias diversas.
- Retención urinaria.
- Degeneración glandular.
- Senilidad.
- Pérdida de la vitalidad.
- Disfunciones sexuales.
- Estados depresivos, ansiedad, alcoholismo y otros trastornos psiquiátricos.

Como el polen, al igual que la apitoxina, son muy alergénicos, realice pruebas de sensibilidad antes del uso para evitar la anafilaxia.

RECOLECCIÓN DEL POLEN APÍCOLA

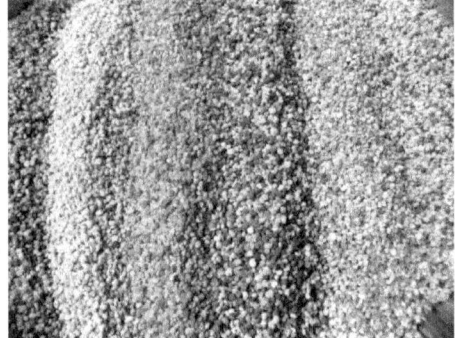
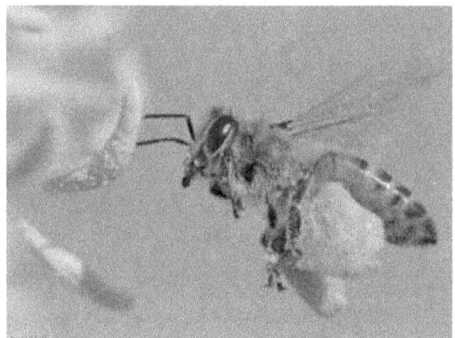

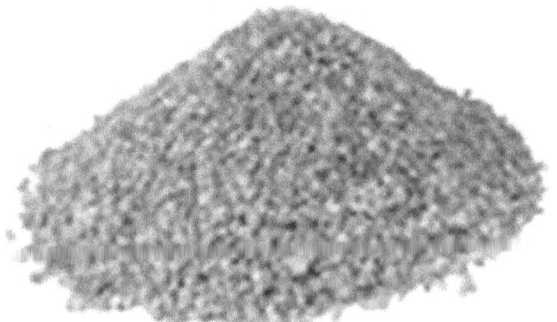

Para obtener el polen para consumo humano, lo mejor es respetar el criterio de selección de las abejas y utilizar unos dispositivos llamados trampas de polen para recogerlo en las colmenas, o utilizar el pan de abejas.

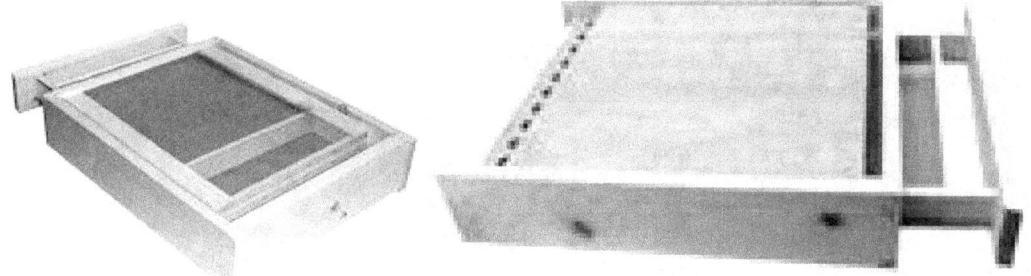

Las trampas son -en dependencia del tipo- dispositivos especiales con mallas plásticas o metálicas de unos 5 mm colocadas en algún paso obligatorio de las obreras (paredes delanteras, abarcando las paredes inferiores completamente abiertas) para que desprendan un 60 % del polen que llevan en sus patas, el cual cae en una bandeja colectora, donde se acopian diariamente unos 100 g del producto granulado.

Las abejas llevan el polen a su colmena sobre todo a media mañana, de las diez a las once. El peso de una bolita varía de 4 a 10 mg; la carga (dos pelotitas) de una obrera será de alrededor de 15 mg y la duración de un vuelo de pecorea de polen de tres a quince minutos.

Para buscar el polen, las abejas se alejan hasta 3 kilómetros a una velocidad de hasta 32,2 km/h. Una colonia media recoge en una temporada 15-18 kg y una colonia fuerte 20-30 kg de polen.

El polen debe recogerse solamente en colmenas sanas y en localidades donde las plantas no hayan sido tratadas con herbicidas u otros agentes químicos.

Las trampas de polen pueden agruparse en tres tipos diferentes:

    1. Montadas en el piso: se coloca en la tapa inferior (más común) o la sustituye. La bandeja colectora se extrae desde la parte trasera de la colmena.

    2. Montada en el frente: colocada en la piquera, lo que obliga a las abejas a pasar a través de ellas para entrar en la colmena, con una gaveta que se saca del frente o del costado.

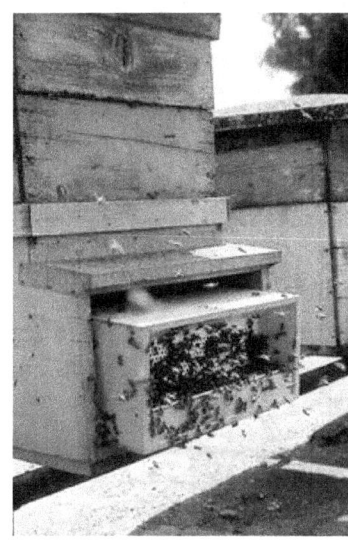
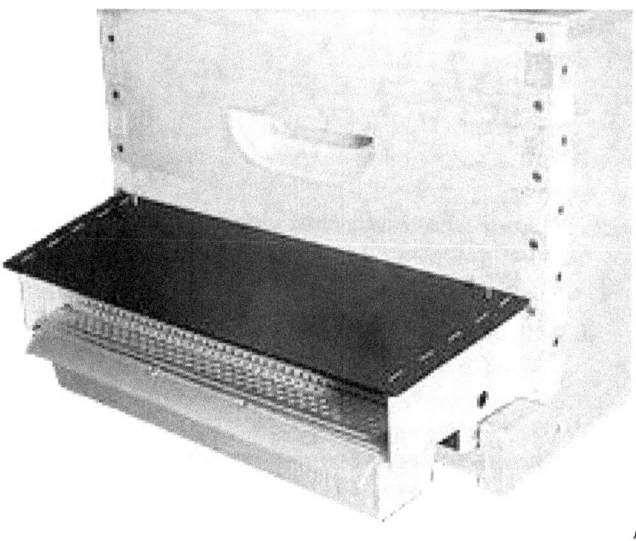

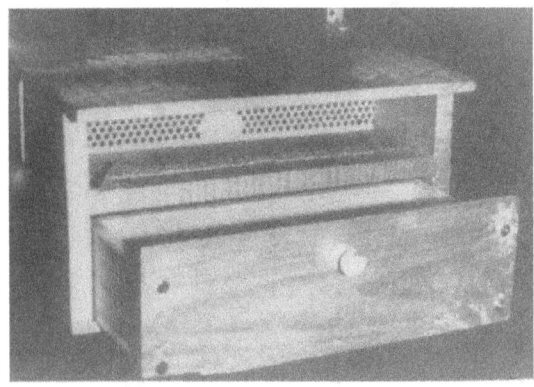 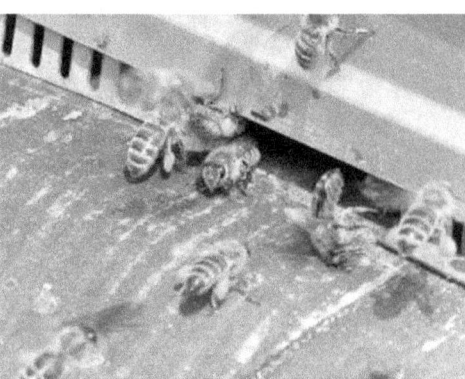

Trampas de polen acopladas en el frente de la colmena.

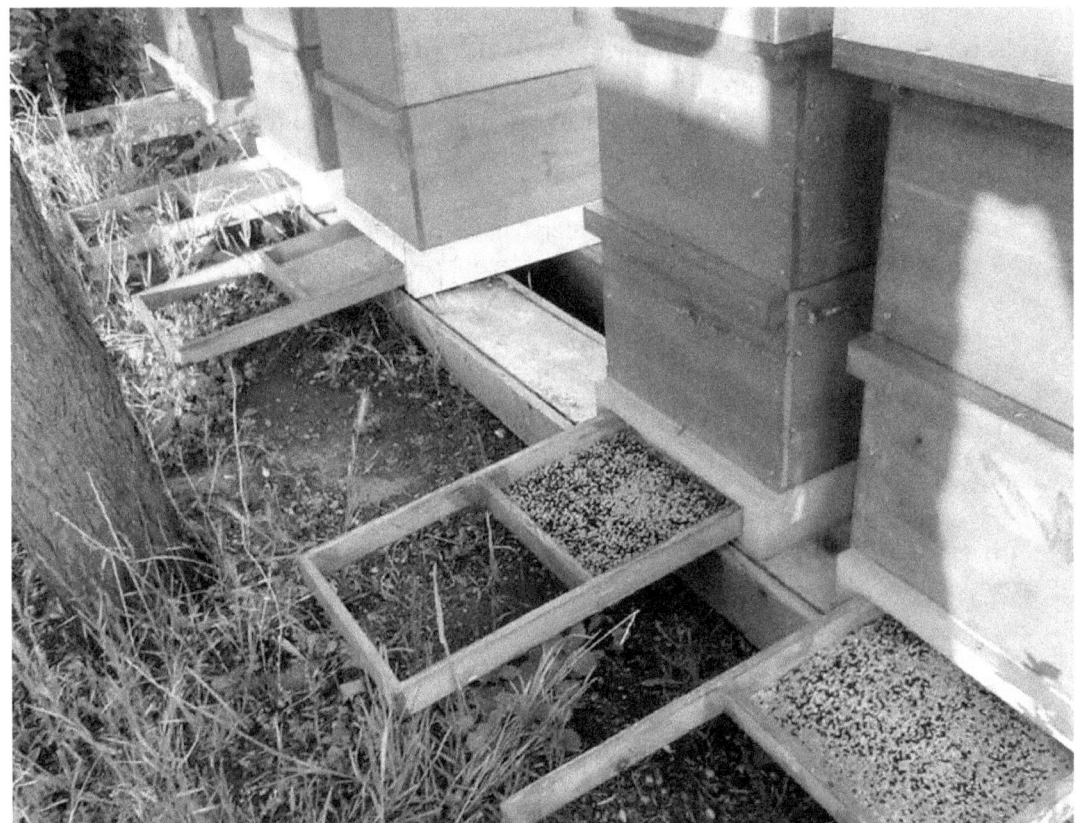

3. Montada en el frente (elevada): una armazón permite la instalación entre dos cajas de colmena. Como las piqueras están bloqueadas, se obliga a las abejas a entrar a través de esta trampa. La gaveta se vacía desde el frente.

En principio, una trampa está constituida, esencialmente, por una malla vertical de 4,5 mm, es decir, con orificios suficientemente anchos como para que una obrera los atraviese y lo bastante estrechos como para desprender las bolitas de polen colocadas en la cara externa de las patas posteriores.

Bajo la malla o tela metálica vertical, una tela metálica horizontal con orificios de 3 mm deja pasar el polen a un cajón que lo recoge. El apicultor cosecha periódicamente el contenido del cajón o bandeja.

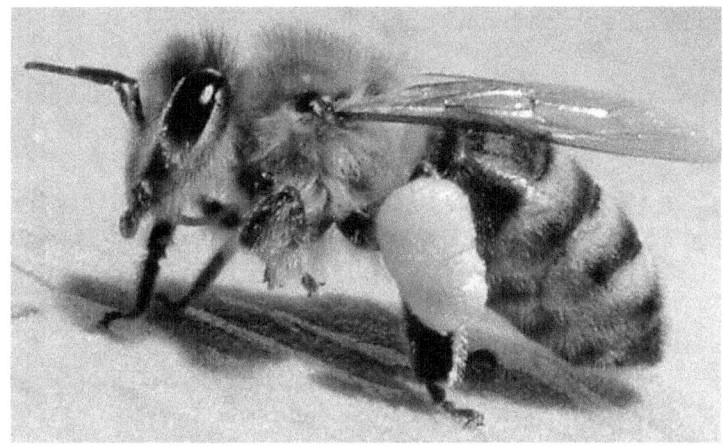
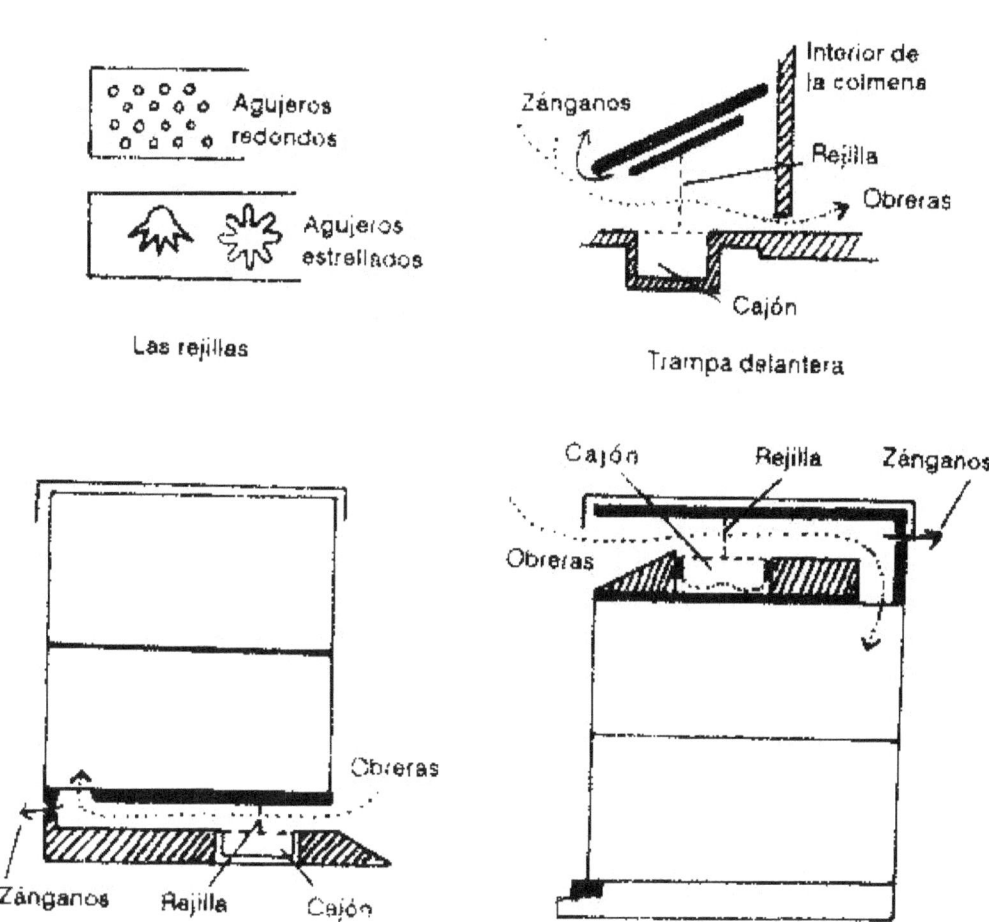

Distintos tipos de trampa de polen según su posición. El diagrama inferior izquierdo muestra una trampa colocada bajo la colmena, y el diagrama inferior derecho es de una trampa colocada encima de los cuadros.

Si la malla retuviera todo el polen, las abejas no podrían alimentar correctamente a su cría y la colonia se debilitaría en poco tiempo. Las rejillas se construyen de forma que solamente una parte del polen sea retenida, de aquí la noción de eficacia en las trampas.

Para conocer la eficacia de una trampa haga lo siguiente:

1. Colóquela muy cerca de la piquera, ligeramente al costado, para no molestar el movimiento de las pecoreadoras.
2. Vacíe la bandeja, después colóquela en su sitio.
3. Cuente el número de abejas portadoras de polen que penetran en la colmena.
4. Cuando 100 proveedoras de polen hayan atravesado la piquera con su carga en las patas, es decir, cuando 200 bolitas hayan sido transportadas, retire la bandeja y cuente las pelotitas que se encuentran en ella. Si 20 pelotitas han caído en la bandeja, la eficacia de la trampa es 20/200 x 100 = 10 %.
5. Repita varias veces estas operaciones y halle la media de los porcentajes obtenidos.

Cuando las condiciones exteriores permiten la salida de las obreras, la cantidad de polen recolectado por éstas cada día es proporcional a la superficie de cría no operculada.

Las abejas, al pasar a través de los orificios de las rejillas, pierden las pelotitas de polen, que caen en las bandejas recolectoras de polen. Las trampas de polen recogen hasta el 60 % de la cantidad total de polen llevado por las abejas y esto prácticamente no influye en el rendimiento en miel de las colonias, en la productividad de cera, ni en el crecimiento y desarrollo de las colonias.

Las trampas de polen se utilizan en el período de floración masiva de las plantas poliníferas. Después de colocarlas, cuando hayan pasado tres a cinco días y las abejas se hayan acostumbrado a pasar a la colmena a través de las trampas, se pasan a posición de trabajo las rejillas recolectoras de polen para todo el período de cosecha de éste.

Se ha comprobado también que las colonias capaces de producir más miel son, excepto cuando hay enjambrazón, las que tienen más cría en primavera. Se deduce entonces que las colmenas más aptas para la producción de polen son también las mejores productoras de miel.

Se recomienda colocar las trampas en las colonias fuertes, pero no en las colmenas muy populosas en las que se encuentre en regresión la superficie con cría durante el tiempo que permanezcan las trampas colocadas.

La abeja acumula en su colmena una cantidad de polen superior a sus necesidades inmediatas, por lo que el apicultor puede, por medio de las trampas de polen, apropiarse de una parte de éste.

Cuando la colmena es privada de una parte de su polen, la demanda interior se hace más imperiosa y, por consiguiente, las abejas pecoreadoras aumentan el número de vuelos con el fin de compensar el polen capturado por la trampa.

Trampa de bambú o caña brava

Una de las trampas de polen más simples y baratas es, quizás, ésta construida en Honduras:

Para hacer esta trampa de polen se toma un trozo de caña brava (bambú, *Bambusa arundinacea*) de la misma longitud que el frente de la colmena (para colmenas del tipo Langstroth use una pieza de, aproximadamente, 40 cm de longitud y 10 cm de diámetro); y corte longitudinalmente la caña brava en dos mitades. Estas dos mitades nos dan dos gavetas. Corte un pedazo de tela metálica (10 cm x 40 cm) con un calibre de 2,5 mm y colóquelo horizontalmente sobre las gavetas de bambú.

Corra la cámara de cría de la colmena hacia la tapa inferior al final de la piquera. Corte un pedazo de tela metálica (5 cm x 40 cm) con un calibre de 5 mm y sitúela verticalmente para cerrar la entrada de la colmena (A). Cuelgue la gaveta bajo la entrada de la colmena y la trampa de polen estará lista para funcionar. Por último, utilice una tablita para cerrar la abertura en la parte trasera (B) dejada abierta en la colmena cuando se empujó hacia delante la cámara de cría.

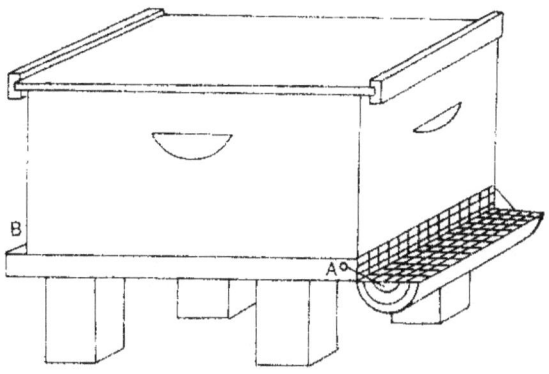

Trampa de polen hecha de bambú o caña brava.

Trampas fijadas fuera de la piquera

En las primeras trampas de polen se colocaba verticalmente una tela metálica o una planchuela con perforaciones a todo lo largo de la piquera. La pieza completa se situaba como una puerta fácilmente de quitar y sustituir. Las versiones modernas de dichas trampas son apropiadas para estudiantes que hacen observaciones sobre las actividades de pecoreo de las abejas, especialmente, si la cubierta se hace de material transparente; pero no son apropiadas para la recolección comercial del polen, ya que sus capacidades y los rendimientos de polen son demasiado pequeños.

La malla o mallas de entrada donde el polen se desprende de las patas de las abejas pueden ser una tela metálica de dos agujeros por centímetro; si hay dos mallas, deben tener una separación de 6-7 mm.

La malla horizontal que cubre la bandeja de polen está fuera de la piquera en este tipo de trampa de polen y puede tener 2,5 agujeros por centímetro, o más. El piso de la bandeja de polen debe ser de tela o de otro material que deje salir cualquier agua que caiga y para que el aire circule por el polen, evitando así el deterioro de éste.

Trampas incorporadas en el piso de la colmena

Una forma de proteger de la acción meteorológica el polen recolectado, es colocar la bandeja recolectora y las mallas bajo la colmena y esto se logra de manera conveniente incorporándolas en el piso de la colmena.

Si las mallas-trampas están bajo la colmena en vez de estar a lo largo de la piquera, es posible aumentar el área de las mismas fijándolas horizontalmente en vez de hacerlo en forma vertical; las abejas entran a la colmena por abajo, por un área extensa. Esto permite recoger polen a escala comercial, pero presenta un nuevo problema: los desperdicios de la colmena pueden caer directamente en la trampa al igual que el polen, y contaminarlo.

Uno de los tipos usados más extensamente para la recolección de polen a gran escala es la trampa OAC, diseñada en el Ontario Agricultural College, Canadá, a finales de los años sesenta. Este tipo de trampa es muy fácil de construir. Consiste en dos telas metálicas paralelas, de dos mesh/cm, colocadas a 6-7 mm de distancia y montadas juntas sobre madera, fijando la unidad sobre un piso estándar. Le da buena ventilación a la colonia, y la bandeja se quita por la parte trasera de la colmena, sin molestar a las abejas.

Una modificación, hecha en Australia, trata de resolver el problema de los residuos de la colmena mediante la fijación de una "bandeja para suciedad" encima de la mitad de la bandeja colectora de polen; sin embargo, esto reduce el área de las mallas para polen. La trampa de polen TTA (tipo tropical africanizado) es también muy interesante y se adapta a cualquier colmena Langstroth; solamente se sustituyen 10 cm del piso por tela metálica de 3,5 mm² a través de la cual pasa el polen a la bandeja colectora y se evita que las abejas la penetren. Las medidas son 13 cm de longitud por 39 cm de anchura. La tela metálica se fija por los lados con dos piezas de madera (una de cada lado: 1,5 cm de altura) que sirven para reducir el espacio de entrada de las abejas y evitar al mismo tiempo que caigan los residuos en las paredes laterales de la caja y formen hongo. La parte horizontal e interior de la tela que asegura la longitud se recubre con una lámina metálica delgada de 2,5 cm de longitud por 36,5 cm de anchura.

La caja colectora, localizada en la parte inferior del piso, debajo de la tela metálica, tiene 37 cm de anchura x 10 cm de altura x 12 cm de longitud x 1 cm de espesor. Tiene como fondo una tela plástica de 1 mm², cuya función es recibir el polen y permitir la circulación del aire, facilitando la deshidratación desde el momento en que cae el polen en la caja o bandeja. La tela plástica permite la obtención de un polen más higiénico de mejor cualidad y de fácil secado. Sus medidas son 37 cm de anchura x 12 cm de longitud.

En los canales laterales se hacen cortes laterales en "U" en los fondos de, aproximadamente, 1,5 cm de altura x 1,0 cm de profundidad, los que permiten que la bandeja colectora quede suspendida y se deslice sin dificultad.

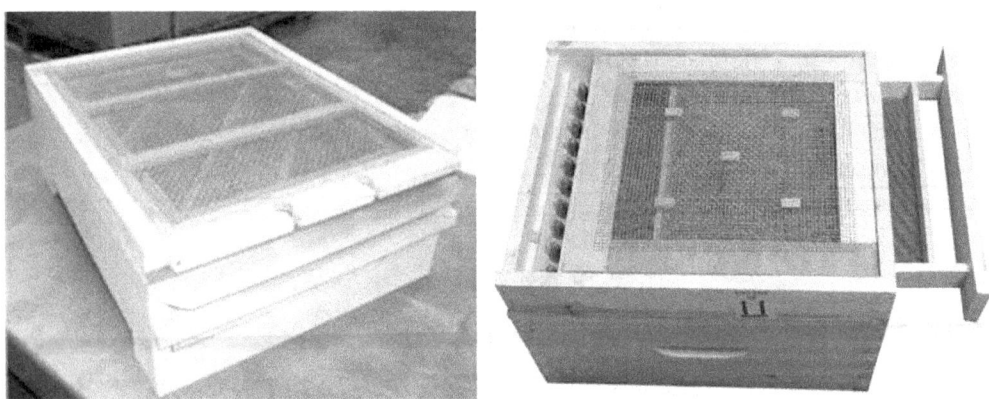

Trampas de polen para colocar en reemplazo del alza inferior.

Trampas fijadas en la parte superior de la colmena

Las dificultades encontradas al utilizar trampas colocadas debajo de la colmena (tales como contaminación), llevaron a experimentos en los cuales la trampa fue incorporada en el medio o en la parte superior. Con una trampa dentro de la parte superior de una colmena, usando una piquera superior, el polen era secado por el aumento de la temperatura de la colmena.

La mayor demanda de polen hizo que se mejorara la trampa poniéndole un orificio adicional en la parte posterior de la colmena y que sirve como salida para los zánganos, para la eliminación de desperdicios por las abejas y para ventilación extra.

Una trampa colocada fuera de la colmena no necesita usarse a lo largo de una piquera inferior.

PROCESAMIENTO DEL POLEN RECOLECTADO

El polen granulado por las abejas y recogidos en las trampas colocadas delante de la piquera de la colmena requiere varios procesos antes de que podamos usarlo como alimento y como medicamento:

1. Secado: Tiene como objetivo eliminar antes de 36 horas, el exceso de humedad y bajar el contenido de agua a un 8 % de humedad como máximo. De esta forma se evita la degradación del polen y el desarrollo de microorganismos patógenos que puedan contaminarlo.

Pueden usarse secadores de rayos infrarrojos, si son pequeñas cantidades, o secadores eléctricos para cantidades grandes a una temperatura máxima de 40 °C durante dos a cuatro horas, con ventilación activa obligatoria. Otro procedimiento válido es la liofilización.

No se debe secar el polen bajo los rayos del sol.

Como el polen recolectado por las abejas contiene un 25-35 % de humedad, es importante secar los granos hasta dejarle un máximo de 8 % de humedad. Se hace pasar la corriente de aire caliente con el agente secador (ventilador eléctrico especial parecido a los secadores de pelo que usan las mujeres) a 37-40 °C y durante el tiempo prescritos y de esta forma disminuye la carga microbiana inicial. En la bandeja de secado, el polen debe esparcirse en una capa de 2-3 cm o menos.

Incluso es aconsejable secar también el pan de abejas.

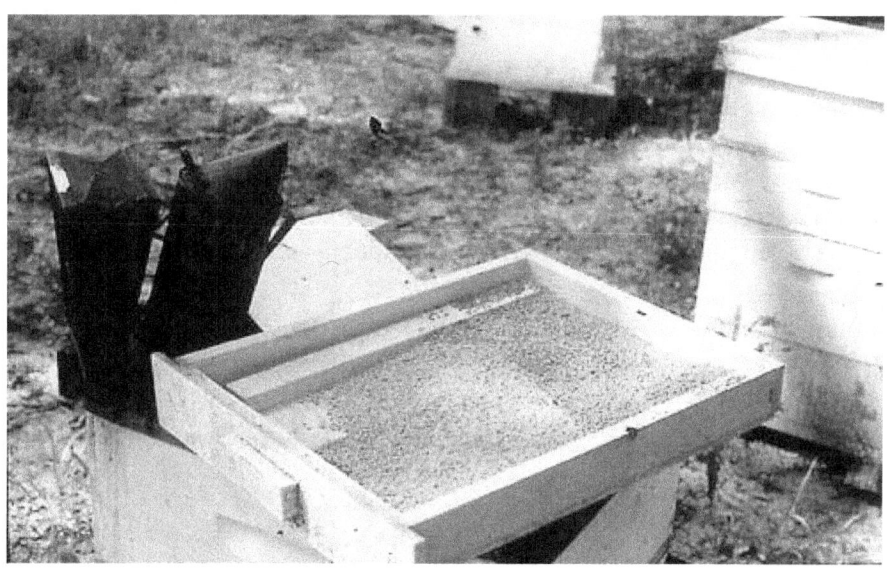

Es muy difícil descontaminar completamente el polen. El tratamiento térmico no destruye los huevos de polilla de la cera y otros parásitos, que resisten temperaturas que van desde -14 °C a 45 °C durante 20 días y no mueren. Una temperatura mayor de 40 °C o 42 °C afecta la calidad y propiedades del polen.

La solución puede ser el tratamiento químico, es decir, extender el polen en bandejas y someterlo a la acción de bromuro de metilo durante 8 a 12 horas. El bromuro de metilo es muy volátil y se elimina completamente al airear el polen tratado.

Quizás la solución ideal -y que se ha probado con éxito- es descontaminar el polen por irradiación gamma, pero no siempre se tiene acceso a estos equipos de rayos gamma.

Es obligatorio someter el polen a examen bacteriológico e investigar la presencia de *Aspergillus, Ascosphaera* y otros patógenos de las abejas, así como el grado de radiactividad.

2. Eliminación de impurezas: Con frecuencia se encuentran en el polen elementos extraños tales como patas, alas y otros restos de abejas, escamas de cera, opérculos, etc., que deben extraerse al examinar el polen usando un ventilador doméstico que produzca un chorro de aire no muy fuerte.

3. Molturación: La pulverización se facilita agregando 1-2 % de dióxido de silicio.

4. Cernido: Puede utilizarse cualquier cernidor o colador doméstico si son pequeñas cantidades.

5. Conservación: El polen secado a 37-40 °C debe conservarse en sacos de papel grueso envueltos a su vez en bolsas de plástico herméticamente cerradas, dentro de locales refrigerados a temperaturas entre 0 °C y 4 °C y cuya humedad relativa del aire sea la menor posible. En este caso el polen secado debe tener una humedad de 8-10 % y una acidez no menor de 4 unidades. No se puede guardar en envases metálicos, pues los ácidos comenzarán a reaccionar con el metal creando sales nocivas para el organismo.

Otra alternativa de conservación es mezclar el polen fresco con miel en polvo (1:1). En este caso la humedad debe ser 11-13 % y la acidez no menor de 4 unidades.

El polen seco se conserva muy bien mezclado con miel líquida en proporción 1:1, siempre que se mantenga una humedad de 11-12 % y acidez no menor de 3,5 unidades.

La conservación a 0-4 °C permite un plazo de almacenamiento de un año.

PREPARACIÓN DEL POLEN

El procedimiento más sencillo y eficaz para consumir el polen es prepararlo con líquido unos minutos antes de ingerirlo para que la humedad disuelva la exina o corteza protectora de los granos de polen. En un vaso con un poco de agua, te tibio o jugo natural de alguna fruta ponemos la dosis de polen que se quiere consumir en ese momento (una cucharada o más); al cabo de media hora o un poco más se revuelve un poco y ya está listo el jugo de polen para beber, que tiene un agradable sabor dulce y similar al de algunos jugos de vegetales mixtos.

El polen que no va a ser consumido inmediatamente debe ser conservado adecuadamente para evitar la fermentación, contaminación y deterioro. Siempre es mejor secar el polen antes de las 36 horas. Usar métodos de conservación apropiados permitirá emplear el polen seco en la preparación de diversas formas terapéuticas y mezclas alimenticias de polen:

1. Mezcla de polen y miel (I): La concentración del polen es de 10-30 %. Para preparar la mezcla se usa miel cristalizada fina y homogéneamente, con un máximo de 18 % de humedad. Se mezclan 20 g de polen molido con 2,0-3,0 mL de agua, en una batidora; se coloca la pasta a 42 °C durante 8 horas y se mezcla luego esa pasta con miel líquida a 44-45 °C en una proporción de 1:1. Se filtra el concentrado (que por ser inestable debe conservarse en refrigeración) y se une con la miel cristalizada hasta que tenga una concentración de 20-30 % de polen (peso/peso). A la mezcla puede agregarse también jalea real.
2. Mezcla de polen y miel (II). Se recolecta el polen por la tarde y se conserva con miel líquida a -20 °C. Se coloca la miel en el fondo del recipiente de vidrio, a continuación, el polen y por último otra capa de miel. Como el polen tiende a decantar por su peso, se invierte el frasco periódicamente una y otra vez.
3. Mezcla de polen y miel (III): Se mezclan 230 g de miel con 1 L de agua hervida fría; después se le agrega el polen (60 g) en pequeñas porciones. Se deja reposar la mezcla 4-5 días a temperatura ambiente. Tiene sabor y aroma agradables, se toma en porciones de 150-170 g antes de las comidas. La mezcla alcanza para 6-7 días.
4. Mezcla de polen y miel (IV): Si la miel está cristalizada, debe calentarse en baño de María. Se mezclan 60 g de polen con 300 g de miel líquida hasta obtener una mezcla homogénea. Se guarda a temperatura ambiente en recipiente de cristal ámbar. Una semana después puede emplearse la mezcla, agitándola antes de usarla. Se toma 2-3 veces al día una cucharada, 20-30 minutos antes de las comidas.

Estas mezclas I-III pueden usarse para cualquier tratamiento de miel y polen, así como suplemento nutritivo de la dieta.

5. Ungüento de polen: Macerar durante 4 semanas 100 g de polen pulverizado en un litro de etanol al 70 %, filtrar y extraer totalmente el etanol por evaporación al vacío hasta obtener una pasta seca de polen. Preparar un ungüento al 5 % de la pasta seca de polen en 95 % de vaselina.
6. Pastillas: Una vez pulverizado el polen, se mezcla con miel en polvo, sacarosa o lactosa como excipiente. Como aglutinante se usa 7-9 % de carboximetilcelulosa y lubricante (talco, estearato de magnesio y aerosol 10:90:10 en un 1,2-1,4 %). Para el grageado se estabiliza la superficie con una solución de poliacrilato de isopropanol. Recuerde que la pulverización del polen se facilita agregando 1-2 % de dióxido de silicio. De esta forma pueden elaborarse tabletas que contengan cada una 250-500 mg de polen.

Como pocas veces, y menos cuando hace falta, se tiene a mano una balanza, es conveniente que usted conozca cómo calcular el peso del polen en cucharadas:

- Una cucharita de café (rasa) = 5 g de polen seco.
- Una cucharita de café (colmada) = 8 g de polen seco.
- Una cucharita de postre (rasa) = 10 g de polen seco.
- Una cucharita de postre (colmada) = 15 g de polen seco.
- Una cucharada (rasa) = 15 g de polen seco.
- Una cucharada (colmada) = 24 g de polen seco

Así, las dosis terapéuticas diarias y las dosis de mantenimiento son las siguientes (salvo que se indique una dosis distinta en alguna enfermedad en particular), calculadas en gramos y en cucharadas:

- Adultos:
  dosis terapéutica diaria = 32 g (4 cucharaditas de café colmadas).
  dosis de mantenimiento = 20 g (2 cucharaditas de postre rasas).
- Niños (3-5 años):
  dosis terapéutica diaria = 12 g (poco menos de una cucharadita de postre colmada).
- Niños (6-12 años):
  dosis terapéutica diaria = 16 g (algo más de una cucharada rasa).
- Niños (más de 12 años):
  dosis terapéutica diaria = 20 g (2 cucharaditas de postre rasas).

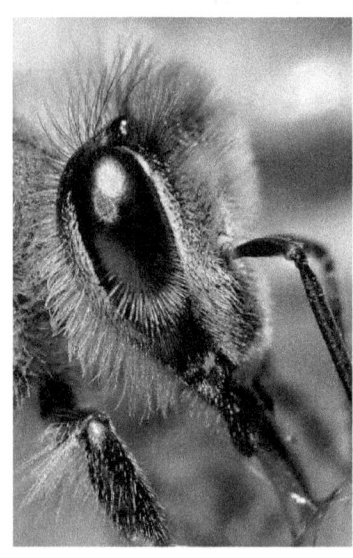
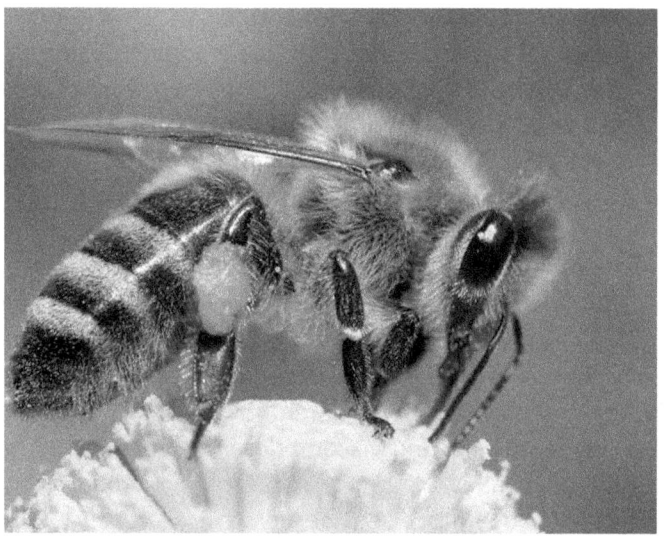
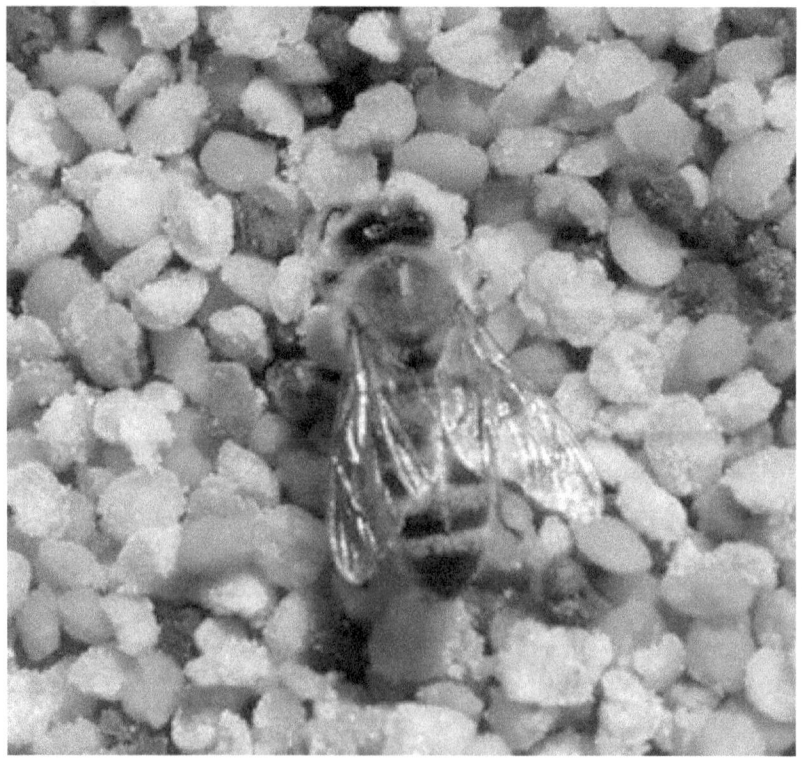

PAN DE ABEJAS

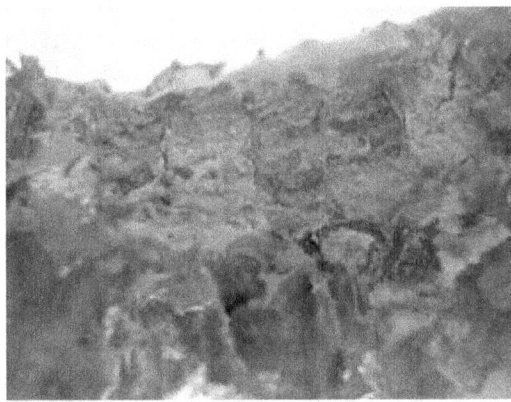 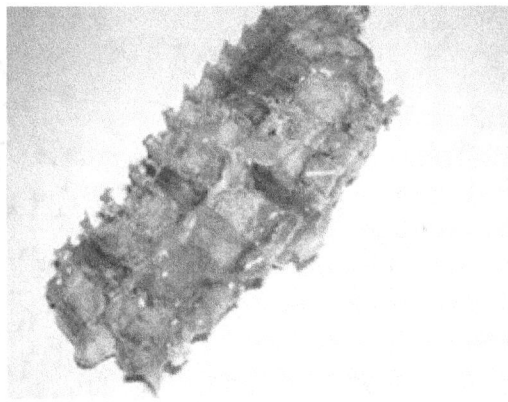

Pan de abejas. (**PP**)

¿Sabía usted esto?:

- El pan de abejas tiene triple valor nutritivo y antibiótico que el polen.
- Es una mezcla fermentada de polen de plantas y polen de flores, miel y saliva de abejas, pero es superior al polen de abejas y a la miel gracias a la hidrólisis fermentativa e hidrólisis ácida del polen, y tiene triple valor nutritivo y propiedades antibióticas que el polen apícola.
- El pan de abejas es para el polen como el yogur, la Smetana y el kéfir son para la leche. "Smetana de la abeja", suena bien y es mucho mejor que la Smetana.
- El pariente más conocido de la abeja *Apis mellifera* es el abejorro (género *Bombus*), excelente polinizador, de tamaño hasta tres veces mayor que la obrera melífera. Su cuerpo es muy piloso y por lo general de color negro y amarillo. Aunque suele tener aguijón, el abejorro raramente pica y si lo hace no pierde el aguijón.
- El sentido del olfato de una abeja es 10 veces mejor que el de los humanos y tres o cuatro veces mejor que el de los perros.
- Las abejas melíferas japonesas se defienden contra los avispones vibrando masivamente para elevar la temperatura en la colmen a 47 grados Celsius, letal para los avispones, Las abejas pueden tolerar una temperatura mayor de 47,8 grados Celsius y no necesitan realizar un ataque suicida tipo "kamikaze" a los avispones.
- Nanopartículas cargadas con melitina se fusionan con el virus de inmunodeficiencia humana y destruyen su capa protectora.
- Las abejas distinguen los colores azul, amarillo y blanco, son ciegas al rojo y confunden el verde con el amarillo y el azul.
- El veneno de abejas es un efectivo tratamiento complementario para la enfermedad de Parkinson, esclerosis múltiple, enfermedad de Lyme, cáncer, enfermedad de Lou-Gehrig, atenúa la neuroinflamación, inhibe la apoptosis de neuronas dopaminérgicas, restaura los niveles normales de dopamina y protege contra la neurotoxicidad inducida por el glutamato.
- Los apicultores tienen menor riesgo de padecer artritis, artrosis, esclerosis multiple, asma, soriasis, cáncer y otras enfermedades que las otras personas, de acuerdo con

un estudio con mles de apicultores publicado en el *Journal of Science of Food and Agriculture*.
- Una abeja pesa 80 mg y puede transportar en un vuelo 70 mg de néctar más 20 mg de polen, y necesita 80 millones de visitas a las flores para producir un kilogramo de miel.
- Las abejas melíferas son las únicas abejas y los únicos insectos que mueren al picar.

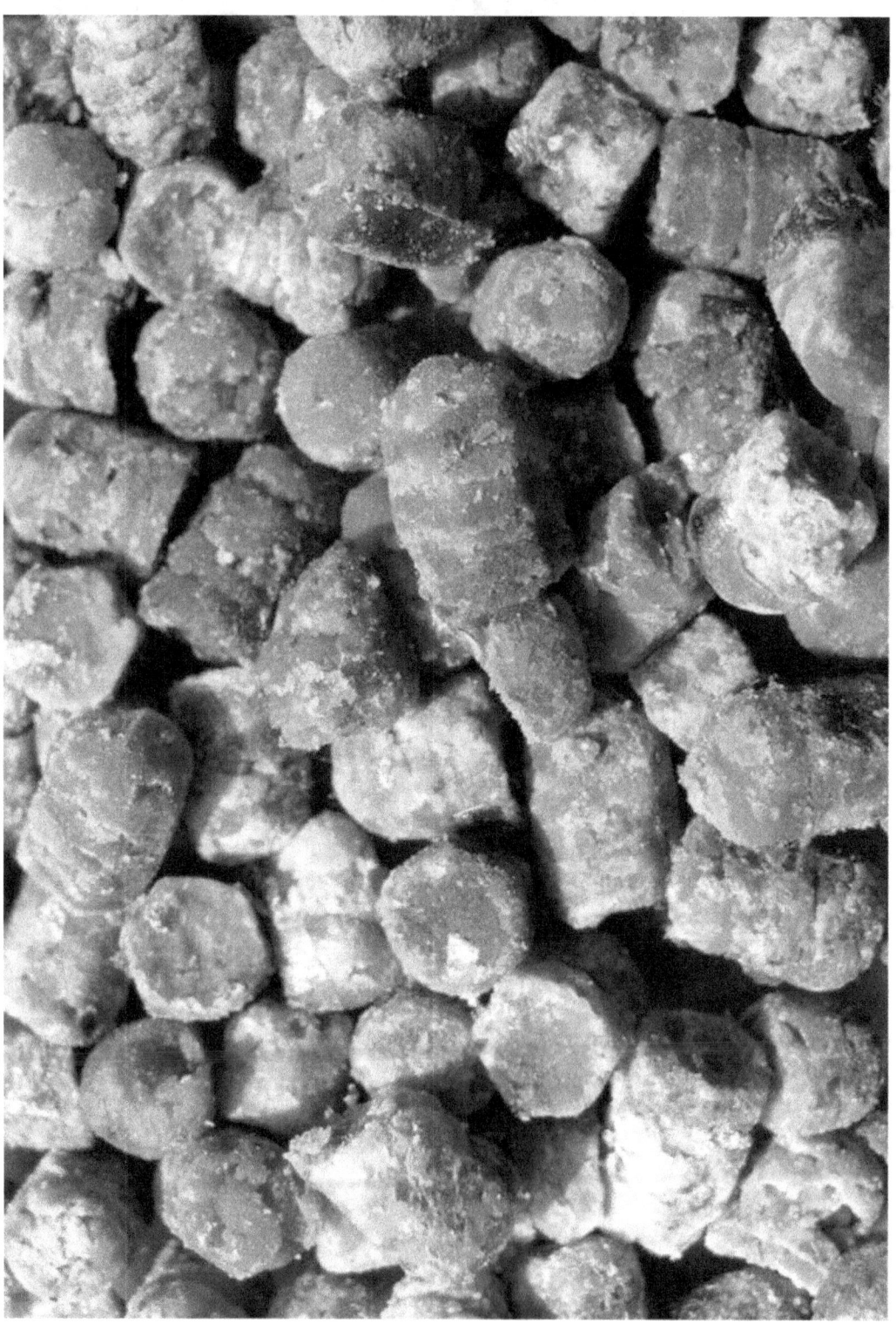

El pan de abejas merece una consideración aparte, porque su forma de presentación, composición química, conservación y propiedades terapéuticas difieren de las del polen apícola mucho más que las diferencias existentes entre éste y el polen floral o entre el propóleo y las resinas de los árboles.

La abeja transporta a la colmena dos pelotitas de polen que pesan 8 a 15 mg cada una, formadas a partir del polen fresco de los estambres de las plantas, y colocan en cada celda de los panales del saco polínico hasta 18 pelotitas de polen (140-180 mg) mezclado con miel.

Se dice que también lo mezclan con los ácidos 9-oxo-2-decenoico y 10-hidroxi-2-decenoico segregados por las glándulas salivares de estos insectos.

El polen transportado por las abejas se guarda principalmente en los panales por los extremos del área de cría y menos en los panales con cría. A veces, cuando existe abundancia de polen en la Naturaleza o cuando se demora la puesta, todo el saco polínico puede resultar lleno de polen.

Los granos de polen recogidos de las flores por las abejas pecoreadoras son colocados directamente en las celdillas de los panales y lo apisonan con la cabeza.

Bajo la acción de las sustancias que le agregan las abejas, así como los microorganismos, la temperatura de 33-35 °C y la elevada humedad, el polen sufre cambios y se convierte en el pan de abejas.

Como resultado de las transformaciones bioquímicas inducidas por las abejas, el polen sufre los siguientes cambios:
- La capacidad vegetativa o viabilidad de los granos de polen desaparece por la influencia de la secreción de las glándulas mandibulares.
- La sacarosa poco a poco se convierte en monosacárido.
- El monosacárido se convierte parcialmente en ácido láctico por la acción de los fermentos.
- Se incrementa el contenido de vitamina K.
- Se incrementa el plazo de almacenamiento del producto.
- Se incrementa el número de granos de polen que se encuentran bajo la acción de los fermentos.

Cuando todas estas transformaciones terminan se obtiene el llamado pan de abejas.

El pan se forma por la acción de tres tipos de microorganismos: hongos del azúcar, levaduras y lactobacterias. La fermentación acidoláctica tiene cuatro fases de actividad microbiológica:

1. Dura 12 horas y hay desarrollo de las bacterias: comienza con la aparición de las lactobacterias, levaduras y algunas bacterias aerobias.

2. Se desarrollan las bacterias lactoácidas (estreptococos), aumenta la acidez de los granos de polen y se incrementa el contenido de vitamina B.

3. Desaparición de los estreptococos y desarrollo de los lactobacilos.

4. A finales del séptimo día y hasta el día 15, se produce la desaparición de las lactobacterias y de algunos tipos de levaduras; la acidez alcanza un pH entre 4 y 4,3.

La presencia de gran cantidad de ácido láctico (hasta un 3,2 %) con sus combinaciones contribuye a la conservación del producto en buen estado, debido a las propiedades antibióticas de los mismos: el pan de abejas puede conservarse sin cambios cualitativos en un lugar fresco y seco hasta 17 años.

TABLA 2. Composición química del pan de abejas

- Proteínas   20-22 %
- Carbohidratos   24-35 %
- Lípidos   1-6 %
- Minerales   2,43 %
- Carotenoides (provitamina A)   200-875 mg/kg
- Vitamina E   170 mg/100 g
- Vitamina C   6-200 mg/100 g

Es rico en vitaminas del complejo B, aminoácidos esenciales y ácidos grasos.

Los carbohidratos son las sustancias principales de los gránulos de polen, que llegan a alcanzar un 49 %. El polen contiene un 20-40 % de azúcares reductores y 0-20 % de no reductores.

En el pan de abejas se recopila gran cantidad de monosacáridos y azúcares etílicos después de la hidrólisis fermentativa del almidón, la sacarosa y otros polisacáridos, así como otros glucopéptidos, glucolípidos que constituyen las paredes de las células vegetales, flavonoles y otras combinaciones sacaríferas.

En el pan de abejas han sido determinados la fructosa, glucosa, galactosa, sacarosa, maltosa, rafinosa, inosina, así como una serie de combinaciones no identificadas.

El contenido total de azúcares y sustancias sacaríferas es de 43-70 % y de ácido láctico 0,7-1,1 %. El elevado contenido de ácido láctico (3,1-3,2 %, mayor que en muchos productos de leche ácida) hace deducir que otros microorganismos, a excepción de los bacilos de la leche ácida, prácticamente no se desarrollan aquí y el producto se conserva. Un contenido más alto de disacáridos en algunas muestras se caracteriza por la baja presencia de ácido láctico. Por eso, se puede afirmar que juntamente con la hidrólisis fermentativa de polisacáridos tiene lugar la ácida. De los azúcares la mayor parte son monosacáridos. En el pan de abejas hay 12,5-20,0 % de fructosa, 18,5-29,0 % de glucosa, 0,0-3,4 % de galactosa con un contenido más estable de inosina. Se detectan trazas de sacarosa, 3,0-7,8 % de maltosa. En la miel se puede encontrar la maltosa en las mismas cantidades. Se encuentra rafinosa sólo en el pan de abejas.

Las grandes fluctuaciones en el contenido de los diferentes azúcares demuestran que el pan de abejas se obtiene a partir de diferentes plantas poliníferas.

La miel contiene fructosa y glucosa casi en la misma medida que el pan de abejas; a su vez, en el pan de abejas la correlación de la fructosa/glucosa es de 0,63-0,72, es decir, predomina considerablemente la glucosa.

El pan de abejas es un producto natural con propiedades más integrales que el polen:

- Tiene triple valor nutritivo que el polen.
- Supera en nueve veces cualquier sustituto.
- Sus propiedades antibióticas triplican las del polen.

Además de poseer las cualidades biológicas del polen, eleva las propiedades inmunológicas, mejora la capacidad de adaptación del organismo, contribuye a disminuir la fatiga y juega un papel importante en la alimentación dietética.

Se emplea en el tratamiento de la colitis, constipación crónica, diarreas, hepatitis, enfermedades nerviosas y anemia, además de los otros trastornos para los que el polen está indicado.

En conclusión, sobre el pan de abejas: el polen transportado en sus patas por nueve abejas es usado para llenar cada celda mezclado con miel y con los ácidos 9-oxo-2-decenoico y 10-hidroxi-2-decenoico procedente de las glándulas salivares de las abejas. El polen es transformado por una temperature de 33-35 grados Celsius, alta humedad, los monosacáridos se convierten en lactobacterias, aumenta el contenido de vitamina K y en un plazo de 12 horas aparecen lactobacterias, levaduras y bacterias en el aire, luego se desarrollan bacterias lactoácidas (*Streptococci* sp.), y aumentan la acidez y el contenido de vitamina B. Por último, desaparecen los estreptococos y se desarrollan los lactobacilos, pero entre los días 7 y 15 desaparecen las lactobacterias y la acidez alcanza un pH de 4-4,3, el ácido láctico aumenta a un 3,2 % y el pan de abejas mantiene sus propiedades antibióticas, así como su frescura y contenido rico en carbohidratos, lípidos, minerales, aminoácidos esenciales, ácidos grasos, provitamina A, vitaminas del complejo B, C y E, 43-70 % de fructosa, glucosa, galactosa, sacarosa, maltosa, rafinosa, inosina y otros azúcares, alto ácido láctico y gran estabilidad debido a la hidrólisis fermentativa de los polisacáricos junto con una hidrólisis ácida.

El pan de abejas es rico en quercetina, miricetina, kampferol, isorhamnetina, glicósido de herbacetrina y otros derivados flavanólicos, tiene el triple de propiedades nutricionales y antibióticas que el polen, las mismas propiedades biológicas que el polen.

Sin lugar a duda, el polen, la miel, el pan de abejas y otros productos de la colmena son grandes inmunorreguladores, y de ahí lo promisorios que son en la lucha contra el cáncer, las inmunodeficiencias y otras enfermedades, como veremos en los siguientes capítulos.

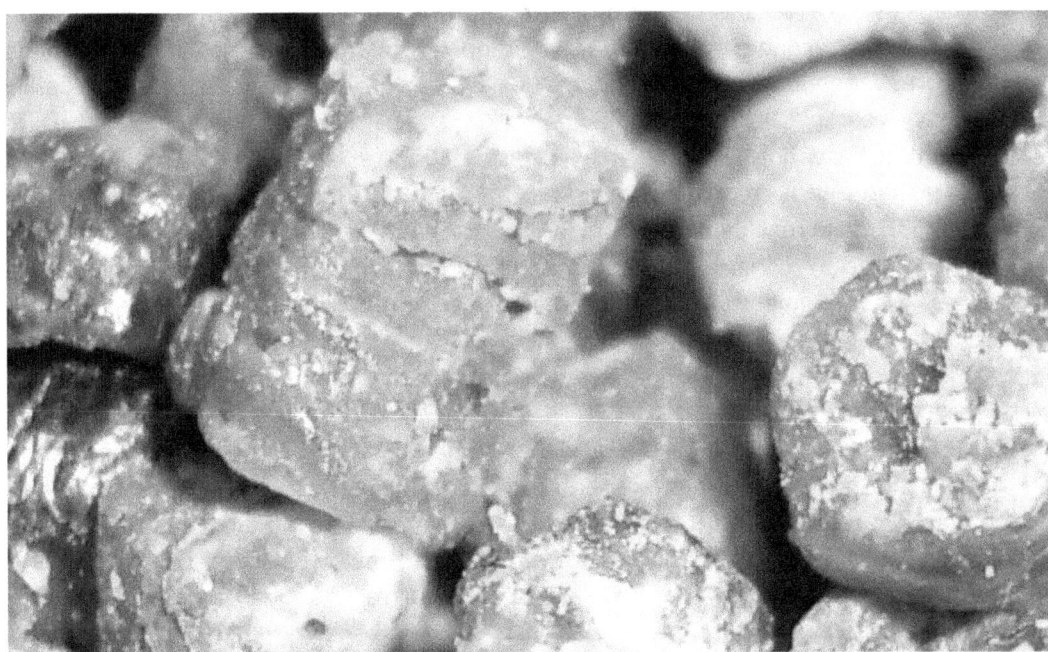

JALEA REAL, EL MANJAR SUPREMO DE LA COLMENA

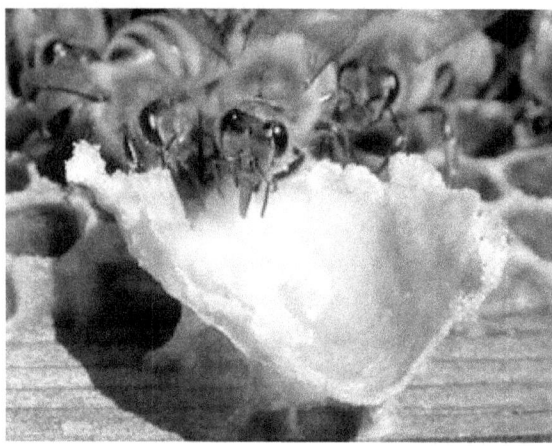 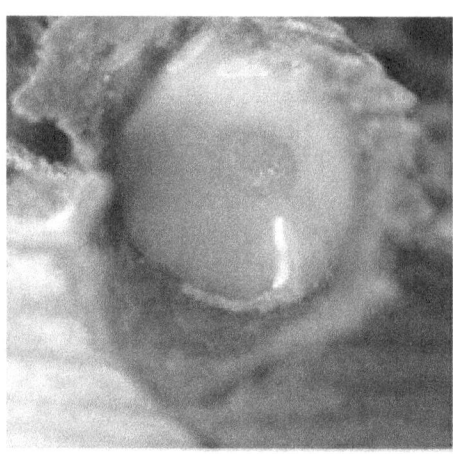

Nodrizas cuidando de la larva real y larva de reina flotando en jalea real.

¿Sabía usted esto?:

- Gracias a la alimentación con jalea real, la larva aumenta 1500 veces su peso hasta su completa evolución a reina (y esto ocurre en sólo 16 días).
- La reina se aparea en su vuelo nupcial con los 8-12 zánganos más capaces e intrépidos.
- El escritor romano Columela (1-68), nacido en Cádiz, ideó el primer sistema de cuadros móviles para la cría de abejas.
- Las abejas usan mecanismos de procesamiento visual similares a los humanos, lo que les permite reconocer un número limitado de rostros humanos. Sus pequeños cerebros aprenden a reconocer los rostros al crear representaciones holísticas de las imágenes complejas.
- El científico español Luis Méndez de Torres descubrió en 1586 que la reina es hembra y es la madre de la colonia de abejas.
- El nombre jalea real fue dado por el naturalista suizo François Huber (1750–1831).
- La alimentación con jalea real es la única razón por la que la reina es fértil, vive 6 años y pesa 240 mg; mientras que las obreras son estériles, viven sólo 30-90 días y pesan 125 mg.
- La jalea real es un extraordinario revitalizante para el organismo, muy preciado en geriatría.
- La esperanza de vida de las abejas depende de dos compuestos de la jalea real: la royalactina y el ácido 10-hidroxi-2-trans-decenoico.
- La jalea real estimula la memoria y los procesos cognitivos, mejora la absorción de calcio contra la osteoporosis, reduce el colesterol malo (LDL) y el colesterol total, protege el hígado, regula el nivel de azúcar en la sangre, es anticancerígeno y un fuerte antioxidante.
- Cuando una colonia huérfana recibe de pronto una nueva reina, las obreras: a) la ignoran, b) la agreden, o c) la cortejan y le ofrecen alimento. Si las obreras hostiles son

mayoría, pueden llegar a matar a la reina extraña y a las hermanas abejas "traidoras" que coquetearon con ésta.
- Para hacer una "barba de abejas", se requiere solamente calma y untar bajo el mentón un poco de feromonas reales o fijar una cajita de envío con una abeja reina adentro y esperar a que las abejas (¡5000 a 500 000!) enjambren sobre el mentón, cara, cuello y pecho.
- Mil ratones recibieron una inyección de células cancerígenas y murieron; a otros mil se les suministró jalea real por la boca o en inyección, al mismo tiempo que las células cancerígenas, y todos fueron protegidos del cáncer.
- La Apiterapia es una forma de inmunoterapia sin efectos secundarios.
- La dosis recomendada de jalea real en humanos es 1-2 gramos diarios.

Si no hubiera sido por la jalea real, Juan Francisco Grijalva no habría vuelto a la adolescencia. A los 75 años, su vida en San Antonio de Ibarra, Ecuador, se había amargado literalmente por padecer de la más dulce de las enfermedades: diabetes. Ya no podía cultivar la tierra, el médico le había prohibido prácticamente casi todos sus alimentos preferidos y dependía diariamente de los medicamentos. Esto cambió radicalmente cuando su hijo completó un primer curso de Apiterapia con el médico Ştefan Stângaciu y comenzó a darle al anciano padre jalea real, además de polen y propóleo. Bastaron solamente dos meses y Juan Francisco se siente ahora un hombre nuevo, regresó a su trabajo como agricultor y él mismo no sale de su asombro cuando comprobó que su nivel de glucosa sérica había disminuido de 240 mg/dL (13,3 mmol/L) a 90 mg/dL (5,0 mmol/L), pese a que ya no sigue las recomendaciones de su médico.

La jalea real es el producto de la digestión parcial de la miel y el polen y de la secreción de las glándulas hipofaríngeas (secreción clara), mandibulares (secreción blanca) y poscerebrales de las abejas obreras nodrizas de cinco a catorce días de edad, cuando disponen de suficiente polen, agua, miel y una temperatura conveniente en la colmena.

Durante los dos primeros días de vida, todas las larvas reciben jalea real. Las larvas de las celdillas reales, es decir, las futuras reinas, reciben la jalea real pura, sin polen, mientras que las larvas de obreras la reciben con algunos granos de polen. A partir del tercer día, las larvas de obreras son alimentadas con una papilla de miel, polen y agua, mientras que las de reina reciben jalea real durante toda su existencia y eso explica que las reinas tengan un tamaño mucho mayor que las obreras, vivan diez o doce veces más tiempo y sean fértiles.

Hay además una diferencia de calidad en la jalea que recibe la obrera respecto a la de la reina. Esta diferencia está dada por dos componentes fundamentales de la jalea real: la biopterina (24 μg/g) y la neopterina (3 μg/g). El alimento o jalea de la obrera contiene seis veces menos biopterina, diez veces menos neopterina y siete veces menos ácido pantoténico que la jalea real que reciben las larvas de reina.

Las abejas emplean unos 250-300 g de jalea real en la alimentación de una reina y gracias a esto la abeja madre es capaz de vivir 6 años (las obreras sólo 1 a 3 meses), nace con órganos de reproducción y sexuales altamente desarrollados, es de mayor tamaño que el resto de las abejas y procreará intensamente durante toda su vida (más de 2000-3000 huevos diarios).

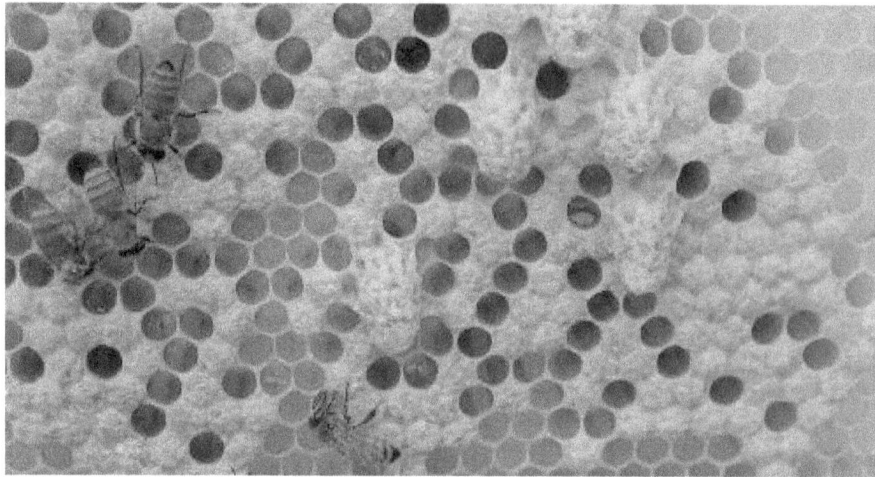

Celdas con larvas de reinas

COMPOSICIÓN QUÍMICA DE LA JALEA REAL

La jalea real es un coloide ácido y gelatinoso, de color blanco amarillento y cuyo contenido incluye es principalmente agua, azúcares, proteínas y lípidos, pero también contiene enzimas, azúcares, vitaminas, compuestos fenólicos y minerales. La jalea real está compuesta por:

- Agua   67,0 %
- Azúcares   16,0 %
- Proteínas   12,5 %
- Lípidos   5,6 %
- Cenizas   0,8 %

Un componente único en la jalea real es el ácido 10-hidroxi-2-trans-decenoico y muy importante también es la presencia de ácido 10-hidroxidecanoico, esteroles y otros ácidos. Está integrada por los siguientes compuestos ácidos:

- Ácido dicarboxílico
- Ácido octanoico
- Ácido monohidroxicarboxílico
- Ácido nonanoico
- Ácido metilhexendioico
- Ácido dodecanoico
- Ácido 7-hidroxioctanoico
- Ácido tetradecanoico
- Ácido dicarboxílico
- Ácido hexadecanoico
- Ácido 3-hidroxidecenoico
- Ácido octadecanoico
- Ácido 6-hidroxidecenoico
- Ácido 11-eicosenoico
- Ácido metiloctandioico
- Ácido eicosanoico
- Ácido n-nonandioico
- Ácido 13-docosenoico
- Ácido 8-hidroxioctanoico
- Ácido docosenoico
- Ácido p-hidroxibenzoico
- Ácido tetracosenoico
- Ácido 9-hidroxinonanoico
- Ácido m-benzodicarboxílico
- Ácido 9-hidroxidecenoico
- Ácido decandioico
- Ácido 10-hidroxi-1-trans-decenoico
- Ácido 9-hidroxi-2-transdecenoico
- Ácido palmítico
- Ácido monohidroxicarboxílico

- Ácido n-decendioico
- Ácido 10-hidroxi-2-trans-decenoico
- Ácido dicarboxilíco
- Ácido metiltridecenoico
- Ácido 11-hidroxiundecenoico
- Ácido octadecenoico
- Ácidos insaturados de C_{18}

Tiene un pH cercano a 3,6. Su contenido de vitaminas (en µg/g) es el siguiente:

- Tiamina (vitamina B_1) — 1,2-18
- Riboflavina (vitamina B_2) — 6,1-28
- Piridoxina (vitamina B_6) — 2,2-50
- Ácido nicotínico (vitamina B_3 o PP) — 48-125
- Ácido pantoténico (vitamina B_5) — 110-320
- Biotina (vitamina H o B_8) — 1,6-4,1
- Ácido fólico (vitamina M o B_9) — 0,16-0,5
- Inositol (vitamina B_7) — 78-150

Y vitamina E, que estimula la actividad sexual.

Contiene además antibióticos, un principio hiperglucemiante y los siguientes microelementos: hierro, oro, calcio, cobalto, silicio, magnesio, manganeso, níquel, plata, azufre, cromo, zinc, potasio, sodio, fósforo, cobre, aluminio, bario, estroncio, bismuto, cadmio, mercurio, plomo, antimonio, estaño, telurio, talio, tungsteno, titanio, vanadio y molibdeno.

En la jalea real hay estradiol (416,7 ng/100 g), testosterona (140 ng/100 g) y progesterona (108,2 ng/g de jalea real). Tiene también gammaglobulina, no correlacionada en cuanto a antigeneidad con la gammaglobulina del plasma humano.

Además de albúminas, grasas, azúcares, vitaminas, microelementos y los otros compuestos mencionados, contiene 20 aminoácidos esenciales, principalmente, (en µg %) : arginina (6,24), valina (6,61), histidina (3,26), isoleucina (5,56), leucina (8,18), lisina (8,06), metionina (1,67), treonina (4,89), triptófano (1,3), fenilalanina (5,26), prolina (6,01), ácido aspártico (16,14), serina (6,09), ácido glutámico (10,19), glicina (3,68), alanina (3,68), 1/2 cistina (0,14) y tirosina (4,30).

PROPIEDADES DE LA JALEA REAL

- Estimula la producción de colágeno de tipo I y fortalece los huesos.
- Estimula la circulación sanguínea.
- Ejerce acción tonificante sobre algunos centros del hipotálamo, como resultado de lo cual aumenta la secreción de hormona adrenocorticotrópica en la hipófisis.
- Actúa favorablemente en las afecciones del tracto gastrointestinal.
- Tiene acción antiséptica. Contiene gammaglobulina, componente que es capaz de frenar la senilidad y aumentar la resistencia, y que ejerce funciones antivirales, antimicrobianas y antitóxicas.
- Contiene hormonas sexuales: estradiol, testosterona y progesterona.
- Produce tolerancia inmunoespecífica.
- Posee acción hipotensiva por las sustancias acetilcolinérgicas: su alto contenido de acetilcolina disminuye la presión arterial y el ritmo de las contracciones cardíacas, refuerza la peristalsis estomacal e intestinal. Aumenta la tensión de los grandes hipotensos, sin efectos notables en el caso de los hipertensos.

- Es antihipercolesterolémico, antidiabético, tiene propiedades antiinflamatorias incluyendo efectos positivos en la hiperplasia prostática benigna.
- Tiene efectos positivos en la cicatrización de úlceras en los pies de diabéticos y otras heridas. Estimula el metabolismo celular y es un excelente epitelizante y regenerador tisular.
- Contiene gamma globulina, estradiol, testosterona, progesterone y acetilcolina.
- Posee una fuerte actividad antioxidante.
- Retarda el proceso de envejecimiento de la piel y mejora su hidratación y elasticidad.
- Normaliza los procesos metabólicos; mejora el metabolismo basal.
- Provoca afluencia de fuerzas, aumenta la vitalidad, longevidad y resistencia al frío y a la fatiga.
- Eleva el contenido de hemoglobina en la sangre, así como de leucocitos, glucosa y glóbulos rojos.
- Da una sensación de euforia con recuperación de fuerzas y del apetito.
- Disminuye la emotividad.
- Tiene efectos señalados sobre la actividad de las glándulas suprarrenales.
- Aumenta el peso corporal y la tasa de desarrollo, mejora el crecimiento en el caso de subalimentación en niños de corta edad.
- Posee efectos enzimáticos por la colinesterasa y fosfatasa.
- Mejora el desarrollo mental de los niños trisómicos.
- Tiene acción antitumoral. Su acción anticáncer, antimicrobiana, antiinflamatoria e inmunomoduladora está dada por la presencia de jeleínas, royalisina, royalactina y otras proteínas mayores de la jalea real, apalbúmina 2a, ácido 10-hidroxi-2-decenoico y otros compuestos.
- Inhibe el bisfenol A [2,2-bis(4-hidroxifenil) propano], estrógeno ambiental que estimula la proliferación de las células MCF-7 del cáncer mamario humano.
- Se usa en el tratamiento de la arteriosclerosis, coronariocardiosclerosis, hipotonía y distonía vegetativa vascular, endarteritis espasmódica, rehabilitación después del infarto del miocardio, estados asténicos e impotencia sexual.
- Es particularmente activa en la incontinencia de orina, la convalescencia de gripe -que abrevia notablemente-, y ciertas enfermedades de la piel.
- Se usa también en el tratamiento de las astenias, diabetes mellitus (elimina la resistencia a la insulina), úlceras del duodeno, inflamación del duodeno, neurosis, alteraciones de la presión arterial (especialmente hipotonía), anorexia en niños lactantes y de corta edad, alteraciones de la lactación materna, seborrea facial, envejecimiento del organismo, neuritis del nervio auditivo y muchas otras afecciones.
- Su alto valor nutritivo y sus preciadas aplicaciones médicas justifican su elevado precio. Según la FAO (**fao.org/docrep/w0076e/w0076e17.htm**), ya en los años 1990 un kilogramo de jalea real podía alcanzar un precio equivalente a US $3300.

Tenga siempre en cuenta lo siguiente:
- La administración prolongada de jalea real en cantidades excesivas no es recomendable.
- **Si se ingiere en gran cantidad, la jalea real produce cefalea, aumento de la tensión arterial, aumento del ritmo cardíaco y náuseas**. En ocasiones puede producir dermatitis por contacto, asma y anafilaxia. Los principales alergenos identificados son el ácido 10-hidroxi-2-trans-deceinoico y el ácido 10-hidroxidecanoico.

- Debe tomarse en pequeñas cantidades, una cucharadita con 100-300 mg de jalea real e incluso hasta 250-500 mg: **dosis mayores de 500 mg diarios pueden ser dañinas en algunas personas**, producir cefaleas y otros trastornos, aunque la dosificación terapéutica en algunos tratamientos puede ser hasta de 1000 mg (1 g) diarios. En ningún caso tomar más de 3-5 g al día.
- La jalea real está contraindicada en la enfermedad de Addison (insuficiencia crónica de la corteza suprarrenal).

El péptido aminoácido royalisina, homólogo a la defensina-1 de la hemolinfa, tiene actividad antibacteriana contra varias cepas grampositivas, entre ellas *Staphylococcus*, *Streptococcus*, *Bacillus subtilis*, *Micrococcus luteus*, *Sarcina lutea*, *Clostridium*, *Corynebacterium*, *Lactobacillus helveticus*, *Paenibacillus larvae* y *Leuconostoc*, mientraas que no se ha observado inhibición contra las bacterias gramnegativas *Escherichia coli* y *Serratia marcescens*. La royalisina tiene también actividad antimicótica o antifungal contra *Botrytis cinérea*.

La apalbumina inhibe el desarrollo de *Pseudomonas larvae*, *Bacillus subtilis* y *Escherichia coli*.

Los ácidos carboxílicos tienen propiedades antimicrobianas contra las bacterias grampositivas, gramnegativas y los hongos. El ácido 10-hidroxi-2-trans-decenoico es un fuerte antibacteriano, especialmente contra *Bacillus subtilis*, *Staphylococcus aureus* y *Escherichia coli*. El ácido sebácico tiene fuerte actividad antimicótica (antifungosa) contra *Candida albicans*, *C. tropicalis* y *C. glabrate*.

El ácido 10-hidroxi-2-trans-decenoico y el éster etílico del ácido 4-hidroperoxi-2-decenoico protejen de la úlcera gástrica, inhiben sinoviocitos tipo fibroblastos en los pacientes de artritis reumatoide, inhiben la actividad de la deacetilasa histona y tienen potencial terapeútico contra la ateroesclerosis.

La jalea real tiene efectos similares a los estrógenos y antimenopáusicos gracias a los ácidos 10-hidroxi-2-trans-decenoico, 2-trans-decenoico, 10-hidroxidecanoico, 3,10-dihidroxidecanoico y sebásicos, y al esteroide 24-metilenecolesterol. El ácido 10-hidroxi-2-trans-decenoico promueve la síntesis de colágeno y la producción del factor promotor del colágeno, que transforma el factor de crecimiento β1 en fibroblastos humanos.

El ácido 10-hidroxi-2-trans-decenoico y el ácido 10-hidroxidecanoico estimulan la diferenciación de las neuronas en células madres fetales y actúan posiblemente como el ácido docosahexaenoico de la serie ω-3 (omega-3), componente que promueve la neurogénesis en el sistema nervioso central. El ácido docosahexaenoico es esencial para el desarrollo y funcionamiento del cerebro y muestra efectos positivos en la enfermedad de Parkinson, lo que sugiere potenciales similares para el ácido 10-hidroxi-2-trans-decenoico. Estos potenciales neurogenerativos de los ácidos grasos de la jalea real son válidos también porque el éster etílico del ácido 2-decenoico, derivado del ácido 2-decenoico de la jalea real, promueve la recuperación funcional en lesiones de la médula espinal.

OBTENCIÓN DE LA JALEA REAL

Cuando el número de abejas nodrizas es excesivo en la colmena, éstas construyen celdas para abejas reinas, costumbre que el hombre utiliza para obtener jalea real. Para ello fija en los cuadros más celdas artificiales de plástico o cera, las cuales las abejas limpian y le colocan larvas dentro de ellas. Después de las 48 ó 72 horas se procede a extraer de estas celdas la valiosa jalea real depositada en las mismas.

Las condiciones básicas para la producción de la jalea real son:
- Contar con colonias fuertes, de buenas características genéticas, con obreras y larvas saludables.
- Una adecuada alimentación para la colmena.
- Temperatura adecuada para la producción.

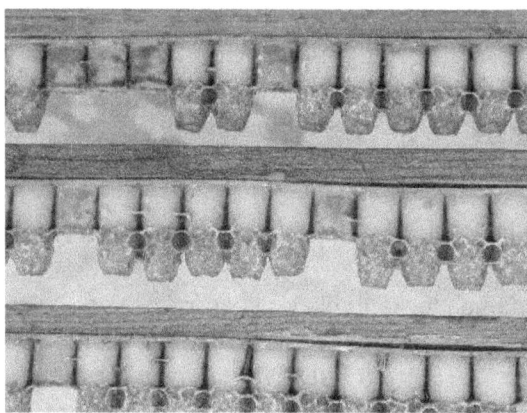 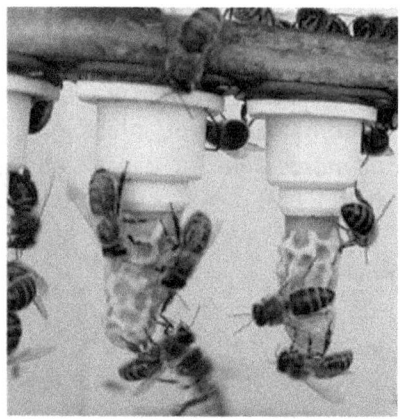

Copas celdas operculadas con jalea real y otro tipo de copas celdas plásticas. (HL)

El procedimiento es el siguiente:
- Organice la colmena para la producción de jalea real, es decir, mantenga huérfana el área de producción de la jalea. Ponga un excluidor para conseguir que la reina quede en el cuerpo de cámara de cría y coloque en el alza un cuadro especial.
- Fije las celdas artificiales para reinas (copas celdas) en el cuadro especial compuesto por tres listones con 25 copas celdas por listón. Las abejas limpiarán las copas celdas.
- Coloque larvas en las copas celdas limpias; luego retire las que no fueron aceptadas por las abejas.
- Para la extracción de la jalea real, saque de la colmena el cuadro de las copas celdas.
- Desopercule las copas celdas.
- Obtenga la jalea, fíltrela y almacénela en congelación (-18 °C).

Las siguientes recomendaciones ayudarán a aumentar la producción y calidad de la jalea real:
- Seleccione las abejas que producen mayor rendimiento de jalea real. Las abejas italianas son mejores productoras de jalea real que las otras razas.
- Trabaje con colonias fuertes con muchas abejas y adecuada cantidad de cría de obreras. Emplee una alimentación estimulante y dos reinas: una en la colonia principal y la otra en la subordinada.
- Utilice copas celdas plásticas de alta calidad, preferentemente cilíndricas y fabricadas en tiras de 25 copas celdas.
- Prolongue el período de producción de jalea mediante el suministro de fuentes suplementarias de polen y néctar, y de ser necesario emplee la alimentación artificial con sirope azucarado.

- Coloque las larvas en el momento preciso. Es necesario mantener larvas en la cámara de cría para estimular la actividad de las glándulas hipofaríngeas y mandibulares de las abejas nodrizas. También se necesitan las larvas para trasladarlas a las copas celdas. Si pretende extraer la jalea real a las 48 horas, use el traslado doble, pero si la extraerá a las 72 horas utilice el simple.
- La reina no debe tener acceso al área productora de jalea real. Instale el cuadro con las copas celdas entre dos cuadros de cría.
- Evite la contaminación de la jalea: no emplee colmenas enfermas ni permita el uso de productos químicos para prevenir las enfermedades o de antibióticos durante la producción.
- Filtre la jalea real inmediatamente después de su extracción, para evitar que cristalice a bajas temperaturas.
- Congele la jalea inmediatamente después de filtrada a -18 °C.

CONSERVACIÓN Y CALIDAD DE LA JALEA REAL

Debido a su composición (68 % de agua y 32 % de materia seca), la jalea real se conserva difícilmente. Es deteriorada por el oxígeno del aire y la luz, que favorecen el enranciamiento de sus materias grasas y las podredumbres.

La jalea real se echa a perder rápidamente por la luz solar, el oxígeno del aire, la humedad y particularmente el calor. A las dos horas después que se saca de la celdilla real o copa celda, la jalea comienza a cambiar sus propiedades. A 0-30 °C envejece a las 20 horas; a 35 °C pierde sus propiedades a las 12-14 horas. El plazo de almacenamiento a -6 °C es uno o dos días, y a 6 °C un día, si se le pretende dar uso terapéutico.

La jalea real se conserva pura, mezclada con miel o liofilizada. Tiene pH 3,4 a 4,5 y densidad de 1,1.

- Pura debe ser mantenida a una temperatura aproximada de 0 °C en recipientes opacos, preferentemente negros, bien llenos y cerrados herméticamente con tapa de material plástico (el metal es atacado por su pH ácido). Debe contener 62,5 a 68,5 % de humedad, 11 a 14,5 % de proteína bruta, más de 1,4 % de ácido 10-hidroxi-2-decenoico y una acidez entre 32 y 53 meq/100 g de jalea real.
- Para mezclar la jalea real con miel, lo mejor es no sobrepasar los 30-40 g de jalea real por kilogramo de miel para evitar fermentaciones y lo óptimo es 10 g solamente. Se debe utilizar miel con bajo porcentaje de humedad, si es posible miel concentrada. La jalea real mezclada con miel debe conservarse o envasarse en frascos opacos o negros de plástico, porcelana o vidrio, con cierre hermético. Se prepara la mezcla batiendo 2,0-2,5 g de jalea real con 100 g de miel cristalizada fina y homogéneamente (18 % de humedad como máximo) durante ocho horas. El tiempo de conservación de la mezcla depende de la humedad de la miel.
- Liofilización: tecnología que aplica evaporación al vacío en estado de congelación. Se puede conservar a 6 °C en papel de aluminio.
- El mejor secado se obtiene por liofilización. Si no puede liofilizar, conserve la jalea mezclando una parte de ésta en un mortero de porcelana con cuatro partes de una mezcla de lactosa (98-97 %) y glucosa (2-3 %). Esta jalea real se puede conservar a 6 °C de 4 a 6 meses en frasco oscuro.

- En la jalea real almacenada a 6 °C se observan algunos procesos de fermentación ácido-láctica en los 3 primeros meses de almacenamiento: aumento de 50-65 % de ácido láctico en la jalea real sin procesar y aumento de 13-50 % de ácido láctico en la jalea real liofilizada.
- La jalea real fresca contiene 7 veces más ácido láctico que tartárico. La jalea vieja sin signos de fermentación contiene 10 veces más ácido láctico que tartárico, posee además el doble de colesterina libre y menor contenido de combinaciones.

La cantidad de ácido pirotartárico (ácido metilsuccínico) en la jalea real sin procesar aumenta después de los 6 meses de almacenamiento a 6 °C y -6 °C.

Algunos parámetros de calidad de la jalea real para consumo humano son:
- Humedad: 62,5 a 68,5 %, cuando es desecada con calor a baja presión.
- Proteína bruta: 11,0 a 14,5 %, por el método de Kjeldahl.
- Ácido 10-hidroxi-2-decenoico: más de 1,40 %, por cromatografía en fase gaseosa.
- Acidez: 32,0 a 53,0 mL equivalentes de ácido por 100 g de jalea real, por el método de titulación alcalina.
- pH: 3,5 a 4,5.
- Contenido de N: 1,9 a 2,5 %, por el método de Kjeldahl.
- Contenido de azúcar: 9 a 13 %.
- Contenido de cenizas: menos de 1,5 %.
- Contenido de extracto acuoso: 22 a 31 %.
- Contenido de extracto alcohólico: 14 a 22 %.
- Metales pesados: menos de 5 ppm.
- Arsénico: menos de 1 ppm.
- Tetraciclina: no debe ser detectada.

Para la jalea real desecada, los requisitos de calidad son: menos de un 5 % de humedad, 30 a 41 % de proteína bruta y más de 3,50 % de ácido 10-hidroxi-2-decenoico.

La jalea real liofilizada, es decir, concentrada por evaporación al vacío en estado de congelación, se conserva en polvo, pero el procedimiento hace que no pueda ser aplicado sin daño para el valor terapéutico del producto.

La jalea real transformada en cápsulas, tabletas, etcétera, debe tener más de un 0,16 % de ácido 10-hidroxi-2-decenoico.

Este producto de la colmena tiene un alto precio en cualquier mercado, lo que se justifica por su alto valor nutritivo y sus preciadas aplicaciones médicas.

Con ella se preparan tabletas sublinguales, supositorios, ungüentos, tabletas, cápsulas, cremas nutritivas y tonificantes para las pieles normales y secas, champúes, cremas para las manos y cremas para después de afeitarse, grageas con glicolol; mezclas con miel, propóleo, glicerofosfato de calcio, vitamina C y otros productos.

APITOXINA O VENENO DE ABEJAS, MÁS QUE UNA PICADURA

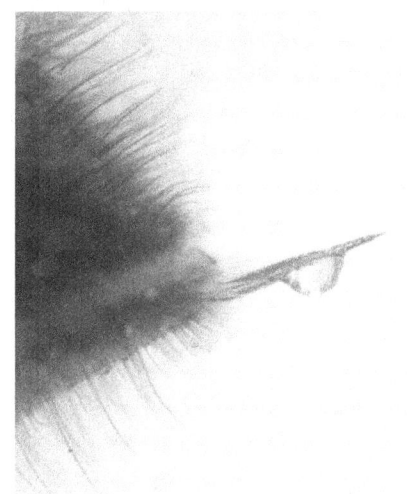 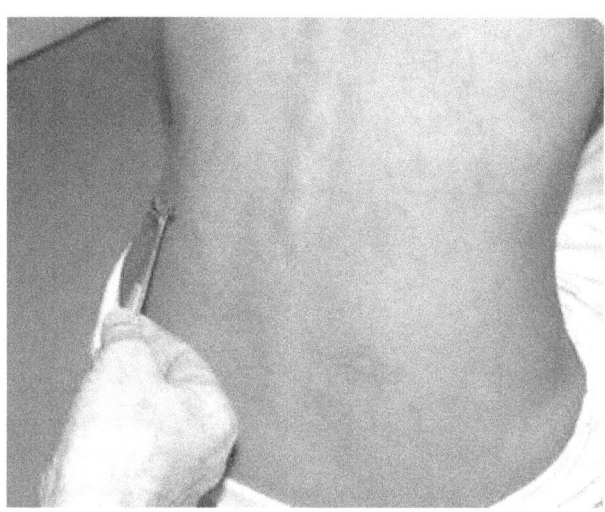

Aguijón con veneno. (**HZ**).   Aplicando picaduras de abejas a una paciente. (**PP**)

¿Sabía usted esto?:
- El médico de Carlomagno (742-814) le curó su padecimiento crónico de gota utilizando para ello picaduras de abejas en dosis progresivas.
- Las enzimas del veneno de abejas son 30 veces más activas que las del veneno de serpiente.
- En la Guerra de los Treinta Años (1618-1648) fueron usadas colmenas unidas entre sí por una cuerda, para emboscar a la caballería enemiga haciendo que las abejas enfurecidas, al caer bruscamente las colmenas, picaran a caballos y caballeros.
- El veneno de abejas es mucho más fuerte que cualquier otro antibiótico.
- Las abejas africanizadas, más pequeñas que las europeas, responden 10 veces más rápido y producen 9 veces más picaduras en igual tiempo (90 picaduras a los 30 segundos) y mayor densidad de picaduras (40/cm² de piel humana) que las abejas europeas. Además, persiguen a los intrusos hasta 460 metros con disposición a picar.
- El valor terapéutico del veneno de abejas se debe principalmente a sus propiedades hemorrágicas y neurotropas.
- La miel reduce el colesterol total, los triglicéridos totales y el colesterol malo o LDL (lipoproteína de baja densidad), al tiempo que aumenta el colesterol bueno o HDL (lipoproteína de alta densidad).
- El veneno de abejas es ácido (pH 4,5-5,5), por lo que el mejor antídoto tópico es una sustancia alcalina como el amoníaco. En contraste, el veneno de avispas es alcalino y debe tratarse con vinagre u otro ácido.
- Para obtener 1 g de veneno en polvo, se necesitan al menos las picaduras de 10 000 abejas.
- La adrenalina o epinefrina autoinyectable (EpiPen, Twinject, etc.) para los casos de anafilaxia, no tiene ningún efecto si el paciente ha estado tomando ß–bloqueadores.

- El Día Mundial de la Apiterapia es el 30 de marzo, fecha del nacimiento en 1844 de Filip Terč. Fue propuesto por la organización Bees for Life – World Apitherapy Network y celebrado primeramente en 2006 en Prapořiště.

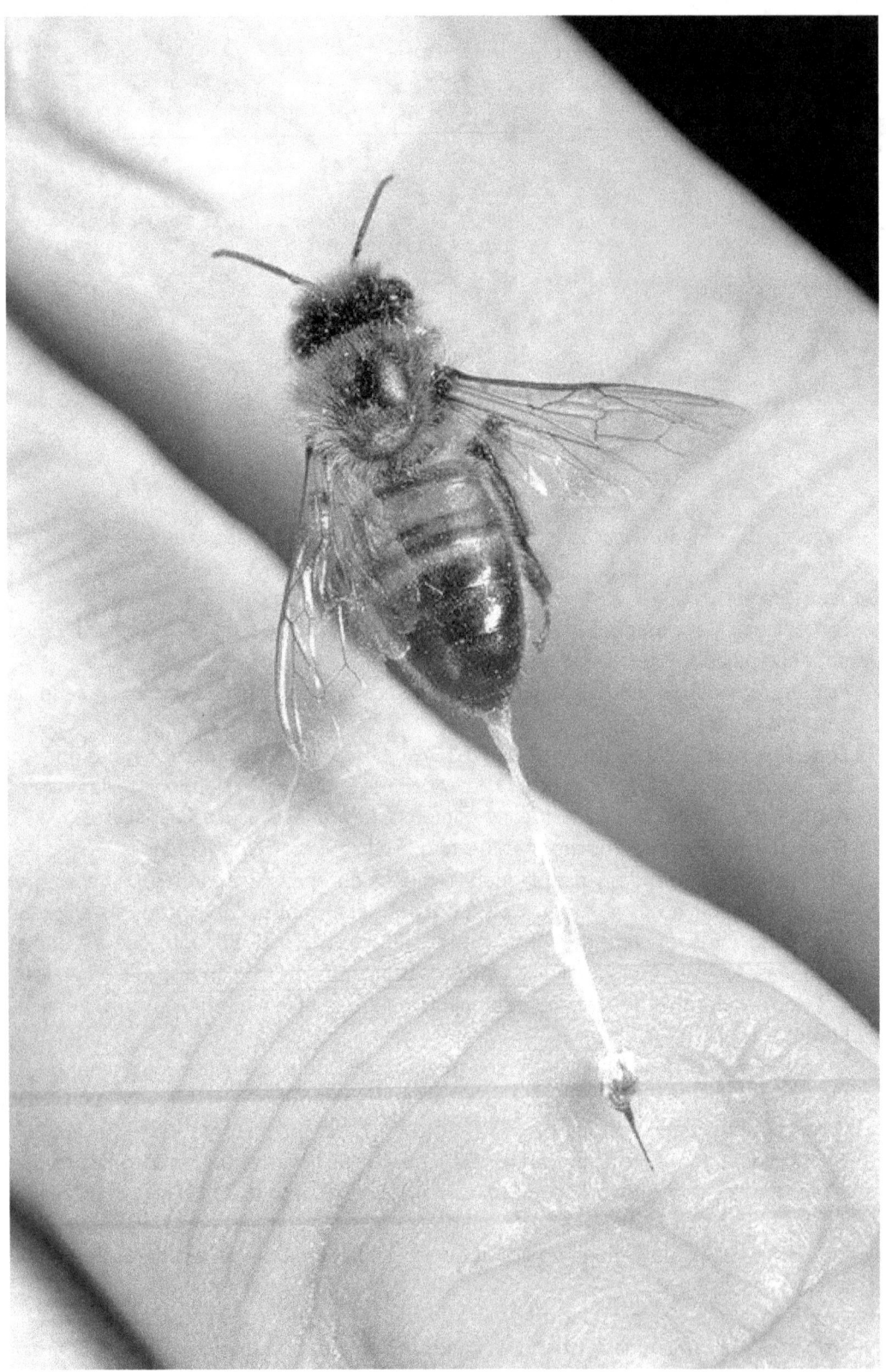

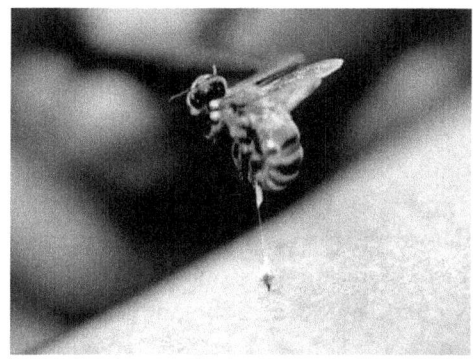 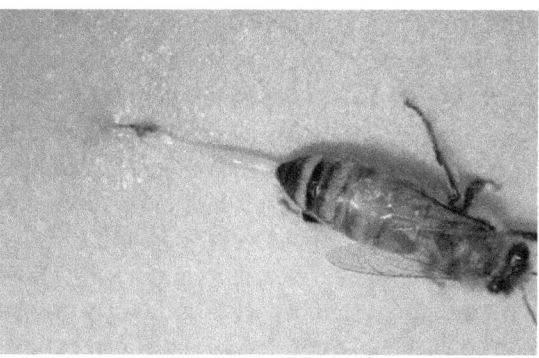

La abeja pierde el aguijón y los intestinos después de picar. Una solución es usar rejillas.

Después de la guerra en Vietnam (1961–1975), muchos jóvenes vietnamitas fueron enviados a estudiar en La Habana, ciudad donde nací y trabajé hasta los 40 años. Los cubanos no lograban entender porqué a esos jovencitos les gustaba saltar alrededor de las colmenas y dejarse picar por las abejas. "Es bueno para la salud" – respondían cuando algún curioso se atrevía a preguntarles--, sin imaginar que pocos años después la Apiterapia sería un popular procedimiento médico en Cuba.

En los EE.UU., es bien conocida la historia de mi amiga Pat Wagner (1950–2018), "The Lady Bee" de Waldorf, Maryland: Diagnosticada con esclerosis múltiple, su neurólogo no podía creer que la paciente Pat estaba frente a él caminando por sí misma, había recuperado audición, control de la vejiga y se había normalizado su temperatura corporal. Pocos meses antes ese mismo médico de un famoso hospital la había desahuciado, le habían quitado a Pat toda esperanza de recuperación tras 22 años de intenso tratamiento con prednisona, otros muchos medicamentos (corticotropina, flurazepam, triazolam, diazepam, secobarbital, meprobamato, dantroleno, dexedrina, oxibutinina, loperamida, eritromicina, cefalexina, oxicodona, hidrocodona, paracetamol, Fiorinal, morfina, indometacina, etc.) y una cirugía de la vejiga. Por primera vez desde el diagnóstico inicial en el hospital de la Universidad de Georgetown, Pat había sido condenada médicamente a ser un "cadáver que respira", confinada para siempre a una silla de ruedas, y de hecho su condición fue empeorando cada vez más, hasta que después de su mayor crisis ella misma decidiera comenzar a aplicarse picaduras de abejas. Hasta poco antes de su fallecimiento, Pat Wagner dio conferencias, hizo presentaciones por televisión, publicó un exitoso libro con sus experiencias (***How Well Are You Willing to Bee, The Beginner's Auto Fix-it Guide***), grabó un video y trató con picaduras de abejas a más de 20 000 pacientes de esclerosis múltiple, artritis reumática y otras enfermedades.

Hay muchas historias interesantes de personas con artritis, gota, lupus, tumores, enfermedad de Lyme, esclerosis múltiple, etc., mejoradas espontáneamente de sus dolencias tras sufrir picaduras accidentales por abejas.

Todos los productos de la colmena pueden ser etiquetados y vendidos como suplementos nutricionales menos uno: el veneno de abejas. La aplicación de veneno es la única considerada invasiva desde el punto de vista médico y que puede acarrear riesgos si no se toman las debidas precauciones.

La Apiterapia es accesible a cualquier persona que quiera tomar o untarse miel, pan de abejas, propóleo, jalea real, etc., pero es mejor que las picaduras de abejas las aplique una persona con la debida preparación o que el paciente esté bien informado, y en este capítulo trato de informar sobre la preparación y precauciones que este producto merece.

El veneno de las abejas, también conocido como apitoxina (del latín *apis*, abeja, y del griego *toxikón*, veneno), es producido por una glándula de secreción ácida y otra de secreción alcalina incluidas en el interior del abdomen de la abeja obrera. Ya cuando la abeja tiene una edad de 15 a 20 días, su saco de veneno está completamente maduro y lleno. Al picar, el veneno es introducido en nuestra piel a razón de 0,15-0,3 mg por cada picadura, por un aparato vulnerante cuyo aguijón es particularmente conocido.

El aguijón de la abeja consta de un largo estilete puntiagudo, de 2 mm, que se amplía luego con 0,1 mm de diámetro. En el estilete existen varios dientes pequeños, algunos de 0,03 mm de longitud; estos dientes son los que retienen el aguijón en el objeto que pica la abeja, lo que causa la pérdida del aguijón y de la vida de ella. Al picar la abeja, el estilete penetra en el objeto picado hasta la mitad de su longitud.

El veneno de abeja es un líquido transparente, con olor a miel acentuado y de sabor amargo, acre. Su densidad es de 1,1313. Una gota colocada sobre el papel de tornasol azul lo vuelve rojo inmediatamente, lo que indica una reacción ácida. Puede ser considerado como un veneno endotelial violento, además de un marcado estimulante de los músculos lisos. Podemos designarlo como un veneno protoplasmático general.

Las características principales de la apitoxina o veneno de las abejas son:
- Apariencia: líquido transparente, ligeramente amarillo, sabor agudo y amargo, fuerte olor aromático.
- Peso específico: 1,1313.
- pH: reacción ácida.
- Soluble en agua y ácidos.
- Casi insoluble en alcohol.
- Las soluciones no son estables: se infectan y descomponen rápidamente por las bacterias.
- Se seca rápidamente a temperatura ambiente.
- Muy termoestable: soporta 100 °C durante 1 hora o congelación durante 10 días sin perder su poder.
- Se destruye fácilmente por sustancias oxidantes: permanganato de potasio, sulfato de potasio, cloro, bromo, alcohol.
- Las enzimas digestivas (tialina, pepsina, pancreatina, renina) y vegetales (papaína) lo debilitan rápidamente y, viceversa:
- El veneno afecta rápidamente la efectividad de las enzimas. Se destruyen mutuamente.
- Es destruido por los álcalis (ejemplo: amoníaco), ácidos fuertes (pícrico, crómico, carbólico) y antisépticos fuertes.
- Su toxicidad varía según la especie y es mayor en *Apis indica* (*A. cerana*) seguida por *A. mellifera*, *A. dorsata* y *A. florea*, aunque estas diferencias no son significativas.
- Al igual que el veneno de serpiente, no tiene efecto si se toma por vía oral.
- Se conserva indefinidamente en glicerina (se ha informado sobre 22 años de conservación).
- Una picadura de abeja = 0,1 mg de veneno seco (2,0 mg de veneno líquido). A esto se le llama una **unidad convencional**.

El olor del veneno es aromático. Para sentirlo es suficiente excitar a las abejas insuflando aire en la colmena a través de una tela metálica. En ese momento las abejas se intranquilizan, elevan su abdomen hasta una posición vertical y se preparan para picar. En la colmena se siente el olor del veneno, bien conocido para las abejas y los apicultores. El veneno de abejas:

- Se diferencia del veneno de serpientes como las cobras y víboras porque éste es coagulante por su contenido en hemotoxina, y el de abejas es anticoagulante.
- Se diferencia del veneno de cobra y sapo por el contenido de factores de difusión.
- Se diferencia del veneno de avispa por el contenido de fosfolipasa A. El veneno de avispa contiene fosfolipasa B, que segrega dos moléculas de ácido graso.

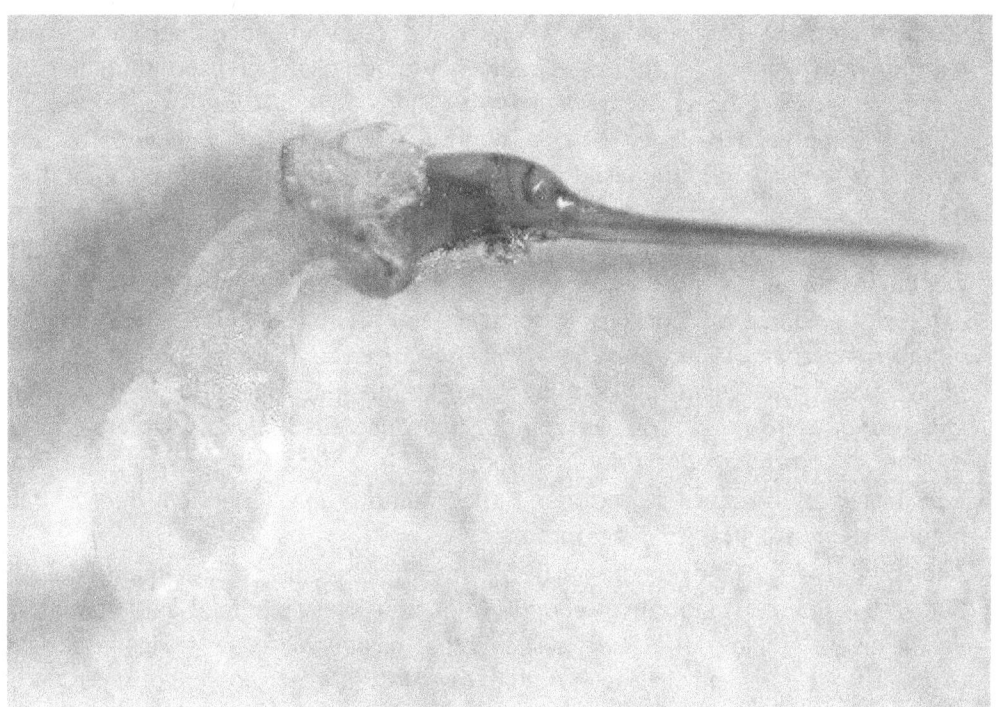

El aguijón y la bolsa de veneno.

COMPOSICIÓN QUÍMICA DE LA APITOXINA

El análisis químico muestra que, además de mucha agua (88 % del peso), contiene una histamina, la melitina, que es una proteína relativamente simple; una lisolecitina, la apamina, y enzimas como la fosfolipasa A_2 y la hialuronidasa. Además, posee ácido clorhídrico, ácido ortofosfórico, colina, triptófano, los microelementos hierro, yodo, potasio, azufre, cloro, calcio, magnesio, manganeso, cobre y zinc, y otros compuestos. Contiene además melitina, secapina, péptido MCD, tertiapina, dopamina, noradrenalina, ácido γ-aminobutírico, glucosa, fructosa, fosfolípidos, α-aminoácidos, feromonas y otros compuestos.

Se ha señalado que sus propiedades médicas se deben, esencialmente, al fosfato de magnesio, $Mg_3(PO_4)_2$, que representa un 0,4 % del peso del veneno seco. Es muy rico en sustancias nitrogenadas, en ácidos volátiles que desaparecen en el proceso de su desecación, y contiene muchas diastasas además de la fosfolipasa A_2 y la hialuronidasa, ya señaladas.

A continuación, las propiedades farmacológicas de los componentes del veneno de abejas:

Péptidos:

- Melitina (50 % del peso seco total de la apitoxina). Integrada por 26 aminoácidos (leucina, glicina, alanina, isoleucina, treonina, lisina, arginina, ácido glutámico y otros). Es antitumoral, antibacteriano y antifúngico. Produce cortisona (100 veces más potente que la hidrocortisona), estimula el sistema hipófisis-adrenal y estabiliza la membrana de las células lisosomáticas para proteger contra la inflamación. Produce la mayor parte de la toxicidad general y local, bloquea las sinapsis neuromusculares y ganglionares, produce la parálisis respiratoria y la hemolisis, es responsable del dolor y la inflamación, inhibe la actividad de la colinesterasa y coagula el fibrinógeno, contrae la musculatura lisa y estriada, libera las histaminas, disminuye la actividad superficial de las membranas, inhibe el sistema nervioso central, aumenta la permeabilidad vascular y reduce la presión arterial. Es uno de los más potentes agentes antiinflamatorios conocidos, de ahí su potencial en el tratamiento de la artritis y reumatismo. Actúa sinérgicamente con la fosfolipasa A_2. No tiene propiedades antigénicas, aumenta los niveles de cortisol en el plasma sanguíneo, estimula al eje pituitario-adrenal a liberar catecolaminas y cortisona. Es más potente que las penicilinas semisintéticas contra las bacterias gramnegativas, aunque es doblemente eficaz contra las grampositivas como *Staphylococcus aureus*. Actúa contra la espiroqueta *Borrelia burgdorferi*, causante de la enfermedad de Lyme. Es muy termoestable: no reduce su acción a 100 °C durante una hora. Tiene fuerte efecto hemolítico, mastocitolísico y radioprotector.
- Adolapina (1,0 %). Tiene número opial 80, es decir, tiene una acción calmante del dolor 80 veces mayor que la morfina y el opio. Tiene fuertes propiedades antiinflamatorias y analgésicas. Inhibe la cicloxigenasa microsómica. Inhibe la lipoxigenasa de las plaquetas que involucra al ácido hidroperoxieicotetranónico y los leucotrienos. Inhibe el tromboxano y la prostaciclina activados durante la inflamación. Es 70 veces más potente que la indometacina.
- Apamina (2,0–3,0 %). Tiene 18 aminoácidos. Estimula la secreción de heparina y produce neurotoxicidad sistémica. Produce cortisona. Su acción farmacológica es sobre el sistema nervioso central (neurotoxina) y el sistema nervioso periférico; la permeabilidad vascular de la piel se incrementa localmente por aplicación intracutánea. Inhibe el sistema C3 involucrado en la inflamación. Tiene propiedades antiinflamatorias, euforizantes y antigénicas.
- Inhibidor de la proteasa (< 0,8 %). Inhibe la actividad de la triptisina y bloquea la actividad enzimática del veneno de otros insectos o enemigos de las abejas, aunque no se conoce qué acción tiene en mamíferos.
- Melitina F o promelitina (0,01 %). Precursora de la melitina en la apitoxina en los primeros días de edad de la abeja.
- Procaminas A, B (1,4 %). Tienen propiedades radioprotectoras.
- Minimina (2,0–3,0 %). Contiene 52 aminoácidos y no se conoce su acción en mamíferos.

- Cardiopep (< 0,7 %). Tiene propiedades antiarrítmicas, estimula el eje pituitario-adrenal para liberar catecolaminas y cortisol. Aumenta la fuerza ß–adrenérgica (contracciones) y el ritmo cardiaco sin efecto en la circulación coronaria.
- Péptido 401 o MCD (2,0–3,0 %). El péptido degranulador de mastocitos (MCD) es 100 veces más potente antiinflamatorio que la hidrocortisona, tiene estructura similar a la apamina, daña los mastocitos, libera histamina e incrementa la permeabilidad capilar. Bloquea el ácido araquidónico e inhibe la síntesis de prostaglandina.
- Secapina (0,5 %). Está constituida por 25 aminoácidos con un puente disulfuro. Tiene muy baja toxicidad en ratas y no se conoce su efecto en humanos.
- Tertiapina (0,1 %). Está constituida por 21 aminoácidos con dos puentes disulfuro. Tiene acción presináptica en altas concentraciones.

Enzimas:

- Fosfolipasa A_2 o lecitinasa A (10,0–12,0 %). Actúa sinérgicamente con la melitina. Es el principal alergeno de la apitoxina, libera las histaminas y tiene efecto antitumoral (induce la apoptosis en células cancerosas), inmunoestimulante, radioprotector y mastocitolítico. Transforma los ácidos grasos no saturados de la lecitina en lisolecitina, evita la coagulación de la sangre, induce la liberación de prostaglandinas. Produce hemolisis indirecta, es inhibidor del transporte electrónico y de la fosforilación oxidativa, y posee antigenicidad. Además, tiene efecto antagonista sobre la toxina tetánica y la α-toxina de los estafilococos y reduce la presión arterial.
- Fosfolipasa B o lisofosfolipasa (1,0 %). Regula la acción de la fosfolipasa A_2 y la melitina haciendo que el ataque a las membranas de células atípicas sea más prolongado y efectivo. Contribuye a la acción antitumoral del veneno de abejas.
- Hialuronidasa (1,5–2,0 %). Integrada por 18 aminoácidos, principalmente lisina y arginina. Tiene efecto hemolítico indirecto. Despolimeriza el ácido hialurónico del tejido conjuntivo, facilitando la penetración del veneno por el aumento de la permeabilidad capilar. Aumenta la permeabilidad del tejido conectivo y ablanda los tejidos de las cicatrices, de ahí el papel de la apitoxina en el tratamiento dermatológico y estético de las cicatrices. Es un factor de liberación, es anafilactógena, inmunoprotectora y posee antigenicidad.
- Fosfomonosterasa ácida o fosfatasa ácida (1,0 %). Es uno de los principales alérgenos de la apitoxina, junto con la hialuronidasa, la fosfolipasa A_2 y la melitina.
- α-D-glucoxidasa (0,6 %). No se conoce su acción en mamíferos.

Aminas activas de bajo peso molecular:

- Histamina (0,7–1,5 %). Induce dolor, produce dilatación e incremento de la permeabilidad de los vasos sanguíneos, lo que facilita la penetración de las toxinas en el tejido por lo que puede considerarse un "factor de extensión" (similar a la hialuronidasa). Como resultado, mejora la circulación sanguínea y reduce la presión arterial. Elevados niveles de histamina provocan salida de adrenalina, lo cual induce un estado de excitación en mamíferos.
- Dopamina (0,13–1,0 %). Catecolamina natural precursora de la norepinefrina y aminovasopresora simpatomimética. Actúa sobre la conducta y la fisiología de los insectos, ejerce fuerte influencia en la circulación y aumenta la velocidad de pulsación

del corazón en los mismos. Por su bajo nivel en la apitoxina es improbable que afecte a los mamíferos excepto en dosis elevadas y acumulativas que harían que este neurotransmisor actúe en estimular la transmisión sináptica de pacientes de Parkinson y otros.
- Noradrenalina o norepinefrina (0,1–0,7 %). Tiene la misma acción que la dopamina sobre el sistema nervioso central y el sistema circulatorio de los insectos, pero por su bajo contenido en la apitoxina tiene poca acción sobre los humanos y demás mamíferos.
- Leucotrinas. Sustancias inflamatorias presentes en la inflamación asmática, la contracción de los bronquios y la soriasis. No se tiene suficiente información sobre su contenido en la apitoxina y su papel en ésta.

Otros componentes:

- Glucosa y fructosa (< 2,0 %). Carbohidratos de la apitoxina.
- Ácido γ-aminobutírico (< 0,5 %). Aminoácido.
- Ácido ß-aminoisobutírico (< 0,01 %). Aminoácido.
- 5-hidroxitriptamina (0,0005 %). Produce el dolor urticante característico de la picadura de abeja.
- Isoamilacetato (0,1 %). "Feromona de ataque" de las abejas, que alerta a las otras abejas acerca de cualquier peligro y las incita a atacar masivamente.
- Fosfolípidos (4,5 %). La apitoxina contiene seis fosfolípidos.
- Catecolaminas. Actúan sobre la conducta y la fisiología de insectos, ejercen fuerte influencia en la circulación y aumentan la velocidad de pulsación del corazón en los mismos. Por su bajo nivel es improbable que afecten a los mamíferos.
- Serotonina. Induce dolor, y produce dilatación e incremento de la permeabilidad de los vasos sanguíneos, lo que facilita la penetración de las toxinas en el tejido por lo que puede considerarse un "factor de extensión" (similar a la hialuronidasa).
- Ácido vanilmandélico (0,0005 %). No se conoce su efecto sobre los mamíferos.

ACTIVIDAD BIOLÓGICA DE LA APITOXINA

El valor terapéutico del veneno de abejas se debe principalmente a sus propiedades hemorrágicas y neurotóxicas.
Los efectos del veneno son los siguientes:

- Dilata los vasos capilares, acelera e intensifica la circulación.
- Posee cualidades anticoagulantes: ejerce acción inactivante en la tromboplastina plasmática y tisular, y disminuye la actividad trombínica.
- Fuertes efectos hemorrágicos (producidos por las globulinas).
- Tiene propiedades antitumorales. Inhibe la proliferación e induce apoptosis en células cancerosas, principalmente por la acción de la melitina.
- Influye en el sistema de la hipófisis, la corteza suprarrenal y estimula la producción de corticosteroides endógenos.
- Hipotensor (por eso, antes de inyectar al paciente es necesario proveerle vitamina C o cafeína; así se previene la posibilidad de hipotonía).

- Posee acción neurotrópica, o sea, mejora el metabolismo del sistema nervioso central y periférico.
- Es capaz de eliminar la depresión de las glándulas suprarrenales, producida por la acción de hormonas esteroides.
- Posee efecto bacteriostático.
- Posee efecto anestésico local.
- Mejora el funcionamiento del hígado.
- Mejora la actividad del cerebro.
- Cura las afecciones del miocardio.
- Aumenta la actividad fibrinolítica de la sangre y puede usarse para eliminar el estado pretrombótico de pacientes ateroscleróticos y tromboflebíticos.
- Posee acción inmunológica en el tratamiento de las enfermedades reumáticas.
- Tiene acción hemolítica (producida por la hemolisina), leucolítica, plasmolítica y circulatoria.
- Aumenta los elementos nitrogenados en la orina.
- Acelera la respiración.
- Es 13 veces más potente como antioxidante que el flavonoide rutina.
- Disminuye la colesterina.
- Aumenta los uratos.
- Aumenta el metabolismo: estimula diversos procesos metabólicos, como el metabolismo óseo (acelera la soldadura de fracturas), aumenta el suministro de oxígeno, suministra calor adicional.
- Aumenta la eliminación de toxinas acumuladas.
- Disminuye la colesterina.
- Aumenta considerablemente los movimientos peristálticos.
- Mata los infusorios y paramecios al momento en disolución de 1:10 000, pero estimula la multiplicación del paramecio en 1:500 000.
- En condiciones experimentales es capaz de evitar el desarrollo de estados convulsivos.
- En dosis terapéuticas eleva la actividad del sistema hipofítico-adrenal y moviliza las fuerzas protectoras del organismo.
- Expande los vasos sanguíneos en el cerebro y produce el desarrollo de diversos reflejos de defensa.
- Inhibe el edema y alivia el dolor; posee un polipéptido con actividad antiinflamatoria (100 veces mayor que la hidrocortisona).
- Es un activo agente inmunizante.
- Es radioprotector, por lo que puede servir para proteger contra las lesiones provocadas por las radiaciones utilizadas en el tratamiento del cáncer.
- Estimula el sistema inmunológico, que se manifiesta en la formación de células multinucleares, monocitos, macrófagos, linfocitos T y B, inmunoglobulinas (Ig) y cortisol; se observa la producción de IgE, la cual disminuye a medida que el organismo se desensibiliza espontáneamente; la IgG se produce después de la IgG y su cinética es diversa.
- Disminuye el contenido de proteína en el plasma sanguíneo debido a la variación de la permeabilidad de los vasos.
- Disminuye el ritmo cardíaco y la presión arterial, varía la fase de repolarización, disminuye la conductividad atrioventricular.

- Posee propiedades antiarrítmicas: elimina las arritmias producidas por la excitación eléctrica y la inoculación de estrofantina.
- Influye efectivamente en el sistema nervioso, bloqueando la transmisión de estímulos a las sinapsis periféricas y centrales.
- Mejora la conducción de los impulsos de la fibra nerviosa y disminuye la desmielinización. Suplanta la carencia de dopamina cerebral asociada con enfermedades como el Parkinson.
- Durante el tratamiento de enfermedades no se forman anticuerpos contra el veneno de abejas y por ello el organismo humano no se acostumbra al mismo; las picaduras repetidas o las inyecciones de apitoxina en el organismo son cada vez más efectivas.
- En dosis cercanas a las tóxicas es capaz de alterar los procesos de regulación normal, inhibe la actividad reticular descendente y ascendente, y ejerce una fuerte influencia sobre las regiones superiores del sistema nervioso central, en particular la corteza de los hemisferios.
- Destruye el crecimiento bacteriano. Es un fuerte antibiótico. Por ejemplo, el efecto bactericida de una solución de veneno al 1 % se obtiene en las concentraciones siguientes:

Grampositivas:

- 0,15 mg/mL sobre *Staphylococcus aureus*
- 0,31 mg/mL sobre *Streptococcus pyogenes*
- 0,62 mg/mL sobre *Streptococcus faecalis*
- 2,5 mg/mL sobre *Diplococcus pneumoniae*

Gramnegativas:

- 0,62 mg/mL para *Escherichia coli* y *Salmonella typhi*
- 0,15 mg/mL para *Proteus vulgaris*
- 1,2 mg/mL para *Klebsiella pneumoniae*
- 2,5 mg/mL para *Haemophylus influenzae* y *Pseudomonas aeruginosa*

Grampositivas no esporuladas:

- 0,31 mg/mL para *Neisseira catarrhalis*
- Tiene efecto antifúngico. Por ejemplo, una solución de veneno al 1 % se obtiene en las concentración de 1,2 mg/mL tiene efecto antimicótico para *Candida albicans*.

HISTORIA DE FILIP TERČ

La primera vez que se habló de Apiterapia fue para hacer referencia al uso médico de las picaduras de abejas o apitoxiterapia.

Si me detengo a hacer un poco de historia aquí no es porque los demás productos apiterapéuticos no tengan antecedentes antiquísimos, pues basta con buscar en el papiro de Ebers (1700 ane), en la *Torá* (Pentateuco), los Profetas y otros libros bíblicos, en los escritos de Aristóteles, Plinio, Dioscórides, Galeno, Hipócrates, Varrón, Avicena y otros eruditos de la antigüedad, para trazar los antecedentes conocidos de la Apiterapia con productos de la colmena. En el caso de la apitoxina, hubo usos diversos en distintas épocas y hay relatos de cómo fue curada la gota crónica de Carlomagno (748–814) y el dolor articular de Iván IV el Terrible (1530–1584) con picaduras progresivas de abejas. Sin embargo, quiero detenerme en las aplicaciones de la apitoxina a partir de otra época difícil y transformadora para la historia de la Medicina: el siglo XIX.

En ese siglo, los historiadores destacan la figura del médico Ignác Fülöp Semmelweis, pionero de la antisepsia. Recuerdo que el primer libro que yo leí siendo niño fue una biografía de Semmelweis y nunca he olvidado a este héroe de la ciencia que sufrió indeciblemente por tratar de convencer a sus colegas de que era posible salvar la vida de miles de mujeres que morían por fiebre puerperal. Cuando en 1847 comenzó a trabajar en el departamento de obstetricia de la Universidad de Viena, la mortalidad materna en el mismo era de un 26 %. Semmelweis planteó repetidamente que la causa de esa alta mortalidad era la sepsis puerperal provocada por las manos de los médicos contaminadas por los cadáveres. Sus argumentos fueron rechazados una y otra vez por las autoridades académicas, a pesar de que en 1860 Semmelweis había logrado reducir la mortalidad a casi un 0,5 % en el hospital donde trabajaba.

Semmelweis no logró vencer la oposición a sus argumentos sólidos. En 1865, a los 47 años y tras varios años de sufrir una demencia de tipo Alzheimer, sus familiares y amigos lo internaron en el Niederösterreichische Landesirrenaustalt, un asilo privado en Viena, donde tenía ataques de violencia y murió dos semanas después al ser golpeado por los propios empleados de esa institución psiquiátrica. Años más tarde, Joseph Lister abogó por la antisepsia quirúrgica, reconoció los aportes de Semmelweis y gracias a éste Lister es hoy considerado como el Padre de la Cirugía Antiséptica.

Similar en muchos aspectos a la historia de Semmelweis fue la vida del médico Filip Terč, Padre de la Apiterapia Moderna, quien era un adolescente cuando Semmelweis descubría el método de la profilaxis y perdía su batalla por la verdad. Como coincidencias históricas –tal como señaló Bódog Beck-, ambos tenían el mismo nombre propio en alemán (Philipp), eran médicos y tuvieron que enfrentarse a similar dogmatismo académico en la Viena del siglo XIX.

Terč nació el 30 de marzo de 1844 en Prapořiště (antiguo Braunpusch), diminuto caserío de la región checa de Bohemia occidental, que en aquel momento era parte del Imperio Austriaco y de 1867 a 1918 parte del Imperio Austrohúngaro. Terč era hijo de Johann Tertsch y Barbara Stepan, de ahí que su apellido original fuese Tertsch, según consta en el Archivo Estatal de Pilsen (tomo 12, folio 8).

El médico Terč era reumático y sufría de intensos dolores articulares, aunque nada podía hacer a pesar de ser un prestigioso médico general en Maribor (Marburg an der

Drau), extremo sudoriental del Ducado de Baja Estiria, entonces perteneciente al Imperio Austrohúngaro. Un día de 1868 varias abejas lo picaron repentinamente y, para su sorpresa, a partir de ese momento sus dolores comenzaron a desaparecer y sus miembros adquirieron nueva movilidad. Esta experiencia personal lo impresionó y comenzó a creer que los estudios clínicos en Rusia, en 1864, del médico M.I. Lukomski sobre los efectos terapéuticos de las picaduras de abejas debían tomarse en serio y someterse a investigación científica.

Pero no fue sino once años después que se interesó seriamente en investigar la causa de su sorprendente cura. Una paciente había sido tratada por diferentes médicos y por el propio Terč por un padecimiento de neuralgia craneal severa y sordera, usando los procedimientos médicos más avanzados de la época, pero sin resultado alguno. Fue entonces que la mujer le pidió a Terč algún procedimiento novedoso ya que se sentía decepcionada por la falta de mejoría. Terč recordó su propia experiencia y todo lo que había leído sobre el efecto del veneno de abejas, y le aplicó picaduras diariamente, hasta un total de 90, sin obtener ninguna mejoría, pero tampoco ningún efecto negativo por las picaduras. Un día decidió aplicarle 15 picaduras de abejas en el cuello y los hombros y, ¡sorpresa!, la mujer se curó completamente de la neuralgia y de la sordera, aunque por primera vez desde que había comenzado el tratamiento la cara de ella estaba inflamada por las picaduras.

Terč permaneció durante 10 años haciendo observaciones y experimentos, y en 1889 presentó ante la Universidad Imperial de Viena sus notables conclusiones sobre miles de pacientes tratados con éxito, pero se encontró con un auditorio científico hostil e intransigente, a tal punto que Terč decide alejarse de Viena por temor a que lo internaran en un manicomio. La Universidad Imperial de Viena acostumbraba a publicar todas las conferencias de los científicos invitados, pero la conferencia de Terč nunca fue publicada. El escarnio que antes habían sufrido Franz Anton Mesmer, Louis Pasteur, Philipp Semmelweis, Edward Jenner, Carlos J. Finlay, Nikola Tesla y muchos otros se repetía ahora con Terč, quien decidió regresar a Maribor y continuar en silencio sus tratamientos con apitoxina.

Como testimonio de sus investigaciones dejó varias publicaciones, además de un libro publicado en 1910. En su "**Informe sobre la peculiar conexión entre las picaduras de abejas y el reumatismo**" (1888), Terč describe el tratamiento de 660 pacientes que sufrían artritis reumática y a los cuales aplicó un total de 39 000 picaduras de abejas: 82 % tuvieron una cura perfecta (544 pacientes), 15 % tuvieron mejoría (99 pacientes) y solamente 3 % no tuvieron ninguna mejoría (17 pacientes).

Tras el rechazo de las autoridades científicas austriacas a las investigaciones de Terč, otros médicos en Francia, Inglaterra y Alemania siguieron sus métodos y reafirmaron sus conclusiones. Terč falleció en Maribor (actual ciudad de Eslovenia) el 28 de octubre de 1917, ignorado y rechazado por sus contemporáneos. Incluso hoy en día su nombre no aparece en ninguna de las enciclopedias médicas europeas ni en los registros de la Academia Austriaca de Ciencias (Oesterreichische Akademie der Wissenschaften), de la Universidad de Viena o de otras instituciones académicas. Las únicas excepciones son la *Enciklopedija Slovenije* (13, 1999) y el Museo de Apicultura de Radovljica (Čebelarski Muzej Radovljica).

En 1914, el médico Alfred Keiter publicó en Viena y Leipzig un libro que describe los trabajos investigativos de Terč: ***Rheumatismus and Bienenstichbehandlung; Der heutige Stand derselben mit einem Beitrage von Dr. Philipp Terč***. Uno de los hijos de Terč, Rudolf Tertsch, oftalmólogo en Viena, publicó un libro en 1912 describiendo las investigaciones de su padre, *Das Bienengift im Dienste der Medizin*, y el nieto de Terč, Rudolf Tertsch, médico en Meerbusch y fallecido en 1982, continuó la tradición familiar de aplicar picaduras de abejas a sus pacientes.

En 2006, por iniciativa de la organización *Bees for Life – World Apitherapy Network Inc.*, se celebró en Prapořiště por primera vez el 30 de marzo como Día Mundial de la Apiterapia, en honor a las pioneras investigaciones científicas y a la integridad profesional de Filip Terč, Padre de la Apiterapia Moderna.

Se le han rendido homenajes a Terč en 2015 en Maribor, Eslovenia, en el cementerio donde reposan sus restos mortales, y a finales de octubre de 2017 fue conmemorado el centenario de su fallecimiento con un simposio internacional de Apiterapia en Kdyně, República Checa, tras la colocación de una ofrenda floral en la tarja en su lugar de nacimiento en Prapořiště, con la presencia de un sobrino-nieto de Terč y apiterapeutas checos, eslovenos, polacos, estadounidenses, austriacos, españoles, y de otros países.

En 1935, en su inigualable libro **Bee venom therapy**, el médico Bódog F. Beck (1871-1942), usó por primera vez la palabra Apiterapia para referirse al tratamiento con veneno de abejas. Beck nació en Hungría y trajo a los EE.UU. lo mejor del conocimiento europeo sobre Apiterapia e inspiró a muchos a continuar su trabajo, especialmente a Charles Mraz (1905-1999), quien promovió la fundación de la American Apitherapy Society y motivó, junto con muchos colegas norteamericanos, europeos y de otras latitudes, el desarrollo actual de la Apiterapia como parte de la Medicina Complementaria y Alternativa.

Cada vez es más extenso el uso del veneno de abejas en el tratamiento de numerosas enfermedades, y se cuentan por docenas los preparados con apitoxina comercializados por la industria farmacéutica.

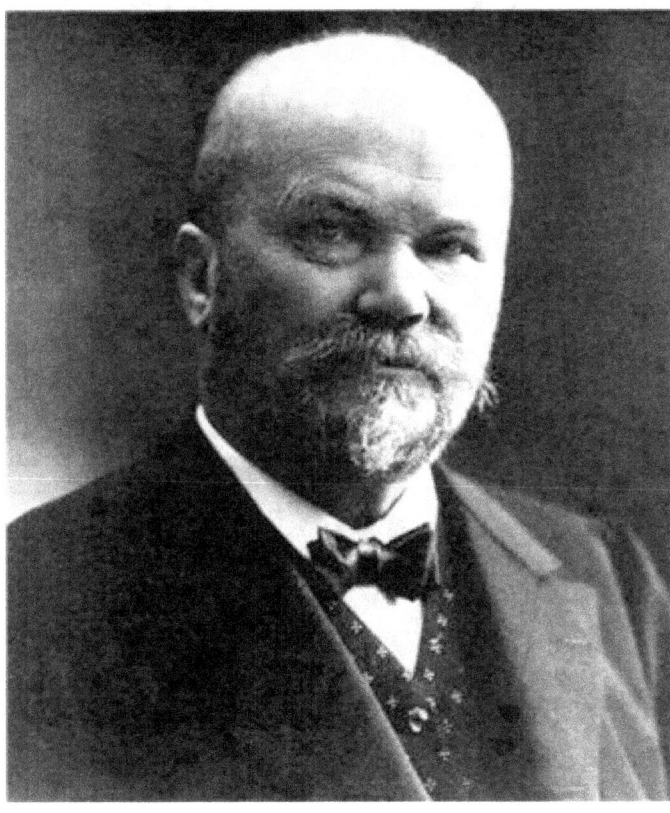

Filip Terč (1844-1917)

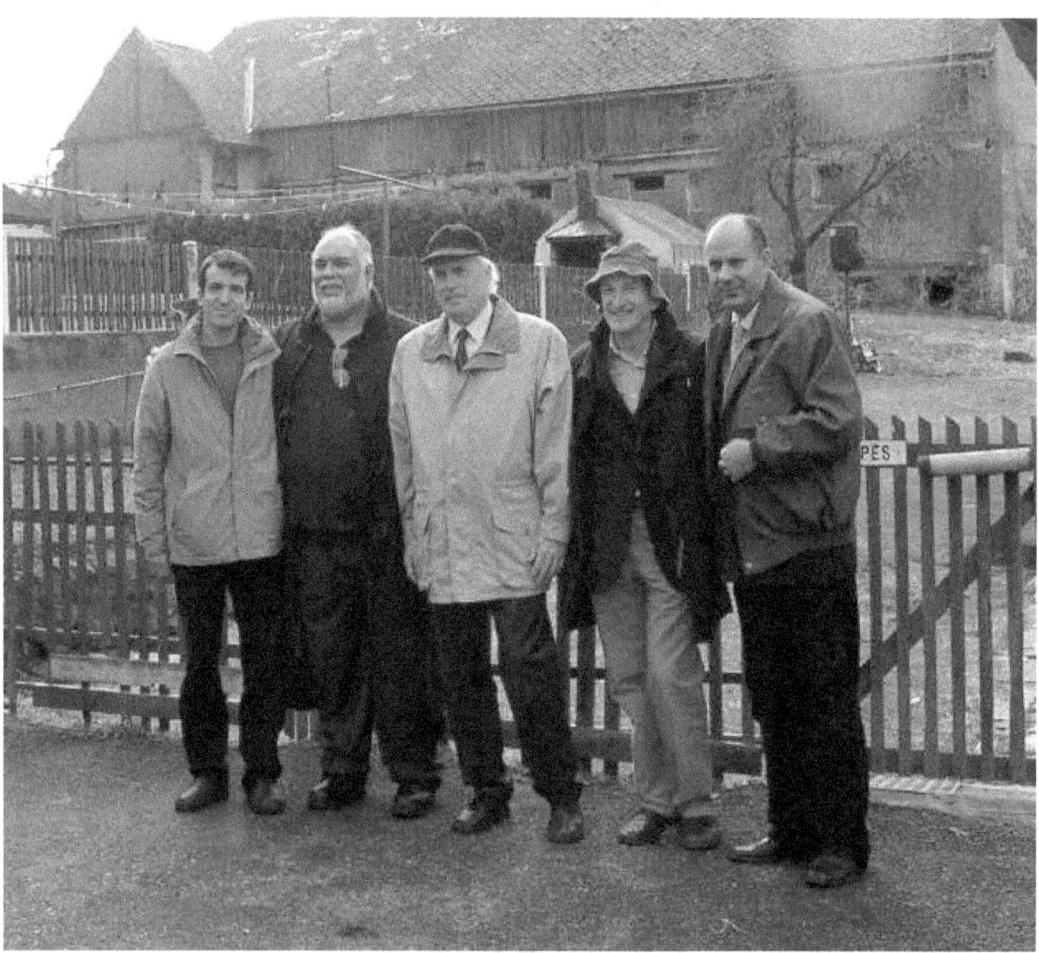

Primera celebración del Día Mundial de la Apiterapia, el 30 de marzo de 2006 en Prapořiště. Al fondo se ve el granero de la antigua casa donde nació Filip Terč; las tres casas contiguas pertenecían a su familia. En la foto, Antonio Couto, Moisés Asís, Pedro Pérez y Ştefan Stângaciu, cofundadores de Bees for Life. Al centro, el Alcalde del Distrito de Kdyně, Jan Löffelmann.

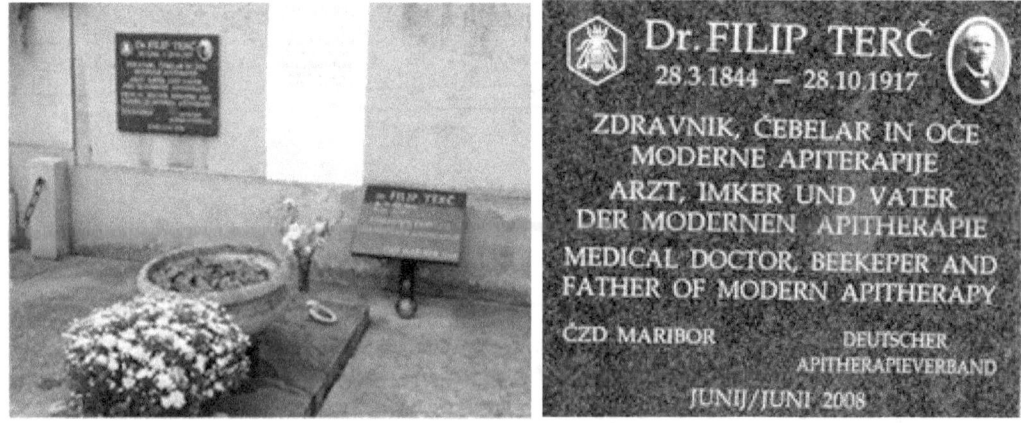

Tumba de Filip Terč en el cementerio Pobrežje, Maribor, Eslovenia.

Apiterapia 101 para todos

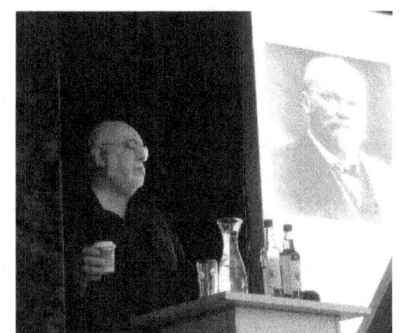
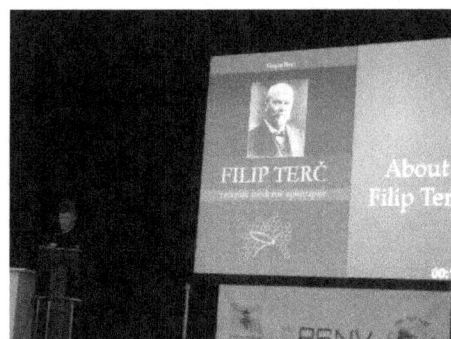
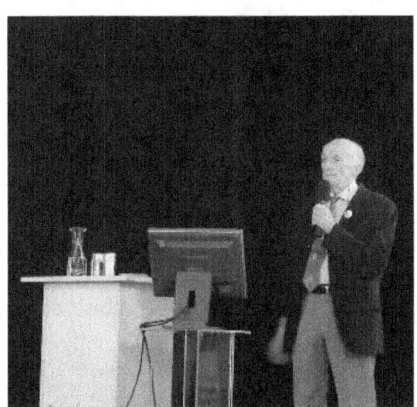
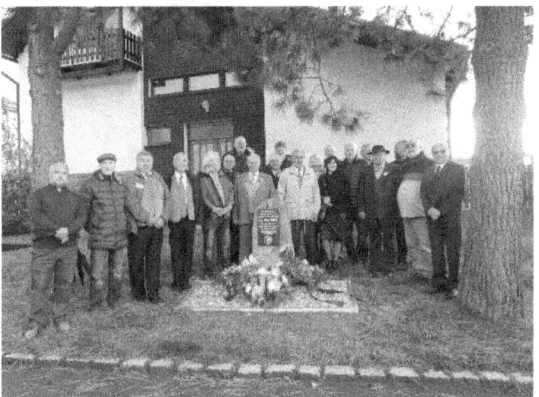
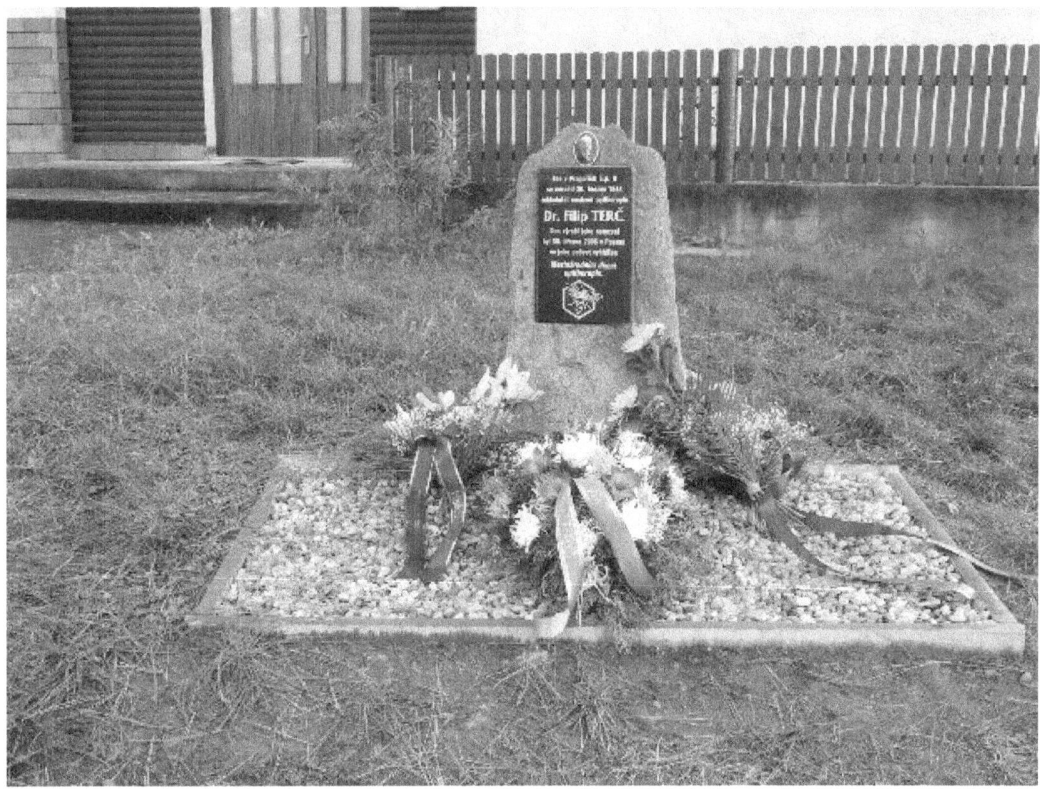

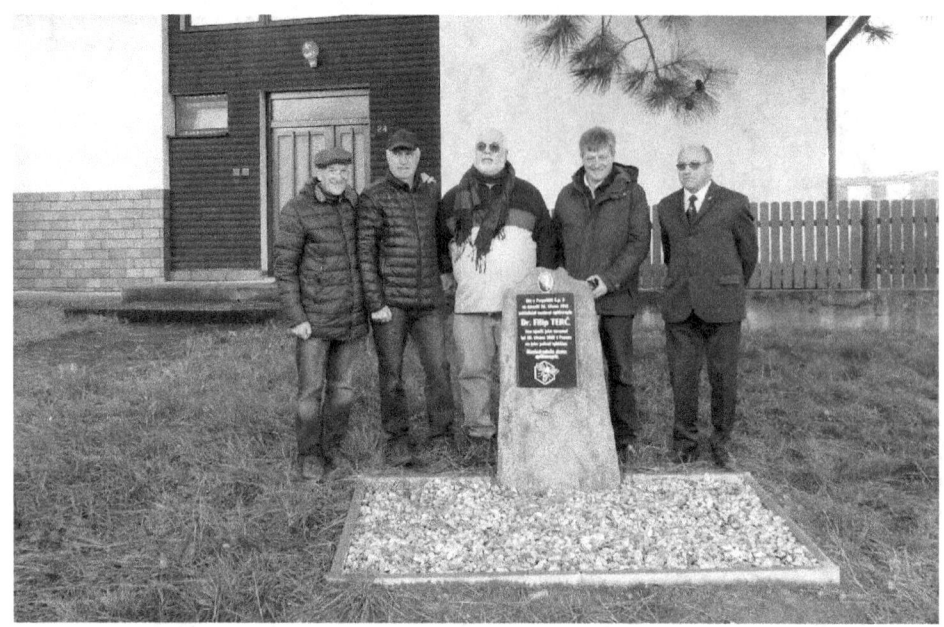

En Prapořiště, octubre de 2017, develación de memorial y evento internacional sobre Apiterapia en el centenario del fallecimiento de Filip Terč. De izq. a der.: Pedro Pérez (España), Jan Löffelmann (Alcalde de Kdynê, República Checa), Moisés Asís (EE.UU.), Gregor Pivec (Eslovenia) y Karl Vogrinčič (Eslovenia). **(PP)**

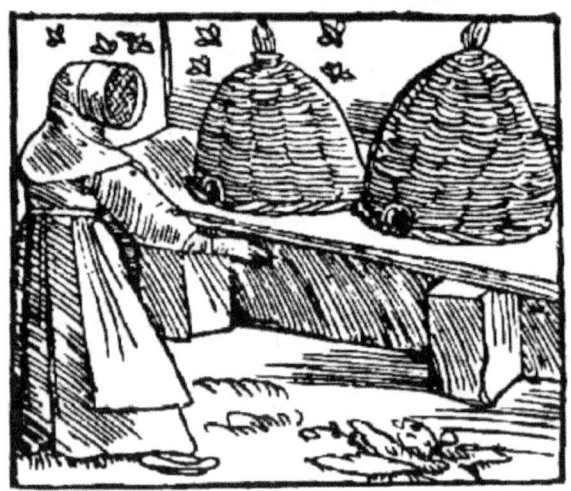

World Apitherapy Day

世界蜂針研究天

Día Mundial de la Apiterapia

اليوم العالمي للعلاج بمنتجات النحل

Мировой день апитерапии

Journée mondiale de l'apithérapie

APLICACIONES DE LA APITOXITERAPIA

Hasta la fecha, éstas son algunas de las principales afecciones* tratadas con apitoxina:

- Afecciones del sistema nervioso periférico (radiculitis lumbosacrales, inflamaciones de los nervios ciático, femoral o facial, neuralgia intercostal, polineuritis, etc.).
- Afecciones reumáticas (poliartritis reumáticas, miopatías, cardiopatías reumáticas y poliartritis infecciosas no específicas).
- Aftas tróficas y heridas débilmente granulosas.
- Asma bronquial.
- Ataxias hereditarias de Friedrich y Strümpel.
- Deficiencias inmunológicas.
- Diabetes de tipo 2.
- Displasias mamarias.
- Eccemas.
- Endocarditis.
- Enfermedad de Lyme**.
- Enfermedad de Parkinson.
- Epilepsia.
- Esclerosis difusa.
- Esclerosis múltiple.
- Espondiloartritis deformante.
- Fiebre reumática aguda.
- Hipertensión arterial (en los estados I y II).
- Infiltrados inflamatorios (sin supuración).
- Iritis, iridociclitis, miopía y conjuntivitis.
- Mialgia y miositis.
- Neoplasias incipientes y de posible remisión.
- Parálisis posinsultiva.
- Paraparesia.
- Síndrome de Ménière.
- Síndrome migrañoso.
- Soriasis.
- Tirotoxicosis (grados I y II).
- Ulceraciones tróficas y llagas átonas.
- Vasculopatías quirúrgicas (tromboflebitis sin supuración, endarteritis, enfermedad arteriosclerótica de los vasos periféricos).

(*) Algunos autores incluyen otras muchas enfermedades de posible tratamiento con apitoxina. La dosis y modo de aplicación (parenteral, en pomadas, stipers, etc.) y la condición nosológica del paciente determinan el posible uso del veneno en otras dolencias.

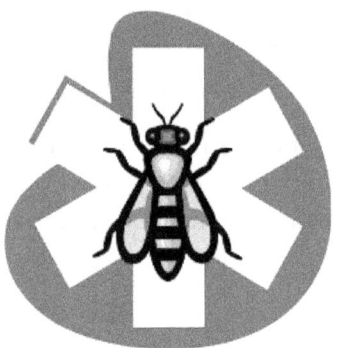 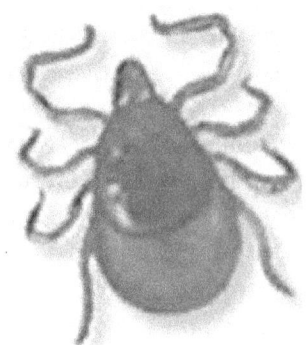

(**) Apiterapia para la enfermedad de Lyme

Por cortesía de la colega y amiga Amber Rose, en **foreveramberrose.com/bvt-lyme-protocol,** estoy autorizado a resumir aquí el protocolo elaborado por ella, Nancy Cleek Dolan y Terri Schliesser para el tratamiento de esta enfermedad causada por la infección con la espiroqueta *Borrelia* sp., erupciones en la piel, y las lesiones causadas por las garrapatas *Ixodes dammini, Ixodes scapularis* e *Ixodes pacificus, Amblyomma americanum, Dermacentor viabilis* y otros vectores.

El tratamiento de esta enfermedad con terapia con veneno de abejas es un proceso de 2-3 años. Este protocolo incluye el tratamiento con picaduras de abejas junto con un protocolo de desintoxicación. Se aplican picaduras de abejas vivas tres veces por semana (por ejemplo, lunes, miércoles y viernes) y se descansa los fines de semana para relajar y desintoxicarse. Ese descanso de fin de semana es importante para que el cuerpo se pueda recuperar y recuerde cómo curarse a sí mismo.

El protocolo de desintoxicación es tan importante como la terapia con veneno de abejas en sí. El protocolo de desintoxicación incluye baños con sal de Epsom (sulfato de magnesio), beber gran cantidad de agua purificada y 3-4 cucharadas de vinagre orgánico de sidra de manzana y miel en un vaso grande de agua cada día, aunque no demasiado próximo a las picaduras. Se le puede añadir a gusto un poco de miel. A muchas personas les gusta tomarse un vaso grande de agua con limón (un limón entero o una mitad) con una pizca de sal marina y miel varias veces al día.

También es bueno tomar como mínimo 300 mg de magnesio al día (preferiblemente que no sea estereato de magnesio), además de una buena multi-vitamina y algún excelente probiótico. Para las náuseas, es bueno el Alka-Seltzer (antiácido efervescente que contiene 2 g de bicarbonato de sodio, 1 g de ácido cítrico y 325 mg de aspirina) o una cucharada de bicarbonato de sodio en un vaso de agua. Usted puede tomar hasta 5-6 tabletas de Alka-Seltzer a la vez en un vaso de agua, pero no más de 3 veces por semana.

El "herx" es la sintomatología de efectos colaterales que sufren las personas con enfermedad de Lyme mientras están tratándose con picaduras de abejas. Estos efectos colaterales se deben a la eliminación de neurotoxinas cuando mueren los patógenos. Este proceso de reacción ha sido llamado Reacción de Jarisch-Herxheimer y popularmente como "*herxing*" en inglés o simplemente "herx". Se cree que el herx es el resultado de la destrucción de los patógenos. El cuerpo tiene problemas lidiando con el flujo de toxinas que entran en el torrente sanguíneo, lo que provoca muy rápidamente una cascada de reacciones. Los síntomas incluyen síntomas parecidos a una gripe, sudores, escalofríos, fiebre, sabor metálico en la boca, náuseas, constipación o diarreas, parálisis facial, palpitaciones, taquicardia, confusión, zumbidos en los oídos, problemas en la piel, dolor, conjuntivitis, movimiento incoordinado, fatiga, hipersensibilidad a la luz, mareo, depresión o irritabilidad, neuropatía, calambres musculares sudoración nocturna, presión arterial baja o alta, migrañas o dolores de cabeza.

No tome nada de alcohol 24 horas antes o después de la sesión de picaduras. Tome sin falta 3000-4000 mg de vitamina C diariamente (1000 mg 3 veces al día), desde 3 días antes de comenzar el tratamiento e incluso cuando no esté recibiendo picaduras de abejas, para ayudar a las glándulas adrenales a producir cortisol y evitar un choque anafiláctico. No tome café u otra bebida con cafeína 2 horas antes o después de tomar la vitamina C (ácido L-ascórbico).

Comience las picaduras a 2 cm a cada lado dorsal de la columna vertebral durante los primeros 3 meses. Puede picarse en el área púbica si tiene problemas de incontinencia urinaria. Después de los 3 meses puede aplicar picaduras en puntos más altos de la columna vertebral, a la altura del tórax. Pasados otros 3 meses de tratamiento, puede aplicar abejas en el cuello, cuello y cabeza.

Es importante aumentar muy lentamente el número de picaduras. Luego de la picadura de prueba y de la primera picadura real (dejada bajo observación durante 15-20 minutos), se comienza por 2 picaduras en cualquier lado de la columna vertebral durante las siguientes dos sesiones, luego se aumenta a 4 picaduras durante tres sesiones, entonces 6 picaduras durante tres sesiones, etc. subiendo hasta el cuello.

Es suficiente llegar a 10 picaduras por sesión. Nunca aplicar más de 20 picaduras para la enfermedad de Lyme. Eso es más que lo necesario para destruir, matar las espiroquetas en una sesión y puede crear un herx más fuerte, más intenso. No aplique apitoxina en el mismo punto de la piel, cambie los puntos una y otra vez. Aumente en uno el número de picaduras cada 6 sesiones.

Después de 3 meses de tratamiento en la espalda y quizás en el abdomen, usted puede empezar a picar en las extremidades, pero con cuidado, haciendo picaduras de prueba en cada extremidad incluyendo el cuello y la cabeza. Si el paciente es mujer, no debe picarse en el área alrededor del ajustador o sostén (*brassiere*).

Debe acompañarse el tratamiento con la incorporación de miel, polen, jalea real, propóleo y otros productos apícolas en la dieta. Si se usan puntos de acupuntura, el tratamiento es 80 % más potente que aplicar picaduras en otros puntos.

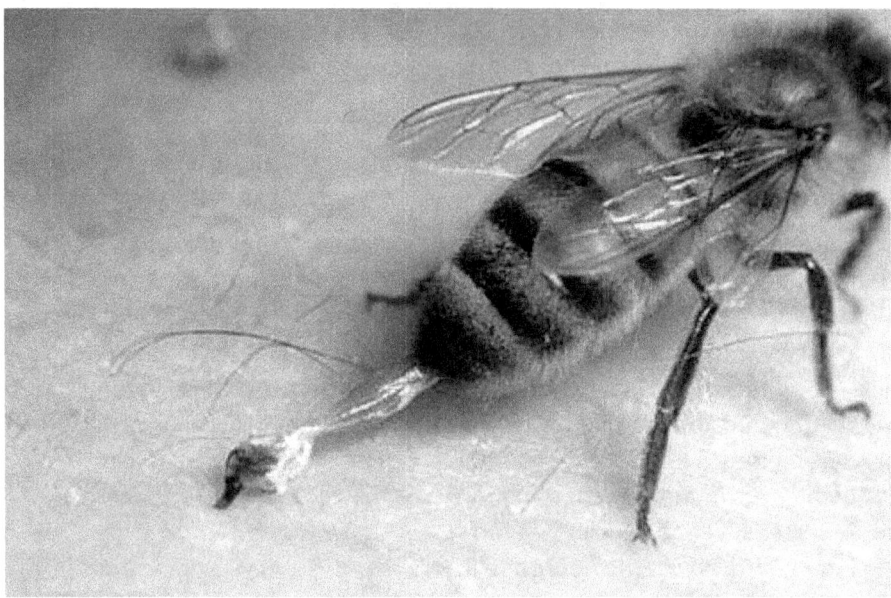

La abeja obrera puede desprender el aguijón y parte de
su intestino al picar, lo que le causa la muerte.

CONTRAINDICACIONES

Está contraindicado aplicar la apitoxina con picaduras de abejas o con el veneno de éstas en los siguientes casos:

- Albuminuria.
- Artritis reumatoide y poliartritis reumática agudas.***
- Cálculos biliares.***
- Cálculos renales, nefritis, enfermedades de la corteza renal y otras afecciones renales, especialmente las que producen hematuria.
- Caquexia y agotamiento general del organismo.
- Cardiopatías: afección cerebrovascular crónica, aneurisma de la aorta, angina de pecho, arteriosclerosis, miocarditis.
- Diabetes de tipo 1 (diabetes juvenil o insulino-dependiente).***
- Embarazo (primeros meses).
- Enfermedad de la corteza de las glándulas suprarrenales y, en particular, la enfermedad de Addison.
- Enfermedades del hígado y las glándulas suprarrenales en la fase de agudización.
- Enfermedades infecciosas agudas, procesos purulentos (sepsis) y supurantes agudos.
- Enfermedades orgánicas del sistema nervioso central.
- Fiebre.
- Gonorrea (blenorragia).***
- Hipersensibilidad (alergia al veneno).
- Neoplasias avanzadas (tumores malignos).***
- Otras afecciones del sistema circulatorio.***
- Período de lactancia materna.

- Período menstrual reciente.
- Períodos preoperatorio y posoperatorio.
- Niños menores de 12 años de edad.***
- Sífilis.***
- Trastornos hematológicos con disposición hacia anemia o hemorragia, como la hemofilia.
- Trombosis*** con riesgo de accidente cerebrovascular o embolismo pulmonar.
- Tuberculosis crónica.
- Úlceras gástricas y duodenales hemorrágicas.
- Uso concurrente de corticoides,*** ya que la apitoxina de por sí estimula las glándulas suprarrenales a producir corticoides en forma natural.
- Uso concurrente de anticoagulantes y trombolíticos.***
- Uso de ß–bloqueadores.

(***) En estos casos, la contraindicación es relativa y se tendrá un especial cuidado con el paciente en dependencia de su estado general, la agudeza o cronicidad de la enfermedad y otros factores. La alternativa mejor y menos invasiva con estos pacientes es usar apipuntura, stipers, cremas y otros preparados de apitoxina.

ALERGIA A LA APITOXINA Y PRUEBA DE SENSIBILIDAD

La prueba de alergia más conocida es el RAST (*radioallergosorbent test*) o su versión más moderna *ImmunoCAP Specific IgE 0-100*, que a través de una pequeña muestra de sangre determinan la cantidad de anticuerpos específicos de la inmunoglobulina E (IgE) que están presentes si hay una verdadera reacción alérgica.

Es importantísimo conocer si una persona posee hipersensibilidad o no al veneno de abejas antes de empezar cualquier tratamiento. Para ello usted puede realizar una sencilla prueba alérgica y comprobar la reacción anafiláctica. Lo ideal es un nivel de IgE 0,35-0,69.

La prueba alérgica de veneno -requisito *sine qua non* antes de dar algún paso en la terapia con apitoxina- consiste en aplicar intradérmicamente < 0,1 mL de veneno en el antebrazo. A las 24 horas se inyecta la misma dosis en la región lumbar. Si no hay reacción alérgica, puede realizar el tratamiento al cabo de otras 24 horas:

- Tenga preparado un autoinyector de adrenalina o epinefrina (hay muchas marcas, como Adrenaclick, Adrenalina WZF, Allellus, Anapen, Auvi-Q, Emerade, EpiPen, Fastjekt, FastPen, Jext, Twinject), antihistamínicos y otros productos para usar en caso de una reacción alérgica o anafiláctica.
- Aplique una picadura de abeja muy brevemente a través de una pequeña malla metálica o plástica, de modo que la cantidad de veneno sea mínima y la abeja no pierda el aguijón. Puede aplicar la picadura en la espalda o en la cara interna del antebrazo.
- Si la persona es negativa al veneno, veremos siempre un eritema o enrojecimiento en la piel, edema, algún ardor y picazón, que puede ser tratada con savia de sábila o áloe. Como ya sabemos que la persona no es alérgica a la apitoxina, puede iniciarse el tratamiento al día siguiente.

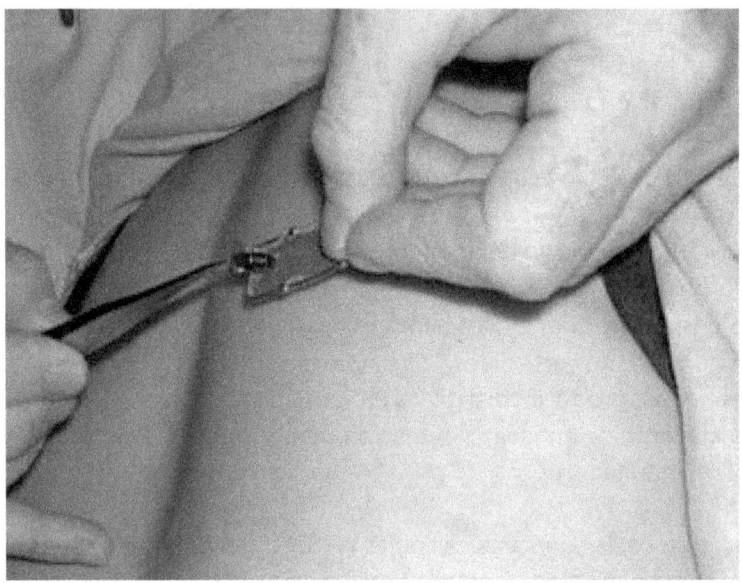

Procedimiento para hacer pruebas alérgicas y administrar menores cantidades de veneno. Consiste en hacer picar a la abeja a través de una pequeña malla metálica. (**PP**)

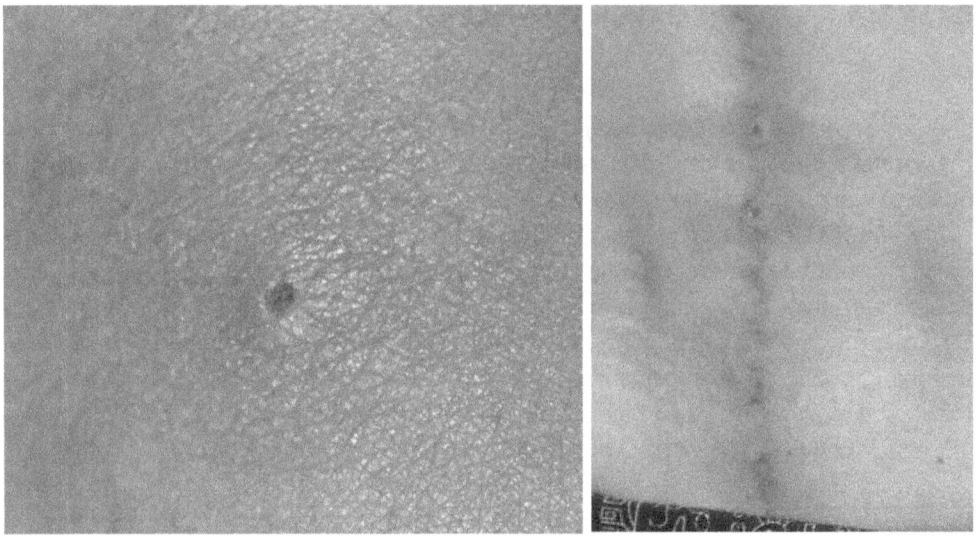

Pápula o eritema característico en la piel tras la picadura. (**PP**)

- También puede darse el caso de que usted se encuentre con un individuo alérgico a la prueba con apitoxina o que fue picado accidentalmente por abejas. Un 0,4 a 2 % (promedio 0,7 %) de las personas sufren una elevada sensibilidad al veneno de los himenópteros, incluida la apitoxina, y para estas personas hipersensibles basta una sola picadura para tener una reacción seria e incluso mortal. En este caso, debemos actuar inmediatamente y proveerle un antihistamínico o alguna de las medidas que se explican a continuación, para contrarrestar el efecto del veneno. Siempre después de una picadura indeseada, extraiga el aguijón con unas pinzas para evitar que el saco de veneno continúe bombeando el líquido dentro de la piel.

- Vale la pena mencionar la experiencia del psiquiatra y apiterapeuta Théodore Cherbuliez (1927-2016), quien tuvo un solo caso de choque anafiláctico en 875 000 sesiones de picaduras de abejas que aplicó durante su vida profesional.
- Si la reacción es desproporcionada o cabe la duda de si la persona ha tenido una reacción anafiláctica, se debe usar inmediatamente la epinefrina o adrenalina, así como cualquiera de las medidas de emergencia que se explican más adelante. Aunque estas reacciones suceden muy raramente, se conocen tres efectos nocivos graves por las picaduras de abejas:

1. Neurotóxico (parálisis del sistema nervioso).
2. Hemorrágico (aumento de la permeabilidad vascular de los capilares sanguíneos).
3. Hemolítico (destrucción de los glóbulos rojos).

Los primeros síntomas en los casos de hipersensibilidad en que hay riesgo de choque anafiláctico (reacción del organismo que sobrepasa el nivel normal) son **sensación de hinchazón de la cabeza, enrojecimiento de la cara y a veces hinchazón interna de la garganta con dificultades respiratorias.**

Cuando la persona entra en choque anafiláctico, se reconoce por: palidez, hipotermia (baja temperatura), sudoración intensa, pulso rápido y filiforme, presión arterial baja, dificultades respiratorias fuertes o colapsos, pérdida de conciencia y probablemente la muerte si no se atiende a tiempo. La anafilaxia es una intensa respuesta alérgica a alergenos específicos tales como ciertos alimentos, medicamentos, látex o el veneno de abejas.

El procedimiento más usado para una emergencia como ésta es mantener siempre a mano dosis de epinefrina. En el mercado hay dispositivos para autoinyección, llamados Adrenaclick, Adrenalina WZF, Allellus, Anapen, Auvi-Q, Emerade, EpiPen, Fastjekt, FastPen, Jext, Twinject y otros nombres comerciales, que contienen una dosis de 0,3 mg de epinefrina (adrenalina) para emergencias anafilácticas.

El EpiPen es usado para personas que pesen más de 30 kg; para niños y personas que pesen menos que esto, debe usarse el EpiPen Jr. que inyecta automáticamente una dosis de 0,15 mg de epinefrina. El autoinyector automático EpiPen debe usarse solamente en emergencias y con personas hipersensibles o alérgicas. Debe aplicarse la inyección en el lado anterolateral del muslo y luego dar masaje en el área de inyección durante unos diez segundos.

La epinefrina contrae rápidamente los vasos sanguíneos, elevando la presión arterial, y estimula las contracciones del corazón. Relaja además la musculatura lisa de los pulmones para mejorar la respiración y reduce la inflamación y erupciones alrededor de la cara y los labios.

Es importantísimo leerse las instrucciones de uso varias veces antes de comenzar a aplicar picaduras o veneno de abejas, pues en caso de emergencia no queda tiempo para aprender el uso del dispositivo. Si el paciente ha estado usando ß–bloqueadores antes del tratamiento con apitoxina, la epinefrina (adrenalina) no sólo no es efectiva, sino que se le produce una descompensación arterial con peligro incluso de muerte. Los ß–bloqueadores usan los mismos canales de entrada al organismo que el EpiPen: si hay una reacción al veneno, los canales estarán bloqueados y el EpiPen o adrenalina no puede actuar. Por eso es muy importante, antes de iniciar el tratamiento con apitoxina, que la persona deje de tomar cualquier ß–bloqueador.

Los ß–bloqueadores son usados en el tratamiento de la hipertensión, glaucoma, migrañas, angina de pecho, arritmia, insuficiencia cardiaca congestiva y para prevenir el ataque cardiaco en pacientes que ya han sufrido uno. Como su nombre lo indica, actúan bloqueando los impulsos que pueden provocar una arritmia al bloquear los efectos de la adrenalina en los receptores beta del organismo, los cuales controlan la frecuencia e intensidad del latido cardiaco y la función de los músculos lisos o involuntarios. Por eso es importante, si el paciente está tomando medicamentos, que se tengan en cuenta esta lista de ß–bloqueadores y cualesquiera otras contraindicaciones.

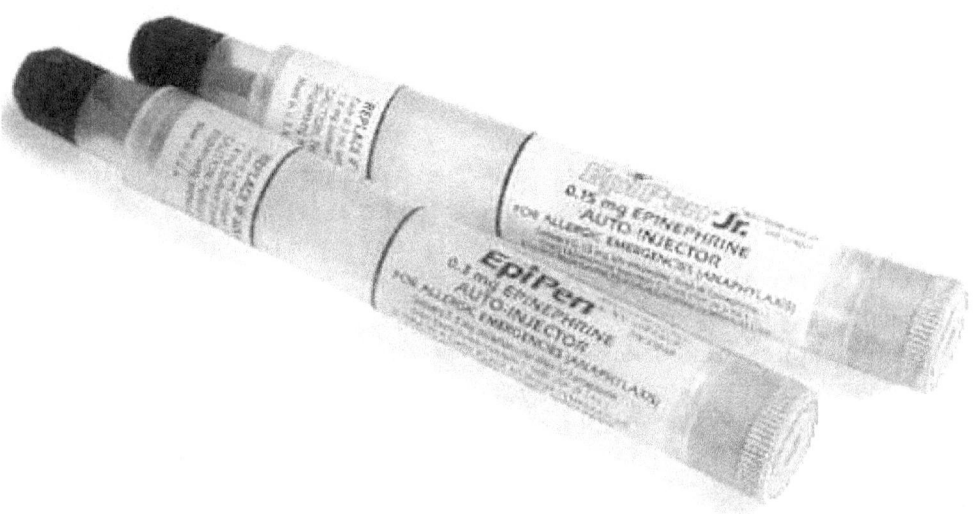

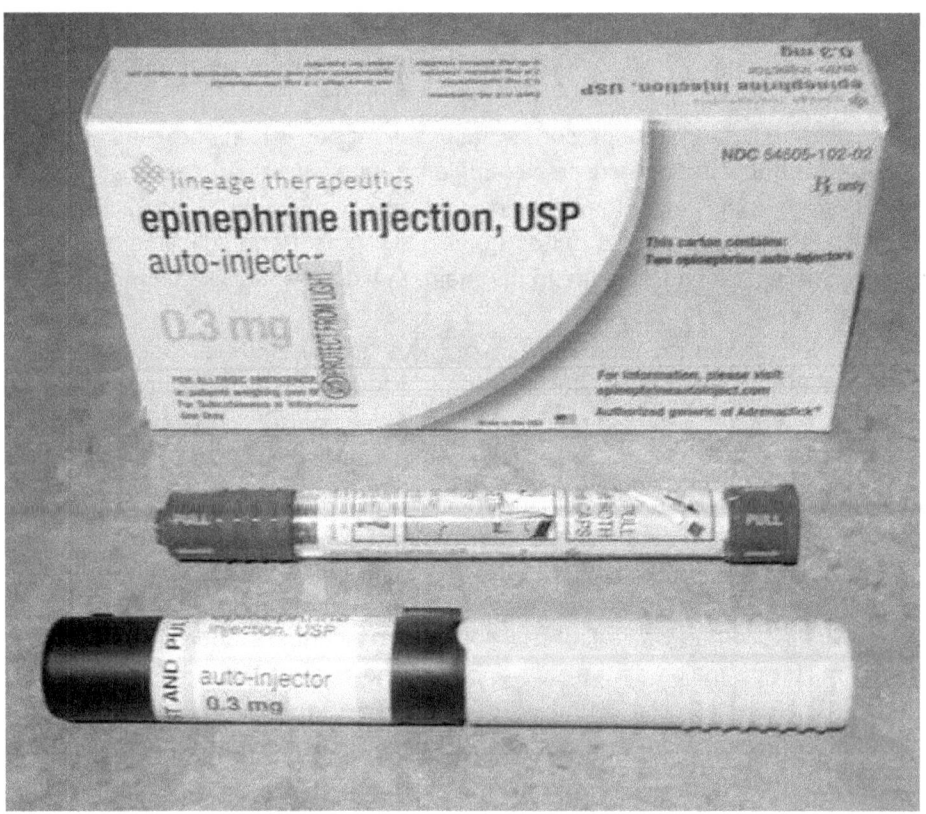

Apiterapia 101 para todos

Instrucciones para el EpiPen:

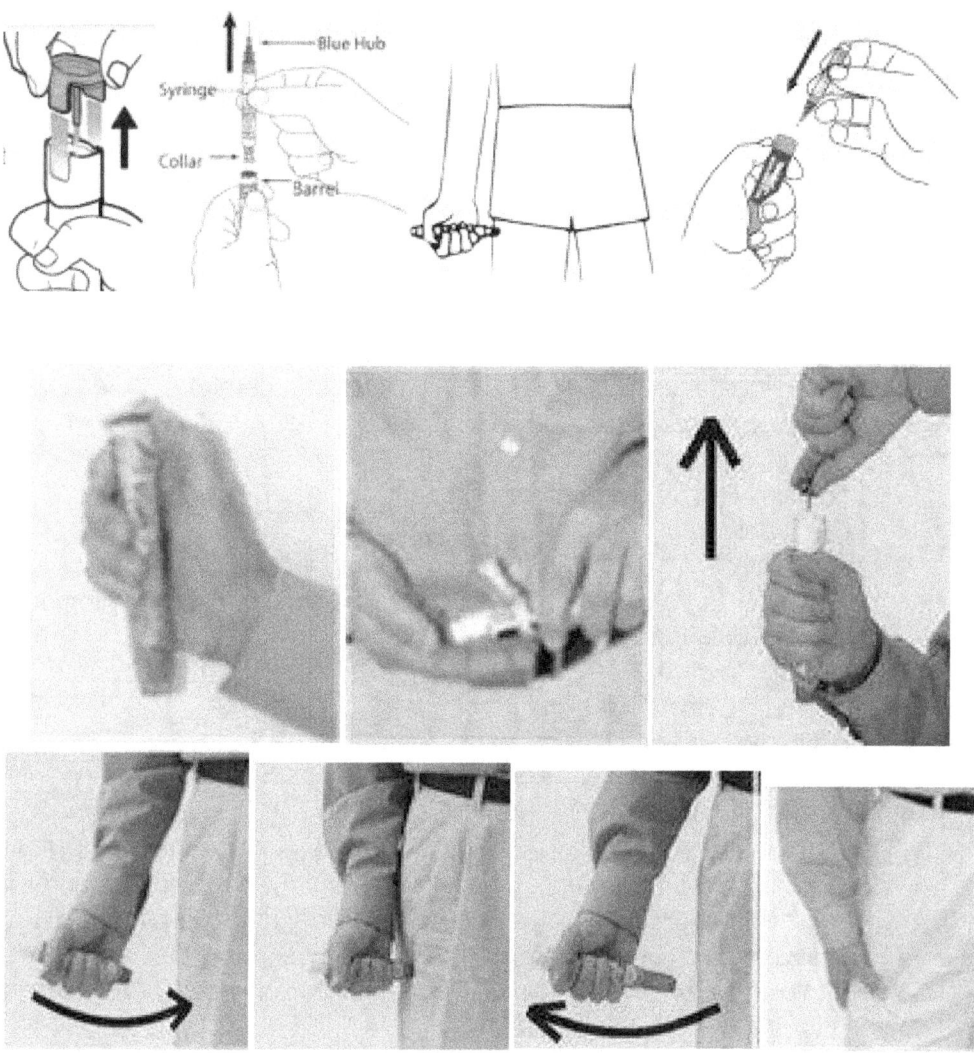

Instrucciones para el Adrenaclick:

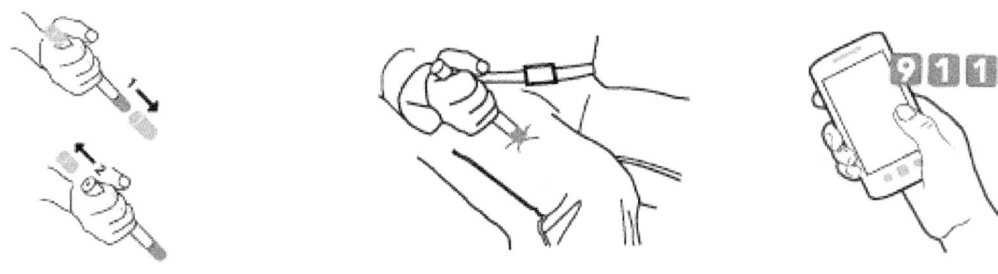

> **¡IMPORTANTE!**: <u>Nunca</u> use apitoxina si está tomando medicamentos bloqueadores beta-adrenérgicos (**ß–bloqueadores**). Los **ß–bloqueadores** y combinaciones más conocidos son:
>
> - Acebutolol (Monitan, Sectral).
> - Atenolol (Ablok, Ablok Plus, Angipress-CD, Apo-Atenolol, Atenalón, Atenol, Atenopress, Ateneo, Atenoric, Atepress, Novo-Atenolol, Plenacor, Tenoretic, Tenormín).
> - Betaxolol, HCl de (Betacar, Betoptic, Kerlone).
> - Bisoprolol, fumarato de (Biconcor, Cardicor, Concor, Monocor, Zebeta).
> - Carteolol, HCl de (Cartrol, Ocupress, Teoptic).
> - Carvedilol (Cardilol, Coreg, Dilatrend, Divelol, Eucardic).
> - Celiprolol, HCl de (Celectol).
> - Esmolol, HCl de (Brevibloc).
> - Labetalol, HCl de (Normodyne, Trandate).
> - Levobunolol.
> - Metipranolol.
> - Metoprolol, tartrato de (Apo-Metoprolol, Betaloc, Lopressor, Novometoprol, Seloken, Selopress, Selozok, Toprol-XL).
> - Nadolol (Corgard).
> - Nebivolol (Bystolic, Nebilet).
> - Oxprenolol, HCl de (Trasicor).
> - Penbutolol (Levatol).
> - Pindolol (Novo-Pindol, Viskaldix, Visken).
> - Propranolol, HCl de (Antitensín, Apo-Propanolol, Cardiopranol, Inderal, Inderal-LA, Neo Propranol, Propranolol Ayerst, Rebatén la, Tenadrén).
> - Propranolol, hidroclorotiacida (Inderal, Inderide, Inderide-LA, InnoPran).
> - Sotalol, HCl de (Beta-cardone, Betapace, Sotacor).
> - Timolol, maleato de (Apo-Timol, Betim, Blocadren, Novo-Timol, Timoptol).
>
> La lista podría ser mucho mayor considerando los nuevos productos que salen al mercado y la infinidad de nombres comerciales usados en los diferentes países. En caso de dudas, consulte siempre un manual actualizado de referencia farmacéutica o páginas de internet como **pdrhealth.com**, **drugs.com**, **rxmedsguide.com**, **rxlist.com** y otras.

Otras medidas ante una reacción alérgica:

Aplique un torniquete que impida el paso del veneno al resto del cuerpo. Coloque la cabeza de la persona más baja que el resto del cuerpo y aplíquele masajes en los miembros superiores e inferiores en dirección al corazón (circulación venosa). Si está consciente, dele café fuerte.

Para contrarrestar la reacción alérgica al veneno, deben utilizarse medicamentos antihistamínicos, como el Benadryl (difenhidramina) o Claritin (loratadina), excepto las siguientes contraindicaciones:

- Agradamiento de próstata.
- Asma.
- Cardiopatía.
- Glaucoma.
- Hipertiroidismo.
- Hipertensión.
- Padecimientos hepáticos y renales si se piensa usar loratadina.
- Úlceras.
- Uso de isocarboxacid (Marplan), fenelcina (Nardil), tranilcipromina (Parnate) o algún otro IMAO (inhibidor de la monoaminoxidasa) en las pasadas dos semanas si se pretende usar difenhidramina.

En la mayoría de las personas alérgicas los síntomas son más leves: dolor agudo durante 2-3 minutos, el lugar afectado se enrojece y se produce edema, aumenta bastante la temperatura, acompañada de intenso prurito.

Como tratamiento oral se prescribe tomar cada tres o cuatro horas en caso de intoxicación con apitoxina:

- 50-100 g de miel
- 1 g de ácido ascórbico (vitamina C) = 2 pastillas de 500 mg
- 1 litro de agua hervida.
- Si la situación requiere una actuación más rápida y no se tiene a mano adrenalina (epinefrina) inyectable, se puede usar el antídoto natural del veneno que es la alcoholización interna con 50 g de ron, tequila, whisky u otra bebida alcohólica diluida en agua y miel para neutralizar el efecto de la apitoxina.

La IgE (inmunoglobulina E) produce reacción alérgica (hipersensibilidad), mientras que las IgG (inmunoglobulinas G) desempeñan un papel protector. En pacientes alérgicos al veneno se han encontrado anticuerpos alergizantes IgE, mientras que en los apicultores se observan grandes cantidades de anticuerpos protectores IgG. Antes de aplicar picaduras de abejas o inyecciones de apitoxina, el nivel de IgE en la persona debe ser de 0,35–0,69.

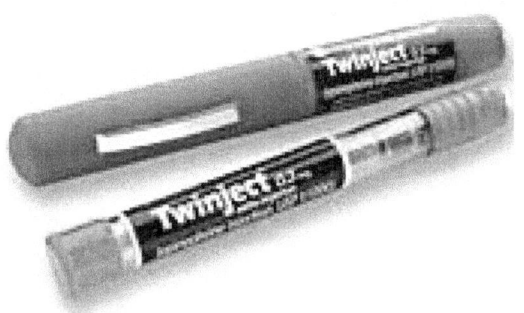
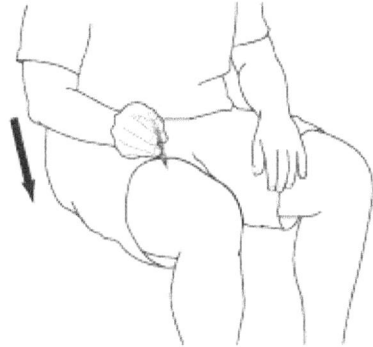

PRINCIPALES SÍNTOMAS EN PERSONAS SENSIBLES:
- Frío
- Fiebre
- 3. Migraña
- Vértigo
- Mucha sed
- Vómito
- Diarreas

Náuseas
Constricción de laringe y tórax
Hinchazón
Debilidad extrema
Pulso acelerado
Pérdida de la conciencia
Urticaria y comezón

INMUNIDAD AL VENENO

Se ha observado que hay individuos que presentan inmunidad a la apitoxina y que no reaccionan ante las picaduras. Es el caso opuesto a los alérgicos, cuya sensibilidad los hace sobrerreaccionar al veneno. En general, las personas pueden tolerar bien decenas y hasta unos pocos cientos de picaduras de abejas, y hay individuos que pueden ser picados por más de 1000 o 2000 abejas y no tienen ninguna reacción adversa, pero esto no es común: la dosis mortal o letal media para la mitad de las personas (DL_{50}) es 1000 – 1100 picaduras de abejas o 2,8 mg de apitoxina/kg de peso corporal.

Está comprobado que a medida que aumenta la edad, menor es la resistencia.

Los artríticos y reumáticos reaccionan levemente o no reaccionan al veneno de abejas. Según decía Terč, la inmunidad patológica a la apitoxina se limita sólo al verdadero reumatismo y artritis.

Se sabe que uno de los mejores remedios para el tratamiento de las picaduras de abejas es tomar alcohol. Pues bien, los alcohólicos tienen fuerte resistencia al veneno de abejas (aunque éstas sientan pasión por atacarlos por el olor).

Existen cuatro tipos de inmunidad a la apitoxina:

1. Congénita (muy rara en humanos) por padres inmunes.
2. Adquirida (apicultores) o activa.
3. Inmunidad pasiva por inoculación con la sangre o suero de un humano o animal inmunizado.
4. Inmunidad patológica (reumáticos y artríticos). La inmunidad de los reumáticos es directamente proporcional al grado de la condición patológica, según observó Filip Terč.
5. Es posible y recomendable desensibilizar a las personas alérgicas a la apitoxina mediante micropicaduras o microinyecciones muy diluidas del veneno a partir de una milésima del equivalente de una picadura, aumentando cada día un 50 % de la dosis del día anterior por un período de tres meses. Cada dos semanas se aumenta la frecuencia a cada dos, tres y cuatro días, al mismo tiempo que la concentración de apitoxina va siendo mayor.

TRATAMIENTO DE LAS PICADURAS

Para las picaduras accidentales e indeseadas en personas normales, no alérgicas a la apitoxina, proceda así:

1. Extraiga rápidamente el aguijón con las uñas o mejor con unas pinzas.
2. Controle la inflamación local con la aplicación de:

- Frío, aplicación de amoníaco, acetato de alumbre, agua de colonia o alcohol.
- Sábila (*Aloe vera*).
- Fomentos calientes.
- Tierra húmeda.
- Papa cruda molida.
- Miel.
- Higos.
- Cebollas.
- Ajo.
- Frotar tabaco húmedo.

3. Neutralice el veneno por succión o aplicando compresas de amoníaco y agua de cal, o de sulfato de magnesio caliente. Para la picazón aplique sábila, vaselina mentolada o alcanforada.
4. Para el tratamiento no emergente de las picaduras de abejas puede utilizarse un antagonista de la apitoxina, como los antihistamínicos difenhidramina (Benadryl) o loratadina (Claritin). Es importante tomar el antihistamínico inmediatamente que aparezcan los primeros síntomas, pues demora 30 minutos en llegar a la sangre por vía oral. Tenga en cuenta las contraindicaciones señaladas en este capítulo.
5. Use algún aliviador térmico portátil como el Therapik® (**therapik.com**) durante 20-30 segundos y se eliminará temporalmente el dolor, la picazón y la inflamación producida por la picadura. Dispositivos como el Therapik son muy baratos, fáciles de llevar encima (mide solamente 10 cm x 3 cm x 3 cm y pesa unos 100 g) y funcionan suministrando calor en el área afectada. El Therapik se usa para picaduras de abejas y de otros 20 000 insectos y criaturas marinas.

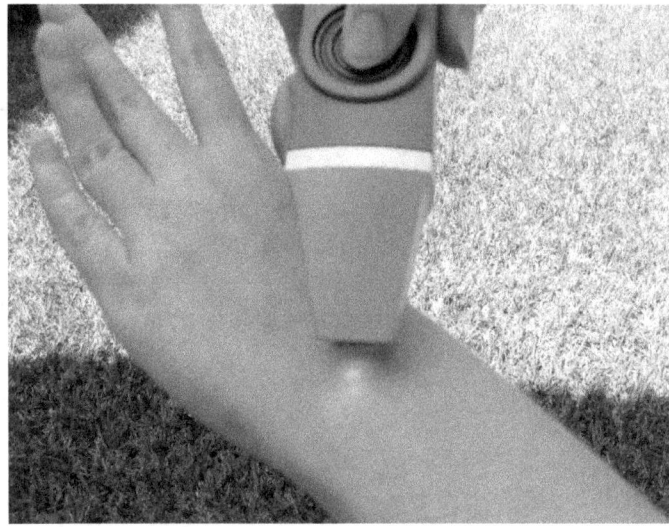

El Therapik se aplica durante 20-30 segundos sobre el área
picada por la abeja y se produce un alivio temporal.

6. Si las picaduras han sido múltiples o hay signos de anafilaxia, los tratamientos de urgencia contra los efectos generales son:

- Autoinyección de adrenalina (epinefrina, Twinject, EpiPen) en la cara externa del muslo (**nunca** lo aplique en los glúteos u otra zona). Para lograr el efecto, es necesario que el paciente no haya estado tomando ß-bloqueadores.
- Torniquete.
- Alcoholización interna (solución de 20 g de miel en 200 g de alcohol). El alcohol es el mejor antídoto de la apitoxina.
- Administración intravenosa de solución fisiológica salina.
- Suero antivenenoso o 20 mL (i.m.) de sangre de un apicultor sano y bien inmunizado.
- Darle además un jarabe de 100 g de miel en un litro de agua hervida y 1500 mg de vitamina C.

PROCEDIMIENTO TERAPÉUTICO

La terapia con veneno de abejas no produce ningún efecto colateral adverso, excepto en casos de alergia, no importa cuánto tiempo se haya usado. Es segura, efectiva y no cuesta nada. Se pueden aplicar directamente las abejas al paciente para que lo piquen en la parte afectada del cuerpo, o usar inyecciones del veneno obtenido de las abejas y conservado en polvo en frascos estériles hasta que se disuelve. El riesgo potencial de que ocurra una reacción anafiláctica es de 1/150 500.

Las principales formas de aplicación de la apitoxina son:
- Picadura directa de la abeja.
- Micropicaduras, usadas en apipuntura (vea más adelante, en este capítulo).
- Inyección de preparados estandarizados.
- Ultrasonido (fonoforesis).
- Ionización.

- Frotación mecánica (ungüentos o pomadas).
- Inhalación.
- Sublingual (bajo la lengua).
- Stipers (tabletas de silicio y celulosa).
- Parches.

Si se aplican las abejas directamente, sosténgalas con los dedos o mejor con pinzas de disección. Se aplican las picaduras en las regiones afectadas con el presupuesto de que el veneno se va a expandir por el resto del organismo, así que bajo este criterio el apiterapeuta no tiene gran preocupación por seleccionar puntos determinados, sino que la apitoxina entre en el torrente circulatorio y lleve su efecto al resto del cuerpo.

Para aplicar el veneno en forma de inyecciones, el polvo de veneno se disuelve en xilocaína al 1 % o en agua destilada estéril (10 picaduras de abeja o 1 mg de polvo/mL) para su uso. El veneno seco puro se puede disolver también en suero fisiológico (NaCl al 0,85 %) estéril a 100 °C. La solución se pasa después por un filtro y se introduce en ámpulas estériles de 10 mL tapadas con un tapón de caucho. Se pueden utilizar también otros solventes como la glicerina, el propilenglicol y otros, pero parece que el suero fisiológico es el mejor.

El veneno de abejas es muy estable, incluso, en solución, si se conserva en el refrigerador (4 °C). Parece que mantiene su actividad sin modificación durante por lo menos cinco años. Para inyecciones se usa la aguja N° 27.

El tratamiento consiste en aumentar progresivamente las dosis (1 - 2 - 3... pinchazos) y la concentración de veneno por inyección (I - II - III, es decir, una, tres y nueve unidades):

I = 1 unidad de veneno	(0,1 mg de polvo)
II = 3 unidades	(0,3 mg de polvo)
III = 9 unidades	(0,9 mg de polvo)

La secuencia es la siguiente: I - 2 (con una unidad de concentración ó 0,01 mg de polvo por dos pinchazos)... hasta I - 10... 3 ó 4 aplicaciones con I - 10, luego II - 2 ... hasta II - 10. Cada día (o cada dos días) se va aumentando: I - 1, I - 2, I - 3,... ó I - 2, I - 4, I - 6 hasta I - 10, y así se pasa a II - 1, II - 2, etcétera. Siga las siguientes recomendaciones:

1. Aplique la apitoxina en inyección o picadura en superficies extensoras del cuerpo, *no en superficies flexoras*.
2. No use alcohol ni tintura de yodo para desinfectar. Use éter.
3. Haga primero la prueba de alergia con inyección intradérmica de 0,1 mL.
4. Aumente progresivamente la dosis: 1 - 2 - 3..., ó 2 - 4 - 6... pinchazos o picaduras.
5. Evite sobredosis de apitoxina. Comience por una picadura durante la primera semana y en general llegue hasta un máximo de una picadura diaria por cada 10 kg de peso corporal, aunque en algunos casos (como los pacientes artríticos y con esclerosis múltiple) puede aumentarse el número de picaduras.
6. Aumente progresivamente la concentración: I - 2/10... II - 2/10... III - 2/10.
7. Durante el tratamiento se le prescribe además al paciente:

- Practicar deportes.
- Llevar una vida tranquila.

- Dieta rica en fósforo y vitaminas C (2000-5000 mg) y B (100 mg de B_2 y 100 mg de B_6), reemplazar los carbohidratos y azúcares en parte por miel (50-100 g/día) y eliminar la harina blanca (que produce trastornos circulatorios en el páncreas, riñones, cerebro, corazón y articulaciones).
- No tomar alcohol ni especias; además renunciar al cigarro.
- Descansar media hora después del tratamiento.
- Beber 6–10 vasos de agua diariamente.
- No realizar el tratamiento después de una comida abundante.
- No tomar aceite de oliva antes de las picaduras.
- Si ocurre alguna reacción alérgica durante alguna de las sesiones, el paciente debe tomar antihistamínicos o corticoides. Después de interrumpir el tratamiento por uno o dos días, luego recomenzar con la mitad de la dosis o con micropicaduras y aumentar la dosis progresivamente.

ACUPUNTURA CON APITOXINA: APIPUNTURA

En 1920 se inició en Japón una variante de la Apiterapia con apitoxina usando los conocimientos acerca de los meridianos y puntos de acupuntura. Hoy cada día es más popular combinar la acción del veneno de abejas con la estimulación de los puntos de acupuntura.

La acupuntura nació en China y Corea hace 5000 años y de ahí pasó a Vietnam y Japón. Aunque se conocía en Francia desde la publicación en 1671 y 1682 de los informes de una misión científica jesuita a Beijing, su difusión en Occidente comenzó verdaderamente con los libros de George Soulié de Morant en 1928 y la década siguiente.

No me voy a detener en muchos detalles de esta técnica, pero para los objetivos de este libro es conveniente explicar los conceptos generales de la acupuntura, los meridianos y su relación con el cuerpo, las clasificaciones de los órganos en *yin* y *yang* (femeninos y masculinos, negativos y positivos) y otras consideraciones. Quiero destacar algunos aspectos importantes:

El principio básico de la acupuntura es la existencia de una energía vital que pasa a través de una red de meridianos invisibles que recorren todo el cuerpo del hombre y de los animales. Estos meridianos o canales no tienen nada que ver con las complejas redes de los sistemas nervioso, linfático, circulatorio, ni ningún otro sistema conocido del organismo humano y animal; lo único que los hace detectables es la existencia en la piel de unos siete mil puntos (762 básicos) con menor resistencia eléctrica que el resto del cuerpo.

La energía que pasa a través de los meridianos puede ser *yin* (negativa, femenina) o *yang* (positiva, masculina), y ambos tipos de energía forman un todo, se complementan y oponen dentro de la unidad *yin-yang* que es el *tao*:

- *Yin* es lo negativo, la materia, el reposo, la mujer y lo femenino, la Tierra, la Luna, el agua, el frío, la oscuridad, lo pesado, lo húmedo, el otoño y el invierno, el Oeste y el Norte, la noche, lo somático. En el cuerpo humano es lo interior u oculto, la parte anterior, el lado derecho, los miembros inferiores, el tronco, los pulmones, el bazo, el páncreas, el corazón, los riñones, el hígado, la sangre, la hipofunción, la calma y lentitud, la tristeza y el temor. Síntomas de predominio de *yin* son la mirada apagada, la piel húmeda y fría, la voz apagada, la flaccidez muscular, la apariencia alicaída y la timidez.
- *Yang* es lo positivo, la energía, la actividad, el hombre y lo masculino, el cielo, el Sol, el fuego, el calor, la luz, lo ligero, la sequedad, la primavera y el verano, el Este y el Sur, el día, lo psíquico. En el cuerpo humano es lo exterior o evidente, la parte posterior, el lado izquierdo, los miembros superiores, la cabeza, el intestino grueso, el intestino delgado, el estómago, la vejiga, la vesícula biliar, la energía nerviosa, la hiperfunción, la agitación y la rapidez, la alegría y el coraje. Síntomas de predominio de yang son la mirada brillante, la piel seca y cálida, la voz vibrante, un buen tono muscular, la apariencia arrogante y el desenfado.
- En Apiterapia, son **yin** las abejas nodrizas y la reina, la cera, la jalea real, la miel y el propóleo. Al mismo tiempo, son **yang** los zánganos (como larvas y luego como adultos) y las abejas pecoreadoras, el veneno, el polen y el pan de abejas.

La acupuntura china plantea que las enfermedades se presentan por exceso de *yin* o exceso de *yang*, por tanto, la acción terapéutica consiste en reducir la energía que está en exceso y aumentar la energía contraria, para lograr el equilibrio *yin-yang* del órgano afectado.

De los 14 meridianos, 12 son bilaterales (se repiten en cada lado del cuerpo, pero basta aplicar el veneno y la energía o tonificación en los puntos de un solo lado). Los otros dos (el meridiano de vaso concepción y el meridiano vaso gobernador) son axiales, pasan por el centro de nuestro cuerpo, así que son los más fáciles de identificar, y nacen muy cerca uno del otro: el primer punto del meridiano del vaso concepción (VC1) está en el centro del perineo y el primer punto del meridiano del vaso gobernador (VG1) está en la punta del cóccix.

También tenemos que siete meridianos son *yin* y siete meridianos son *yang*. Cada meridiano está relacionado con un conjunto de órganos y funciones corporales, por lo que al estimular o sedar un punto en un meridiano, se afectan dichos órganos. También existen muchos puntos extraordinarios que no corresponden a ningún meridiano. Otras clasificaciones mencionan 12 meridianos o canales regulares, 8 meridianos extraordinarios y 15 meridianos colaterales. En total son más de 7000 puntos de acupuntura.

Para facilitar su identificación cuando los puntos específicos sean mencionados, voy a usar primeramente las siglas usadas en español para cada meridiano y sus puntos, y a continuación pondré entre paréntesis la sigla que se usa en inglés:

Meridianos *yin* que pasan por los brazos:
- **C** – meridiano del corazón (HE): 9 puntos bilaterales.
- **CS** – meridiano de la c-sexualidad o del pericardio (PC): 9 puntos bilaterales.
- **P** – meridiano de los pulmones (LU): 11 puntos bilaterales.

Meridianos *yin* que pasan por las piernas:
- **BP** – meridiano del bazo-páncreas (SP): 21 puntos bilaterales.
- **H** – meridiano del hígado (LR): 14 puntos bilaterales.
- **R** – meridiano de los riñones (KI): 27 puntos bilaterales.

Meridianos *yang* que pasan por los brazos:
- **ID** – meridiano del intestino delgado (SI): 19 puntos bilaterales.
- **IG** – meridiano del intestino grueso (LI): 20 puntos bilaterales.
- **TR** – meridiano del triple recalentador (TB): 23 puntos bilaterales.

Meridianos *yang* que pasan por las piernas:
- **E** – meridiano del estómago (ST): 45 puntos bilaterales.
- **V** – meridiano de la vejiga (BL): 67 puntos bilaterales.
- **VB** – meridiano de la vesícula biliar (GB): 44 puntos bilaterales.

Meridianos axiales o extraordinarios:
- **VC** – meridiano (*yin*) del vaso concepción (CV): 24 puntos impares.
- **VG** – meridiano (*yang*) del vaso gobernador (GV): 28 puntos impares.

Para tener la ubicación exacta de cada meridiano y punto, existen numerosas publicaciones y diagramas de fácil acceso, además de sitios de Internet como **acuxo.com**, **acupuntura.pro.br**, **natural-health-zone.com/body-meridians.html** y **pinterest.com**.

En la apipuntura (Apiterapia acupuntural o acupuntura con abejas) se aplican picaduras, micropicaduras o microinyecciones de veneno (0,08 unidad) en los puntos claves de acupuntura indicados para cada enfermedad. Se aplican 5-6 sesiones, a intervalos de 2-3 días, dos sesiones por semana; después de realizar la microinfiltración, las agujas se mantienen en su lugar de 10 a 15 minutos sin manipularlas. Se ha usado principalmente en el tratamiento de afecciones neurálgicas como la neuralgia lumbociática de origen discal, la neuralgia cervicobraquial, la neuralgia del trigémino y la neuralgia fémoro-cutánea externa de tipo Roth. En la sección de este libro dedicada al tratamiento específico de las enfermedades, se indican algunos puntos de acupuntura.

Antes de comenzar el tratamiento, el apiterapeuta marca con color en la piel todos los puntos de acupuntura que va a usar y con la misma abeja aplica muchas picaduras o micropicaduras. Para estas micropicaduras, una vez que la abeja pica por primera vez se desprenden el aguijón con el saco de veneno. Con la ayuda de las pinzas, el apiterapeuta aplica el aguijón en los puntos de acupuntura seleccionados -comenzando por los puntos de la cabeza- y realiza breves picaduras (microinyecciones de apitoxina) en dichos puntos. Como el saco de veneno continuará bombeando apitoxina durante poco más de 20 segundos, el apiterapeuta tiene tiempo de inocular veneno en varios puntos distintos usando el mismo aguijón e inoculando microdosis de apitoxina en cada punto. Este procedimiento es muy popular en Japón y otros países asiáticos.

Hirofumi Naito, apiterapeuta japonés, recomienda pinchar con el mismo aguijón unas tres veces, muy ligeramente, comenzando por el punto superior del cráneo, luego el cuello, los hombros y la espalda, los brazos y las manos, para seguir bajando por la columna vertebral hasta las caderas. Al final se estimulan los nervios parasimpáticos en los puntos *seiketsu* (a ambos lados de la base de las uñas) mientras se conversa con el paciente durante todo el tratamiento.

Los meridianos de acupuntura y los principales puntos aparecen en los gráficos. El apiterapeuta debe familiarizarse con estos puntos antes de aplicar las picaduras o microinyecciones.

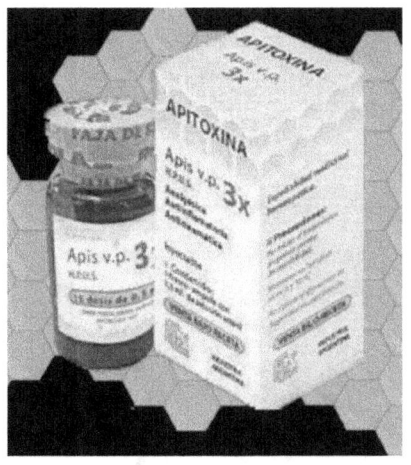
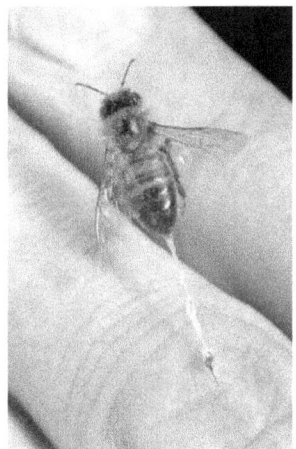
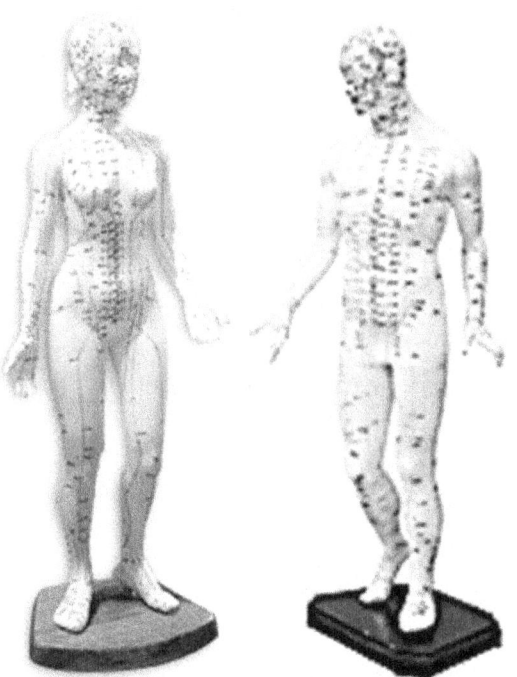

MERIDIANOS DE ACUPUNTURA PARA USO EN APITERAPIA

A continuación, presentamos unos diagramas muy simples de los meridianos o canales de acupuntura. Las letras iniciales corresponden a la abreviatura del meridiano en español y al final, entre paréntesis, la abreviatura utilizada en inglés.

Meridianos o canales yin de los brazos:
C: CORAZÓN (HE)

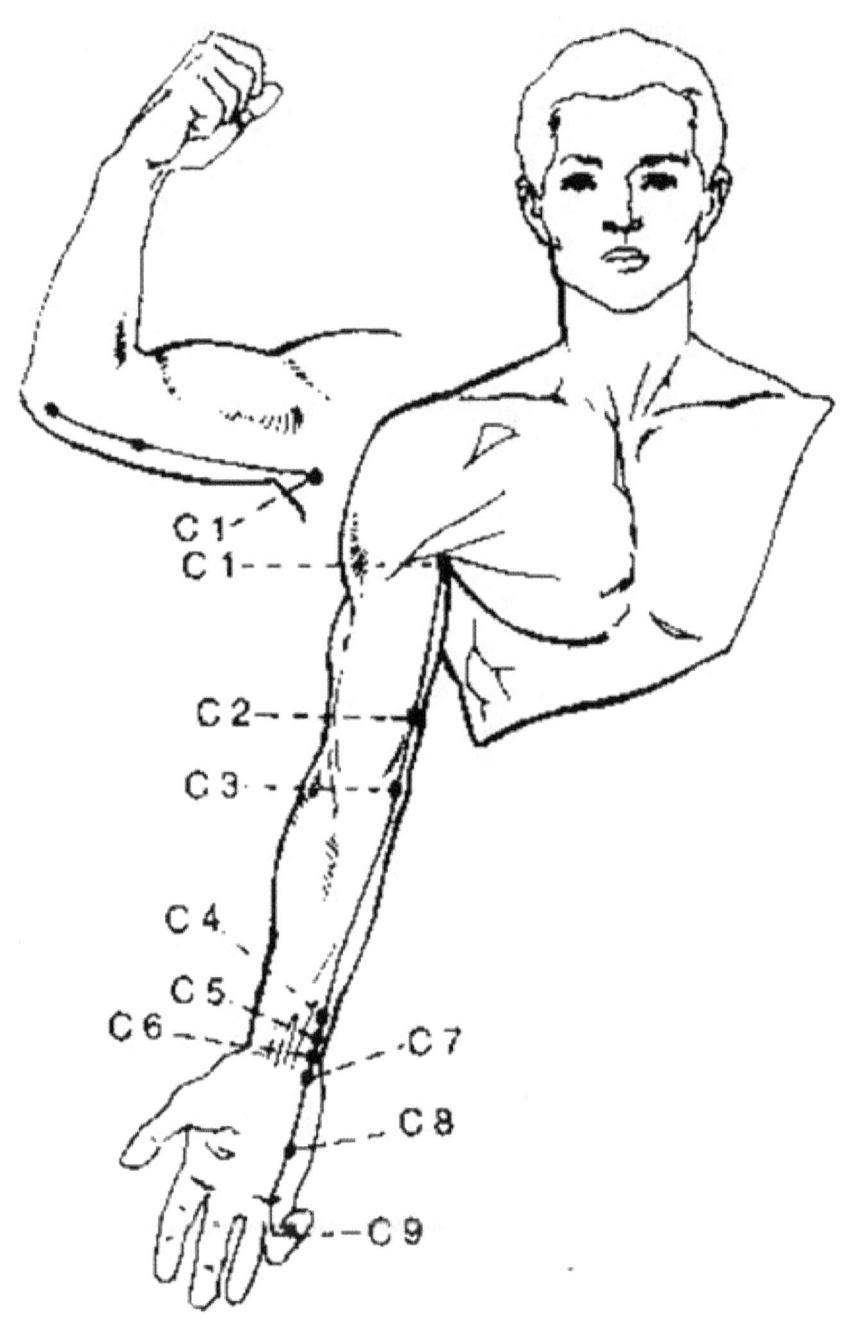

CS: CIRCULACIÓN-SEXUALIDAD O PERICARDIO (PC)

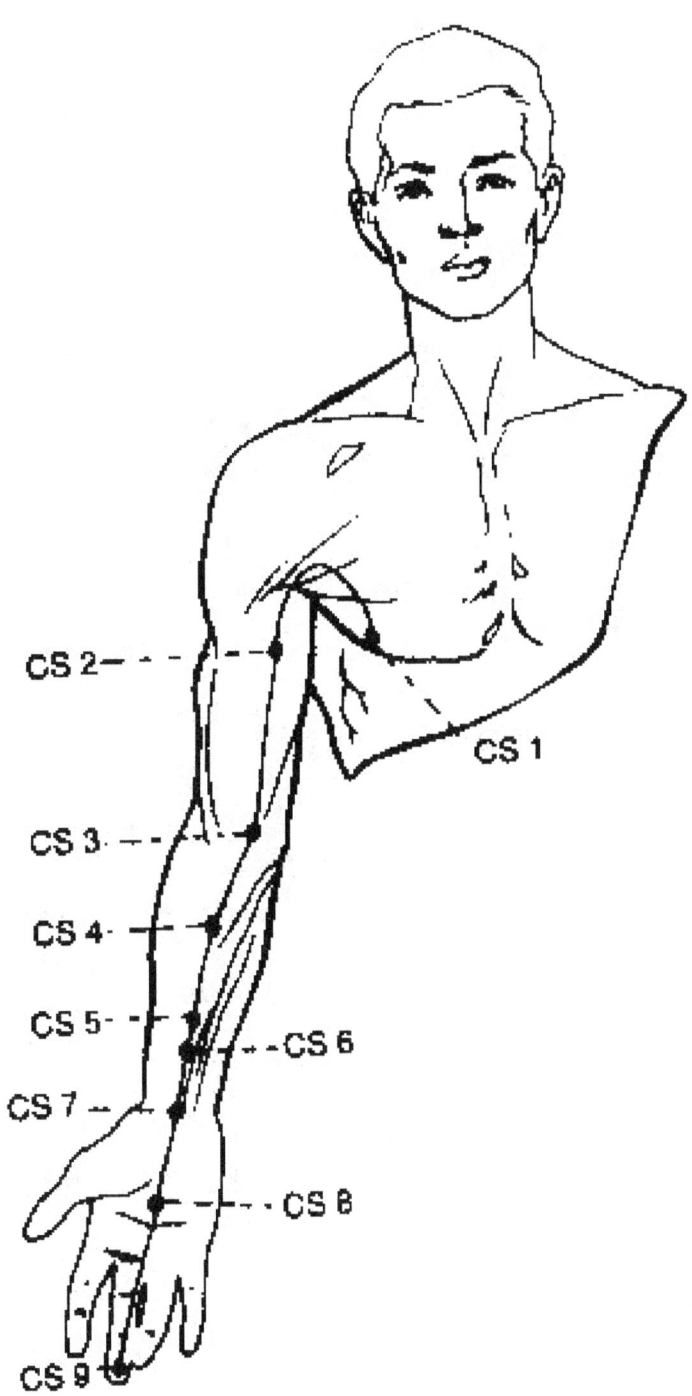

P: PULMONES (LU)

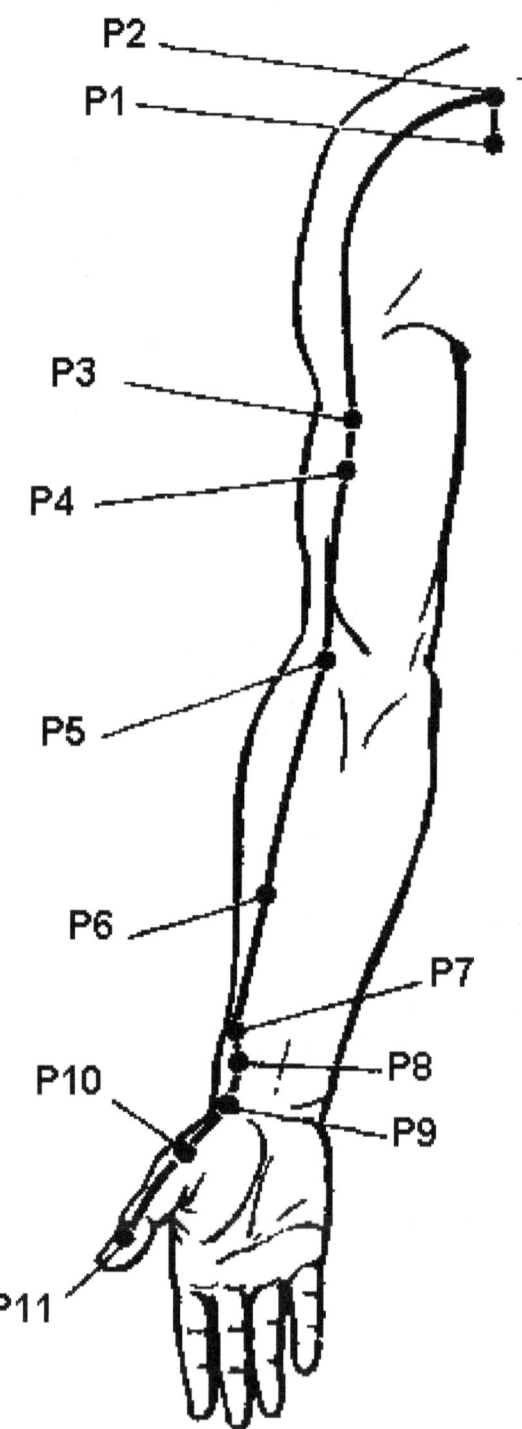

Meridianos yin de las piernas:
BP: BAZO-PÁNCREAS (SP)

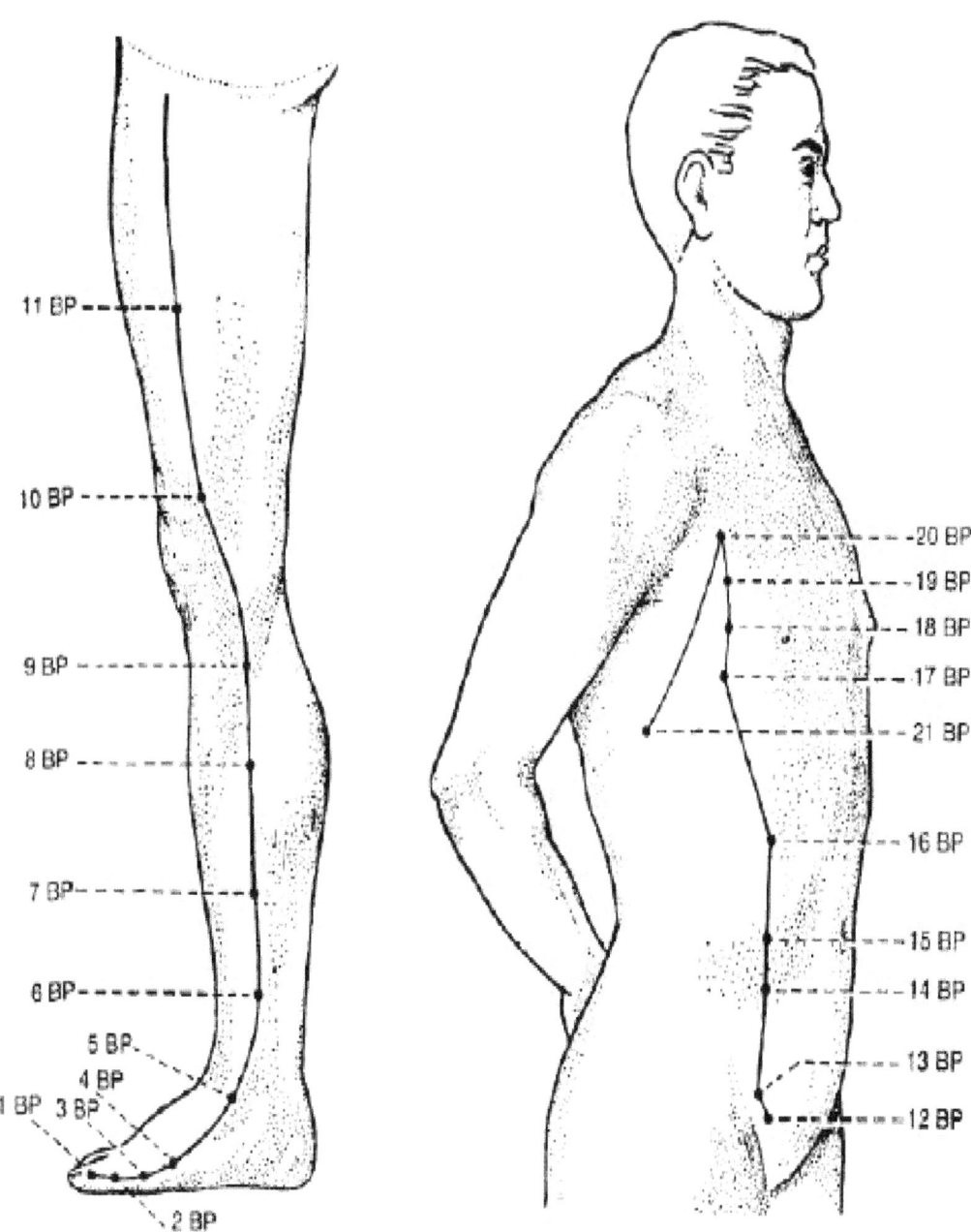

H: HÍGADO (LR)

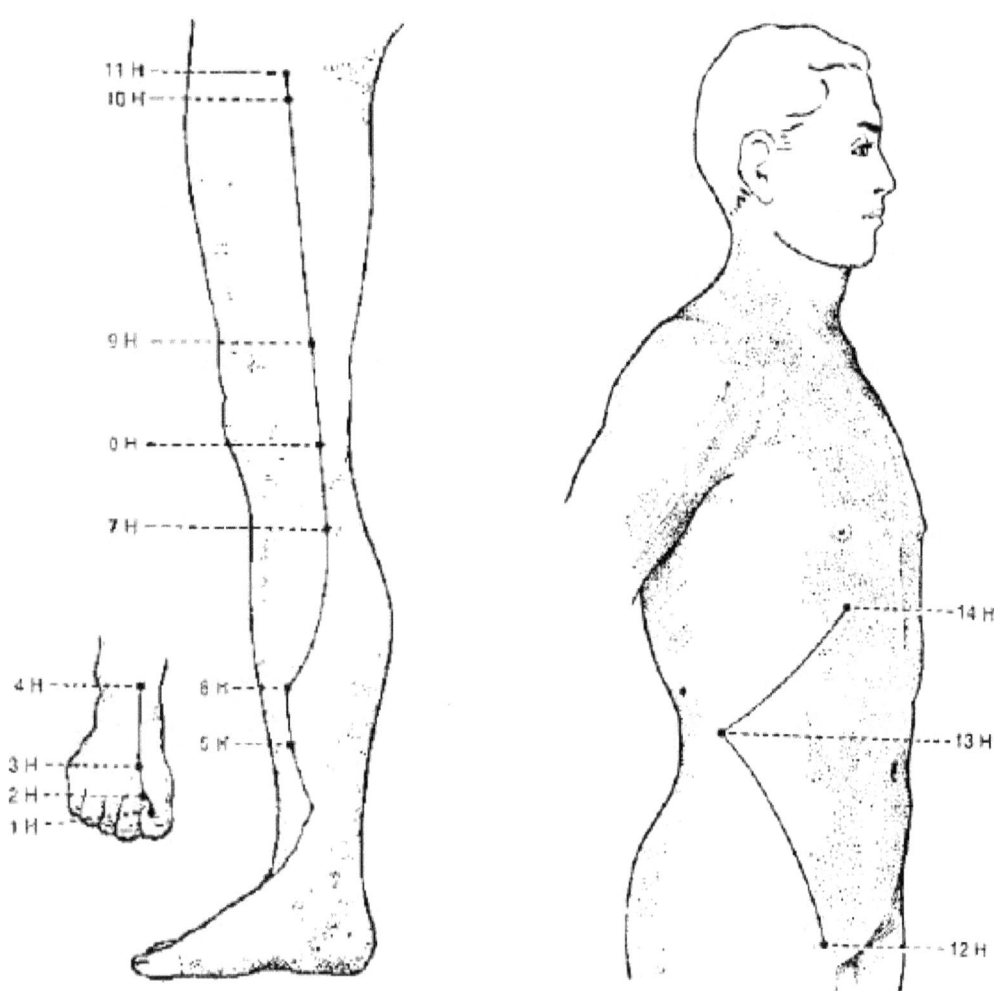

R: RIÑONES (KI)

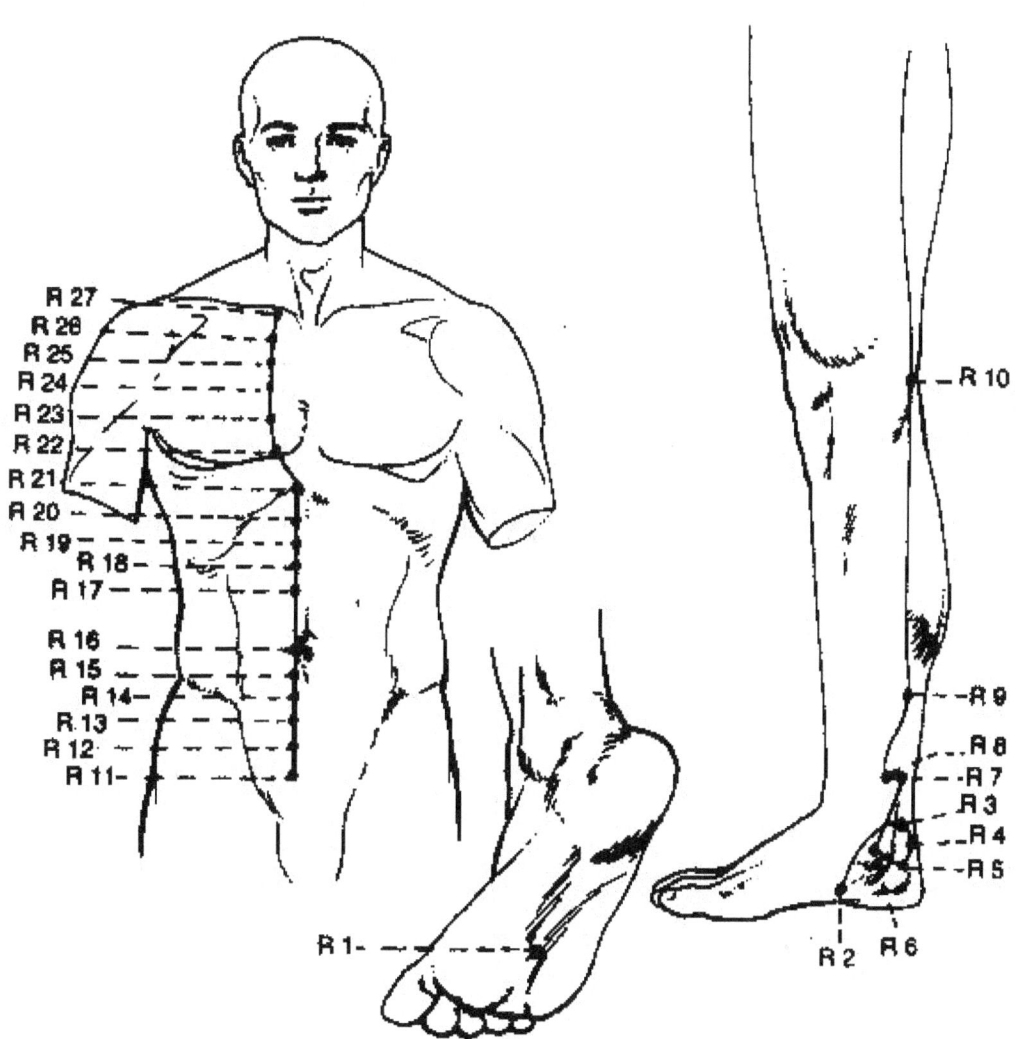

Meridianos yang de los brazos:
ID: INTESTINO DELGADO (SI)

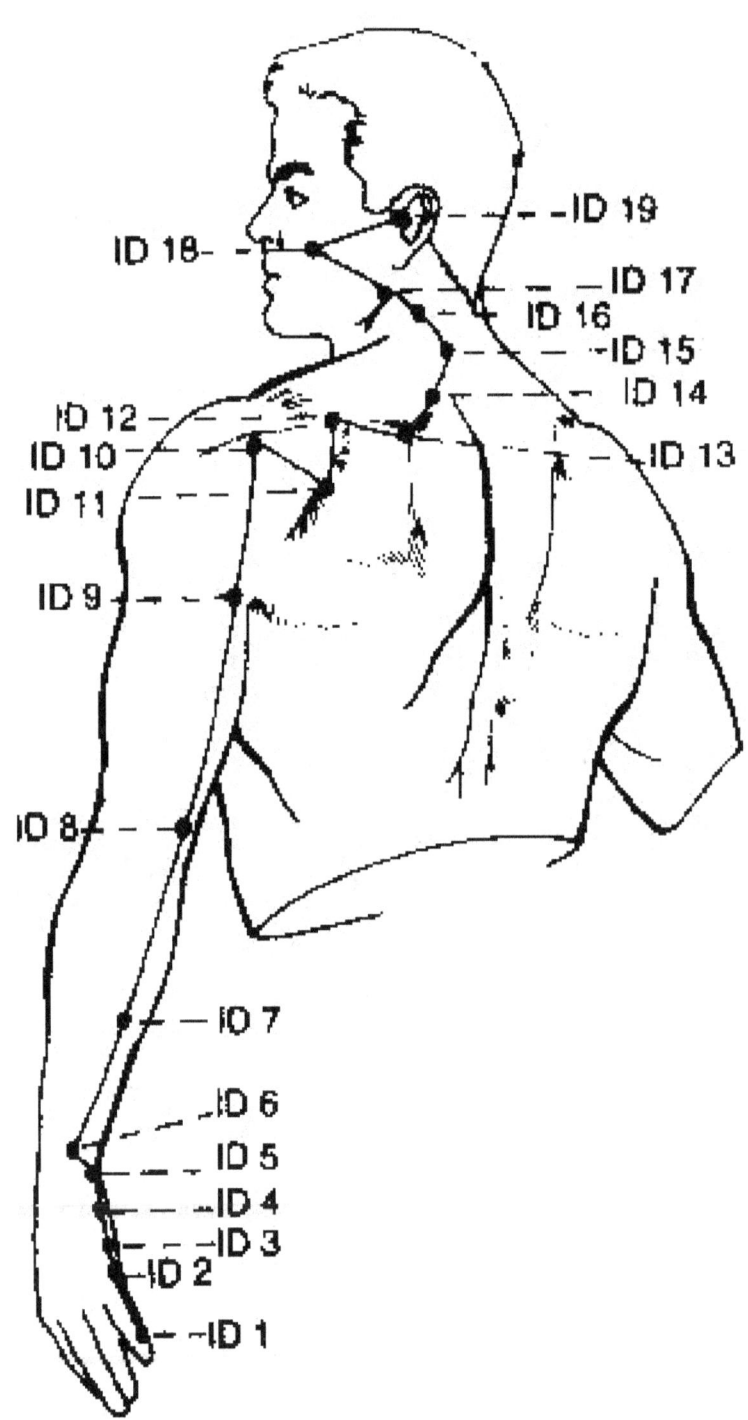

IG: INTESTINO GRUESO (LI)

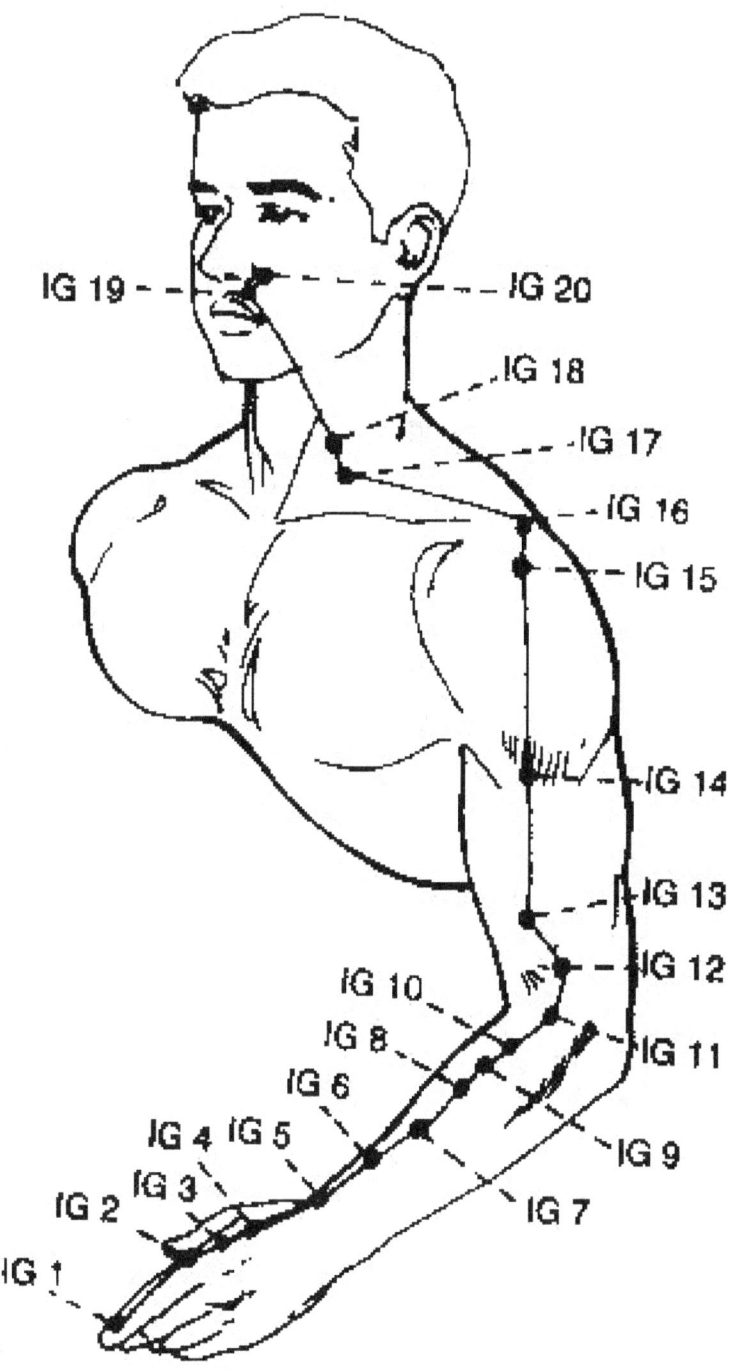

TR: TRIPLE RECALENTADOR (TB)

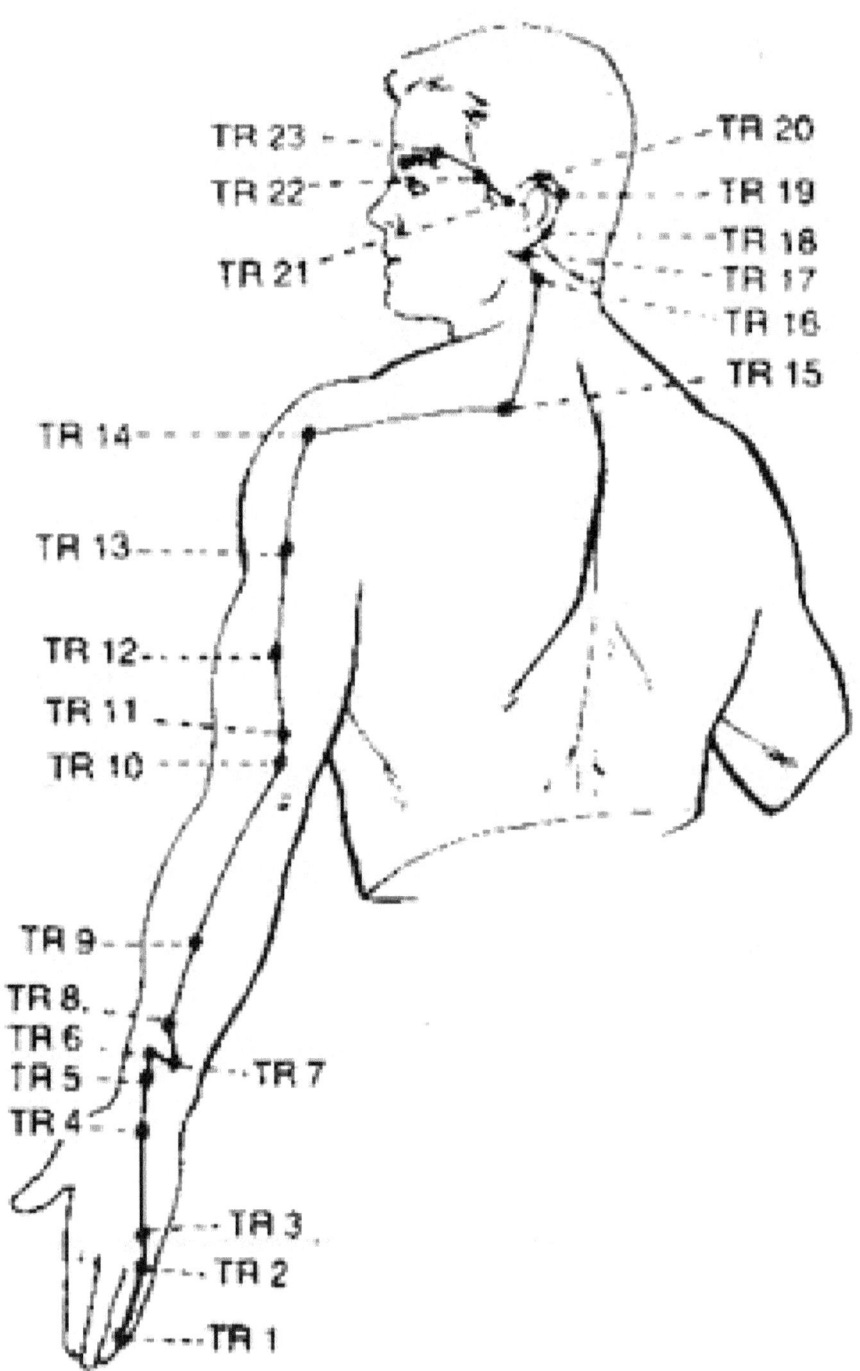

Meridianos yang de las piernas:
E: ESTÓMAGO (ST)

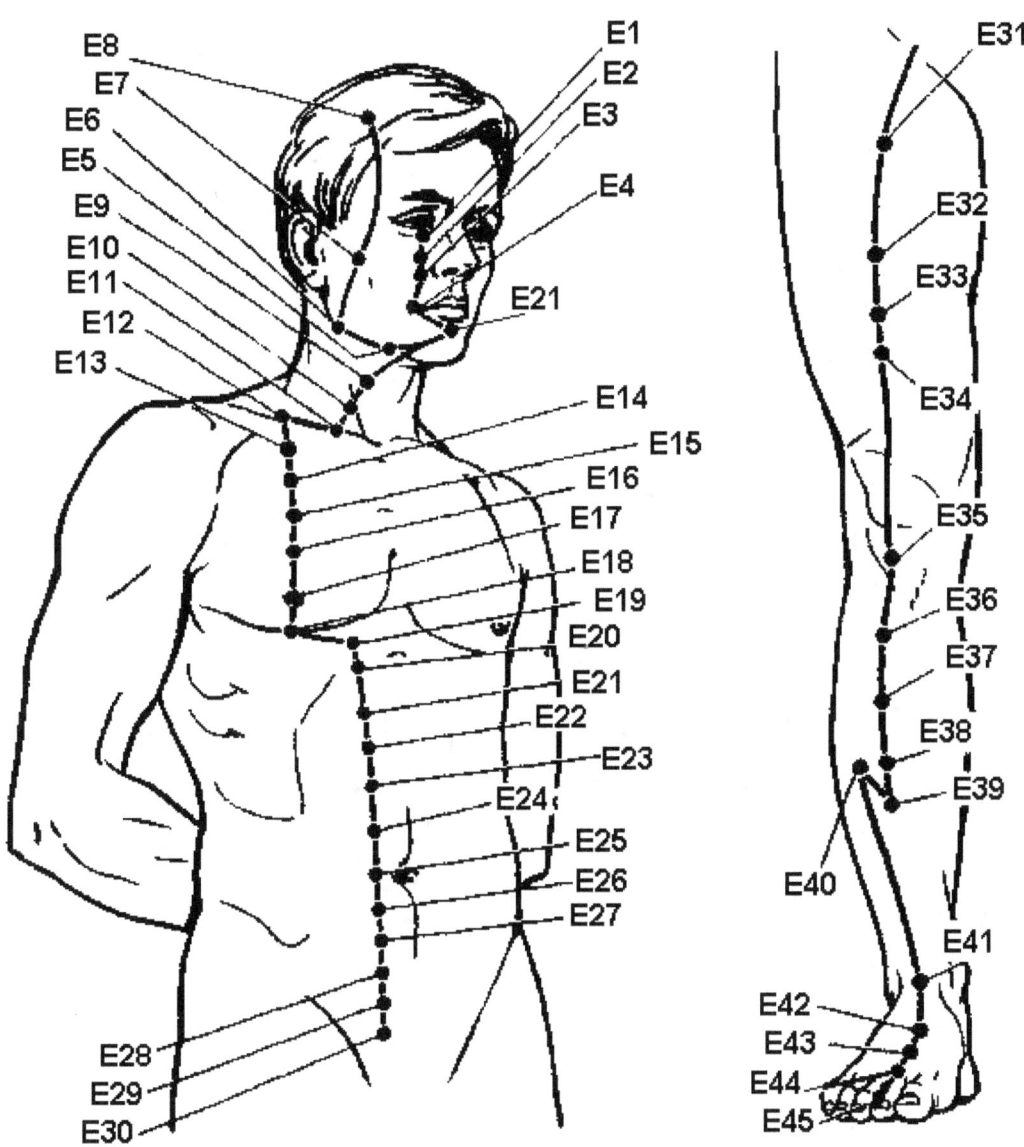

V: VEJIGA (BL)

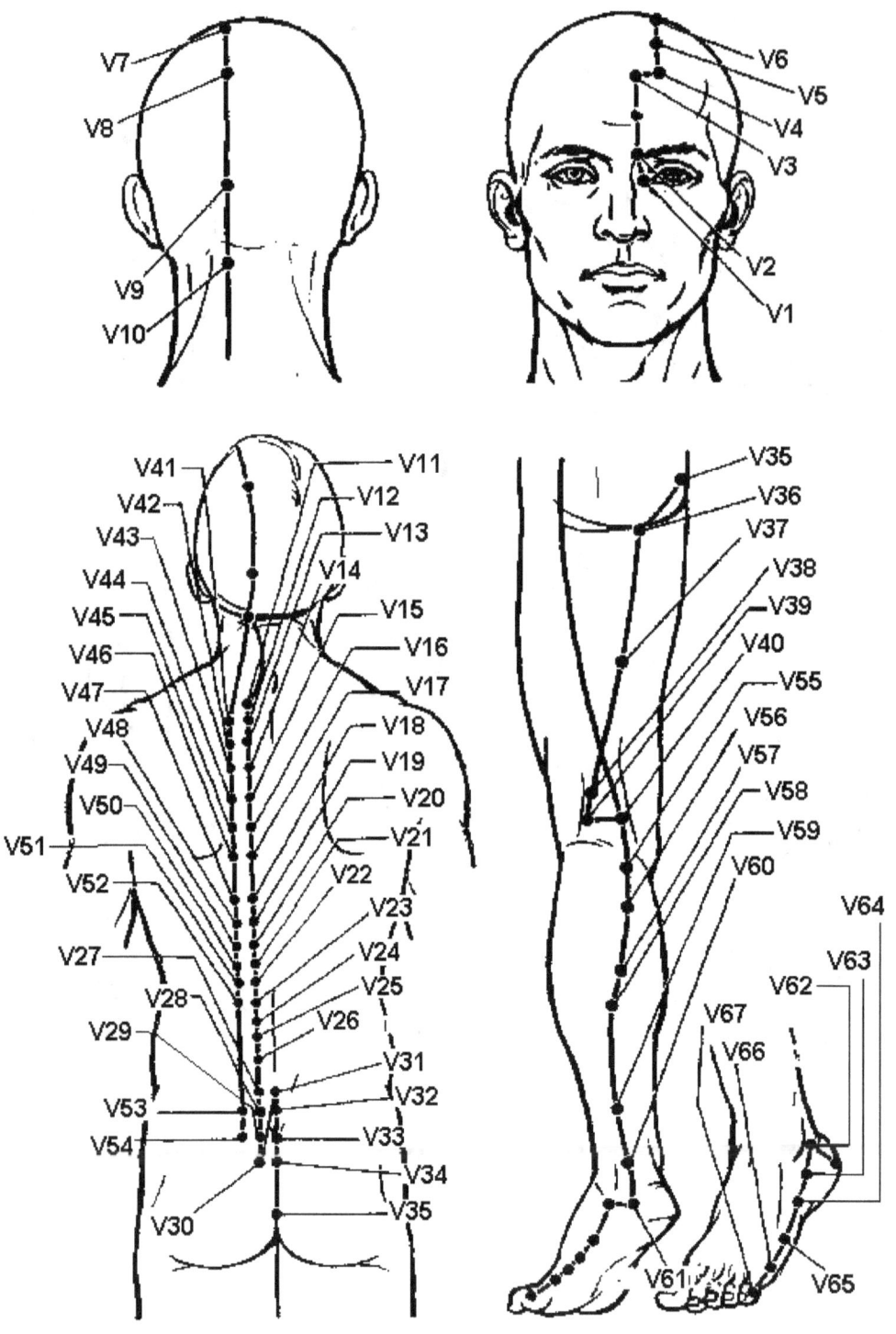

VB: VESÍCULA BILIAR (GB)

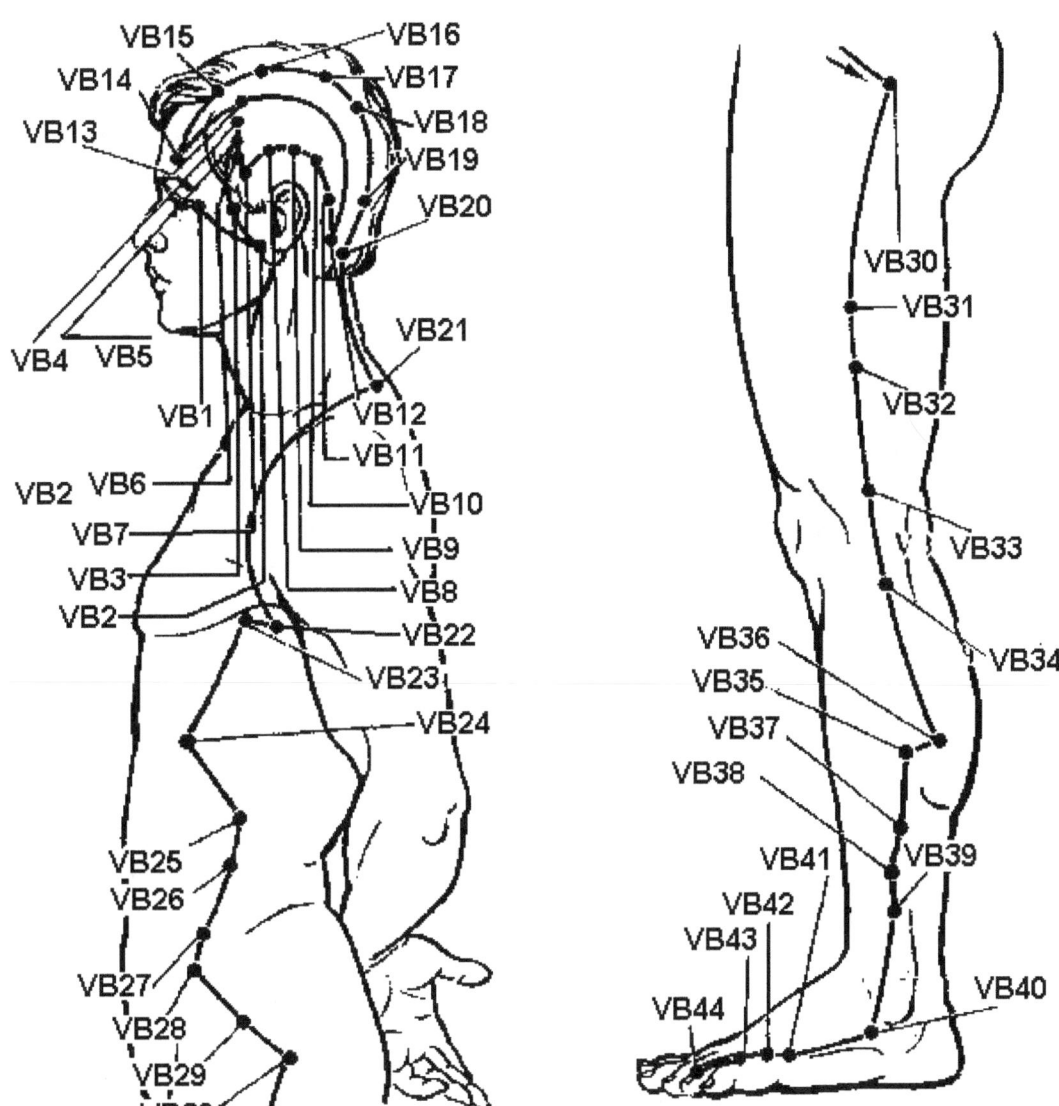

Meridianos extraordinarios:
VC: VASOCONCEPCIÓN (CV)

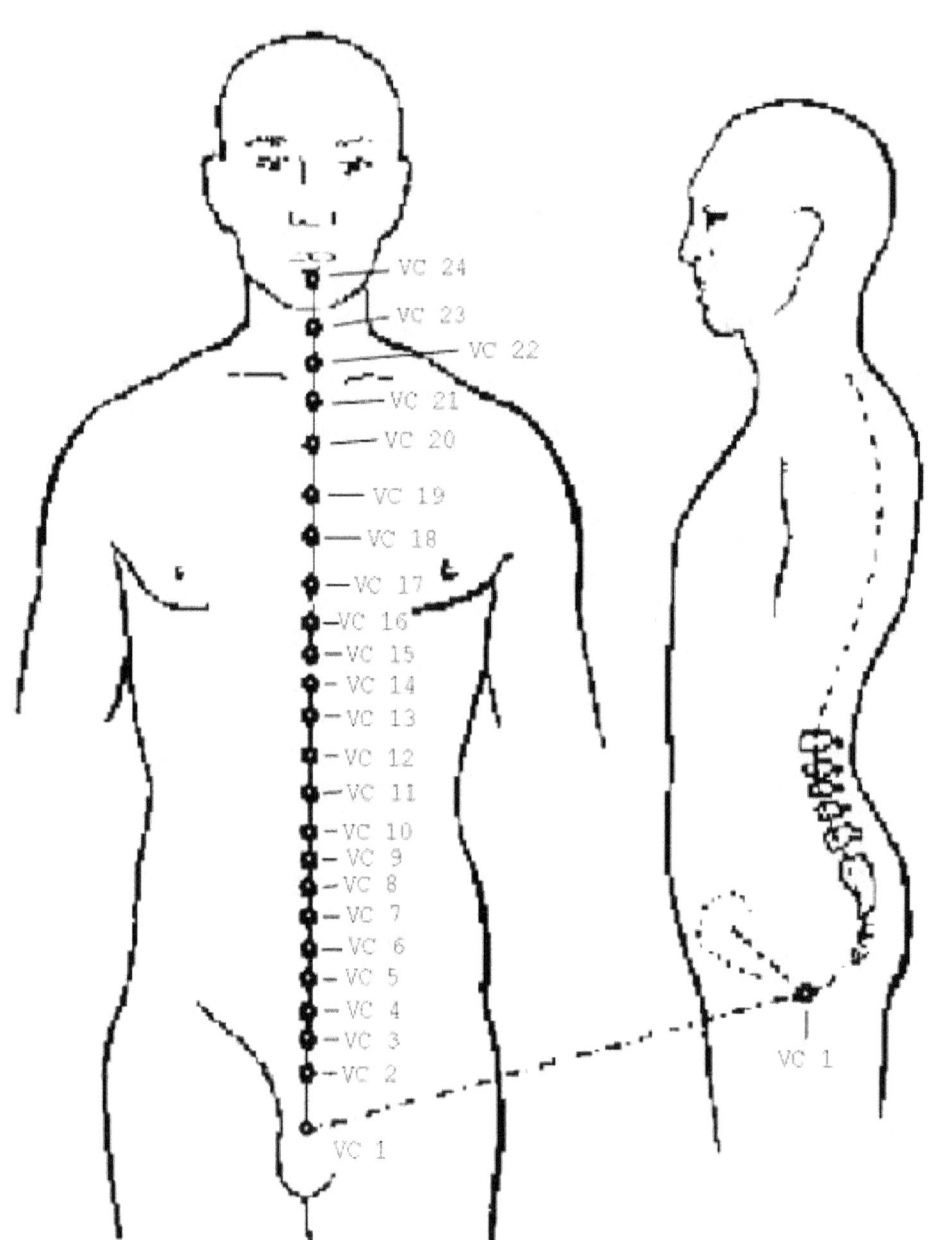

VG: VASO GOBERNADOR (GV)

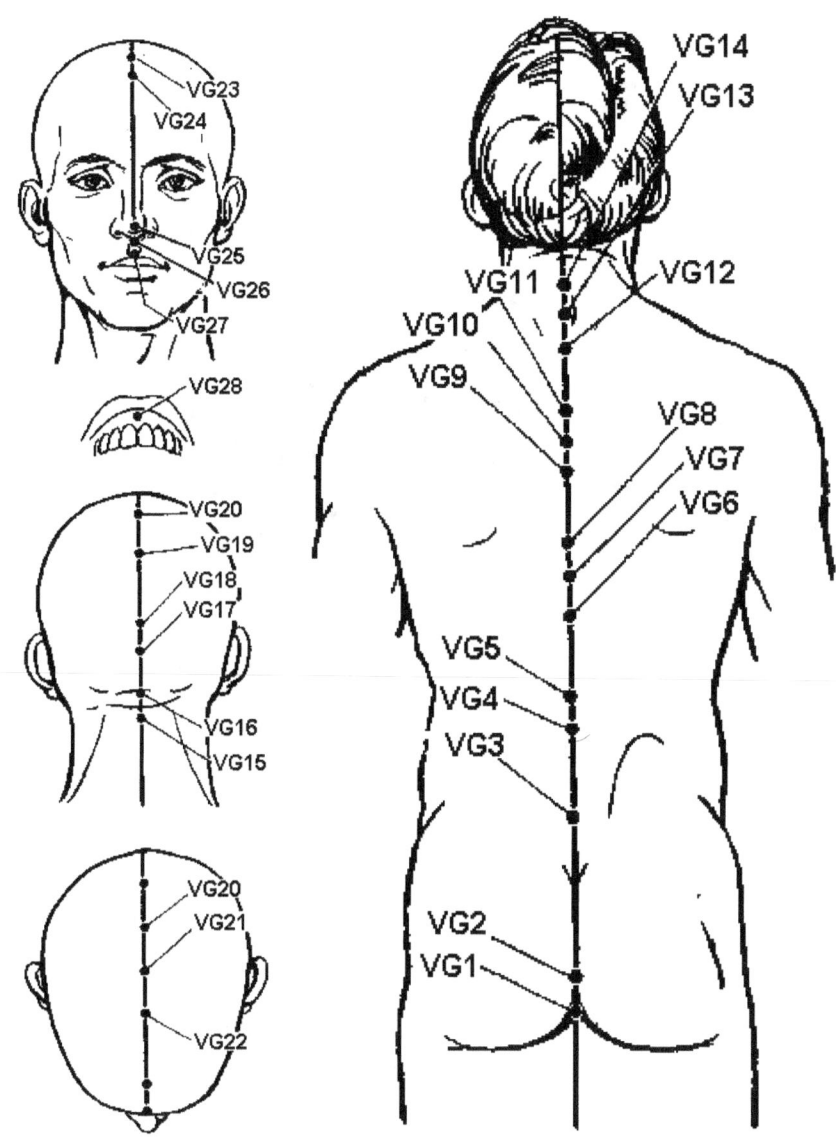

Los puntos dolorosos de un problema crónico

La prueba clínica más acertada para diagnosticar fibromialgia consiste en la presión con los dedos de 18 puntos dolorosos distribuidos en el cuerpo. La persona debe referir que la palpación ha sido dolorosa para considerar que un punto es positivo al examen.

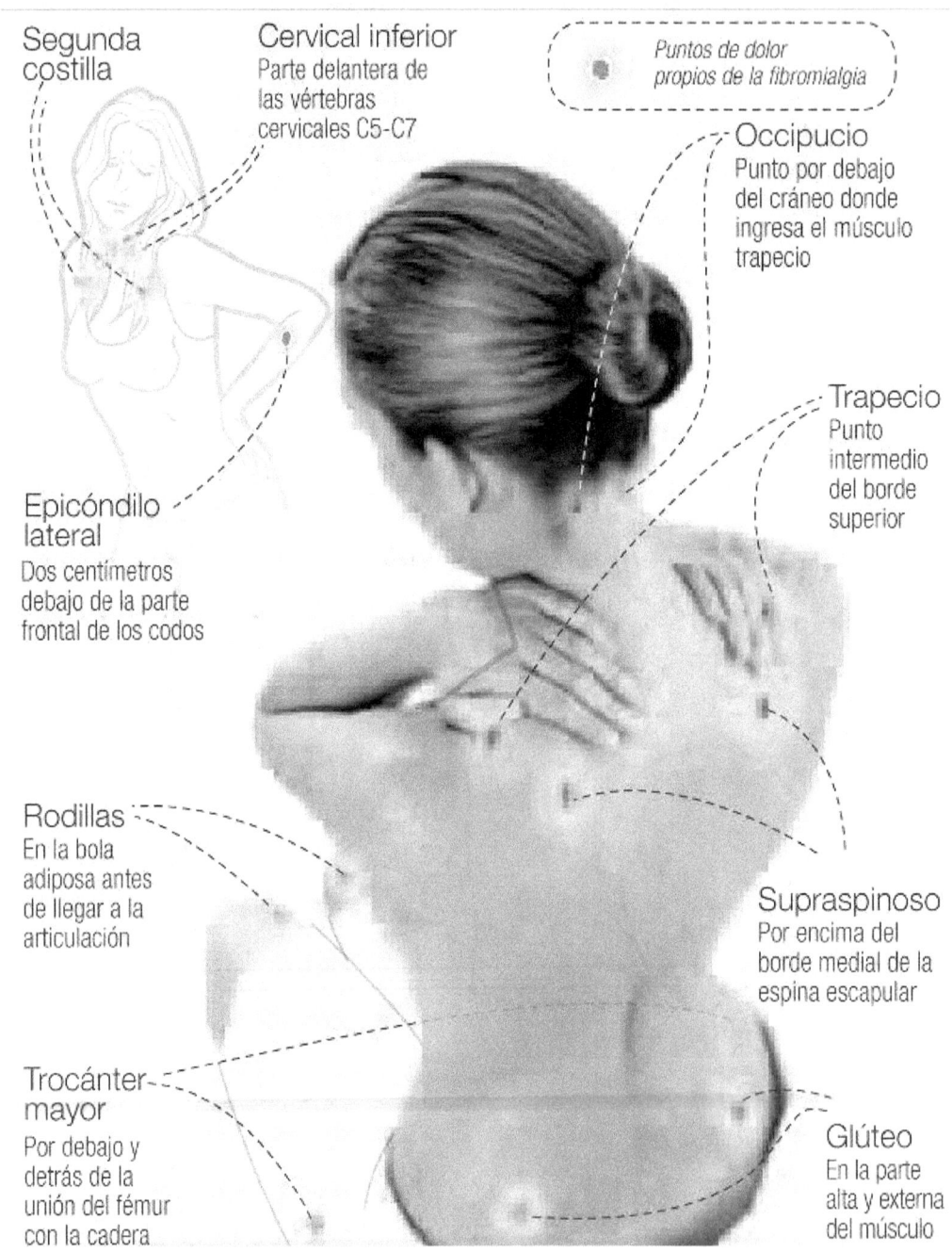

Segunda costilla

Cervical inferior
Parte delantera de las vértebras cervicales C5-C7

Puntos de dolor propios de la fibromialgia

Occipucio
Punto por debajo del cráneo donde ingresa el músculo trapecio

Trapecio
Punto intermedio del borde superior

Epicóndilo lateral
Dos centímetros debajo de la parte frontal de los codos

Rodillas
En la bola adiposa antes de llegar a la articulación

Supraspinoso
Por encima del borde medial de la espina escapular

Trocánter mayor
Por debajo y detrás de la unión del fémur con la cadera

Glúteo
En la parte alta y externa del músculo

APIPUNTURA SIN PINCHAZOS: STIPERS

Si bien es posible aplicar apitoxina en los puntos de acupuntura, existe otro procedimiento que permite aplicar no sólo apitoxina sino propóleo y otros productos en los puntos de acupuntura sin necesidad de punzar al paciente con el aguijón de una abeja.

Este procedimiento ha sido llamado stiperpuntura por su creador, el español Pedro Plaja (**stiperpuntura.com**), quien elabora desde 2003 apósitos suaves y ligeros muy parecidos en apariencia a las tabletas de aspirina, pero con una consistencia similar al fieltro. Estas pastillas son llamados *stipers* (***sti***, *stimulation* o estimulación, y ***per***, permanente) y están constituidos de 90–97 % de fibra de dióxido de silicio cristalizado más aglutinante de celulosa. Seguramente usted conoce acerca de las propiedades curativas de los cristales de cuarzo: el stíper, al igual que el cuarzo, está constituido por dióxido de silicio (SiO_2). La técnica de Plaja combina los principios de la acupuntura con los de la silicoterapia.

El stíper absorbe el calor y la energía, amplifica y regula las vibraciones y energía del cuerpo y hace que absorba el propóleo, la apitoxina y cualquier otra sustancia que se le añada para potenciarlo.

El procedimiento de aplicación es muy sencillo, ya que consiste en añadir el producto al stíper con un gotero u otro dispositivo y fijar el stíper a la piel con un pedacito de venda adhesiva de cualquier materia durante un tiempo que puede oscilar entre 40 minutos y siete días, en dependencia del paciente y del tratamiento requerido. Finalmente se puede aplicar una moxa eléctrica poniendo un pequeño bombillo rojo C9 de 5-7 W (comúnmente usados en las guirnaldas lumínicas de Navidad) en contacto con el stíper y así podemos aplicar al stíper moxibustión con radiación infrarroja a 42-48 °C en pocos minutos.

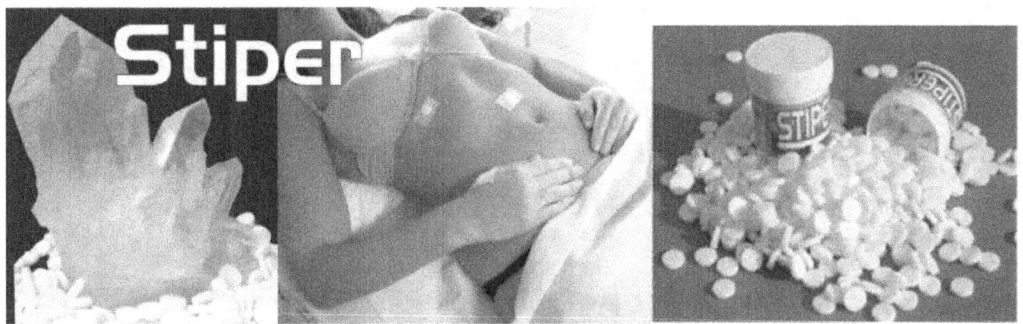

Los stipers son pequeños discos o apósitos de fibra de silicio y celulosa vegetal. Se echa al stíper la apitoxina, el propóleo, etc., y se coloca el stíper sobre el punto de acupuntura elegido. (**SP**)

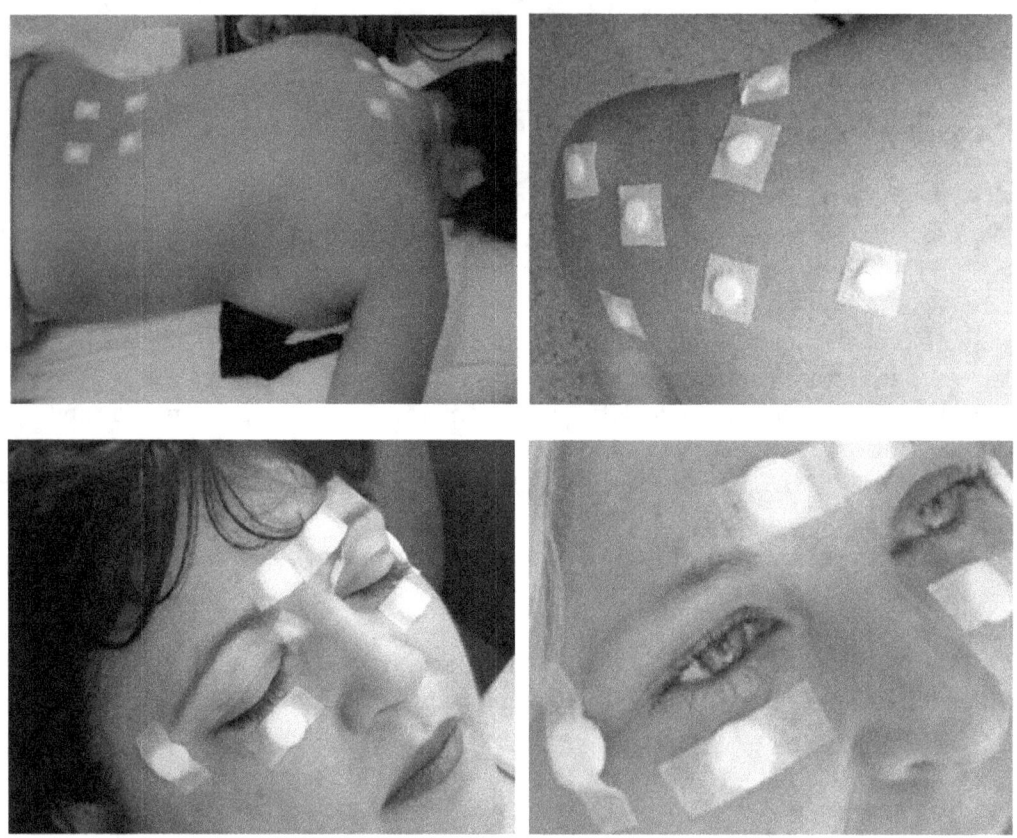

Los stipers se adhieren con pedacitos de venda adhesiva de papel, seda o tela. (**SP**)

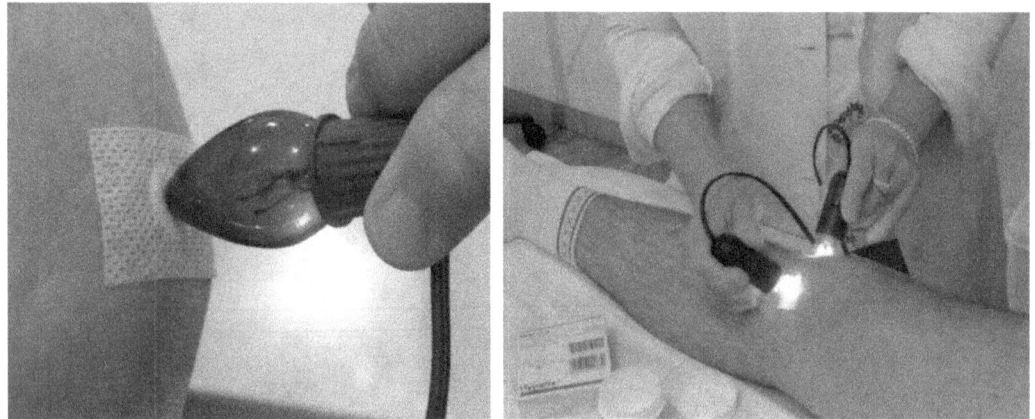

Para lograr la moxibustión con el stíper se puede aplicar la radiación infrarroja y el calor de un bombillo C9 rojo de 5-7 W como los que se usan en los adornos de Navidad. (**SP**)

RECOLECCIÓN DEL VENENO

Si se usara el veneno de abejas para tratar a los millones de artríticos que sufren la enfermedad en la actualidad, habría mercado para una buena cantidad de veneno puro. Un gramo de veneno seco y puro contiene la apitoxina de al menos 10 000 abejas y, como el tratamiento no lleva mucho veneno, no sería difícil para una sola persona recoger todo el necesario para tratar a los artríticos de un país tan poblado como, digamos, los EE.UU.

Para extraer el veneno no es necesario que las abejas mueran. El método más extendido es el choque eléctrico: se coloca una rejilla de alambre o una superficie especial cargada con corriente eléctrica de baja tensión que produzca un choque eléctrico a las abejas y las haga picar una lámina de vidrio bajo la rejilla y eyectar el veneno sin perder el aguijón. El veneno seco pronto y puede ser raspado y almacenado en ampollas. Existen muchas variantes de este método.

Se puede colocar el colector o trampa de veneno delante de la piquera, en la parte lateral de la cámara de cría, en lugar de la tapa o en el fondo de la colmena. Es mejor escoger las abejas más jóvenes y fuertes, cuando tienen tres a cuatro semanas de edad.

La trampa colectora de veneno que voy a describir a continuación fue diseñada en Cuba por la Estación Experimental Apícola en la década de 1990. Esta trampa parte de la idea de utilizar el procedimiento de castra química para obligar a las abejas a pasar por el extractor de veneno:

En lugar de la tapa convencional de la colmena, se coloca una tapa forrada en la parte inferior con saco de yute y guata impregnados de una sustancia cuyos vapores tengan acción repelente sobre las abejas, las cuales se ven obligadas a bajar dejando vacía el alza superior en un tiempo que oscila entre los 5 y 10 minutos, de acuerdo con la sustancia que se emplee, la temperatura ambiental y la intensidad del sol. Así todas las abejas atraviesan la trampa de veneno que se ha colocado previamente en la piquera de la colmena.

Esta trampa está conectada a un estimulador eléctrico que genera pulsos de corrientes muy bajas. Al pasar las abejas a través del extractor de veneno y ponerse en contacto con los alambres, reciben la descarga eléctrica que estimula en ellas el acto de picar y de este modo se deposita el veneno sobre la superficie de cristal.

La trampa colectora de veneno consta de tres partes:

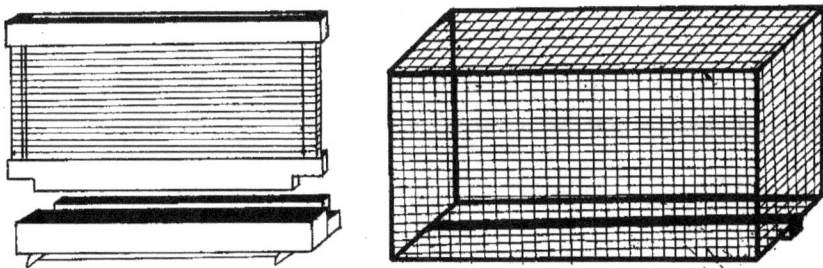

1. Una base que permite el acople del extractor de veneno a la colmena por la piquera, formando un túnel estrecho.
2. El extractor propiamente dicho, formado por un marco con una doble capa de alambres paralelos que forman un túnel cuyo piso y techo están constituidos por los alambres eléctricos, de forma que las abejas que pasan por él tengan que tocarlos. En

las caras externas del extractor sobre los alambres son colocadas las placas de vidrio cubiertas por una lámina de nailon, sobre las que se depositará el veneno. El mejor material para los alambres de contacto conductores de la electricidad es una aleación de níquel y molibdeno, con un diámetro de 0,2 mm. El cristal debe estar bien limpio.

3. Una jaula (puede hacerse usando tela metálica o malla plástica) que se encaja en la parte superior del extractor de veneno, para recoger todas las abejas (que son obligadas a salir de la colmena), lo que facilita el trabajo del apicultor e impide la formación de grandes enjambres en el apiario y permite su reingreso a la colmena.

Para poner en funcionamiento la trampa se dan los siguientes pasos:

1. Se coloca la trampa de veneno con la jaula a la entrada de la colmena (piquera), ajustada a ésta de forma que no quede ninguna hendija por donde pueda salir una abeja sin pasar por el extractor.
2. Se conecta la trampa al estimulador eléctrico. Los alambres son alimentados a partir de una batería de 12-115 voltios de corriente alterna. La corriente que se pasa a los alambres, a través de un adaptador eléctrico variable, es de 30-35 voltios. Un par de alambre posee distinta polaridad.

El tipo de corriente es de impulsos de onda compleja, de amplitud positiva de 45 voltios en 1,5 microsegundos seguido de una amplitud negativa de 60 voltios durante 7 microsegundos. La frecuencia de los impulsos es de 58 Hz y la duración de la serie de impulsos es de 1 ± 0,3 segundos.

3. Quite la tapa de la colmena y sustitúyala por una tapa negra impregnada del repelente químico (anhídrido butírico, fenol, ácido acético, benzaldehído, anhídrido propiónico u otro producto).
4. Espere 5-10 minutos y si la colmena tiene más de 2 cuerpos, quite el alza superior y baje la tapa hacia la siguiente alza.
5. Una vez que toda la colonia ha pasado (0,5-2,0 horas), retire la tapa y la trampa de veneno.
6. En el laboratorio extraiga las placas de vidrio y guárdelas en un congelador de modo que se preserven de la luz solar.
7. Para raspar el veneno, tome precauciones para protegerse las fosas nasales y los ojos. Raspe el veneno seco de los cristales usando una espátula especial limpia, en un local con iluminación atenuada.
8. Guarde el veneno seco en frascos de cristal ámbar u oscuros en un lugar seco a temperaturas por debajo de 0 °C.

Se recomienda en general lo siguiente:

- El momento más favorable para la obtención de la apitoxina son las horas tempranas de la mañana (aproximadamente dos horas antes del vuelo de las abejas) y en segundo lugar entre las 3:00 y 6:00 pm.
- Debe colocar las trampas colectoras de veneno en colmenas fuertes, ya que siempre se produce mortandad en las colonias.
- No debe poner la trampa en una misma colmena antes de una semana. Lo ideal es obtener el veneno cada 10-15 días.

- Debe ponerse un nailon o película fina protectora de hule, para evitar que las excretas de las abejas puedan caer sobre la placa de vidrio en que se colecta la apitoxina.
- Observe que los cristales de las trampas de veneno estén bien limpios a fin de evitar que éste sea contaminado.
- Las placas de vidrio en que se colecta la apitoxina deben estar expuestas el menor tiempo posible a la luz, ya que el veneno es fotodegradable, se oxida en presencia de la luz.
- Estas recomendaciones son válidas tanto para las trampas exteriores como para las trampas o colectores interiores.
- Una trampa interior no es más que un cuadro de madera, de las mismas dimensiones que los cuadros usados en el alza. La diferencia está en que este cuadro tendrá una ranura por donde se sacará y meterá el vidrio cubierto por el tafetán de nailon y que el alambrado eléctrico es alimentado cíclicamente (3 minutos cada 7) durante 0,5-2 horas, cuatro veces al día con intervalos de una hora.

 La trampa interior no lleva base (es colocada con el resto de los cuadros), jaula ni tapa con sustancia repelente, pero tiene la desventaja de que hay que abrir la colmena para introducirla y sacarla y que una parte de las abejas no suele pasar por la trampa y picar. También suele colocarse en forma horizontal (en otro diseño), delante de la piquera a nivel de la plataforma de vuelo (con un área de 620 cm²), en el fondo de la colmena, en lugar de la tapa o en la parte lateral de la cámara de cría.

Hay muchos modelos de trampas o colectores de apitoxina, todos basados en el principio de incitar a las abejas a picar mediante una descarga eléctrica. La compañía canadiense Apitronic Services (**beevenom.com**) tiene en el mercado numerosos modelos desde el VC-101 para 1-10 colmenas y que usa un voltaje directo de 11,2-12,75 voltios para una corriente de 0,11 amperios y ocho horas de operación continua, hasta el VC-12FX para uso comercial con 50-300 colmenas y que a partir del mismo voltaje provee una corriente de 0,31 amperios.

Estos son ejemplos de otros modelos de colectores de apitoxina:

- El Instituto de Apicultura Prokopovich de Kiev, Ucrania, diseñó un colector que se alimenta de electricidad con una batería de automóvil. El colector es un cuadro plástico con una lámina de vidrio enrollada en alambres, y se coloca sobre los cuadros del alza superior de la colmena. Una vez que se retira el vidrio, el veneno impregnado a éste es raspado.

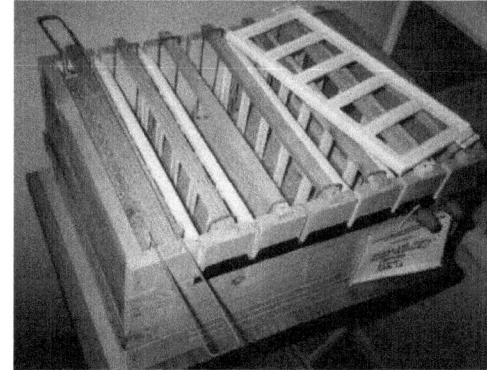

(JC)

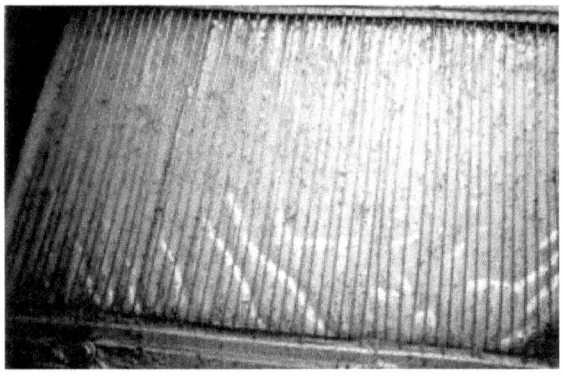

Colector simple con alambres de acero (6 mm de separación) alrededor de una película de silicona que recubre la lámina de vidrio. Entre los alambres y la silicona hay 1-3 mm y la carga eléctrica es de 33 V o menos. **(FA)**

- La empresa sudcoreana Cheng Jin Tech comercializa un colector de veneno que va conectado delante de la piquera y separado del piso.

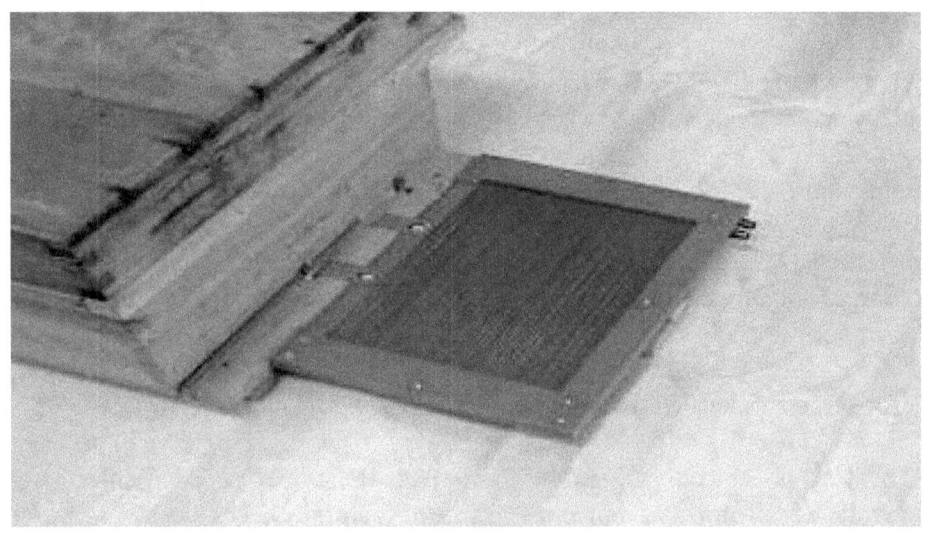

Colector coreano de apitoxina fijado delante de la piquera. **(CJ)**

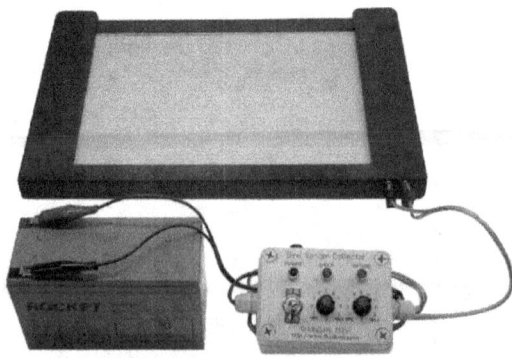

El colector coreano consta del cuadro alambrado con el vidrio, un monitor electrónico y la batería. **(CJ)**

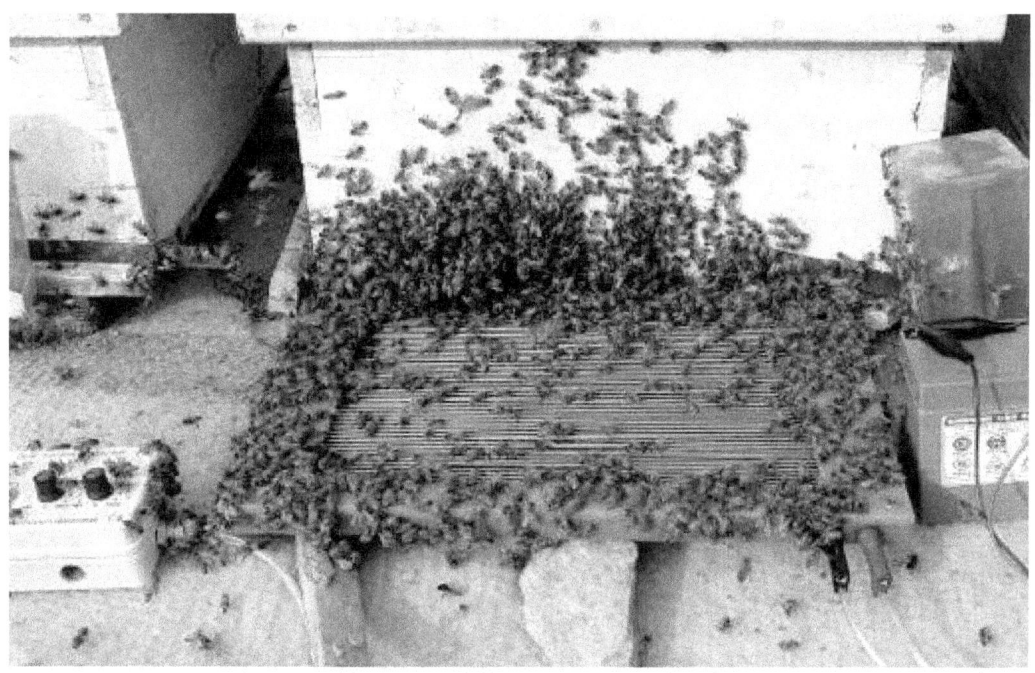

Las abejas están agitadas fuera de la piquera y alrededor del colector coreano de veneno después que han recibido el estímulo eléctrico. (**CJ**)

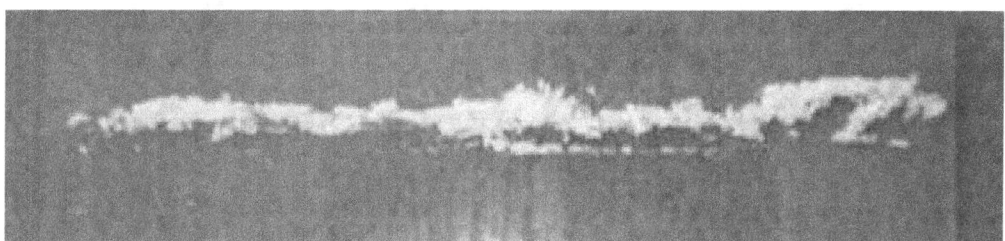

La apitoxina seca, una vez raspada en la lámina de vidrio. (**CJ**)

La congelación es otro procedimiento para la obtención de veneno:

Este método de colección de apitoxina consiste en colocar abejas de 15–20 días de edad en una caja y congelarlas a entre -20 y -30 °C durante tres días, según describe Néstor Urtubey, un biólogo experto en venenos de animales, en su libro ***Apitoxina para uso médico***, y luego se extrae el aparato completo de cada abeja con el aguijón y la bolsa de veneno, se mantienen las bolsas de veneno en placas de Petri en congelación hasta que el veneno necesite ser descongelado y procesado en forma de inyectables (para tener el veneno licuado nuevamente, una hora a temperatura ambiente es suficiente). Urtubey obtiene apitoxina en cantidades industriales y en el proceso reduce la melitina a un 20–30 %, y elimina fracciones como los ácidos 5-hidroxitriptamina, vanilmandélico y α-D-glucosidasa, y el isoamil acetato. El laboratorio de Urtubey en Santiago del Estero, Argentina, produce inyectables de apitoxina en ampolletas ámbar de 10 mL, tabletas sublinguales, parches y otros productos.

MANIPULACION DE LAS ABEJAS PARA LOS TRATAMIENTOS

Cuando el paciente se aplica a sí mismo las picaduras o el apiterapeuta no tiene colmenas en el patio de su casa, lo usual es conservar un pomo o cajita con una cantidad de abejas y proveerles suficiente alimento, agua y respiración para varios días. Hay apiarios comerciales que proveen abejas por correo a miles de kilómetros de distancia.

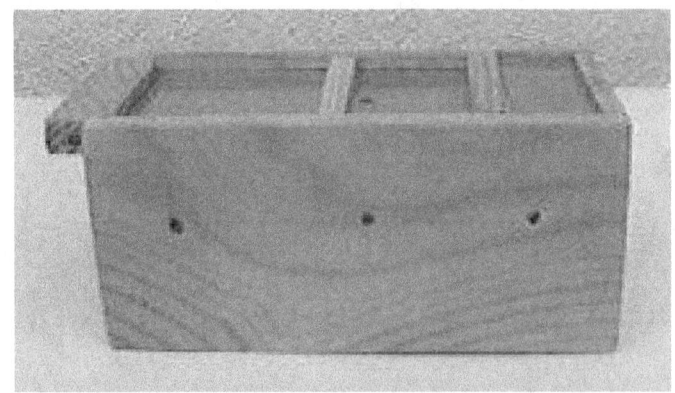

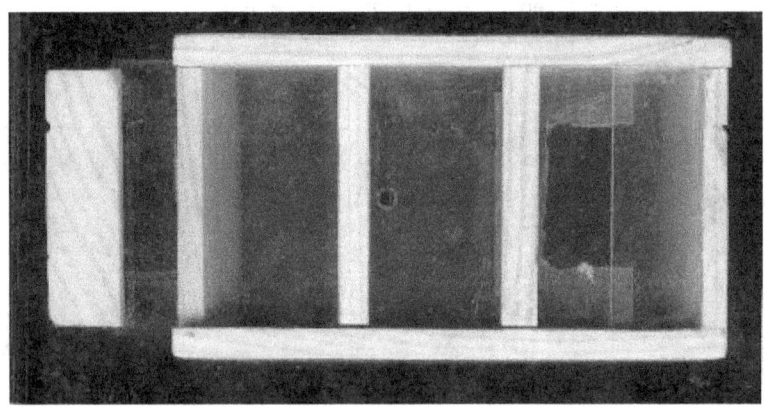

Cajita de Claudette Raynal (Francia) para el envío de abejas. (**CR**)

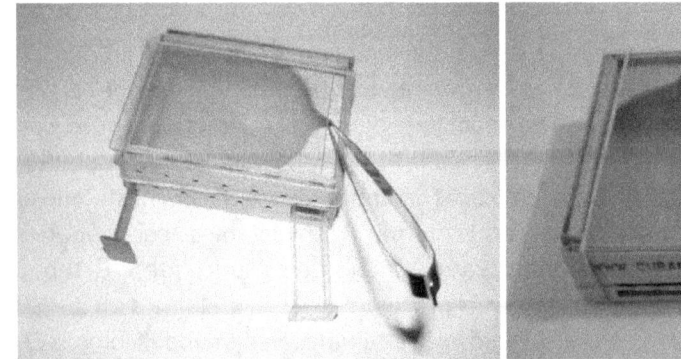

Diseños de Pedro Pérez: Cajita de transporte, pinzas con puntas curveadas para sujetar la abeja y malla metálica para prevenir que la abeja desprenda su aguijón. (**PP**)

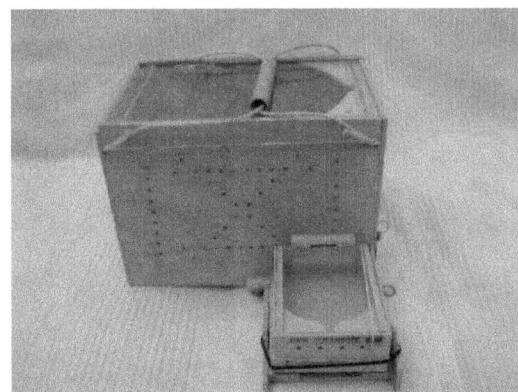
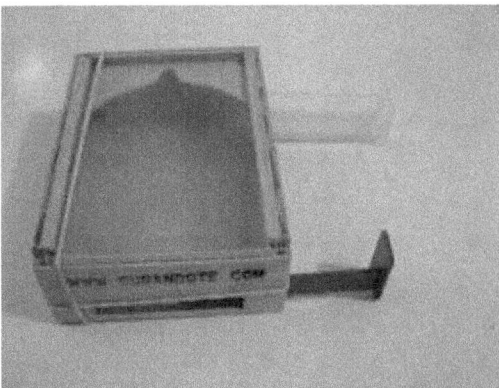

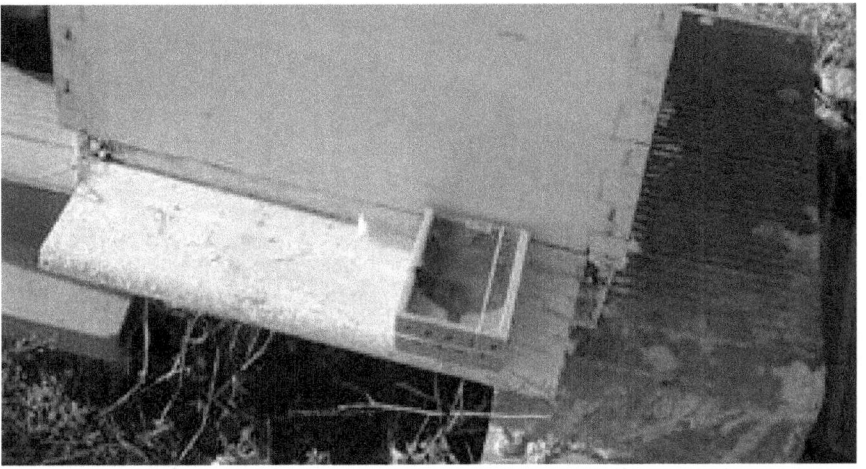

En las fotos anteriores, cajita conectada a una caja grande ("nodriza") y recibiendo abejas de ésta. En la caja "nodriza" las abejas pueden volar, alimentarse, realizar sus actividades y necesidades, hasta el momento en que son trasladadas en la cajita hacia el consultorio. En la foto de la derecha: vista de la cajita de transporte. La puerta negra permite el acceso de las abejas desde la colmena o desde una caja grande. La gaveta transparente facilita usar las pinzas. En la foto inferior, la cajita insertada en la piquera de la colmena para recoger abejas. (**PP**)

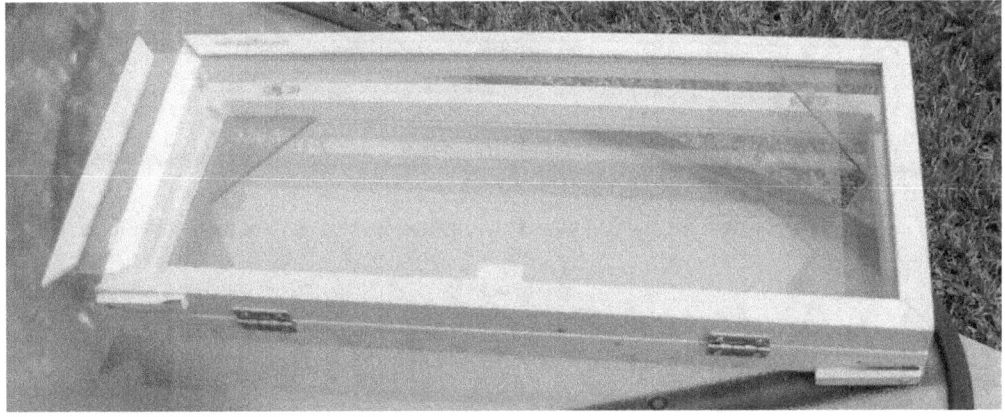

Caja de madera y acrílico diseñada por Antonio Couto para el traslado y observación de abejas. El cuadro con abejas se coloca dentro de la caja.

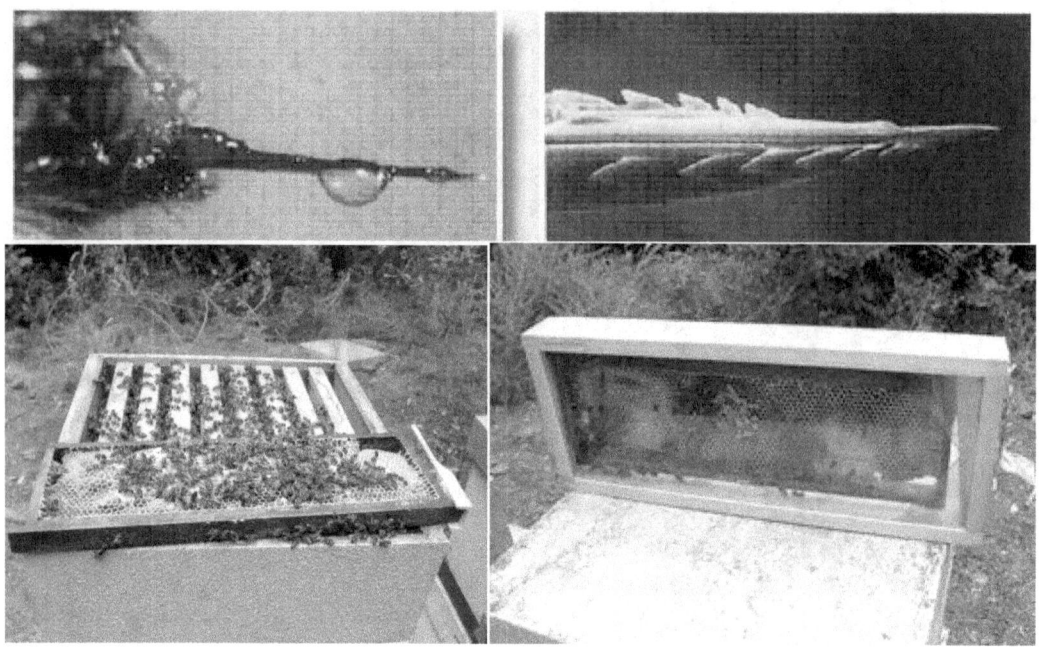

Un cuadro con abejas antes de ser colocado dentro de la caja de Couto. La ventaja es que las abejas mantienen su hábitat natural de cera, miel y polen. (**AC**)

Para manipular las abejas, debemos tener las manos completamente lavadas y es preferible que usemos guantes para no irritarlas con el olor de nuestra piel, imperceptible y quizás agradable para nosotros, pero que puede poner en estrés a las abejas.

Sacamos las abejas del recipiente usando unas pinzas invertidas, que aflojan cuando las apretamos y sujetan a la abeja cuando dejamos de ejercer presión.

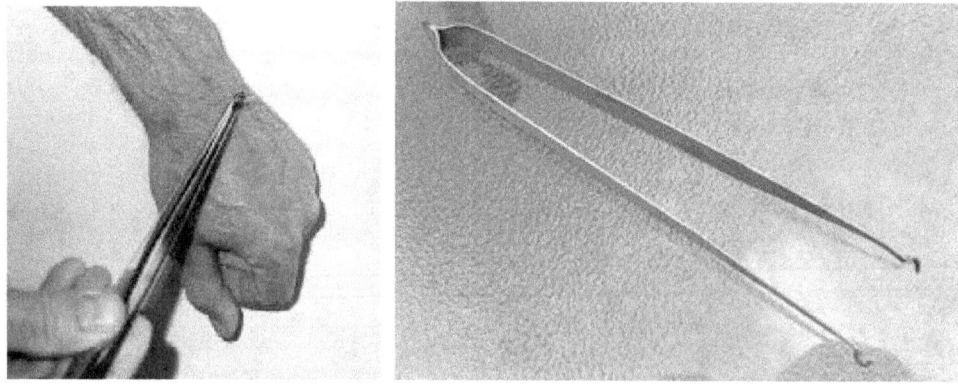

Las pinzas de puntas curveadas son imprescindibles para sujetar las abejas. (**AC**)

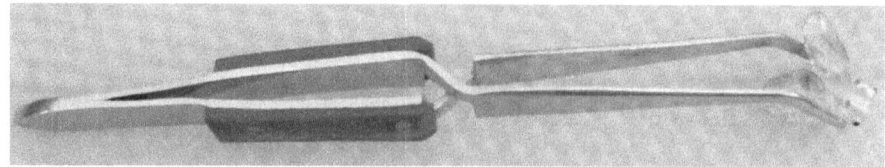

Pinzas invertidas para sujetar las abejas.

Estas pinzas de acero inoxidable pueden ajustar su abertura mientras la abeja es sujetada, y así ésta no escapa mientras terminamos de preparar al paciente.

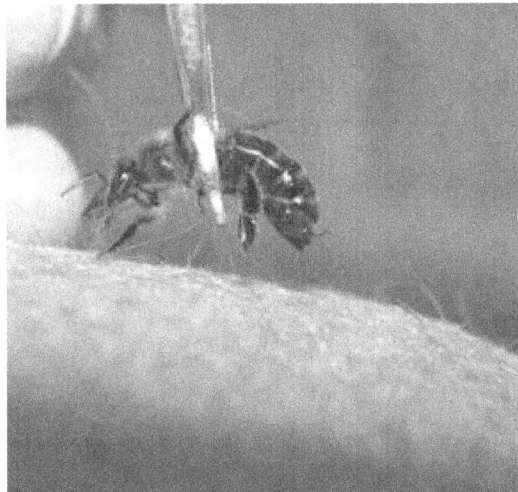 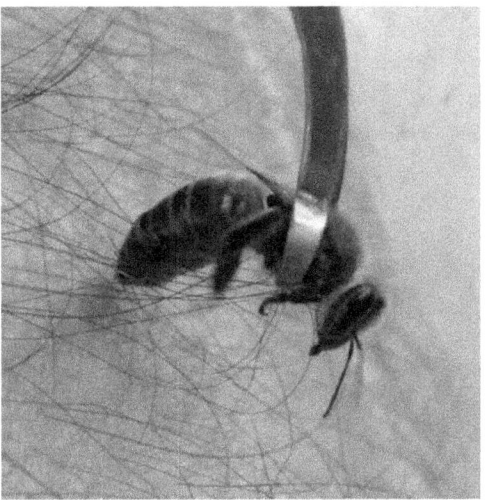

La pinza de puntas arqueadas permite sujetar fácilmente a la abeja sin causarle daño. (**AC**)

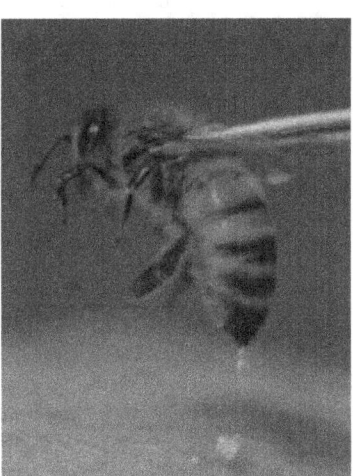 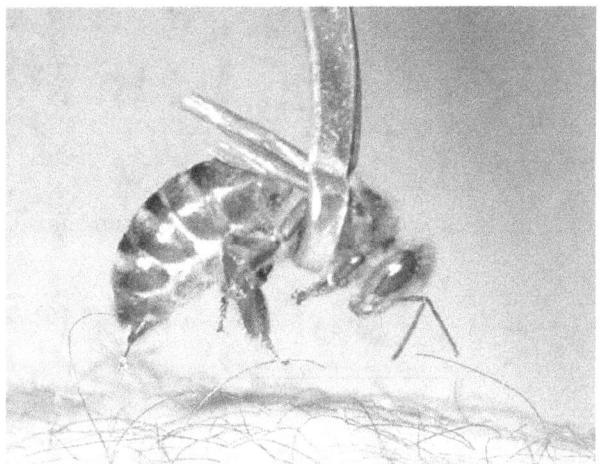

Pedro Pérez Gómez, apiterapeuta español, opina que las abejas "saben" intuitivamente dónde picar: los puntos de acupuntura de nuestro cuerpo emiten diferentes intensidades de energía de acuerdo con la enfermedad o el balance energético de nuestro organismo, y las abejas pican en las áreas donde más se necesita la apitoxina.

Para facilitar el procedimiento de Pedro, el apiterapeuta portugués Antonio Couto diseñó una sencilla presilla o collar de alambre que se coloca fácilmente para sujetar a la abeja y conectarla con el hilo.

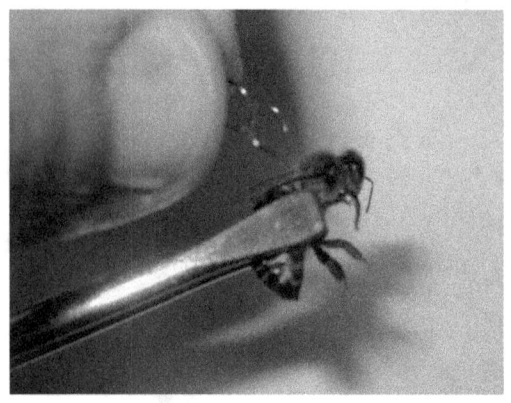
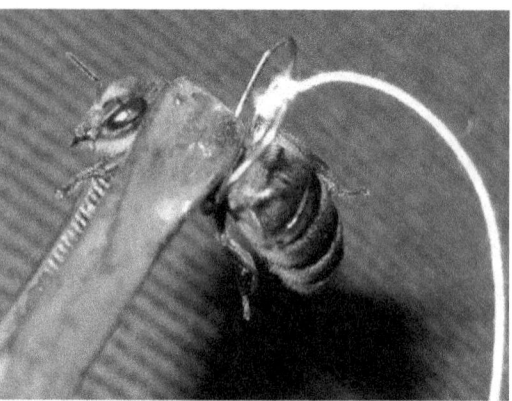

Primero se sujeta la abeja con la pinza y se le coloca el collar. (**AC**)

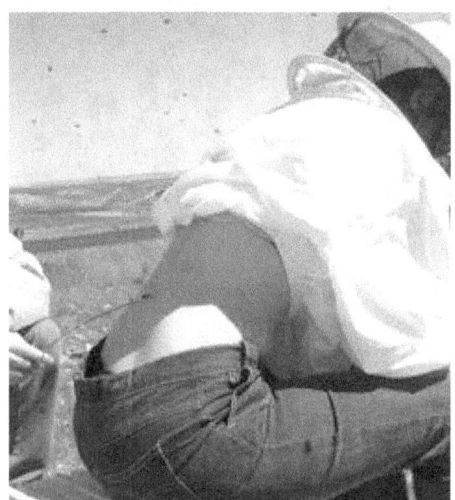
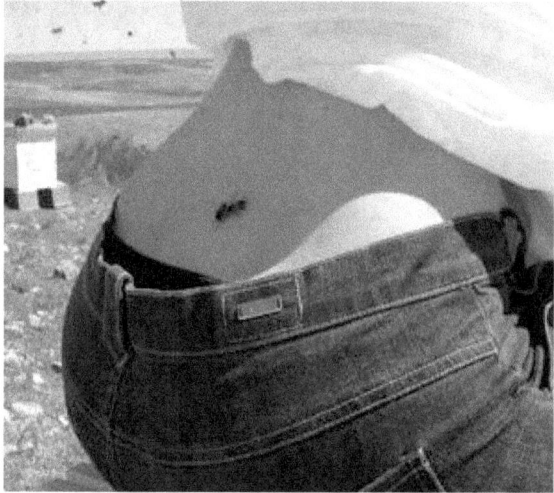

Guiando a la abeja para que ella escoja el punto de picadura. A la paciente se le dejó la abeja caminando sola para que escogiera el lugar de picadura. (**PP**)

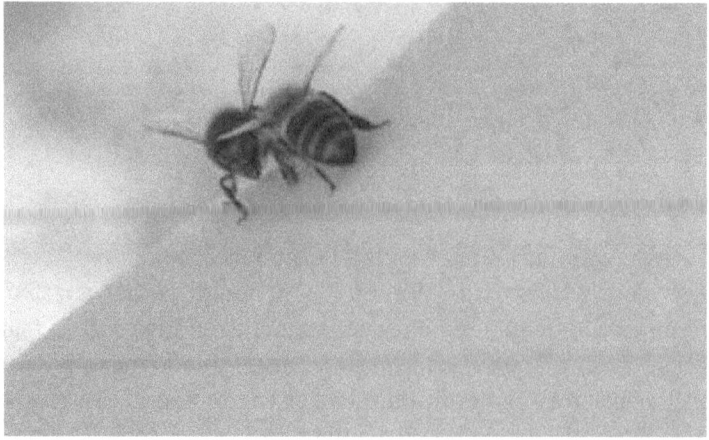

Finalmente, la abeja seleccionó este punto de la espalda y comienza a picar. (**PP**)

ALGUNOS PREPARADOS CON APITOXINA

Estos preparados (escogí éstos solamente, de los cientos que existen) con apitoxina son algunos de los productos no inyectables usados en Apiterapia:

Forapín R (emulsión)
- Veneno: 0,9 mg
- Éster bencílico del ácido nicotínico: 0,1 g
- Éster bornílico del ácido salicílico: 1,5 g
- Alcanfor: 3,0 g
- Cloroformo: 25,0 g
- Base de emulsión lavable hasta completar 100 g.

Apidol (pomada)
- Veneno: 4 mg
- Salicilato de metilo: 5,0 g
- Alcanfor: 2,0 g
- Base hidrófila hasta completar 100 g.

Apitrit (pomada)
- Veneno: 15 mg
- Aceite de trementina: 3 g
- Alcanfor: 3 g
- Salicilato de metilo: 6 g
- Metabisulfito de sodio: 0,1 g
- Ácido clorhídrico diluido: 0,6 g
- Excipiente para pomada hasta completar 100 g.

Apizartron (pomada)
- Veneno: 1 mg
- Salicilato de metilo: 10,0 g
- Aceite de mostaza: 1,0 g
- Excipiente (crema) hasta completar 100 g

Forapín R (pomada)
- Veneno: 3,0 mg
- Éster bencílico del ácido nicotínico: 0,1 g
- Vainillilamida del ácido nonílico: 0,2 g
- Éster bornílico del ácido salicílico: 3,0 g
- Excipiente no graso para pomada hasta completar 100 g

Reumapront (pomada)
- Veneno: 0,9 mg
- Vainillilamida del ácido nonílico: 0,2 g
- Éster bencílico del ácido nicotínico: 1,0 g
- Éster bornílico del ácido salicílico: 3,0 g
- Excipiente para pomada hasta completar 100 g

Virapín (pomada)
- Veneno: 15 mg
- Ácido salicílico
- Excipiente para pomada hasta completar 100 g

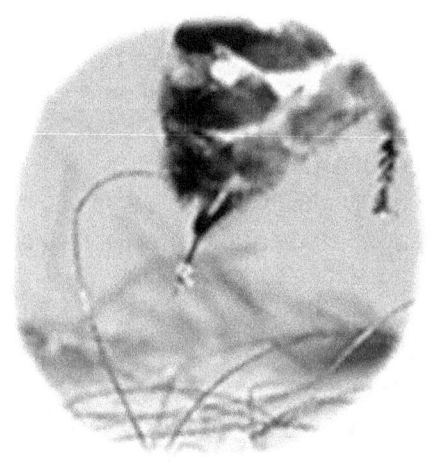

PROPÓLEO: EL ORO PÚRPURA O BORGOÑA DE LAS ABEJAS

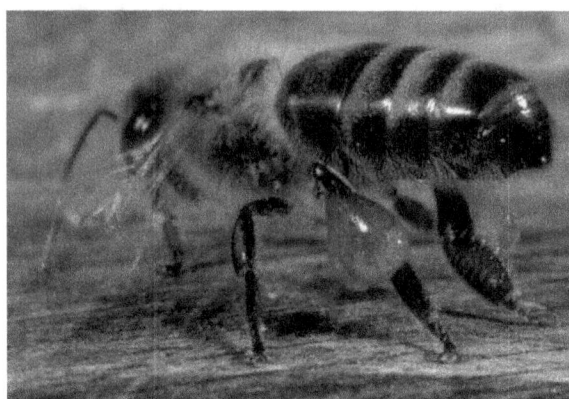 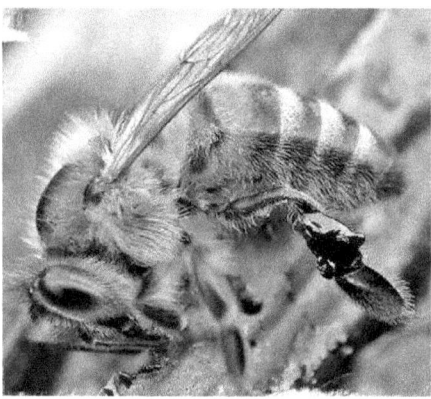

Abejas propolizadoras

¿Sabía usted esto?:

- Los sacerdotes egipcios usaban el propóleo para embalsamar los cadáveres de los faraones, las célebres momias conservadas hasta nuestros días.
- Más de 15 autores griegos y romanos, empezando por Aristóteles, escribieron sobre el propóleo y sus propiedades antiinflamatorias y antiinfecciosas.
- El médico bizantino Alejandro de Tralles o Alexander Trallianus (525–605) fue el primero en escribir sobre el uso del propóleo en enfermedades del hígado y del estómago.
- Si una serpiente, una rata o cualquier otro enemigo se introduce dentro de la colmena, las abejas la matan y luego la embalsaman con propóleo, evitando así su descomposición *in saecula saeculorum*.
- El propóleo es el mejor cicatrizante conocido en la Naturaleza, es uno de los mejores productos antibacterianos y antifúngicos de amplio espectro, es 3,5 veces más potente como anestésico que la cocaína y tiene uso en casi todas las ramas de la Medicina por sus otras propiedades.
- Se han identificado más de 300 compuestos químicos en el propóleo.
- Investigaciones recientes demostraron que el propóleo elimina la toxicidad causada por el aluminio en los riñones, cerebro e hígado, y actúa sobre células cancerosas de la piel, próstata y otros órganos, así como en la diabetes, úlceras gástricas y duodenales..
- Stradivarius barnizaba sus famosos violines con propóleo, los griegos lo usaban para hacer un perfume muy apreciado y los cafres sudafricanos en el Transvaal lo empleaban como incienso.
- Durante la guerra anglo-bóer (1899-1902) en África del Sur, se usaban vendas impregnadas en propóleo con vaselina ("propóleo vasógeno") para curar las heridas de guerra e impedir la aparición de gangrenas.
- Los difusores de propóleo usados en dormitorios, automóviles, hospitales, guarderías, etc., permiten la reducción de enfermedades respiratorias mediante la inhalación en

el ambiente de la fracción volátil del propóleo, tal como ocurre cuando respiramos o nos damos un "baño de aire aromático inmersos en un bosque profundo" o cuando usamos terapia con aire de colmena.
- La dosis oral diaria de propóleo recomendada en humanos es 1-2 gotas/kg de peso corporal.
- Para llenar un galón de miel, es necesario el trabajo de 9216 abejas durante toda su vida.
- La inmensa mayoría de los apicultores del mundo botan, desechan, el propóleo de sus colmenas.

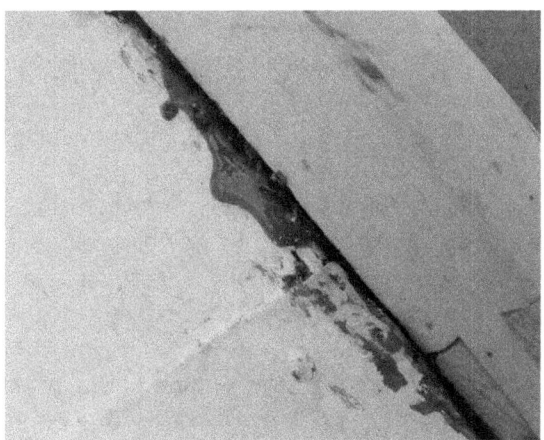

Madera de la colmena propolizada por las abejas. (**PP**)

Durante muchos años, Federico Parini había querido hacer algo por los demás y sólo encontró la oportunidad después que fue sometido a una operación del corazón y le implantaron una válvula artificial. Federico es un apicultor italiano y se fue como voluntario, por mediación de una misión religiosa, a enseñar apicultura y Apiterapia a los pobladores de una aldea paupérrima en Kenia. Lo primero que hizo fue preparar una tintura fuerte con el propóleo casi negro de la zona y curar con dicha tintura las heridas e infecciones cutáneas de esos aldeanos kenyanos.

En otra anécdota, hace muchos años me sorprendió la visita en mi oficina en La Habana de un ingeniero forestal que decía haber salvado su vida gracias a que en mi libro ***Propóleo, un valioso producto apícola*** se mencionaba que el propóleo era útil para curar la malaria o paludismo, esa terrible enfermedad producida por el parásito *Plasmodium* sp. y que afecta anualmente a cientos de millones de personas, principalmente en África.

Era la primera que vez que él y yo nos veíamos, pero ya para entonces Santiago Fabré –ése es el nombre del ingeniero y luego fuimos grandes amigos- había leído mucho sobre las propiedades terapéuticas del propóleo y me contó su historia: El Gobierno cubano lo había enviado a las selvas de Angola para la tala de árboles de maderas preciosas, pero Fabré contrajo malaria y los médicos no lograban controlar la inflamación del bazo, los escalofríos y prolongada fiebre, el daño renal y hepático. Incluso pensaban que moriría muy pronto, pero de alguna forma llegó a sus manos el propóleo y la información sobre éste, y Fabré –para asombro de todos- se recuperó totalmente. Después de sobrevivir la malaria, continuó décadas de activa vida profesional y de entusiasmo por la Apiterapia.

En 1979, llamé al propóleo "el oro púrpura de las abejas" (en **Propóleo, un valioso producto apícola** y más tarde en **Propóleo, el oro púrpura de las abejas**, y otros libros) aunque debería ser "el oro borgoña de las abejas" u otro, ya que el propóleo puede ser púrpura de Tiro o púrpura real, negro, pardo, borgoña, verde, amarillento y otros colores, en dependencia de su fuente vegetal. De hecho, aunque la miel de mielada, el hidromiel, el pan de abejas, las larvas de zánganos y otros productos de la colmena son valiosos y usados principalmente en el siglo XXI, ninguno de esos productos es tan sorprendente como el propóleo, el cual desdichadamente ha sido el "Patito Feo" o la "Cenicienta" de la apicultura y la Apiterapia.

Las abejas necesitan sol, aire, agua, carbohidratos, proteínas y sustancias defensivas para vivir. La miel es el carbohidrato, el polen es la proteína y el propóleo es el ntibiótico de amplio espectro y la sustancia defensora de la colonia de abejas.

El propóleo bruto contiene por lo general más de 300 compuestos diferentes, la mayor parte triterpenos (50 % p/p), ceras (20-30 %), monoterpenos y sesquiterpenos (8-12 %), que le dan al propóleo su olor resinoso típico, y compuestos fenólicos (5-10 %). Los propóleos europeos y asiáticos contienen ácidos fenólicos simples, mientras que los lignanos son los principales compuestos en los propóleos tropicales. Otros constituyentes communes del propóleo incluyen ácidos orgánicos, cetonas, aldehídos, hidrocarburos, minerales, ácido benzoico, alcohol bencílico, vanilina, eugenol, compuestos fenólicos, agliconas flavonoides y ésteres de ácido cinámico.

El propóleo es una sustancia resinosa de color pardo rojizo o amarillo verdoso producido por las abejas a partir de resinas vegetales y que tiende a oscurecerse. Este polímero balsámico resinoso de las abejas contiene, fundamentalmente, cera y aceites esenciales, y es una sustancia muy compleja, soluble en alcohol y en solventes, tales como, éter, acetona, benceno, tricloroetileno y otros.

Tiene su punto de fusión en los 62-70 ºC y el peso específico en 1,13 g/cm3. Se endurece a 15 ºC. La cera tiene un mayor punto de fusión y un menor peso específico.

Como veremos más adelante, las abejas lo elaboran y utilizan para modificar los organismos vivos que penetran en la colmena y como material de construcción y aislamiento, tapizan con él distintas rendijas y desniveles del interior de la caja, reducen la piquera de la colmena y recubren las paredes interiores para aumentar el aislamiento y la resistencia a la humedad.

El nombre de propóleo proviene del griego propolis (προπολη: *pro*, "delante" o "en defensa de", y *polis*, "ciudad"; delante de la ciudad, es decir, de la colmena) y de ahí pasó al latín (*propoliso*) con el significado de tapar o alisar. La palabra propolis es utilizada así, sin mutación alguna, en casi todas las lenguas indoeuropeas (francés, inglés, ruso, sueco, alemán, checo, portugués, rumano, etcétera). Sin embargo, en español es denominado propóleo y más castizamente propóleos; ambos términos son ampliamente utilizados, aunque la tendencia es a preferir el primero.

Este producto es muy apreciado por sus propiedades antiflogísticas (antiinflamatorias), antitóxicas, anestésicas, estimulantes, protectora de los capilares y de la acción de la vitamina C, antioxidantes, bacteriostáticas, bactericidas, antihemorrágicas, estabilizadoras del colágeno, antisépticas y cicatrizantes. Además de su amplio uso en la Medicina humana y veterinaria, se le emplea en agricultura, apicultura, ebanistería y conservación de alimentos.

Apiterapia 101 para todos

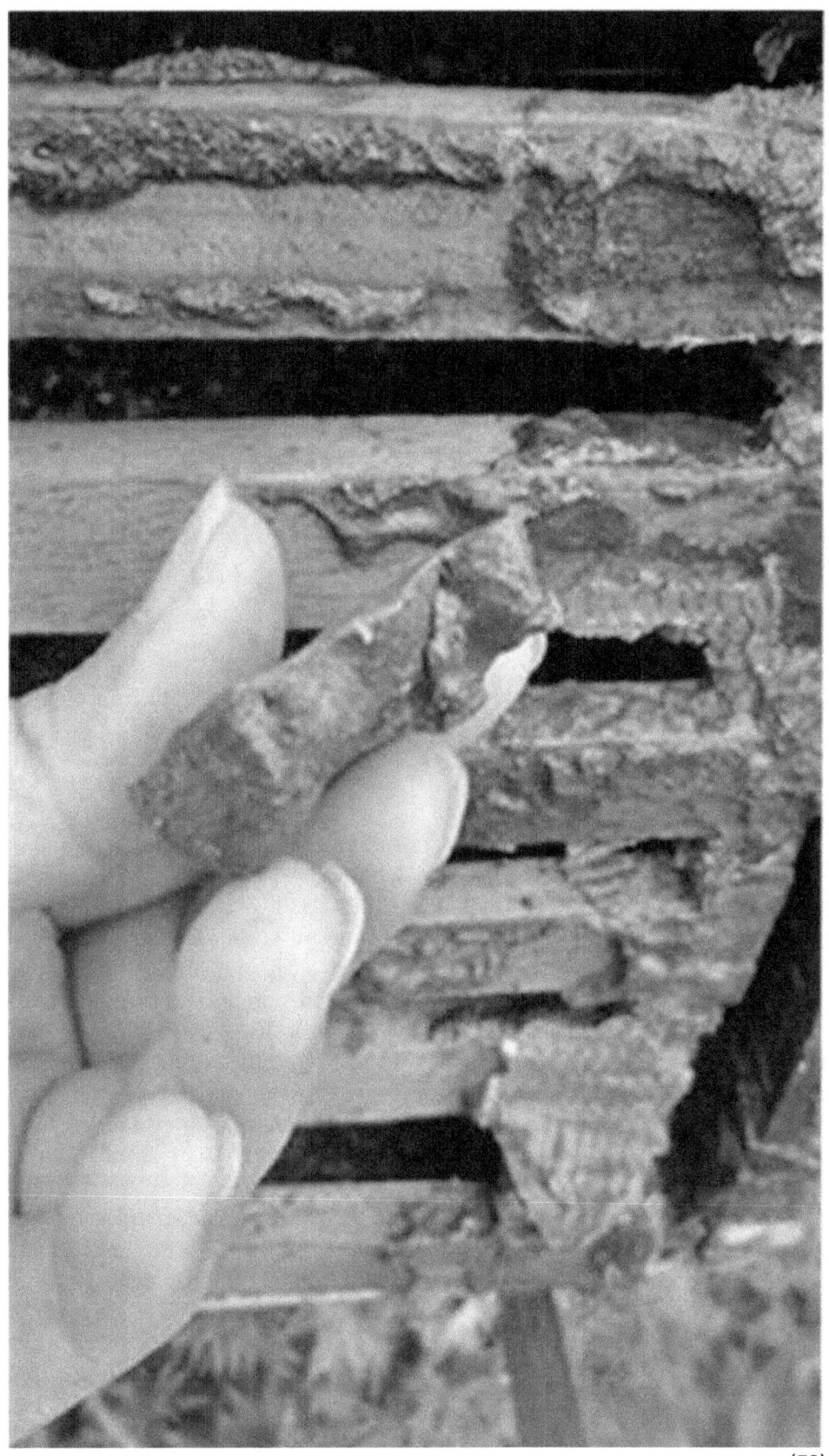

(FS)

La referencia más antigua al propóleo data del antiguo Egipto, donde era bien conocido por los sacerdotes, quienes tenían en sus manos la Medicina, Química y arte de embalsamar los cadáveres y usaban esa resina con este último fin. Sobre la miel como medicamento hay referencias más antiguas, como las tabletas de arcilla de la cultura mesopotámica, de 2700 años antes de nuestra era.

En el primer libro médico, **Libro de preparación de medicamentos para todas las partes del cuerpo humano**, en el papiro de Ebers (escrito aproximadamente en el 1700 ane), se mencionan la cera y el propóleo (cera negra) como medicinas.

Los antiguos egipcios conocían las propiedades laxativas de la miel (*coso*) como remedio contra los parásitos. En el citado papiro se mencionan muchos usos de la miel: como medicina contra las enfermedades internas, como apósito quirúrgico externo, para quemaduras, úlceras e inflamaciones de los ojos. También en el papiro de Beck Badog se citan la miel y la cera como medicamento.

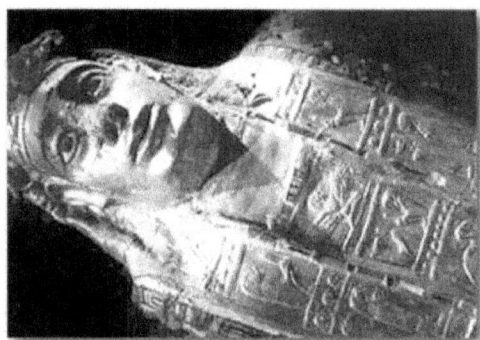 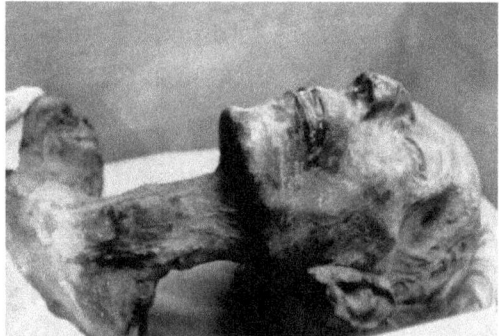

Uno de los componentes usados para embalsamar los cadáveres en el Antiguo Egipto era el propóleo. Solamente en el Oasis de Bahariya, 380 km al oeste de las pirámides, han sido encontradas más de 10 000 momias de 2000 a 3300 años de antigüedad.

En la foto derecha (página anterior) se muestra el cadáver momificado del faraón Ramsés II.

En el **Tanaj** (Biblia) se habla del propóleo con otro nombre (צרי *tzori*). Primero, cuando José es vendido a los ismaelitas que iban de Galaad (Guilad) a Egipto, se dice que la caravana de camellos llevaba perfumes, bálsamo (propóleo) y mirra (*Génesis* 37.25). Luego, cuando Jacob pide a sus hijos que le lleven al primer ministro de Egipto (José) como regalo lo mejor que hubiera en el país de Canaán, menciona en este orden "un poco de bálsamo (צרי) y un poco de miel, perfumes, mirra, pistachos y almendras" (**Génesis** 43.11), alrededor del año 1700 ane.

Los profetas hebreos lo mencionan como bálsamo de Galaad o Judea, o simplemente le llaman resina (צרי), para uso médico (**Jeremías** 8.22; 46.11 y 51.8, **Ezequiel** 27.17) y se hace referencia a que era un importante producto en el comercio de los antiguos reinos de Judá e Israel al igual que el trigo, miel y aceite. También sobre el uso medicinal de la miel hay decenas de referencias bíblicas (ejemplo, **Proverbios** 24.13) e incluso se cita que Jonatán, el hijo del rey Saúl, aclaró sus ojos con la ayuda de la miel (1 **Samuel** 14.25-29).

El propóleo ha sido usado por casi todas las civilizaciones: China, Tíbet, Japón, India y otras naciones asiáticas, Grecia, Roma y el resto de Europa, Persia, el Imperio Inca, los mayas, Egipto y el resto de África, así como otras culturas y regiones geográficas.

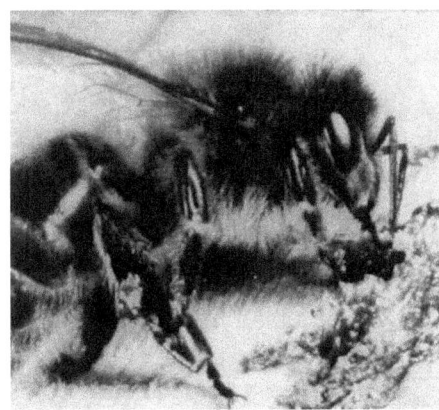 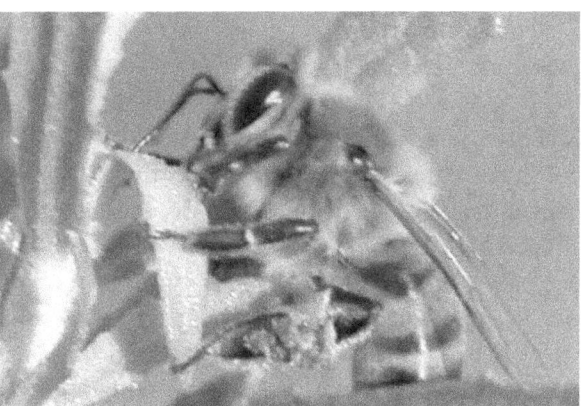

Abejas regurgitando propóleo.

USO POR LA COLMENA

Las abejas utilizan el propóleo con fines múltiples:

1. Cerrar las grietas que se forman en el interior de la colmena, para evitar las corrientes de aire o el frío.
2. Reducir al mínimo las vías de acceso (piqueras) o crear obstáculos que impidan la entrada de enemigos, tales como, mariposas y otros insectos.
3. Embalsamar los cadáveres de los enemigos que se hayan introducido en la colmena y que las abejas no pudieron sacar de la misma por ser demasiado voluminosos (tiñas de la cera, *Galleria mellonella* y *Achroia grisella, Acherontia atropos, Vespa vulgaris, Vespa crabro*, batracios, pequeños mamíferos, reptiles, mariposas y otros). El propóleo tiene como propiedad fundamental su efecto altamente bactericida y así, al reducir los cadáveres o embalsamarlos, las abejas evitan la descomposición de esos animales muertos dentro de la colmena.
4. Consolidar los componentes estructurales en el interior de la colmena, como cuadros, panales, tabiques, etcétera, y aumentar así su resistencia.
5. Barnizar el interior de la colmena con fines desinfectantes. Después que una abeja emerge, las otras abejas barnizan con propóleo la celda de cría y hacen a esta celda tan estéril como el útero para el próximo ocupante. Este uso del propóleo en el panal de cría es en parte lo que hace a éste ponerse tan oscuro y duro luego de varias temporadas.
6. Evitar las vibraciones de los panales cuando las colmenas están situadas sobre árboles, que mueven sus copas por el viento.

La calidad y la composición química del propóleo varían según la fuente vegetal y las condiciones ambientales. Se considera que las costumbres que tienen las abejas de utilizar el propóleo para protegerse de sus enemigos y para recubrir los interiores de la colmena se remonta a la época en que vivían en estado salvaje en los bosques, en troncos de árboles y en cuevas.

El propóleo no es un accidente de la Naturaleza, sino un agente protector y medicinal desarrollado por los árboles durante millones de años.

Las distintas razas de abejas presentan peculiaridades respecto a la recogida o utilización del propóleo.

Cuando la abeja encuentra el propóleo en una yema, trata de desprenderlo valiéndose de sus mandíbulas y con ayuda de su primer par de patas. Esta labor es bastante dura, pero la secreción de las glándulas mandibulares (ácido 10-hidroxi-2-decenoico) permitirá el ablandamiento del propóleo. Luego la abeja tritura con sus mandíbulas el pedazo arrancado y, utilizando una de las patas del segundo par, lo transfiere a la cestilla de la pata posterior, del mismo lado; esta operación puede realizarla estando aún sobre la yema o en pleno vuelo. A continuación, llena la cestilla de la otra pata.

Para llenar las dos cestillas, la abeja trabajará entre 15 minutos y una hora, lo cual depende de la temperatura ambiente (una temperatura alta le facilita mucho el trabajo). Ella, incluso, puede interrumpir su faena y volver un momento a la colmena para tomar alimentos.

Cuando una abeja entra en la colmena con su carga de propóleo, se dirige inmediatamente al lugar donde éste es necesitado y permanece quieta. Mientras, otra obrera se le acerca, toma algunas partículas de la sustancia y las coloca en el lugar deseado, las comprime y les agrega cera. Este proceso de descarga del propóleo puede durar entre una y varias horas, lo cual depende de sus necesidades de propóleo.

Las abejas recolectoras del propóleo (llamadas propolizadoras) nunca depositan sus propias cargas. Cuando quedan libres de su carga, regresan inmediatamente en busca de más propóleo. En las regiones templadas ellas trabajan de 10:00 a.m. a 4:00 p.m. aproximadamente; cuando hay mucho calor, comienzan mucho más temprano y están trabajando hasta más tarde.

Muy a menudo las abejas propolizadoras no entran en la colmena y se procede a la descarga en la piquera. Si se caen algunas partículas de propóleo, las abejas no se preocupan por ellas.

Una colmena puede producir entre 150 y 300 g de propóleo por año, pero la cantidad varía mucho y oscila realmente de 50 a 400 g/año.

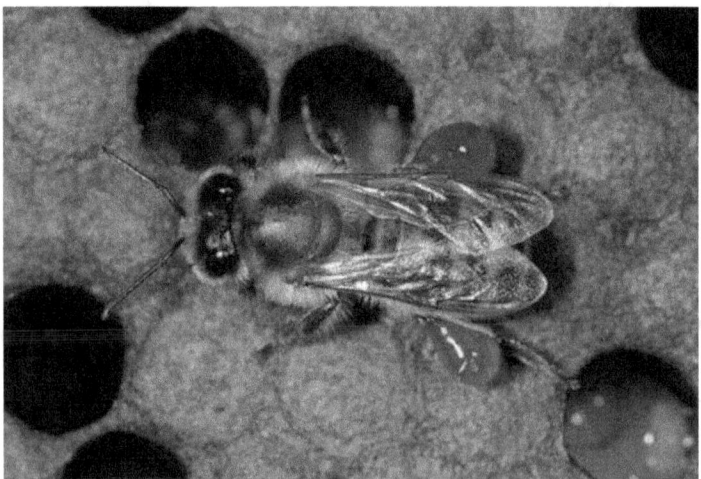
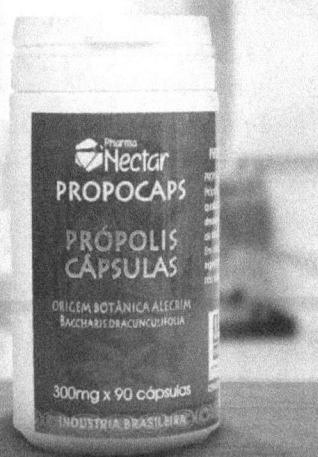

COMPOSICIÓN DEL PROPÓLEO

La composición del propóleo es la siguiente:

- Resinas y bálsamos aromáticos   50–80 %
- Aceites esenciales y otras sustancias volátiles   4,5–15 %
- Ceras   12–50 %
- Sustancias tánicas   4–10,5 %
- Impurezas mecánicas   < 15 %
- Polen (sobre el peso de las impurezas mecánicas)   5–11 %

Similarmente a la miel, que tiene características *sui generis* pero que varía en su composición y propiedades según el origen vegetal del néctar, así la composición química y sus propiedades biológicas varían según la fuente vegetal. Por ejemplo, el propóleo verde brasileño (procedente de fuentes de *Baccharis dracunculifolia*) contiene diterpenos, lignanos, flavonoides, y derivados prenilados del ácido p-cumárico y de la acetofenona; el propóleo rojo cubano procedente de fuentes de *Rhizophora mangle* y *Clusia rosea* se caracteriza por sus benzofenonas preniladas como la nemorosona mientras que el propóleo rojo brasileño procede de *Dalbergia ecastophyllum* (pedola, restiga) y sus propiedades antialérgicas y anticancerígenas se deben a su alto contenido de los flavonoides cafeato de fenetilo, liquiritigenina e isoliquiritigenina, además de contener formononetina, daidzeína, biochanina A y dalbergina, entre otros compuestos; los propóleos europeos contienen principalmente los compuestos fenólicos del álamo negro (*Populus nigra*), tales como agliconas flavonoides (flavonas y flavanonas), ácidos fenólicos y sus ésteres.

El propóleo contiene en su composición las secreciones de las glándulas mandibulares de las abejas obreras y con estas secreciones (ácido 10-hidroxi-2-decenoico y ácido 9-oxo-2-decenoico) entran los ácidos grasos no saturados, que constituyen el 7,2 ± 2,7 % de aquél.

Las principales fuentes de propóleo son el abedul (*Betula* sp.), álamo (*Populus nigra*), pino (*Pinus* sp.), castaño (*Aesculus hippocastanum*), roble (*Quercus robur*), aliso (*Alnus glutinosa*) y avellano (*Corylus avellana*). El llamado "propóleo H", muy apreciado en Medicina, fundamentalmente para las afecciones tiroideas, es un propóleo procedente de álamos, alisos y avellanos.

En los países de la zona del Caribe las abejas buscan con empeño las resinas de poca consistencia, como son, las del almácigo (*Bursera simaruba*), mangle (*Rhizophora mangle*), guaguasí (*Zuelania guidonia*), *Clusia major*, dalbergia (*Dalbergia ecastophyllum*), romero (*Rosmarinus officinalis*), *Cistus clusii*, manajú (*Rheedia aristata*) y ocuje (*Calophyllum antillanum*). Además, en Cuba se las ve a menudo recolectarlo no sólo de las yemas florales, sino también del tronco y ramas del copey (*Clusia rosea*), mango (*Mangifera indica*) y aguacate (*Persea americana*), especialmente en aquellas partes dañadas o sobre el punto en que se ha quebrado alguna rama.

En Brasil, Perú, Bolivia, Paraguay, Argentina y Uruguay, el propóleo verde procedente de exudaciones del arbusto *Baccharis dracunculifolia* (alecrim-do-campo o tola) y otras plantas posee gran actividad biológica y su composición es muy variada y diferente de los propóleos de origen europeo, asiático y de otras regiones, y se han realizado estudios prometedores sobre su aplicación en el tratamiento de diversas enfermedades.

Los ácidos aromáticos, ésteres y otros derivados tales como el cafeato de fenetilo, cinamato de bencilo, metilcinamato, ácido cafeico, cinamato de cinamilo y cinamoglicina son responsables por las propiedades antifungales, antivirales, antiinflamatorias y anticancerígenos del propóleo. Las propiedades antibacterianas del propóleo están identificadas con la presencia además de galangina, pinobanksina, kampferol, pinocembrina y sakuranetina.

En el propóleo han sido identificados más de 300 componentes: polifenoles que incluyen flavonas, flavonoles, flavanonas, dihidroflavanonas, ácidos y ésteres aromáticos, lignanos, benzofenonas preniladas, ácido kaurenoico, derivados del alcohol bencílico, benzaldehído y ácido benzoico, derivados del alcohol cinámico, aldehído cinámico y ácido cinámico, ácido ferúlico, cumarinas, triglicéridos fenólicos y otros compuestos fenólicos como flavonoides, agliconas, pinocembrina, ácidos fenólicos y sus ésteres, aldehídos fenólicos, ácido 6-propenoico-2,2-dimetil-8-prenil-2h-1-benzopirano, ácido 3,5-diprenil-4-hidroxicinámico, 2,2-dimetil-6-carboxietil-2h-1-benzopirano y ácido 3-fenil-4-hidroxicinámico; elementos aromáticos, monoterpenos, quininas de sequiterpenos, hexaterpenos, triterpenos como lanosterol, cicloarterol y ß-amirina; esteroles, ácidos grasos, aminoácidos, esteroides, compuestos inorgánicos, carbohidratos, además de polisacáridos, vitaminas y otros compuestos.

La composición varía también con las diferentes regiones geográficas y climáticas.

El propóleo contiene numerosos ácidos carbónicos, entre los cuales son importantes los ácidos grasos poliinsaturados y el ácido linólico por su papel en la prevención de la aterosclerosis, en la disminución de los riesgos de trombosis y en la elevación de las capacidades defensivas del organismo.

El propóleo existe una gran cantidad de ácidos grasos, como el ácido undecanoico $C_{11:0}$ (7,01 %), el ácido neurónico $C_{24:1}$ (10,07 %) y los ácidos insaturados (37,59 % del total de ácidos grasos del propóleo), lo cual revela un aspecto más de interés hacia las propiedades apiterapéuticas de esta resina de las abejas.

En la Tabla 3 se presentan otros principales compuestos químicos en el propóleo.

TABLA 3. Principales compuestos químicos identificados en el propóleo

Nº	Nombre común	Nombre químico o fórmula	Tipo de compuesto
1.	Acacetina	5,7-dihidroxi-4-metoxi-flavona	Flavona
2.	Acetato de bencilo	Éster bencil del ácido etanoico	Éster de ácido alifático
3.	Acetato de isobutilo	Éster 2-metilpropil del ácido etanoico	Éster de ácido alifático
4.	Acetato de isopentenilo	Éster-3-metil-3-butenil del ácido etanoico	Éster de ácido alifático
5.	Acetato de isopentilo	Éster 3-metilbutil del ácido etanoico	Éster de ácido alifático
6.	3-acetilpinobanksina	5,7 dihidroxi-3-acetil-flavonona	Flavonona
7.	Acetofenona	1-feniletanona	Cetona
8.	α-acetoxibetulenol	α-acetoxibetulenol	Compuesto isopropenoideo
9.	Ácido acético	Ácido etanoico	Ácido alifático
10.	Ácido aconítico	Ácido propen-1,2,3tricarboxílico	Ácido alifático
11.	Ácido angélico	Ácido 2-metil-2-butenoico	Ácido alifático
12.	Ácido behénico	Ácido docosanoico	Ácido alifático
13.	Ácido benzoico	Ácido fenilfórmico	Ácido aromático
14.	Ácido butírico	Ácido butanoico	Ácido alifático
15.	Ácido cafeico	Ácido 3(3,4-dihidroxilenil)-2- propenoico	Ácido aromático
16.	Ácido cerótico	Ácido hexacosanoico	Ácido alifático
17.	Ácido cetoglutárico	Ácido 2-oxopentanodioico	Ácido alifático
18.	Ácido cinámico	Ácido 3-fenil-2-propenoico	Ácido aromático

19.	Ácido cítrico	Ácido 2-hidroxi-1,2,3-propano tricarboxílico	Ácido alifático
20.	Ácido crotónico	Ácido 2-butenoico	Ácido alifático
21.	Ácido 3-4-dimetoxicinámico	Ácido 3(3,4-dimetoxifenil)-2-propenoico	Ácido aromático
22.	Ácido esteárico	Ácido octadecanoico	Ácido alifático
23.	Ácido etiloxálico	Ácido etiloxálico	Ácido alifático
24.	Ácido ferúlico	Ácido 3(3-metoxi-4-hidroxifenil)-2-propenoico	Ácido aromático
25.	Ácido fumárico	Ácido buteno-1,4-dioico	Ácido alifático
26.	Ácido glutárico	Ácido pentanodioico	Ácido alifático
27.	Ácido hidroxicinámico	Ácido 3-fenilpropanoico	Ácido aromático
28.	Ácido isobutírico	Ácido 2-metilpropanoico	Ácido alifático
29.	Ácido isocítrico	Ácido isocítrico	Ácido alifático
30.	Ácido isoferúlico	Ácido 3(3-hidroxi-4-metoxifenil)-2-propenoico	Ácido aromático
31.	Ácido lignocérico	Ácido tetracosanoico	Ácido alifático
32.	Ácido linoleico	Ácido octadece-9,12-dienoico	Ácido alifático
33.	Ácido málico	Ácido hidroxisuccínico	Ácido alifático
34.	Ácido malónico	Ácido metanodicarbónico	Ácido alifático
35.	Ácido 2-metilbutírico	Ácido 2-metilbutanoico	Ácido alifático
36.	Ácido 4-metoxicinámico	Ácido 3(4-metoxifenil)-2-propenoico	Ácido aromático
37.	Ácido mirístico	Ácido tetradecanoico	Ácido alifático
38.	Ácido montánico	Ácido octacosanoico	Ácido alifático
39.	Ácido oleico	Ácido 9-octadecenoico	Ácido alifático
40.	Ácido oxálico	Ácido oxálico	Ácido alifático
41.	Ácido p-anísico	Ácido 4-metoxibenzoico	Ácido aromático
42.	Ácido p-cumárico	Ácido 3(4-hidroxifenil)-2-propenoico	Ácido aromático
43.	Ácido p-hidroxibenzoico	Ácido-4-hidroxibenzoico	Ácido aromático
44.	Ácido p-metoxibenzoico	Ácido p-metoxibenzoico	Ácido aromático
45.	Ácido p-oxibenzoico	Ácido p-oxibenzoico	Ácido aromático
46.	Ácido palmítico	Ácido hexadecanoico	Ácido alifático
47.	Ácido piroglutámico	Ácido 2-pirrolidono-5-carboxílico	Ácido aromático
48.	Ácido pirotartárico	Ácido melilsucuccínico	Ácido alifático
49.	Ácido protocatéquico	Ácido 3,4-dihidroxi-benzoico	Ácido aromático
50.	Ácido salicílico	Ácido orto-hidroxibenzoico	Ácido alifático
51.	Ácido sinápico		
52.	Ácido sórbico	Ácido hexa-2,4-dienoico	Ácido alifático
53.	Ácido succínico	Ácido butano-1,4-dioico	Ácido alifático
54.	Ácido vaníllico	Ácido 4-hidroxi-3-metoxibenzoi-co	Ácido aromático
55.	Ácido verátrico	Ácido 3,4-dimetoxibenzoico	Ácido aromático
56.	Alcohol cinamílico	3-fenil-2-propen-1-ol	Alcohol
57.	Alcohol fenetílico	2-feniletanol	Alcohol
58.	Alcohol prenílico	3-metil-2-butenol	Alcohol
59.	Alcohol sesquiterpeno	Alcohol sesquiterpeno	Alcohol
60.	Aldehído caproico	Hexanal	Aldehído
61.	Anetol	p-metoxipropenilbenceno	Aldehído
62.	Apigenina	5,7,4'-trihidroxiflavona	Flavona
63.	Apigenina-7-éter metílico	5,4'-dihidroxi-7-metoxiflavona	Flavona
64.	Bencil-3,4-dimetoxicinamato	Éster bencil del ácido 3(3,4-dimetoxifenil)-2-propenoico	Éster de ácido aromático
65.	Benzaldehído	Benzaldehído	Aldehído
66.	Benzoato de bencilo	Éster bencil del ácido benzoico	Éster de ácido aromático

67.	Benzoato de cinamilo	Éster-3-fenil-2-propenil del ácido benzoico	Éster de ácido aromático
68.	Benzoato de etilo	Éster etil del ácido benzoico	Éster de ácido aromático
69.	Benzoato de metilo	Éster metil del ácido benzoico	Éster de ácido aromático
70.	Betuletol	5,7-dihidroxi-4',6-dimetoxiflavo-na	Flavona
71.	Cafeato de bencilo	Éster bencil del ácido 3(3,4-dihidroxifenil)-2-propenoico	Éster de ácido aromático
72.	Cafeato de cinamilo	Éster 3-fenil-2-propenil del ácido 3(3,4-dihidroxifenil)-2-propenoico	Éster de ácido aromático
73.	Cafeato de fenetilo (CAPE)	Éster fenetílico del ácido 3,5-diprenil-4-hidroxicinámico	Éster de ácido aromático
74.	Cafeato de 2-metil-2-butenilo	Éster 2-metil-2-butenil del ácido 2-propenoico	Éster de ácido aromático
75.	Cafeato de 3-metil-3-butenilo	Éster 3-metil-3-butenil del ácido 3(3,4-dihidroxifenil)-2-propenoi-co	Éster de ácido aromático
76.	Cafeato de prenilo	Éster 3-metil-3-butenil del ácido 3(3,4-dihidroxifenil)-2-propenoi-co	Éster de ácido aromático
77.	Cimeno	Metil(1-metiletil)-benceno	Terpenoide
78.	1,8-cineol	1,8-epoxi-p-metano	Terpenoide
79.	α-copaeno	α-copaeno	Terpenoide
80.	Crisina	5,7-dihidroxiflavona	Flavona
81.	Cumarato de bencilo	Éster bencil del ácido 3(4-hidroxifenil)-2-propenoico	Éster de ácido aromático
82.	Cumarato de cinamilo	Éster fenil-2-propenil del ácido 3(4-hidroxifenil)-2-propenoico	Éster de ácido aromático
83.	Cumarato de feniletilo	Éster fenietil del ácido 3(4-hidroxifenil)-2-propenoico	Éster de ácido aromático
84.	Cumarato de prenilo	Éster 3-metil-2-butenil del ácido 3(4-hidroxifenil)-2-propenoico	Éster de ácido aromático
85.	Chalcona de alpinetina	2',4'-dihidroxi-6'-metoxichalcona	Chalcona
86.	Chalcona de naringenina	2',4',6',4-tetrahidroxichalcona	Chalcona
87.	Chalcona de pinobanksina	2',4',6',α-tetrahidroxichalcona	Chalcona
88.	Chalcona de pinocembrina	2',4',6'-tetrahidroxichalcona	Chalcona
89.	Charcona de pinostrobina	2',6'-dihidroxi-4'-metoxichalcona	Chalcona
90.	Chalcona de sacuranetina	2',6',4'-trihidroxi-4-metoxichal-cona	Chalcona
91.	Diol sesquiterpeno	Diol sesquiterpeno	Terpenoide
92.	Diosmina		Glucósido
93.	Engerol		Aldehído
94.	Eriodictiol		Glucósido
95.	Escopoletina		Alcaloide
96.	Esculetina	6,7-hidroxicumarina	Cumarina
97.	Estireno	Feniletileno	Terpenoide
98.	Eugenol	4-alil-2-metoxifenol	Alcohol
99.	Fenilatilisoferulato	Éster feniletil del ácido 3(3-metoxi-4-metoxifenil)-2-prope-noico	Éster de ácido aromático
100.	Ferulato de bencilo	Éster bencil del ácido 3(3-metoxi-4-hidroxifenil)-2-propenoico	Éster de ácido aromático
101.	Ferulato de prenilo	Éster 3-metil-2-butenil del ácido 3(3-metoxi-4-hidroxife nil)-2-propenoico	Éster de ácido aromático
102.	Fisetina	3,7,3',4'-tetrahidroxiflavona	Flavona
103.	Galangina	3,5,7-trihidroxiflavona	Flavona

Apiterapia 101 para todos

104.	Galangina-3-éter metílico	5,7-dihidroxi-3-metoxiflavona	Flavona
105.	α-glicerofosfato	1-fosfopropano-2,3-diol	Alcohol
106.	β-glicerofosfato	2-fosfopropano-1,3-diol	Alcohol
107.	Glicerol	Propano-1,2,3-triol	Alcohol
108.	Hesperidina	$C_{28}H_{34}O_{15}$	Flavona
109.	Hexanal	2-hexanal	Aldehído
110.	Hexanolactona	4-hexanolactona	Terpenoide
111.	Hidroquinona	Benceno-1,4-diol	Alcohol
112.	Isalpinina	3,5-dihidroxi-7-metoxiflavona	Flavona
113.	Isobutenol	3-metil-3-butenol	Alcohol
114.	Isoferulato de bencilo	Éster bencil del ácido 3(3-hidroxi-4-metoxifenil)-2-propenoico	Éster de ácido aromático
115.	Isoferulato de cinamilo	Éster 3-fenil-2-propenil del ácido 3(3hidroxi-4-metoxifenil)-2-propenoico	Éster de ácido aromático
116.	Isoferulato de prenilo	Éster 3-metil-2-butenil del ácido 3(3-hidroxi-4-metoxife nil)-2-propenoico	Éster de ácido aromático
117.	Isoramnetina	3,4',5,7-tetrahidroxiflavona	Flavona
118.	Isosacuranetina	5,7-dihidroxi-4'-metoxifalvonona	Flavonona
119.	Isovainillina	4-metoxi-3-hidroxibenzaldehído	Aldehído
120.	Kampferido	3,5,7-trihidroxi-4'-metoxiflavona	Flavona
121.	Kampferol	3,5,7,4'-tetrahidroxiflavona	Flavona
122.	Kampferol-7,4'-éter dimetílico	3,5-dihidroxi-7,4'-dimetoxifla-vona	Flavona
123.	Kampferol-3-éter metílico	5,7,4'-trihidroxi-3-metoxiflavona	Flavona
124.	Kampferol-4'-éter metílico	3,5,7-trihidroxi-4-metoxiflavona	Flavona
125.	Kampferol-7-éter metílico	3,5,4'-trihidroxi-7-metoxiflavona	Flavona
126.	Kampferol-7-éter metílico	Metil-4-(1-metilelenil)-ciclo hexeno	Terpenoide
127.	Metanol de benceno	Alcohol bencílico	Alcohol
128.	3-metil-3-butenilcumarato	Éster 3-metil-3-butenil del ácido 3(4-hidroxifenil)-2-propenoico	Éster de ácido aromático
129.	3-metil-3-butenilferulato	Éster 3-metil-3-butenil del ácido 3(3-metoxi-4-hidroxifenil)-2-propenoico	Éster de ácido aromático
130.	2-metil-2-butenifosfoferulato	Éster 2-metil-3-butenil del ácido 3(3-hidroxi-4-hidroxifenil)-2-propenoico	Éster de ácido aromático
131.	3-metil-3-butenilisoferulato	Éster 3-metil-3-butenil del ácido 3(3-hidroxi-4-metoxi fenil)-2-propenoico	Éster de ácido aromático
132.	Naftaleno	Naftaleno	Terpenoide
133.	Naringenina	5,7,4'-trihidroxiflavonona	Flavonona
134.	p-acetofenol	4-hidroxi-1-feniletanona	Cetona
135.	p-hidroxibenzaldehído	4-hidroxibenzaldehído	Aldehído
136.	Pectolinarigenina	5,7-dihidroxi-4',6-dimetoxiflavo-na	Flavonona
137.	Pinobanksina	3,5,7-trihidroxiflavonona	Flavonona
138.	Pinobanksina-3-acetato	5,7-dihidroxi-3-etanoloxiflavo-nona	Flavonona
139.	Pinobanksina-3-acetato chalcona	2',4',6'-trihidroxi-α-acetoxichal-cona	Chalcona
140.	Pinobanksina-3-butirato	5,7-dihidroxi-3-butanoiloxiflavo-na	Flavonona
141.	Pinobanksina-3-éter metílico	5,7-dihidroxi-3-metoxiflavonona	Flavonona
142.	Pinobanksina-3-hexanoato	5,7-dihidroxi-3-hexanoiloxiflavo-nona	Flavonona

143.	Pinobanksina-3-pentanoato	4,7-dihidroxi-3-pentanoiloxifla-vonona	Flavonona
144.	Pinobanksina-3-pentenoato	5,7-dihidroxi-3-pentenailoxi flavonona	Flavonona
145.	Pinobanksina-3-propanoato	5,7-dihidroxi-3-propanoiloxi flavonona	Flavonona
146.	Pinocembrina	5,7-dihidroxiflavonona	Flavonona
147.	Pinostrobina	5-hidroxi-7-metoxiflavonona	Flavonona
148.	Protocatequialdehído	3,4-dihidroxibenzaldehído	Aldehído
149.	Pteroestilbeno	$(CH_3O)_2C_6H_3CH= CH.C_6H_4OH$	
150.	Quercetina	3,5,7,3',4'-pentahidroxiflavona	Flavona
151.	Quercetina-3,3'-éter dimetílico	4',5,7-trihidroxi-3,3'-dimetoxi flavona	Flavona
152.	Quercetina 3,7-éter di metílico	5,3',4'-trihidroxi-3,7-dimetoxi- flavona	Flavona
153.	Ramnacina	3,5,7-trihidroxi-3',7-dimetoxi- flavona	Flavona
154.	Ramnacina	3,5,3',4'-tetrahidroxi-7-metoxi-flavona	Flavona
155.	Ramnocitrina	3,4',5-trihidroxi-7-metoxiflavona	Flavona
156.	Rutina	5,4-dihidroxi-7-metoxiflavonona	Glucósido
157.	Sacuranetina	5,4'-dihidroxi-7-metoxiflavonona	Flavonona
158.	Salicilato de bencilo	Éster bencil del ácido 2-hidroxi-benzoico	Éster de ácido aromático
159.	Salicilato de metilo	Éster metil del ácido 2-hidroxi- benzoico	Éster de ácido aromático
160.	Teclocrisina	5-hidroxi-7-metoxiflavona	Flavona
161.	Troxerrulina		Glucósido
162.	Vainillina	4-hidroxi-3-metoxiflavona	Aldehído
163.	Xantorreol		Alcohol
164.		Alcohol 3,5-dimetoxibencílico	Alcohol
165.		2',6'-dihidroxi-4'-metoxidihidro-chalcona	Dihidroxichalcona
166.		6-metil-5-hepta-2-nona	Cetona
167.		2',4',6'-trihidroxidihidroxichal-cona	Dihidroxichalcona
168.		2',6'-α-trihidroxi-4'-metoxichal-cona	Chalcona

En este listado se destacan la **galangina**, el **ácido cafeico** y **el cafeato de fenetilo** (**CAPE** por su nombre en inglés: ***caffeic acid phenethyl ester***, éster fenetílico del ácido cafeico), un éster del ácido cafeico cuyo nombre químico es ácido 3,5-diprenil-4-hidroxicinámico y abundante en todos los propóleos, pero principalmente en el propóleo verde brasileño de *Baccharis dracunculifolia*. Este propóleo brasileño se distingue también por su contenido en derivados prenilados del ácido p-cumárico y de la acetofenona.

El propóleo verde brasileño contiene además un derivado benzo-γ-pirano (PM-3) incoloro, el ácido 3-[2-dimetil-8-(3-metil-2-butenil) benzopirano]-6-propenoico, con una fórmula molecular de $C_{19}H_{22}O_3$ (peso molecular 298,38). Este compuesto ha sido sintetizado químicamente por ciclización del artepillin C (ácido 3-[4-hidroxi-3,5-bis (3-metil-2-butenil) fenil]-2-propenoico), otro importante componente del propóleo de *Baccharis dracunculifolia*. El PM-3, ácido 3-[2-dimetil-(3-metil-2-butenil)-benzopirano]-6-propenoico tiene actividad anticancerígena, principalmente frente a las células del cáncer de mama humano.

El CAPE o cafeato de fenetilo tiene propiedades antioxidantes, antiinflamatorias, antivirales y anticancerosas.

Otra importante propiedad del propóleo es la de suprimir la dioxina en el organismo. Para esta acción contra la dioxina, la concentración inhibitoria en 50 % del propóleo por peso seco es 1,3-3,6; **esto muestra que el propóleo es decenas a miles de veces más potente para eliminar la dioxina que cualquier otro alimento.**

El propóleo taiwanés contiene prenilflavonas citotóxicas con propiedades citotóxicas y barredoras de los radicales de 1,1-difenil-2-picrilhidracilo (DPPH). También han sido aislados otros flavonoides con actividad antiproliferativa, 3-0-(S)-2-metilbutirol] pinobanksina y 6-cinamilcrisina.

El propóleo rojo brasileño, procesado por las abejas a partir de la planta *Dalbergia ecastophyllum*, se caracteriza por su contenido de los flavonoides cafeato de fenetilo, liquiritigenina, isoliquiritigenina, daidzeína, biochanina A, formononetina y dalbergina, y a los tres primeros se deben sus propiedades antialérgicas e inhibidoras del desarrollo de las células cancerosas.

La nemorosona, una benzofenona prenilada identificada en el propóleo rojo cubano, posee actividad citotóxica frente a varias líneas de células tumorales y tiene acción antirradical.

El contenido de ácidos grasos en el propóleo es de un 5 %; el ácido mirístico constituye el 70 % de la fracción.

En la cera se han encontrado 10 % de carbohidratos libres, 15 % de aceites esenciales y 75 % de éteres complejos.

El polen del propóleo es rico en vitaminas A, B_1, B_2, C, E, PP, etcétera, y contiene también hasta un 40 % de proteínas.

En el propóleo han sido detectados cobre y manganeso en niveles de 26,8 y 40 mg/kg, respectivamente. Además, se encuentran presentes los siguientes microelementos: aluminio, bario, bismuto, calcio, cobalto, cobre, cromo, estroncio, hierro, magnesio, manganeso, níquel, plata, silicio, vanadio y zinc.

El propóleo no contiene albúminas, ácidos nucleicos, lípidos ni hormonas. Se han encontrado cantidades variables de las vitaminas A, B_1, B_2, B_6, C, E, ácido nicotínico y ácido pantoténico. Los niveles de vitamina B_1 han sido estimados en 4,5 µg/g de materia fresca (6,4 µg/g de materia seca), la vitamina A como 6,1 y 8,1 UI/g, la riboflavina como 20 y 28 µg/g y la vitamina B_6 como 5 µg/g de materia fresca.

Por otra parte, la composición química del propóleo varía según la fuente vegetal de que provenga. En Europa, el abedul es la planta que posee la mayoría de las sustancias resinosas presentes en el propóleo, pero no posee pinostrobina ni ramnocitrina. La pinostrobina está contenida en las secreciones de las yemas de casi todas las coníferas, así como en el álamo, aliso, pino y castaño. El álamo contiene pinocembrina, crisina, tectrocrisina, galangina y bisabolol. Otra fuente importante de propóleo es el pino y las coníferas en general.

La defensa antimicrobiana de las plantas es el principio general que explica la naturaleza antimicrobiana del propóleo.

Además, están presentes hidrocarburos de cadena carbónica recta y desigual de C_{21} a C_{33}, entre otros, que no se relacionan aquí individualmente.

El contenido de ácidos alifáticos o grasos en el propóleo es de un 5 %; el ácido mirístico constituye el 70 % de la fracción.

A continuación, se presentan algunos ejemplos de contenido de ácidos alifáticos (ácidos carboxílicos, mono, di y tri) encontrados en el propóleo:

- Acido acético   1,08 mg/g
- Acido pirotartárico o metilsuccínico   0,06 mg/g

- Acido oxálico   0,19 mg/g
- Acido malónico   2,48 mg/g
- Acido succínico   0,07 mg/g
- Acido glutárico   0,03 mg/g
- Acido fumárico   0,01 mg/g
- Acido salicílico   1,04 mg/g
- Acido etiloxálico   0,49 mg/g
- Acido málico   6,62 mg/g
- Acido cetoglutárico   7,93 mg/g
- Acido aconítico   0,30 mg/g
- Acido cítrico   0,01 mg/g
- Acido isocítrico   0,17 mg/g

El propóleo contiene en su composición las secreciones de las glándulas mandibulares de las abejas obreras y con estas secreciones (ácido 10-hidroxi-2-decenoico y ácido 9-oxo-2-decenoico) entran los ácidos grasos no saturados, que constituyen el 7,2 ± 2,7 % de aquél.

Hay indicadores físicos y químicos que determinan la calidad del propóleo y cuyo conocimiento permite determinar posibles adulteraciones. Existen varias normas de control de calidad e índices, pero la siguiente información es la más importante para diferenciar entre el propóleo y otras sustancias resinosas, la cera de panal, los panales de abejas meliponas y trigonas, etc.

Tenga en cuenta los siguientes indicadores del propóleo:

- Peso específico   1,13 g/cm^3
- Punto de fusión   62-70 °C
- Aspecto externo   Pelotas, granos o briquetas
- Color   Pardo, gris o verde oscuro con matices amarillo, verde, castaño oscuro o rojo
- Olor   Característico, resinoso, aromático (la mezcla de olores de miel, de de las hierbas aromáticas, del pino y del álamo)
- Sabor   Amargo, algo fuerte
- Estructura   Esfera con deformaciones heterogéneas
- Consistencia   De 20 a 40 °C es viscosa, blanda, plástica; menos de 15 a 20 °C es dura y frágil, al cortarlo se parte.
- Contenido de cera   Hasta un 30 %
- Índice de acidez   Desde 42 hasta 54 mg de KOH/g
- Índice de basicidad   Desde 180 hasta 220 mg de KOH/g
- Índice de éster   Desde 130 hasta 170 mg de KOH/g
- Índice de yodo   Desde 35 hasta 140 g de I$_2$/100g
- Indice de oxidación   Menor de 22 segundos

- Reacción cualitativa
  ante los compuestos
  flavonoides   Positiva
- Compuestos fenólicos   Más de 20 %
- Valor de Reichert-Meissl   18,20-23,70
- Valor de Polenske   0,80-1,40
- Densidad óptica de solución de propóleo al 0,005 % en etanol con 295 mm   1,10-1,60

Además de los indicadores anteriores, existe un método para la detección de la adulteración o falsificación del propóleo basado en el índice de oxidación.

La velocidad de oxidación es el tiempo durante el cual se decolora una solución acuosa 0,1 N de permanganato de potasio en un medio que contenga el producto examinado.

Para determinarlo se vierten 200 mg de propóleo machacado finamente en un matraz de vidrio de 250 mL de capacidad y se añaden 5 mL de alcohol etílico. Una hora después se agregan 100 mL de agua destilada, hervida y enfriada y se mezcla todo con cuidado. La solución se pasa por un papel de filtro.

En un matraz de vidrio de 150 mL se introducen 10 mL de filtrado y se agregan 90 mL de agua. Con una pipeta se toman 2 mL de la solución diluida, se pasan a un vaso de 50 mL, se agrega 1 mL de ácido sulfúrico al 20 % y se mezcla durante un minuto.

En la solución acidificada se introduce una gota (0,035 a 0,040 mL) de solución 0,1 N de permanganato de potasio y con un cronómetro se observa la desaparición del color rosado de la solución. El análisis se efectúa a temperatura de 18-22 °C en la solución.

En el procedimiento, la proporción de propóleo (o del supuesto propóleo) disuelto en etanol es 1:25 y se deja reposar durante dos horas. El agua se agrega hasta tener 0,18 mg de materia seca por milímetro de solución. Una vez acidificada la solución, se agrega una gota de permanganato de potasio 0,1 N a 2 mL de solución y se mide el tiempo de decoloración de ésta para establecer la integridad del producto.

La magnitud media del indicador de acidificación del propóleo íntegro es de 14,9 ± 1,02 segundos con un contenido de materia seca de 0,18 mg en 1 mL de solución.

Este método permite la determinación de la calidad del propóleo como materia prima y la detección de las adulteraciones de éste con mezclas que no contengan las sustancias segregadas por las glándulas mandibulares de las abejas.

Además, las soluciones alcohólicas de propóleo (0,1 %) tienen reacciones colorantes claramente expresadas en soluciones al 10 % de cloruro férrico, cloruro de aluminio, acetato de cobre, acetato de plomo, acetato de sodio y solución de hidróxido de sodio al 5 por ciento.

Más adelante continuaré refiriéndome a la composición química del propóleo, esta vez en relación con su actividad biológica.

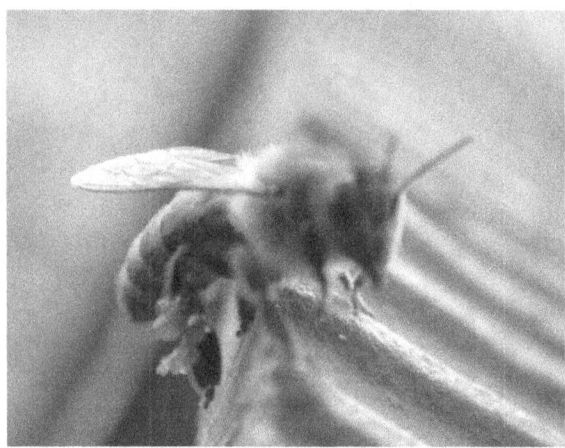 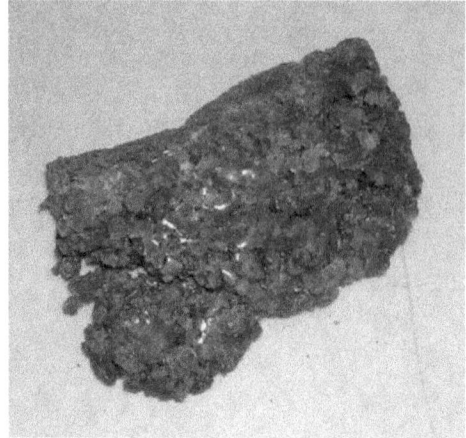

(PP)

RECOLECCIÓN Y ALMACENAMIENTO

En *El propóleo, un valioso producto apícola* y *Propóleo: el oro púrpura de las abejas*, se reseñan en detalle todos los dispositivos y técnicas para la recolección del propóleo.

Independientemente de que se raspen con una espátula las paredes interiores de la colmena, cuadros y demás lugares donde las abejas depositan el propóleo, preste atención al procedimiento sencillísimo que describo a continuación:

- Tome una malla o rejilla plástica con agujeros de aproximadamente 1,5-3,0 mm, como las usadas para proteger de los insectos las puertas y ventanas.
- Corte la rejilla plástica del tamaño de la tapa de la colmena.
- Levante la tapa de la colmena y coloque la rejilla sobre los cuadros de la última alza.
- Coloque nuevamente la tapa y espere por lo menos dos meses para que las abejas propolicen los agujeros. Retirar la rejilla y reemplazarla por otra limpia.
- Lo que queda después es congelar la rejilla, si es posible a -10 ó -20 °C, para desprender fácilmente el propóleo.

En las fotografías se puede apreciar con mayor claridad todo el procedimiento.

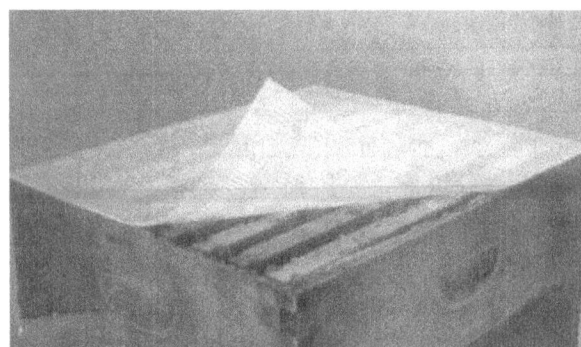 

Rejilla plástica colocada sobre la última alza de la colmena yajustada sobre los cuadros.
A los dos meses ya las abejas han depositado bastante propóleo sobre la rejilla plástica.

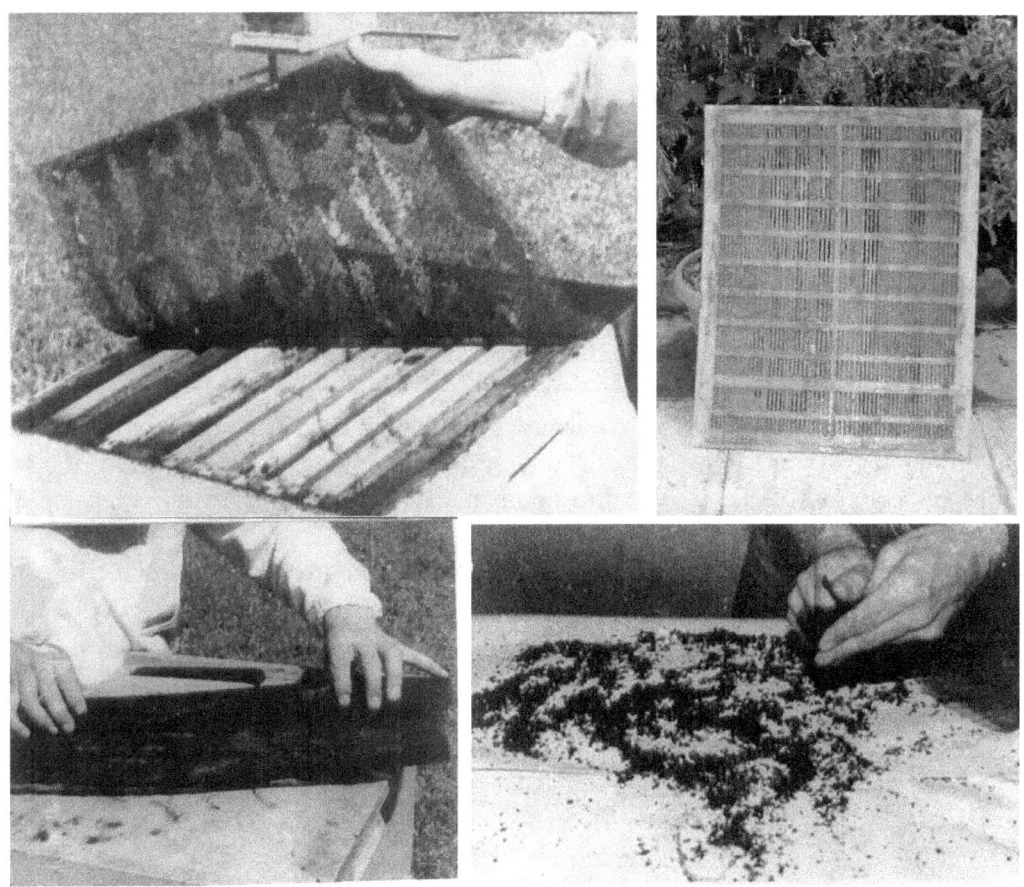

Después de retirada la rejilla, se enrolla, se amarra y se coloca en un congelador durante 24 horas para endurecer el propóleo. Una vez congelado, el propóleo se desprende fácilmente de la rejilla y ésta puede usarse nuevamente.

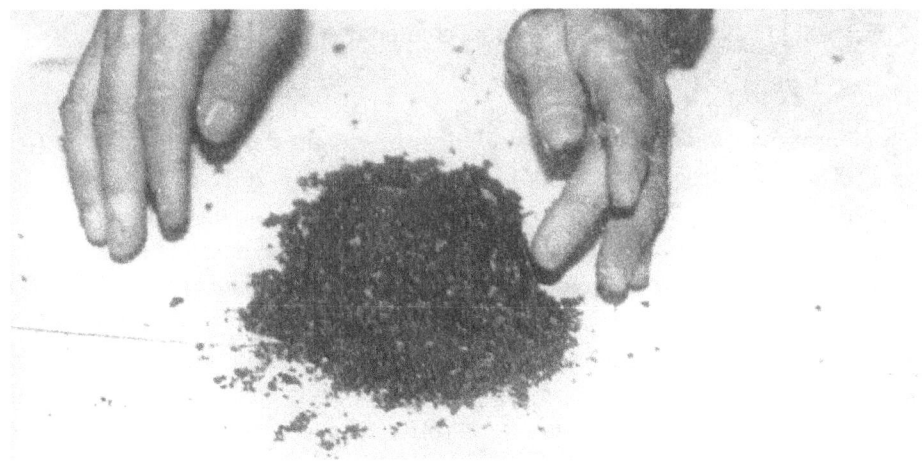

Esta es la cantidad de propóleo recogida en la rejilla plástica durante dos meses en una colmena normal.

Las rejillas plásticas usadas para la recolección de propóleo son colocadas, por lo general, encima de los travesaños superiores de las colmenas, como los excluidores, y las abejas llenan los orificios con propóleo. Para recoger el producto, el apicultor coloca la rejilla plástica en un congelador y luego desprende el propóleo al sacudir la rejilla contra una superficie sólida.

Si usted va a extraer el propóleo usando las rejillas de madera colocadas dentro de la colmena o sustituyendo alguna de las paredes tenga bien presente las siguientes recomendaciones:

1. Efectúe la limpieza y raspado de los cuadros, rejillas y paredes interiores con motivo de visitas, desinfecciones, etc.

2. La recolección se realiza muy fácilmente raspando los cuadros o paredes interiores de las colmenas. Es preferible efectuar la operación cuando hay frío, pues la sustancia se desprende con más facilidad, mientras que cuando hay calor tiende a pegarse y aglomerarse.

3. Cuidado cuando raspe el propóleo de colmenas pintadas. La contaminación con pintura u hojuelas de pintura lo inutilizarán.

4. Debe extraerse antes de cualquier tratamiento con fumigantes (ácido acético, por ejemplo).

5. El propóleo debe ser recogido eliminando las sustancias extrañas, tales como abejas muertas, partículas de cera, astillitas de madera, larvas de polillas, etcétera.

6. No debe ser sometido al calor. Las valiosas propiedades del propóleo son destruidas por el calor, por lo que debe ser extraído antes de aplicar algún tratamiento con calor o si se va a utilizar un extractor solar.

7. El propóleo fresco y pegajoso no debe ser prensado o comprimido en forma de bolas.

8. No extraiga más de 10-20 g de propóleo de una misma colmena.

9. Si el colector o rejilla para propóleo va a ser colocado verticalmente en reemplazo de alguna de las paredes exteriores de la colmena, escoja preferentemente la pared norte para obtener mayor cantidad de propóleo.

10. Aumente el intercambio de aire en la colmena.

Acerca de la segunda recomendación queremos decir algo más. Para mejorar la calidad del propóleo y aumentar su rendimiento, los artículos propolizados (rejillas, cuadros, etcétera) deben primero ser enfriados a entre -10 y -20 °C de temperatura. Este procedimiento vuelve frágil al propóleo y permite despegarlo rápidamente.

La trampa brasileña Pirassununga produce 10 % más propóleo que la rejilla plástica. Esta trampa Pirassununga es un colector lateral para colmenas Langstroth en el que las caras laterales de la caja funcionan como puertas corredizas que se pueden abrir y cerrar dejando una hendija se va abriendo más según sea la intensidad de propolización de las abejas, primero solamente 2 cm por cada cada lateral de la colmena, y cada semana se abren más las puertas corredizas hasta que se retire el propóleo al cabo de un mes, como se observa en las fotos:

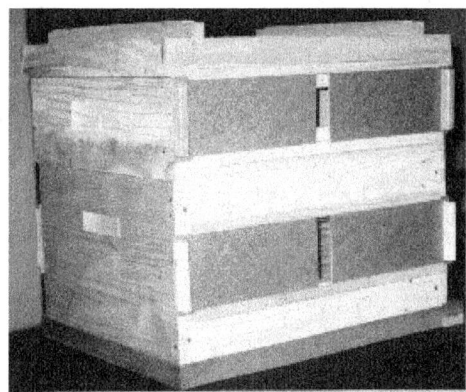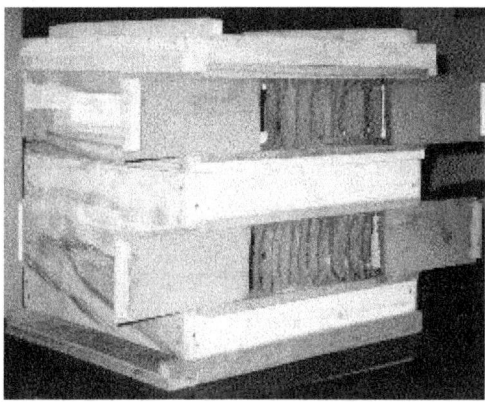

Trampa Pirassununga adaptada en la pared de la caja con la abertura inicial y a los 26–30 días. (**AP**)

Almacenamiento

Para que las valiosas propiedades del propóleo recogido no se pierdan, éste debe ser envuelto en hojas de estaño o, por lo menos, en bolsas de polietileno, metidos en cajas revestidas con pergamino y colocadas en un lugar seco y fresco hasta que se entreguen para su utilización. Otra variante sería conservarlo en pomos color ámbar, donde asegura apropiadamente todas sus propiedades.

Se recomienda conservar el propóleo en frascos con alcohol etílico de 70 ° en proporción de 50 g de propóleo por un litro de alcohol. El frasco se agita diariamente durante 4 ó 5 horas. Las partes insolubles se depositan y se acelera la disolución con alcohol caliente. Luego se deja evaporar el alcohol.

Los distintos tipos y calidades de propóleo deben envasarse por separado para su valoración.

Especificaciones del proceso:

1. Para la obtención del propóleo se utilizarán colmenas sanas y fuertes que no estén en lugares donde las abejas hayan sido tratadas con medicamentos, donde existan resinas minerales (alquitrán, asfalto, etc.) y lugares donde exista radioactividad.
2. El propóleo recolectado se depositará en bolsas de polietileno negro, totalmente limpias y secas.
3. El propóleo será obtenido de forma tal que contenga la menor cantidad posible de cera u otras impurezas.
4. Se raspará con la espátula para obtenerlo en forma suelta y no se apretará hasta la compactación.
5. No será expuesto en ningún momento al sol o a la intemperie.
6. El almacenamiento de propóleo acopiado se realizará colocándolo en un recipiente que impida el ataque de insectos, separado del suelo y de las paredes y este almacenamiento no excederá de 30 días.
7. El local para almacenamiento será fresco y ventilado.
8. El propóleo puede ser conservado hasta 7 años.

Existen numerosas normas de control de calidad para el propóleo. La primera norma publicada fue la **RTU 8028-64** en Rusia, modificada posteriormente por la **RST 317-73**, **RST 317-77** y otras revisiones actuales. Otros países también fueron pioneros en la elaboración de normas para el control de la calidad del propóleo, como Hungría (**MSZ 08-0184-79**), Bulgaria (**CN 25 72483-84**), Rumania y Cuba (**NRAG 870-88** y **NRAG 932-88**). Brasil elaboró su primera norma en 2001 y Gran Bretaña lo hizo en 2003. Las normas completas de Rusia, Hungría, Bulgaria y Cuba pueden ser leídas completas en español en **Propóleo: el oro púrpura de las abejas**.

ACTIVIDAD BIOLÓGICA

La actividad biológica del propóleo es sorprendente: potente anestésico, rápido cicatrizante de heridas y quemaduras, antimicrobiano, antimicótico, antiviral, citotóxico, antioxidante, antiinflamatorio, inmunomodulador, ansiolítico, anticáncer, entre otras propiedades. Actúa simultáneamente contra las bacterias resistentes a los antibióticos, hongos y virus. Contiene metabolitos vegetales secundarios que incluyen compuestos volátiles y hasta 10 % de aceites volátiles y que tienen actividad antioxidante, antimicótica y antimicrobiana. El cafeato de fenetilo (CAPE) es quizás el compuesto más importante en los propóleos americanos, europeos y asiáticos, mientras que el propóleo verde brasileño (dervado de los exudados y resinas del arbusto sudamericano *alecrim-do-campo* or tula, *Braccharis dracunculifolia*) se caracteriza por la presencia de ácido 3,5-diprenil-4-hidroxicinámico, artepillin C y otros ácidos cinámicos prenilados y derivados del ácido cafeico.

El propóleo tiene las siguientes propiedades:

- A pesar de que la temperatura de la colmena es de 34-35 °C, extremadamente favorable para la reproducción de los microorganismos, el propóleo permite que permanezca estéril.
- La mayoría de los microorganismos no se vuelven resistentes a él.
- Es el mejor cicatrizante conocido en la Naturaleza. Las propiedades epitelizantes y formadoras de colágeno proporcionadas por la galangina explican el amplio uso del propóleo en la curación de heridas, amputaciones, quemaduras, úlceras pépticas y duodenales, decúbitos, dermatitis, manchas en la piel, verrugas, cicatrices y queratosis.
- Puede ser tanto inmunoestimulante como inmunodepresor; estos aspectos de la acción del propóleo son importantes en el tratamiento de las lesiones orgánicas del sistema nervioso central, meningitis, encefalitis con traumatismos cerebrales y sus secuelas.
- Contiene gammaglobulinas y las incrementa.
- Tiene propiedades antitumorales, ya que induce la apoptosis de las células cancerosas.
- Fortalece los vasos capilares y aumenta su permeabilidad.
- Contrarresta el efecto de los anticoagulantes.
- Inhibe la aglutinación de trombocitos y, por ende, la coagulación de la sangre a una concentración de 0,1 mg/mL.
- Es capaz de elevar la actividad complementaria del plasma sanguíneo.
- Tiene efecto inhibidor sobre la aglutinación de plaquetas.

- Estabiliza el colágeno mediante la inhibición de la enzima hialuronidasa.
- Inhibe la histamina y como consecuencia tiene efectos antialérgicos.
- Prolonga la acción de la adrenalina mediante la inhibición de la 0-metil transferasa.
- Aumenta la formación de anticuerpos.
- Tiene extraordinarias propiedades antioxidantes.
- Estas propiedades antioxidantes protegen la membrana de los espermatozoides, reducen la formación de sustancias reactivas al ácido tiobarbitúrico y la formación de dehidrogenasa láctica.
- Aumenta la disponibilidad y durabilidad del ácido ascórbico, y previene la oxidación de éste.
- Protege del daño al ADN causado por el benzo[a]pireno, el peróxido de hidrógeno (H_2O_2), y el peróxido de hidrógeno en combinación con el 5'-difosfato de adenosina y el sulfato ferroso ($FeSO_4$).
- Es inmunoestimulador no específico; estimula los factores específicos y no específicos de la inmunidad.
- Eleva la actividad de los antibióticos.
- Aumenta la fagocitosis.
- Incrementa el contenido de properdina (proteína particular del suero hemático, que en unión del complemento y en presencia de sales de magnesio posee poder bactericida) en la sangre.
- Por vía oral o interna, refuerza el metabolismo y eleva la resistencia del organismo a la acción de los factores desfavorables del medio.
- Combate las fibrinas (cáncer) por la acción de las amilasas, catepsinas, lipasas y tripsina.
- Es 3,5 veces más potente como anestésico que la cocaína. La acción anestésica se debe a que previenen la formación de prostaglandinas mediante la inhibición de la PG-cicloxigenasa y lipoxigenasa.
- Ejerce acción antiulcerosa.
- Es antiinflamatorio.
- Tiene efecto fitoinhibidor y antimicótico.
- Posee acción antibacteriana de amplio espectro.
- Su acción antiviral incluye herpes virus, poliovirus, el virus A y B de la gripe, de Aujeszky, de La Sota, de la vacuna, de la enfermedad Newcastle y otros.
- Regenera los tejidos (es el mejor cicatrizante existente, superior a la sábila, la furazolidona, yodo-polivinil-pirrolidona, óxido rojo de mercurio-ácido bórico, cloranfenicol y bacitracina-neomicina-polimixina).
- Produce disminución del volumen de ácido gástrico y una reducción significativa de la salida total del ácido, sin modificar el pH del contenido gástrico.
- La especificidad del propóleo esté determinada por su contenido de ácido 10-hidroxi-2-decenoico. Hay correlación entre el coeficiente de oxidación y la cantidad de ácido 10-hidroxi-2- decenoico (que está también contenido en la jalea real y en los granos de polen).

La amplitud de su utilización está condicionada por su acción antiinflamatoria, antimicrobiana, antiviral, fungicida, anestésico local, analgésica, bioestimulante, antiulcerosa, hipotensora, inmunoestimulante, citostática (estabilizadora celular), regenerante y de fortalecimiento capilar.

Entre los más de 200 compuestos individuales que constituyen el propóleo, se ha encontrado una gran variedad de compuestos aromáticos, mono-, di-, tri- y sesquiterpenoides, esteroles, ácidos grasos, hidrocarburos (algunos de ellos en bajas concentraciones). La clase de constituyentes químicos más abundante y mejor estudiada del propóleo es el grupo de polifenoles.

El 30-60 % de las muestras de propóleo están constituidas por aldehídos fenólicos y polifenólicos (vainillina, isovainillina, anetol, engerol), ácidos (salicílico, sináptico, p-cumárico, ferúlico, vainíllico, hidrocafeico), sus ésteres, cumarinas (esculetina, escopoletina) y flavonoides (flavonas, flavonoles, flavanonas, dihidroflavonoles).

Son precisamente los flavonoides los que dan las valiosas propiedades terapéuticas al propóleo.

Los flavonoides ejercen las siguientes funciones:

- Aumentan la acción de las catecolaminas, retardando su oxidación y estimulando su liberación.
- Inhiben la liberación de histamina.
- Estimulan la síntesis de colágenos de las paredes vasculares.
- Aumentan la resistencia del colágeno.
- Protegen al colágeno contra los radicales libres.
- Forman un complejo con los fosfolípidos membranarios.
- Inhiben la colagenasa.
- Refuerzan la película endotelial de fibrina.
- Disminuyen la fragilidad y permeabilidad de los vasos sanguíneos, y causan la vasoconstricción de los capilares.
- Tienen efecto vasodilatador e hipotensor sobre el sistema circulatorio.
- Realizan una acción diurética.
- Tienen función colerética (aumentan la producción de bilis).
- Reducen la circulación periférica.
- Ejercen acción estrógena.
- Poseen efecto sobre otras glándulas de secreción interna (timo, tiroides, páncreas, suprarrenales).
- Tienen efecto antibacteriano, antiviral, antiparasitario y coagulante.
- Los componentes con función de la vitamina P funcionan como sistema oxirreductor reversible, en sinergismo con el ácido ascórbico-dehidroascórbico.

En específico, al ácido ferúlico se debe el efecto antibacteriano y la acción coagulante; la diosmina es venotónica y vasoprotectora; la rutina es utilizada por sus propiedades vitamínicas P como protector capilar; la troxorrutina, derivado hidrosoluble de la rutina, es usada en las enfermedades varicosas; la quercetina, el kampferol y la pectolinarigenina son espasmolíticos; la acacetina es antiinflamatoria; la pinocembrina y la galangina son antibacterianas; la apigenina es antiulcerosa; la pinocembrina es antimicótica; la apigenina, acacetina y pectolinarigenina son antivirales; la citrina actúa sobre las vitaminas; la hesperidina y el eriodictiol estabilizan los vasos sanguíneos combatiendo la hemorragia.

También ejercen funciones importantes los ácidos alifáticos, carboxílicos o grasos, que en el propóleo se encuentran en números y cantidad considerables.

Los ácidos grasos no saturados entran en la composición de numerosos tejidos e incluso en membranas celulares. Se vinculan con la colesterina transformándola en una sustancia fácilmente diluible y facilitando de esta forma su eliminación del organismo, previenen el desarrollo de la arteriosclerosis (papel muy conocido del aceite de oliva), disminuyen la coagulación de la sangre y disminuyen las posibilidades de trombosis. Los ácidos grasos no saturados aumentan su estabilidad frente a las infecciones, etc.

Propiedades antioxidantes

Los antioxidantes más potentes del propóleo son la quercetina, kampferol, miricetina, naringenina y hesperetina, especialmente la primera, y en general el consumo de flavonoides como los contenidos en el propóleo y en diferentes plantas está relacionado con una menor ocurrencia de trastornos isquémicos, enfermedad cerebrovascular, cáncer prostático y de los pulmones, diabetes de tipo 2 y asma. El cafeato de fenetilo, un éster fenetílico del ácido cafeico, tiene una potente actividad antioxidante

Como el constituyente antioxidante más potente del propóleo ha sido identificado el 3-acetato de pinobanksina. El éster fenetiletílico del ácido cafeico (CAPE) o cafeato de fenetilo tiene propiedades anticáncer que incluyen el cáncer de próstata, el cáncer de seno y el virus de inmunodeficiencia humana (VIH), mientras que el artepillin C tiene propiedades antiproliferativas. El propóleo es el producto de la abeja que contiene la mayor cantidad de compuestos fenólicos y por eso es por lo que ha sido estudiado a fondo respecto a sus actividades antioxidantes y de eliminación de radicales. Varios de esos compuestos poseen fuertes actividades antioxidantes y antirradicales incluyendo la pinocembrina, la crisina y la pinobanksina.

La ateroesclerosis y otras muchas enfermedades degenerativas están relacionadas con la oxidación de lipoproteínas de baja densidad, y en el desarrollo del cáncer, diabetes, cataratas, artritis reumática y otras enfermedades intervienen radicales libres de oxígeno, de ahí la enorme importancia que tiene el propóleo por sus propiedades antioxidantes.

Numerosas investigaciones confirman que el propóleo previene la oxidación de los aceites y lipoproteínas séricas. La actividad antioxidante del propóleo varía según la composición química proporcionada por su origen vegetal y se ha señalado recientemente la actividad del propóleo verde brasileño procedente de tola (*Baccharis dracunculifolia*) y de propóleos asiáticos y de otras regiones.

El estudio de las propiedades antioxidantes del propóleo presenta interés no sólo para la Medicina y la Biología sino para la industria alimentaria y de perfumería. Aplicado en el procesamiento del pescado, permite estabilizar este alimento en forma congelada y aumenta entre dos y tres veces su período de almacenamiento.

Efecto fitoinhibidor y antifungoso

Para los ácidos fenolcarbónicos están claros y demostrados tipos importantes de actividad biológica. Los ácidos grasos no saturados proporcionan al propóleo su propiedad fitoinhibidora.El ácido benzoico es un agente antibacteriano conocido; sus derivados oxi y metoxi, así como el ácido p-cumárico, forman parte importante en la inhibición de la germinación de las semillas y el crecimiento de las plantas.

Se sabe que el polen pierde muy rápidamente sus facultades germinativas en la colmena y al cabo de cinco días de almacenamiento en las celdas no puede germinar más.

El propóleo es activo frente a *Achorion schoenleini, Microsporum canis, Trichophyton tonsurans, Trichophyton verucosum*, y las especies *Apsidia, Cunnighamella, Cephalosporium, Fusarium, Mucor, Paccylomyces, Tritirachium y Trichoderma*, y las levaduras del género *Candida*.

La actividad antifungosa (antimicótica) está determinada por los sesquiterpenos, particularmente el bisabolol, y la pinocembrina.

El propóleo actúa como agente antimicótico frente a levaduras patógenas como *Candida albicans, C. parapsilosis, C. tropicalis* y *C. glabrata*. La actividad antimicótica o antifungosa ha sido demostrada en los compuestos volátiles del propóleo brasileño, como α-pineno, β-pineno y δ-cadineno, alcohol fenílico, etílico y bencílico, y decanal (vea el capítulo sobre aire de colmena, más adelante). Los extractos etanólicos de propóleo tienen fuerte actividad anti-*Candida albicans* imputable a la inhibición de los gérmenes por los ácidos fenólicos, aromáticos y alifáticos. Un extracto etanólico que contenga CAPE y otros derivados del ácido cafeico es efectivo contra *Candida albicans, C. dubliniensis, C. glabrata, C. krusei, C. parapsilosis* y *C. tropicalis*, ya que el propóleo brasileño es rico en triterpenos e isoflavonas, tales como el formononetenín, el medicarpín y el vestitol.

Propiedades antimicrobianas

El secreto del uso del propóleo en Medicina humana y veterinaria, en la protección de injertos y colmenas y en la preparación de productos farmacéuticos radica en sus propiedades antimicrobianas, bacteriostáticas y bactericidas, proporcionadas por los ácidos oxibenzoico, metoxibenzoico, cafeico, ferúlico, los sesquiterpenos (particularmente el bisabolol) y las flavononas (principalmente la galangina).

Las propiedades del propóleo pueden ser atribuidas, principalmente, a los flavonoides pinocembrina, galangina, pinobanksina, pinobanksina-3-acetato, éster bencílico del ácido p- cumárico y mezclas de ésteres del ácido cafeico. También intervienen los ácidos benzoico, ferúlico y cafeico.

El ácido cafeico es uno de los compuestos que intervienen en la actividad del propóleo contra *Streptococcus aureus, Proteus vulgaris, Mycobacterium tuberculosis* y *Helminthosporium sp.* El propóleo es activo frente a *Staphylococcus aureus, Streptococcus, Bacillus anthracis* y *Erisipelethrix rusihepatiae*; es muy poco activo frente a *Bacillus bombicis*, el *Streptococcus bombicis*, y es inactivo frente a *Escherichia coli, Streptococcus apis* y *Bacillus larvae*.

Es activo también frente a *Salmonella sp., Bacillus shigae, Bacillus sonne, Bacillus pioceanico, Bacillus pluton (Streptococcus pluton), Streptococcus β-haemolyticus, Staphylococcus epidermidis, Bacillus subtilis, Bacillus mycoides, Mycobacterium avium intracellulare, Shigella, Proteus mirabilis, Serratia marcescens*.

El propóleo posee actividad antibacteriana frente a las cepas grampositivas y gramnegativas, incluyendo el MRSA (*Staphylococcus aureus* resistente a la meticilina), *Enterococci, Helicobacter pylori* y *Streptococcus* sp. resistentes a la vancomicina, y gracias a la presencia de flavonoides como galangina, pinocembrina, rutina, quercetina y naringenina, y al cafeato de fenilo o CAPE (éster fenetílico del ácido cafeico), ya que estos compuestos aumentan la permeabilidad de la membrana bacteriana. La galangina, la pinocembrina y el cafeato de fenilo inhiben la polimerasa del ARN bacteriano. La actividad antimicrobiana del propóleo rojo brasileño depende de su contenido peculiar de isoflavonas. La efectividad antibacteriana ha sido demostrada con diferentes fracciones volátiles del propóleo, incluyendo el β-eudesmol, δ-cadineno, α-pineno, trans-β-terpineol, β-eudesmol, bencilbenzoato, nerolidol, espatulenol, ledol, farnesol, dihidroeudesmol y guaiol. La actividad antibacteriana del propóleo brasileño ha sido demostrada por sus fracciones volátiles (vea el listado en el capítulo sobre aire de colmena) que contienen nerolidol, espatulenol, p-cimen-8-ol, etilfenol, β-cariofileno, acetofenona, α-pineno, β-pineno y limoneno.

La actividad antibacteriana del propóleo es mucho más notable sobre las bacterias grampositivas que sobre las gramnegativas. Pero tanto con bacterias grampositivas como gramnegativas, el propóleo tiene una acción superior que los antibióticos cloramfenicol, eritromicina, estreptomicina, penicilina, ceporán, tetraciclina, kanamicina, ampicilina y los antisépticos cetavlón al 1 %, tintura de timerosal al 0,1 %, cloruro de benzalconio a 1:1000 e hibitane a 1:1000, en estudios *in vitro*.

Para una acción antimicrobiana máxima, la solución alcohólica de propóleo debe tener un pH 2-3.

Se ha observado que los extractos de propóleo de abejas melíferas tienen mayor efecto inhibidor que el propóleo de las abejas trigonas (abejas sin aguijón, llamadas -al igual que las meliponas- "abejas de la tierra").

Las investigaciones clínicas y de laboratorio corroboran la acción antimicrobiana y antimicótica de los preparados. Las soluciones inyectables presentan *in vitro* una buena acción antifúngica. La tintura y el extracto líquido tienen *in vitro* una importante acción contra las dermatofitias: *Microsporum ferugineum, Trichophyton equinum, T. verucosum, T. tonsurans, T. violaceum* y *Epidermophyton flocosum (inguinale)*. El extracto líquido da buenos resultados en las aftas bucales. Los ungüentos experimentados clínicamente en numerosas afecciones cutáneas han establecido resultados apreciables en pruritos localizados y neurodermatitis.

Actividad antiviral y anticancerosa

Se conoce bien la actividad antiviral del propóleo, la cual en algunos casos puede sobrepasar la de los medicamentos conocidos. Un ungüento de propóleo tiene mejores resultados que el aciclovir en el tratamiento clínico de herpes simple genital. Las propiedades antivirales del propóleo parecen depender principalmente de la presencia de CAPE (cafeato de fenilo o éster fenetílico del ácido cafeico) y los compuestos relacionados. El cafeato de fenetilo inhibe la actividad del VIH actuando sobre la integrasa viral y suprime el virus de la hepatitis C. El propóleo con contenido de derivados del ácido cafeico es efectivo sobre el virus del herpes simple; el ácido 3,4-dicafeoilquínico, un constituyente importante del propóleo verde brasileño reprime el virus A de la gripe mediante la sobrerregulación de ligando que induce la apoptosis.

El propóleo modula las respuestas inmunológicas y este tipo de efectos podría explicar en algún grado sus actividades antimicrobiana y antiviral. El propóleo verde brasileño, estandarizado en polifenoles al 18,9 % p/p, 9,85 % de flavonoides y 2,3 artepillin C aumenta la fagocitosis, la producción de anticuerpos contra los eritrocitos y la inflamación de los oídos.

Tiene fuerte propiedades antiinflamatorias, vinculadas posiblemente a la presencia de ácidos fenólicos, principalmente CAPE (cafeato de fenetilo).

La capacidad de los extractos de propóleo de contener el desarrollo de formas patógenas de los virus ha sido demostrada. Los flavonoides revelan una actividad antiviral bien definida, en particular la apigenina, acacetina y pectolinarigenina están presentes en las yemas del álamo y del abedul.

El propóleo inactiva los virus de Aujeszky y la cepa vacunal La Sota, pero no al de la encefalomiocarditis; además el propóleo es inocuo para los animales de laboratorio y los embriones de pollo.

Una de las aplicaciones más prometedoras y fascinantes del propóleo es en la difícil batalla contra el cáncer y el SIDA. Los investigadores científicos están tratando de identificar compuestos anticancerosos en propóleos de determinado origen botánico y que han sido probados exitosamente en estudios recientes.

La acción más importante de algunos compuestos del propóleo es inducir la muerte de células que representan una amenaza para la integridad del organismo, como ocurre en el cáncer. A este proceso de "muerte celular programada" (*programmed cell death* le llaman en inglés) o de "suicidio" inducido de ciertas células se le llama **apoptosis**. La apoptosis es inducida en células que se encogen, sus mitocondrias se degradan con la liberación de citocroma *c*, segregan citoquinas que inhiben la inflamación, o en muchos otros mecanismos asociados con ese abanico de enfermedades llamado cáncer.

El propóleo induce apoptosis en líneas celulares de hepatoma humano y el extracto etanólico de propóleo es un buen inhibidor de la mutagenicidad. La administración de propóleo etanólico (30 mg/kg) tras la exposición a un agente cancerígeno (1,2-dimetilhidrazina) produce una reducción significativa del número de criptas aberrantes

en el colon distante, de lo cual se infiere que el propóleo tiene efecto protector en la carcionogénesis del colon y evita el desarrollo de lesiones preneoplásicas.

Además de detener el desarrollo de la mayoría de los tumores malignos y cánceres, el propóleo elimina rápidamente todas las infecciones virales, incluyendo la gripe asiática, y elimina la trombocitosis idiopática. Hay resultados que indican la cura en un solo mes de casos de sinusitis con una dosis diaria de 1,5 g de propóleo, y el mismo resultado ha sido obtenido en afecciones ginecológicas, gangrenas y amputaciones, osteomielitis, encefalitis viral, colibaciluria, leucemia y cáncer (junto con quimioterapia).

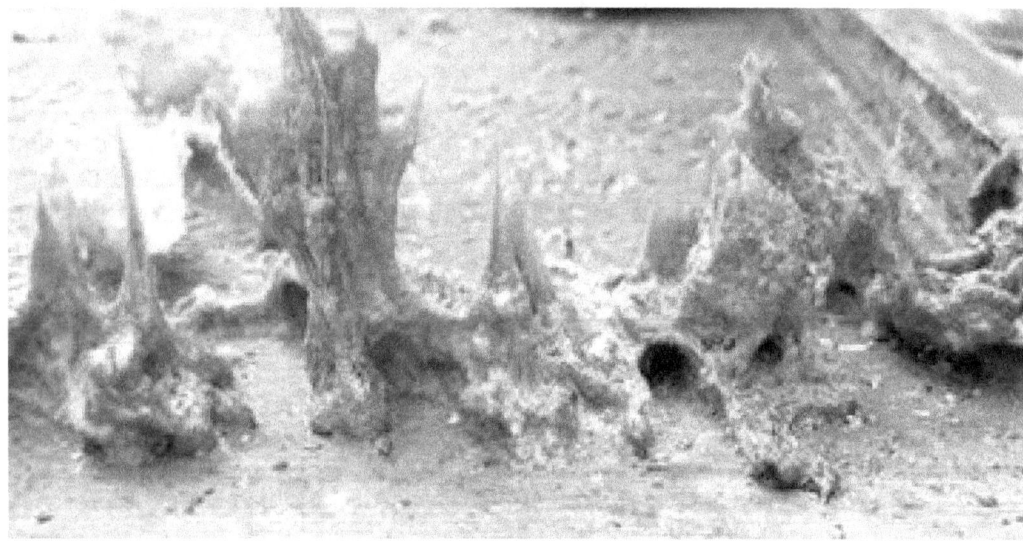

Varios compuestos anti-SIDA derivados del ácido morónico y un triterpenoide llamado meliferón aislados del propóleo brasileño actúan efectivamente contra el virus de la inmunodeficiencia humana.

Muchos estudios avalan el potencial de diversos compuestos flavonoides del propóleo en la inducción de apoptosis y en otros mecanismos de acción contra la formación de células cancerosas.

La galangina, presente en altas concentraciones en el propóleo y en la planta medicinal *Alpinia officinarum*, tiene actividad antioxidante, barre con los radicales libres, es capaz de modular las actividades enzimáticas y de suprimir la genotoxicidad de los productos químicos, por lo que es prometedora para la quimioprevención del cáncer.

El ácido 3-2-(2-dimetil-8,3-metil-2-butenil)-benzopirano-6-propenoico del propóleo taiwanés induce la apoptosis e inhibe el ciclo celular. Otras dos prenilflavanonas, propolina A y propolina B, aisladas de ese mismo propóleo, inducen apoptosis en células de melanoma humano e inhiben significativamente la actividad de la xantinoxidasa. Una tercera prenilflavanona, propolina C, induce apoptosis activamente en las células del melanoma humano y es un potencial agente antioxidante fuertemente capaz de barrer con los radicales libres y de inhibir la actividad de las xantinoxidas.

Los ésteres del ácido cafeico del propóleo (CAPE) inhiben el crecimiento tumoral, tanto en células de adenocarcinoma del colon en humanos como en lesiones precancerosas inducidas en el colon de ratas. El cafeato de fenetilo inhibe en forma significativa la incidencia y la multiplicidad (invasiva y no invasiva) de los adenocarcinomas de colon y reduce a la mitad la actividad de los adenocarcinomas de la mucosa del colon, la producción de ácido araquidónico y el volumen del tumor.

Esta resina de las abejas es rica en ácidos fenólicos y flavonoides, y tiene actividades antiproliferativas y proapoptósicas. La crisina, galangina, cafeato de fenetilo, ferulato de bencilo, isoferulato de bencilo, pinostrobina, ácido 5-fenilpenta-2,4-dienoico, tectocrisina, artepillin C, pinobanksina, pinobanksin-3-O-propanoato, pinobanksin-3-O-butirato, pinobanksin-3-O-pentanoato, benzofenona poliisoprenilada policíclica, nemorosone, cardanol y cardol ejercen un efecto antiproliferativo y proapoptósico sobre diferentes células cancerosas humanas de los cánceres de linfoma, seno, colorrectal, próstata, leucemia linfoblástica, cáncer escuamosa esofágica y carcinoma gástrico.

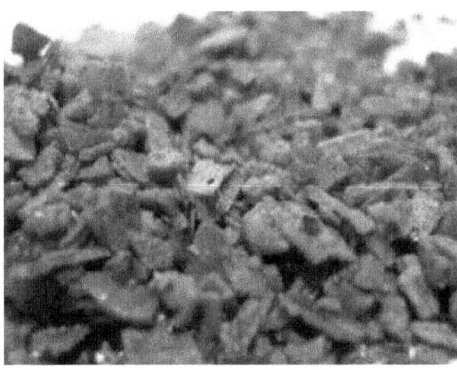 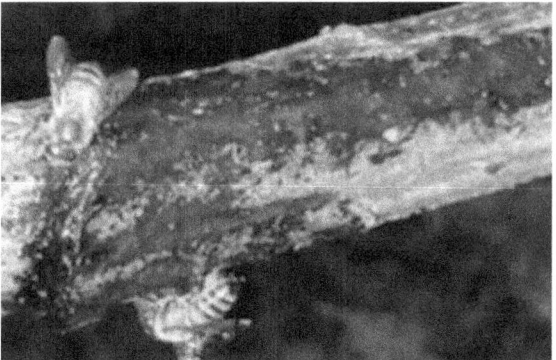

El éster fenetílico del ácido cafeico o cafeato de fenetilo posee muchas propiedades biológicas y farmacológicas que incluyen sus efectos antioxidantes, antiinflamatorios, antivirales y anticancerosos. El cafeato de fenetilo induce la liberación de citocroma *x* de las mitocondrias en citosol y la activación de CPP32, aumenta la expresión de proteínas p53, Bax y Bak, activa la quinasa regulada por la señal extracelular (ERKs) y la quinasa proteica activada por el mitogén p38 (p38 MAPK) en las células de glioma C6, y la quinasa p38 forma un complejo con la p53 después del tratamiento de fenetiléster durante media hora. La proteína p38 MAPK interviene en la apoptosis dependiente de la proteína p53 inducida por el cafeato de fenetilo en las células del glioma C6.

El cafeato de fenetilo (CAPE) inhibe la formación de peróxido de hidrógeno intracelular y bases oxidadas en el ADN de células HeLa tratadas con acetato de 12-O-tetradecanoilforbol-13 (TPA), y estimula la expresión de los genes NQO1 en células hepatómicas humanas cultivadas (HepG2).

El cafeato de bencilo y el cafeato de fenetilo muestran una potente actividad antiproliferativa frente líneas de células del carcinoma 26-L5 del colon.

El cafeato de fenetilo induce una disminución significativa (50 %) en el potencial transmembranoso mitocondrial y una rápida reducción del glutatión intracelular (GSH) hasta 41,7 +/-6,0 % después de una hora. El pretratamiento de las células HL-60 con N-acetil-L-cisteína revierte la reducción del glutatión intracelular y rescata parcialmente las células de la apoptosis inducida por el cafeato de fenetilo. La apoptosis inducida por el cafeato de fenetilo está asociada con la disfunción mitocondrial, reducción del glutatión intracelular y eliminación selectiva del H_2O_2 en las células HL-60 de la leucemia humana. La potente apoptosis inducida por el cafeato de fenetilo y su acción es acompañada por la activación de la caspasa-3, la regulación descendiente de Bcl-2 y la regulación ascendente de Bax en células HL-60 de la leucemia humana.

El cafeato de fenetilo es un potente agente citostático, antitumoral y antiinflamatorio que puede evitar la transformación inducida por el arsénico (carcinógeno humano) de las células humanas. Evita la transformación celular, así como la regulación descendente de las citoquinas IL-1*a*, IL-2, IL-8, IL-18. MCP-1, TGF-*b1* y *b2* y TNF-*a* y *b* al mismo tiempo que previene la transformación celular. La adición de cafeato de fenetilo a las células transformadas por el arsénico provoca una regulación ascendente de IL-1*a* e IL-2, inhibe su crecimiento bloqueando la interfase G2/M e induce apoptosis, sin efectos sobre las células no transformadas. El arsénico transforma las células humanas mediante regulación descendente de las citoquinas de la inflamación y que el cafeato de fenetilo evita la transformación al preservar el patrón expresivo de estas citoquinas.

Del propóleo holandés han sido aislados cuatro flavonoides, siete derivados del ácido cinámico y dos derivados del glicero que muestran actividad antiproliferativa contra las líneas celulares B16-BL6 del melanoma de ratón, 26-L5 del colon de ratón, HT-1080 del fibrosarcoma humano y A549 del adenocarcinoma pulmonar humano. Los cafeatos de bencilo, fenetilo y cinamilo tienen potente actividad antiproliferativa con valores hacia el carcinoma 26-L5 de colon.

El artepillin C (ácido 3,5-diprenil-4-hidroxicinámico) es un compuesto extraído del propóleo verde brasileño procedente de *Baccharis dracunculifolia, Baccharis caprariaefolia, Alecrim pluma*, y otras plantas abundantes en Brasil, Perú, Paraguay, Ecuador, Bolivia, Uruguay y Argentina, y ha demostrado actividad antitumoral por la inducción de apoptosis y cura de la leucemia, aumento de la respuesta inmunológica, antimicrobiana y antioxidante.

El propóleo y el artepillin C inhiben la peroxidación de los lípidos y el desarrollo de cáncer pulmonar, evitan el crecimiento de los adenomas a carcinomas y, en un estudio posterior, encontraron que en ratones el propóleo y el artepillin C previenen la oxidación y la carcinogénesis inducida por triacetato férrico de nitrilo. El artepillin C posee actividad antibacteriana, activa el sistema inmunológico y posee actividad antitumoral directa con efectos citotóxicos e inhibidores de las células tumorales. Tras las inyecciones intratumorales de 500 μg de artepillin C tres veces por semana en ratones, los investigadores han obtenido apoptosis, mitosis abortiva y necrosis masiva combinadas, supresión del crecimiento del tumor, aumento en la proporción de células CD4/CD8T y en el número de células T (linfocitos producidos en el timo) auxiliadoras. El artepillin C produce más daño a las células de tumor sólido, leucemia, carcinoma y melanoma maligno, tiene efectos antileucémicos con efectos inhibidores limitados sobre los linfocitos normales.

El propóleo elimina eficazmente la dioxina (un compuesto altamente tóxico y carcinógeno) del organismo.

Otros componentes aislados del propóleo tienen actividad anticancerígena: el PM-3 o ácido 3-[2-dimetil-(3-metil-2-butenil) benzopirano]-6-propenoico, aislado del propóleo brasileño, inhibe marcadamente el desarrollo de las células MCF-7 del cáncer de mama humano por inhibición de la progresión del ciclo celular e inducción de apoptosis.

Estimulación para la reconstrucción de tejidos

La capacidad de acelerar ostensiblemente la capacidad de epitelización y la división celular en la curación de heridas, y la prevención y detención del desarrollo de procesos inflamatorios, es una de las propiedades más características de los preparados a base de propóleo. Dicha actividad está relacionada considerablemente con las flavononas. Los preparados que contienen, fundamentalmente, flavononas glicósidas se utilizan para la curación de enfermedades ulcerosas, el reforzamiento de los vasos capilares, contra las inflamaciones, etc.

Es muy abundante la literatura sobre el uso del propóleo en la curación de heridas, quemaduras, eccemas, micosis, dermatitis, úlceras tróficas, decúbitos vasculares y diabéticos, úlceras gástricas y duodenales, estomatitis, enfermedades la piel y de las mucosas, lesiones en la córnea, gingivitis y lesiones en tejidos de los huesos, cartílagos, mucosas, dermis, y otros.

El propóleo es el cicatrizante más rápido y mejor en la Naturaleza, mejor que el áloe y que otras resinas vegetales. Una úlcera bucal cicatriza en 24 horas, una úlcera gastroduodenal cicatriza en 15 días, lo mismo que cualquier otra herida abierta infectada. Es bien conocido su efecto cicatrizante en úlceras de pies diabéticos y otras lesiones problemáticas de los tejidos y es favorecido por los efectos inmunomoduladores, antioxidantes y antisépticos de la resina regurgitada por las abejas y procedente de las resinas vegetales y otras partes de las plantas. El propóleo modula la expresión de la fibronectina y la deposición de colágeno en quemaduras. El propóleo verde brasileño, rico en artepillin C, ha revelado una actividad cicatrizante en las heridas superior al propóleo rojo brasileño.

En la guerra anglo-bóer (1899 a 1902), en el cono sur africano, el propóleo fue utilizado casi exclusivamente para curar heridas y salvar de la muerte a gran número de soldados. En aquel entonces se desconocían los antibióticos y sin el empleo del propóleo colocado directamente sobre las heridas, muchos pacientes habrían muerto por gangrena. También se usó para curar heridas durante la Segunda Guerra Mundial (1939–1945) y durante las guerras civiles en Nicaragua (1979–1990) y El Salvador (1981–1992).

Se ha comprobado que la solución alcohólica de propóleo al 1 % produce tanta fuerza de cohesión en las heridas experimentales y mayor reepitelización que la furoxona, cloranfenicol y combinaciones yodo-polivinil-pirrolidona u óxido rojo de mercurio-ácido bórico-sábila (*Aloe vera*).

Las propiedades antiinflamatorias y citostáticas están determinadas por las flavononas (fundamentalmente glucósidos) y los metoxiflavonoides, respectivamente.

Uno de los componentes del propóleo, el cafeato de fenetilo, aplicado tópicamente tiene un efecto inhibidor de la neovascularización de la córnea comparable al de la dexametasona tópica y estos resultados se atribuyen a las propiedades antiinflamatorias y antioxidantes del fenetiléster del ácido cafeico.

La estimulación del metabolismo celular y su reproducción son producidas por el zinc en presencia de ácidos grasos saturados y las vitaminas.

Una vez conocida la compleja composición química del propóleo y la acción farmacológica y biológica del mismo, no le quedará duda a ningún médico o especialista de que está frente a un producto con muchas posibilidades terapéuticas.

Sin embargo, antes de explicar cómo se extraen el propóleo y sus sustancias biológicamente activas y cómo se elaboran los distintos preparados terapéuticos, quiero referirme a dos aspectos importantísimos: la dosis permisible de ingestión oral en humanos y la alergia al propóleo.

Es lógico considerar que un producto tan complejo como el propóleo, aunque es tan inocuo como cualquier bioestimulante vitamínico y no produce los efectos secundarios que tienen los antibióticos y la mayoría de los medicamentos, no debe ingerirse indiscriminadamente (a pesar de que los peligros por hacerlo son mínimos). Así que tome nota de esta información:

- **La dosis terapéutica segura de propóleo en humanos para uso oral es 5 mg/kg de peso /día.**

- **Si el paciente pesa, digamos, 75 kilogramos, se le puede prescribir un tratamiento de 375 mg de propóleo (materia seca). Nunca tomar más de 100 g al día, independientemente de cuánto sea el peso corporal. En la segunda parte de este libro, cada vez que se señale el uso de propóleo por vía oral y no se indique la dosis diaria, use 5 mg/kg/día.**

ALERGIA AL PROPÓLEO

Un pequeño porcentaje de la población es alérgica al propóleo y a los demás productos apícolas (polen, jalea real, veneno).

Teniendo esto en consideración, es necesario aplicarles a los pacientes pruebas de alergia provocada antes de comenzar cualquier tratamiento con propóleo.

Las reacciones alérgicas al propóleo surgen, por lo general, en personas que son alérgicas a las abejas o a sus picaduras, así como en personas que padecen de algún tipo de problema alérgico (asma bronquial, eccema, diabetes, urticaria, etcétera).

Como quiera que sea, las personas de constitución alérgica deben usar con mucho cuidado las inhalaciones de propóleo, especialmente las concentraciones altas (30-40 %), ya que un contacto prolongado con las mucosas puede llevar a la sensibilización.

En general, el propóleo es inocuo, pero en casos aislados aparecen efectos secundarios: sequedad en la boca, somnolencia, mareos, molestias en el epigastrio y reacciones alérgicas.

El propóleo es un producto muy seguro, no tóxico y bien tolerado, y no hay información sobre dosis letal media o DL50 en humanos. En ratones y ratas, la DL50 es 7,34 g/kg de peso corporal, así que en humanos podría ser 587 g para una persona de 80 kg y no conozco a nadie que tome medio kilogramo de propóleo, A pesar de su perfil favorable de seguridad, el propóleo es causa común de reacciones alérgicas y se considera que 1,2-6,6 % de los pacientes con dermatitis son sensibles al propóleo, mientras que los principales sensibilizadores son el cafeato de 3-metil-2-butenil, el cafeato de fenetilo, el salicilato de bencilo, el cinamato bencílico y el ácido 1,1-dimetilalilcafeico.

Cuando hay alergia, en el punto de contacto del propóleo con la piel aparece enrojecimiento, hinchazón, pus, se desarrolla una dermatitis alérgica. Pueden aparecer otras afecciones: rinitis alérgica (coriza), bronquitis, asma bronquial, etc.

También puede darse el caso de que la persona presente la reacción alérgica a un tipo de producto, y como el propóleo varía en su composición química según las fuentes vegetales visitadas por la abeja, aquí no se trata de la típica sensibilización a los productos apícolas, sino la reacción a un alérgeno presente sólo en algunos propóleos.

La alergia en personas susceptibles se debe a la presencia de un alérgeno de contacto identificado como prenilcafeato o cafeato de prenilo (éster del ácido 1,1-dimetilalil cafeico). Este compuesto aparece en los exudados de las yemas de los álamos en diferentes cantidades, hasta un 20 %, en dependencia de la especie de álamo. Así que la cantidad de prenilcafeato (y el grado de reacción alérgica de las personas sensibles al mismo) depende de las especies de álamos presentes en la localidad de las colmenas.

EXTRACCIÓN Y PREPARACIÓN DE PROPÓLEO

Se ha demostrado que el mejor solvente para extraer las sustancias biológicamente activas del propóleo es la mezcla de alcohol metílico + éter + acetona + cloroformo. Esta mezcla es como el etanol al 70, 75, 80, 85, 90 y 95 %, alcohol metílico, alcohol propílico, acetona, éter, acetato de etilo, cloruro de metileno y cloroformo.

En la actividad biológica del propóleo se destacan las propiedades antioxidantes, el efecto fitoinhibidor, antifungoso, antimicrobiano, antiviral y regenerador de los tejidos, entre otros. Sin embargo, debemos ser muy cuidadosos con el solvente y vehículo que empleamos para extraer el propóleo teniendo en consideración el uso que vamos a darle al preparado terapéutico sin que perdamos por ello las propiedades biológicas de la resina.

Por ejemplo, la mezcla de metanol + éter + acetona + cloroformo puede ser buena para extraer las sustancias biológicamente activas y quizás para elaborar ciertos preparados de uso externo, pero nunca para un medicamento de uso oral o incluso de uso tópico en mucosas sensibles. En ese caso es preferible hacer la extracción sólo con alcohol etílico, a no ser que pensemos en eliminar completamente los solventes a través de un proceso térmico que los volatilice.

La forma más simple de extracción del propóleo es calentarlo con dos partes de etanol al 70 % (v/v) en un baño de agua a 55 °C durante 15 minutos. Se deja en reposo 48 horas, se filtra y se extrae varias veces el residuo. Por último, se calienta con agua el residuo a 70-

80 °C y se exprime en caliente. Con el calentamiento en etanol se extrae sólo el 67,80 a 82,00 % de las sustancias.

Si se quiere hacer una extracción más completa, que incluya todos los polifenoles biológicamente activos (los cuales constituyen más de la mitad del peso del propóleo), puede emplearse el siguiente procedimiento con solventes orgánicos y secado posterior. Este método se diferencia en que con el fin de elevar la calidad del producto entero y simplificar el proceso tecnológico, el propóleo se procesa con éter, cloroformo y etanol. También se puede extraer combinando etanol con acetona, éter o propilenglicol.

Se trituran 100 g de propóleo fresco hasta que pase por el tamiz No. 6, se tamiza y se coloca en un Erlenmeyer de 2000 mL de capacidad con enfriador hídrico reversible, se vierte el éter en una relación 1:10 y se calienta en baño de María durante una hora. Esta purificación se realizará cinco veces.

La ulterior limpieza de las ceras, sustancias lipoides, resinosas, etcétera, se realiza con el procesamiento del propóleo con cloroformo y se hierve en baño de María en una proporción de 1:5 en un Erlenmeyer con refrigerante reversible. Este proceso de purificación se continúa hasta la ausencia de residuos de la evaporación del solvente (seis veces) y el propóleo así obtenido se seca para eliminar por completo el cloroformo en una cámara de secado a entre 30 y 40 °C.

Al procesar el propóleo con éter o cloroformo, sólo se extraen pequeñas trazas de las sustancias biológicamente activas y se realiza el control de ellas con el método del papel cromatográfico con los solventes ácido acético al 15 %, y butanol-ácido acético y agua (4:1:2:1:5).

Posteriormente, se extrae con etanol (1:5) la suma de sustancias biológicamente activas hasta agotar la extracción (15 veces) en el mismo Erlenmeyer con refrigerante reversible en baño de María. El control de la extracción de las sustancias activas se realiza también con el método del papel cromatográfico en los sistemas de solventes señalados, empleando en calidad de revelador cloruro de aluminio, nitrato de circonio, en combinación con vapores de amoniaco y álcalis.

Las emanaciones alcohólicas unificadas se filtran, se libran de impurezas mecánicas y se vaporizan al vacío a 40-50 °C hasta un volumen de cerca de 200 mL; se pasa al condensador el extracto vaporizado a una temperatura de -15 a -20 °C. Aquí se forma un precipitado de la suma de sustancias biológicamente activas en forma de polvo amorfo amarillo-marrón, el cual se filtra fácilmente y se seca en un extractor sobre sulfato de sodio anhidro durante cuatro horas. El recobrado del preparado es de un 25 %.

Es muy importante que los extractos de propóleo para uso oral o interno sean sometidos a control de calidad para evitar el uso de solventes venenosos como el metanol, dietilenglicol y otros. En la elaboración de medicamentos, sean analgésicos, jarabes, vacunas o cualesquiera otros, la seguridad y el control de calidad son imprescindibles.

La extracción con etanol (alcohol etílico) y propilenglicol es segura, pero debe recordarse el terrible sabotaje que sufrieron los Laboratorios Huilén, en Argentina, cuando en 1992 el extracto de propóleo producido por dicho laboratorio fue contaminado con dietilenglicol y esto les costó la vida a 23 personas. A partir de eso, la prensa amarilla se encargó de difamar y culpar al propóleo durante años, haciendo un terrible e injusto daño a la reputación de la Apiterapia. Un sabotaje similar con fines de extorsión contra la compañía Johnson & Johnson ocurrió en Chicago, EE.UU., en el otoño de 1982, cuando siete personas murieron por ingerir cápsulas de Tylenol envenenadas con cianuro de potasio, aunque en este caso la prensa manejó el caso correctamente.

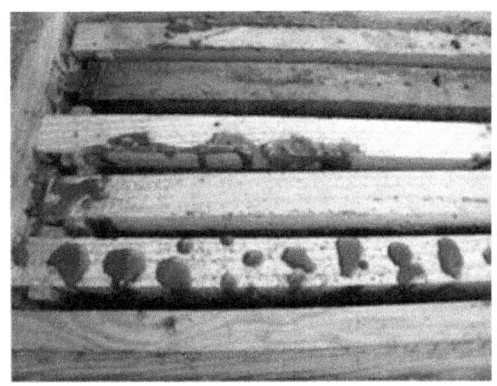 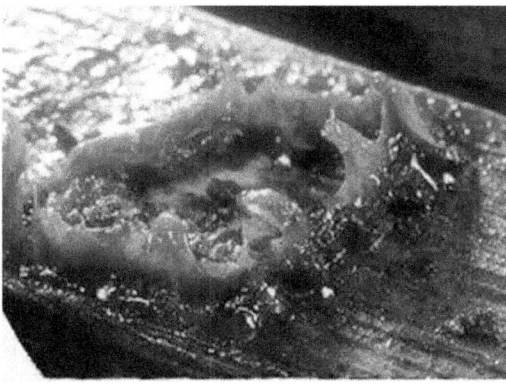

Preparación del propóleo:

De acuerdo con la clasificación actual, los preparados con propóleo pueden presentarse en dos formas fundamentales: líquida y pastosa.

De las formas líquidas, las más diseminadas son la tintura y los extractos líquidos de propóleo, los cuales son denominados en la literatura como soluciones, extractos, condensaciones, etcétera. La mayoría de ellas se preparan por el método de maceración con alcohol etílico. A la forma líquida pertenece la emulsión agua-alcohol de propóleo.

En la forma pastosa de medicamentos se incluyen las pomadas emulsivas y extractivas, y las pastas, para cuya preparación se utilizan diferentes bases. Las pomadas de propolizados están formadas por una base (vaselina, lanolina con vaselina, etcétera) y tintura de propóleo. El principio general para la preparación de las pomadas extractivas se reduce a la extracción de propóleo calentándolo con vaselina, y otras grasas de procedencia animal y vegetal.

Las experiencias han demostrado que el mejor vehículo para elaborar tinturas y extractos es el etanol de 70 °.

Se han elaborado productos inyectables teniendo como vehículos solventes no acuosos: propilenglicol (a), polietilenglicol 400 (b) y aceite de ricino, utilizando como intermedio benzoato de bencilo (c) o alcohol bencílico (d).

Aerosol de propóleo

Por cada 100 g del producto final se incluyen 3,6 g de propóleo, 8,4 g de glicerina, 48 g de alcohol etílico y 40 g de refrigerante (freón u otra sustancia para atomización). Se conserva a menos de 30 grados C y humedad menor del 70 %.

Bálsamo de propóleo

Se extrae el propóleo (30 g) con etanol al 80 % (300 mL) durante 18 horas a temperatura ambiente, con agitación. La evaporación del solvente bajo presión reducida conduce a un residuo seco (20 g) que es disuelto en dimetilsulfóxido (10 mg/mL) antes de la disolución con el solvente a las concentraciones apropiadas.

Cápsulas

Para 30 cápsulas se usan 400 g de lactosa y 10 g de propóleo.

Emugel

Se mezclan 5 g de palmitato isopropílico, 5 g de mezcla emulsificada, 1 g de hidroxilpropil metilcelulosa, 1 g de ácido oleico, 10 g de propóleo disuelto en 10 g de propilenglicol.

Emulsión agua-alcohol

A un litro de agua hervida o destilada se le añaden 10 mL de tintura de propóleo. Se forma un líquido de color lechoso con copos pequeños.

Extractos

Para obtener los extractos de propóleo se utiliza el método de percolación. Para esto el percolador de laboratorio (altura de 500 mm, diámetro de 50 mm) se carga con 100 g de propóleo triturado, se le añade alcohol etílico hasta una cantidad en que la materia prima se sature uniformemente, quedando una capa líquida de una altura de 2 a 3 cm. En esta forma el percolador con la materia prima se coloca a temperatura ambiente durante 12 horas. La percolación se efectúa a una velocidad de 10 a 15 gotas por minuto hasta agotar la materia prima, para la que se requieren 500 mL de alcohol.

Para preparar el extracto líquido se desmenuza el propóleo (tamiz II) y se macera con alcohol etílico de 70 º ó 95 grados. Una de las partes de la materia prima pesada recibe dos partes volumétricas de extracto. Para esto se echa la muestra de propóleo en una vasija de cristal y se vierte alcohol etílico en proporción de 1:2; a continuación, se procede de igual forma que para la preparación de la tintura. El volumen del extracto de propóleo se completa con el mismo vehículo hasta la cantidad inicial del extrayente tomado.

Los extractos tienen un contenido de propóleo de 65 % o más, pero en la práctica se usan como sinónimos los términos extracto, tintura y solución alcohólica.

Para obtener extractos espesos (también llamados extractos blandos) se cubre el extracto líquido con un aparato de vacío por vapor con un contenido de humedad en los extractos no mayor del 25 %. Para el extracto blando se disuelven 50 g de propóleo por cada 100 mL de etanol de 96 grados; se hierve en baño de María después de filtrar y adquiere la densidad de la miel. Los extractos secos se obtienen de los blandos y se secan en un secador al vacío con un contenido de humedad de éstos no mayor del 5 %.

Otro método de extraer y purificar el propóleo sin que pierda los aceites esenciales es la preparación de extractos acetónicos: se disuelven 20 g de propóleo pulverizado en 50 mL de acetona. Toda la acetona utilizada en la extracción se deja evaporar a baja presión (10 mm de Hg) y se obtienen unos 13 g de resina pura. Mediante congelación es posible desprender el producto de las paredes del recipiente.

Los extractos tienen consistencias diferentes, color castaño oscuro, aroma característico, sabor amargo. Deben almacenarse en recipientes bien tapados y en un lugar protegido de la luz. Sirven para preparar soluciones inyectables y otras formas medicinales.

Miel con propóleo

Para mezclar miel con propóleo, se usa miel cristalizada en forma fina y homogénea, que contenga como máximo un 18 % de humedad para aumentar así el tiempo de conservación de la mezcla. Se añade el propóleo en forma de extracto al 35 % en propilenglicol y se bate la mezcla de miel y extracto de propóleo durante ocho horas. La concentración de extracto de propóleo en propilenglicol al 35 % es de 2,0 a 3,0 mL del extracto de propóleo para 100 g de miel.

Polvo hidrosoluble de propóleo

Existe un método para extraer propóleo y polvo seco hidrosoluble de propóleo para preparados cosméticos y farmacéuticos. El método básico para tratar el propóleo bruto limpio y obtener un polvo seco es el siguiente: se mezclan 500 g de propóleo con 1-1,5 L de etanol absoluto, se mantiene la mezcla a 0-37 grados C durante 1-10 días con agitación periódica, se filtra a -20 grados C y, finalmente, se elimina el etanol por liofilización o evaporación a unos 70 grados C. El material seco obtenido es soluble en solventes orgánicos. Como solvente puede usarse una solución acuosa de etanol al 10-25 %, en cuyo caso se obtiene un polvo soluble en agua, aunque la etapa de filtración a baja temperatura (purificación) no es apropiada para solventes acuosos. Existen variaciones del método básico usando otros solventes orgánicos o soluciones acuosas de éstos.

Además, se han hecho pruebas de liofilización del propóleo. Se obtiene así un polvo que parece poder conservarse indefinidamente al vacío y que se disuelve de modo instantáneo en contacto con el agua y da un producto parecido al propóleo fresco.

Pomadas y pastas

Para obtener pomadas se toma como base la vaselina, aceite de vaselina o de girasol, y en calidad de emulsificador la lanolina. Se ha elaborado un recetario (Tabla 4) para la preparación de las principales pomadas con diferentes concentraciones.

El más adecuado emulsivo tensioactivo, sin embargo, es el monooleato de sorbitán polioxietilenado (Tween 80), que disminuye bruscamente la tensión superficial.

TABLA 4. Preparación de pomadas de propóleo.

Componentes	Concentración de pomada			
	1 %	2 %	5 %	10 %
Extracto blando de propóleo (g)	1	2	5	10
Vaselina	90	90	80	80
Lanolina	10	10	15	10

Las pomadas se preparan de la siguiente forma: la lanolina extendida cuidadosamente se mezcla de modo gradual con el extracto espeso de propóleo y se frota constantemente hasta obtener una mezcla uniforme. Luego, removiendo constantemente, se añade la pomada base en la cantidad requerida.

La pomada a base de propóleo con vaselina es una masa espesa, cremosa, de color amarillo claro y aromático. La pomada con aceite de girasol es un líquido de color amarillo, también con aroma.

Otras fórmulas de pomadas son las siguientes:

a) Diez gramos de extracto blando de propóleo, 10 g de lanolina anhidra, 5 g de cera amarilla y 100 g de grasa animal: se dispersa el extracto en una mezcla fundida y semisolidificada de lanolina, cera y grasa animal a partes iguales. El ungüento se homogeniza y se agrega el resto de la grasa.

b) Veinte y cinco gramos de alcohol etílico, 10 g de Tween 80, 20 g de aceite de parafina y 45 g de vaselina: se calientan el alcohol, la vaselina, Tween 80 y aceite de parafina hasta 80 grados C aproximadamente, en una cápsula de porcelana. La mezcla se pasa a un mortero previamente calentado y se revuelve hasta que se enfríe. En ese excipiente se dispersa un 10 % de extracto blando de propóleo y se obtiene un ungüento graso, de color mostaza.

c) Cinco gramos de extracto blando de propóleo, 12,5 g de ácido esteárico, 10 g de Span 60, 10 g de Tween 60 y 100 g de agua: el ácido esteárico, Tween 60 y Span 60 se funden en baño de María. Se agrega el agua con una temperatura igual a la del punto de fusión de la mezcla y se homogeniza.

d) Cuarenta gramos de polietilenglicol 4000 y 60 g de polietilenglicol 400: los componentes se calientan en baño de María a una temperatura de 65 grados C y después de fundirse, mezclar bien hasta que se enfríen. En este excipiente no graso, hidrosoluble, se dispersa el extracto blando de propóleo (10 %).

e) Cinco gramos de bentonita, 0,50 g de ácido bórico, 0,05 g de p-hidroxibenzoato de metilo y 100 g de agua: se disuelven el p-hidroxibenzoato de metilo y el ácido bórico en agua hirviendo; se agrega bentonita en pequeñas proporciones de agua destilada a una temperatura de 50 grados C. Se dejan en contacto 24 horas para que hidraten. Se homogeniza y completa con agua hasta 100 g. En el gel opaco resultante, blanco-amarillento, se dispersa el extracto de propóleo y resulta un ungüento homogéneo de color verdoso. El ungüento con bentonita y extracto de propóleo puede disolverse en agua en cualquier proporción.

f) Ungüento con 100-200 g de propóleo, 50 g de cera blanca, 50 g de lanolina anhidra y 900 g de vaselina.

g) Ungüento de propóleo al 10, 15 ó 20 %: se derriten 100 g de vaselina o grasa animal, se calienta hasta que empiece a hervir, luego se enfría hasta 50-60 grados C. A la vaselina enfriada se le agregan 10-15-20 g de propóleo triturado, se calienta la mezcla hasta 80 grados C, se agita durante 8-10 minutos en un recipiente cubierto y se filtra.

h) El propóleo puro triturado se disuelve por ebullición en alcohol de 96 grados en una proporción de 1 kg de propóleo en 200 cm cúbicos de alcohol: como base para la preparación del ungüento se emplea vaselina o vaselina con lanolina en proporción 9:1 ó 4:1. Para 100 g de base se toman 15-20 g de propóleo, se derrite la base en baño de María, se agrega el preparado y se agita durante cinco minutos.

i) Se toman 20 g de propóleo, se muele y se le eliminan las impurezas; se tritura en un mortero junto con una pequeña cantidad de mantequilla y luego se le añade aceite de girasol para darle una concentración del 20 %, a fin de que el peso total del compuesto sea de 100 g. El ungüento se mezcla cuidadosamente y se conserva en el refrigerador.

j) Se trituran 15 g de propóleo libre de impurezas en un mortero de porcelana. Se colocan 85 g de vaselina en una vasija esmaltada y se calienta hasta 45-50 grados C. Se añade el propóleo triturado y se revuelve constantemente hasta lograr una masa homogénea. Luego se filtra la mezcla a través de una gasa doble. En lugar de vaselina se puede usar lanolina.

k) Otro modo de preparar la pomada es tomar 100 g de propóleo triturado y limpio y sumergirlo en una pequeña cantidad de alcohol etílico (70 grados) durante cinco a siete días. Pasado este tiempo se filtra y se elimina el contenido de alcohol. Se toman 33 g del propóleo así procesado y se mezclan con 67 g de aceite de hígado de bacalao. Se calienta hasta 60-65 grados C en baño de María y se revuelve el contenido hasta obtener una masa uniforme. El ungüento obtenido se conserva en un frasco con una tapa esmerilada.

Propolizados

La vaselina sirve como base para estos preparados o el aceite de vaselina en diferentes proporciones con lanolina. A 100 g de base se le agregan 10 mL de tintura de propóleo al 2 %. La base se derrite en baño de María, se le añade la tintura de propóleo y se lleva hasta el punto de ebullición. Aparentemente el propolizado se parece mucho a la pomada de emulsión.

Soluciones inyectables a partir de extracto blando

Existen fórmulas de: a) 20 g de extracto blando de propóleo en 100 mL de propilenglicol; b) 20 g de extracto de propóleo en 100 mL de polietilenglicol 400; c) 10 g de extracto de propóleo, con 40 g de benzoato de bencilo y 100 mL de aceite de ricino y d) 10 g de extracto de propóleo, con 30 g de alcohol bencílico y 100 mL de aceite de ricino.

Para la primera fórmula (a) se pesa el extracto en una cápsula de porcelana y una cantidad doble de propilenglicol. Se tritura hasta obtener una solución que se pasa a un balón de 100 mL. Se agrega gradualmente el solvente anhidro sobre el extracto de la cápsula hasta que todo el producto pasa al balón aforado. La solución marrón con tonos rojizos se deja en reposo 24 horas, tiempo en que se depone un débil precipitado blanco amarillento. Después de decantarla, se envasa la solución en bulbos de 2 mL, se cierran y se esterilizan por tindalización durante 30 minutos a 70 grados C, tres veces consecutivas en 24 horas.

Para la segunda fórmula (b) se disuelve el extracto blando en frío en condiciones semejantes a la técnica anterior. Se obtiene una solución viscosa, homogénea, rojo marrón, conservable durante un año sin que se deponga. Se envasa en bulbos de 2 mL, se cierran y se esterilizan por tindalización.

Para la tercera fórmula (c) se disuelve el extracto de propóleo en benzoato de bencilo a una temperatura de 35 a 40 grados C. La solución obtenida se mezcla con aceite de ricino (previamente esterilizado en la estufa a 140 grados C durante dos horas y enfriado). La solución amarillo-naranja se deja en reposo durante 24 horas y después se envasa en bulbos de 2 mL. Las experiencias de laboratorio demuestran que para disolver un gramo de extracto son necesarios 4 g de benzoato de bencilo. Igualmente, utilizando el extracto en proporción de 10 %, la solución obtenida es menos viscosa y se puede envasar fácilmente. La solución con extracto de benzoato de bencilo no se puede preparar con aceite de girasol, ya que resulta un aceite opalescente que con el tiempo provoca la separación del extracto en forma de goticas de color marrón.

Para la cuarta fórmula (d) se utiliza el mismo procedimiento que acabamos de explicar. La solución del extracto en alcohol bencílico da una solución clara de color marrón rojizo con un pH de 6. Si se mezcla con aceite de ricino, previamente esterilizado, se obtiene finalmente una solución amarillo-naranja que se envasa en bulbos de 2 mL.

Supositorios

Se mezclan 2 g de extracto blando de propóleo con 20 g de manteca de cacao y se pone en baño de María. Después de fundida la mezcla se vierte en los moldes. Se obtienen 10 supositorios (2 g cada uno) de propóleo al 10 %, con propiedades analgésicas, antibacterianas y antiinflamatorias.

Otra fórmula (Mipropol) es miel 4,0 g; propóleo 3,0 g; cera 1,0 g; polen 1,5 g; jalea real 0,05 g y manteca de cacao en cantidad suficiente.

Tabletas

Se mezclan 50 mg de propóleo en polvo con 150 mg de vitamina C, 15 mg de ácido cítrico y 15 mg de polvo de rosa canina.

Talco de propóleo

La proporción es 10 % de propóleo triturado o liofilizado en 90 % de talco estéril secante.

Tinturas de propóleo

Para la determinación de las condiciones óptimas de preparación de la tintura se ha estudiado el efecto de diferentes concentraciones de alcohol etílico, la relación del propóleo con el extrayente, la duración de la extracción en la salida de las sustancias secas y compuestos fenólicos.

Para la preparación de la tintura se reduce a polvo el propóleo enfriado en el refrigerador. Determinado el peso de la muestra, se vierte ésta en una vasija de cristal y se llena con alcohol etílico en proporciones de 1:5 ó 1:6.

También puede usarse como medida 10 g de propóleo (pulverizado y pasado por el tamiz III) por cada 100 g de alcohol. Se tapa herméticamente la vasija y se guarda durante 10 días a temperatura ambiente, protegida de la luz, y se agita tres o cuatro veces al día. La solución alcohólica resultante se filtra y el residuo se lava con el vehículo respectivo hasta completar el peso. La tintura se guarda en un frasco oscuro a una temperatura de 8 a 10 °C durante siete días y después se filtra.

Las investigaciones bacteriológicas han demostrado la actividad positiva de las tinturas preparadas con alcohol de 70 ° y 90 °, y una actividad más reducida en el caso de las preparadas con alcohol de 30 º y 50 °.

La tintura de propóleo es un líquido transparente de color castaño, con aroma característico y sabor amargo. Al ser probado, la lengua experimenta un efecto anestésico.

El envasado de la tintura se realiza en frascos de color ámbar tapados con corcho y se conservan a temperatura ambiente.

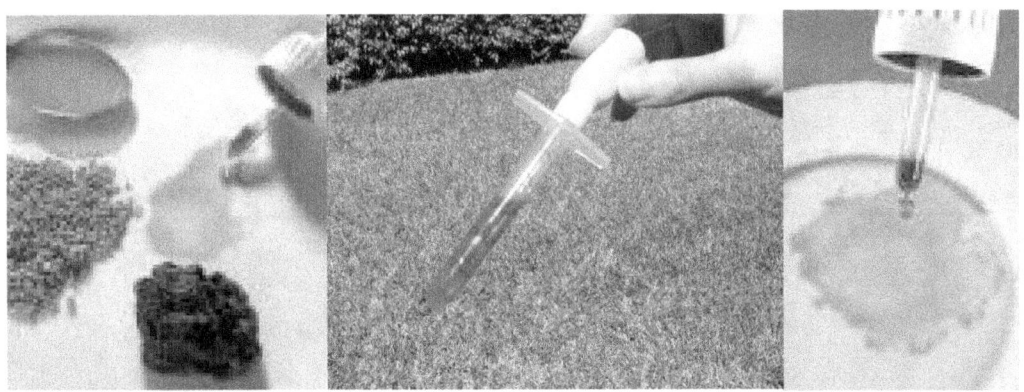

Además, pueden prepararse otros productos con propóleo: cremas, jabones, caramelos, gomas de mascar, bombones, champús, desodorantes, gotas óticas, gotas nasales, colirios, lociones capilares, antiacné, corporal, vaginal, artrianalgésica (con salicilato de trietanolamina), ungüento antirreumático (con resina de pino), stipers (tabletas de cuarzo y celulosa) y muchísimas otras formulaciones.

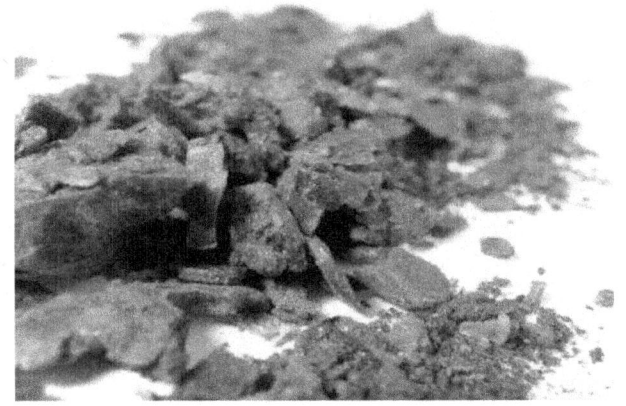

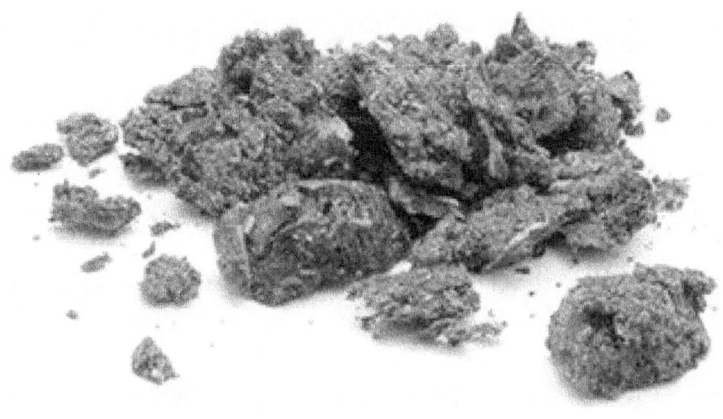

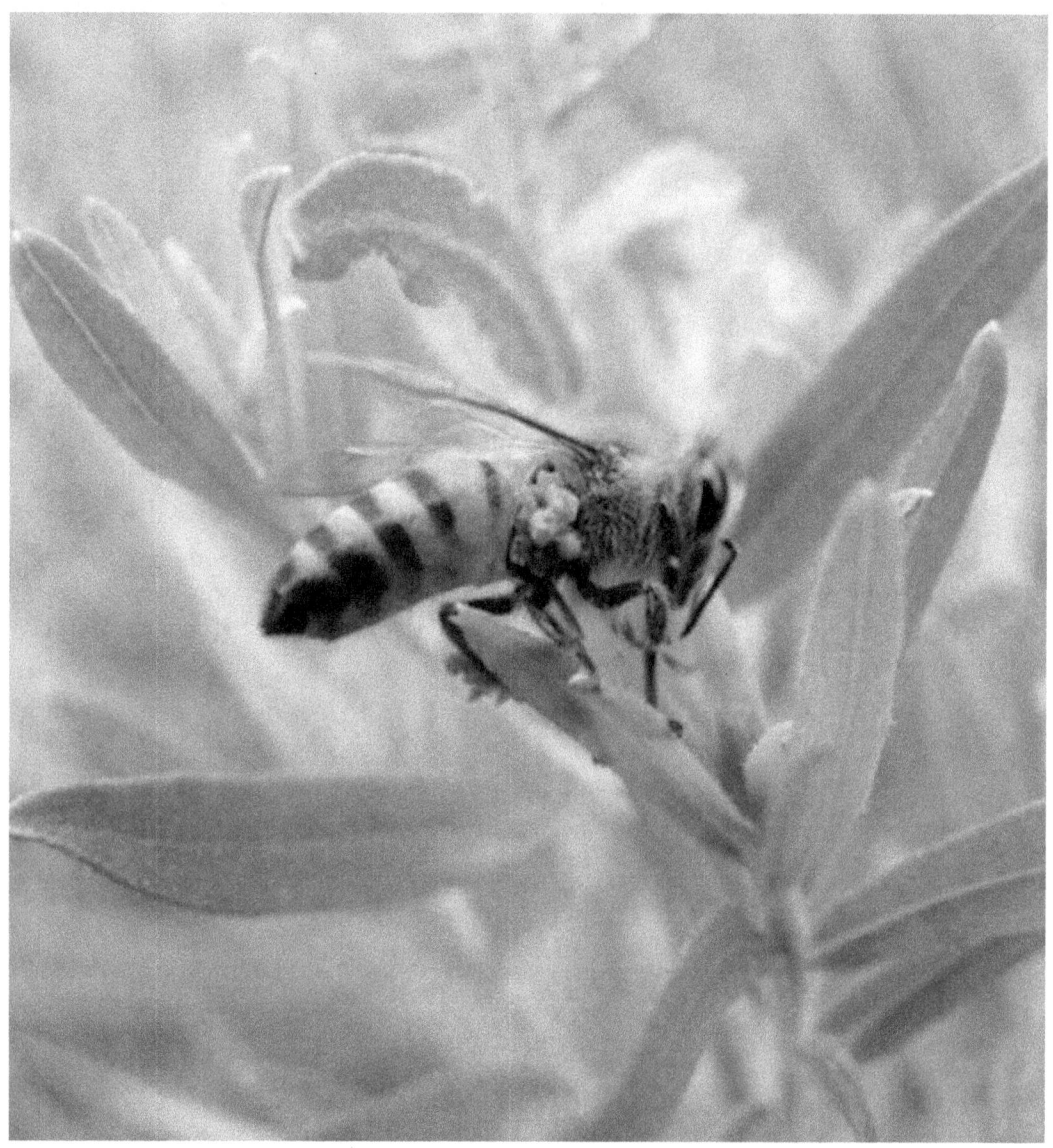
Abeja propolizando en exudados de *alecrim-do-campo* o tola, fuente del propóleo verde brasileño.

GÉOPROPOLIS O PROPÓLEO DE ABEJAS MELIPONAS

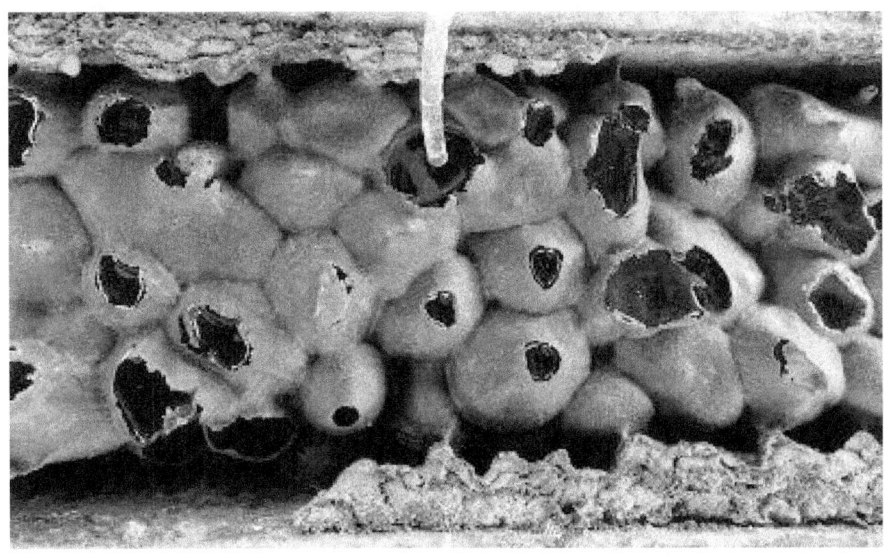

¿Sabía usted esto?:

- Según Galeno (131-201), si se aplican abejas molidas con miel en una cabeza calva o con pelo escaso, el pelo crece.
- Los antiguos griegos fabricaban un famoso perfume llamado *polianto* a base de propóleo.
- Los principales escritos romanos sobre apicultura se deben a Varrón (116-28 ane), Virgilio (70–19 ane), Higinio (64–17 ane), Columela (1-68) y Plinio el Viejo (23-79). Todos citan un libro de Magón el Cartaginés (siglo II ane).
- Popea, la esposa de Nerón, célebre por su hermosura, había encontrado una receta incomparable para conservar su fino cutis: un preparado de harina de trigo candeal, miel y leche que se aplicaba todas las noches al acostarse.
- Las aristócratas romanas tenían por costumbre lavarse con leche tibia en la que previamente habían diluido una cantidad de miel. Cuando Augusto, emperador romano, le preguntó a su amigo Asinio Polión Romilis a qué atribuía él su longevidad (había cumplido 100 años) y su apariencia rozagante, éste le contestó lacónicamente como era su costumbre: "Aceite por fuera y miel por dentro".
- Una copia en seda del texto ***Cincuenta y dos prescripciones***, del siglo II ane y desenterrado en 1973 en la tercera Tumba Han en Changsha, provincia china de Hunan, contiene una receta con panal de cría y otra con miel.
- Los mayas de América Central preparaban el *akán*, bebida fermentada a base de miel (*kab*) de abejas meliponas y trigonas, con adición de frutas o maíz y sin ellos.
- La jalea real, la miel, el propóleo, el polen, las larvas de zánganos y la cera forman parte de la composición de cientos de productos cosméticos que se usan en todo el mundo.
- Las feromonas de la abeja son: ácido 9-oxo-(E)-2-decenoico, ácido 9-hidroxi-(E)-2-decenoico, isopentilacetato, 2-heptanona, geraniol, ácido geránico, ácido nerólico y citral.

Los nidos o panales de las abejas sin aguijón (especies *Melipona*, *Scoptotrigona*, *Trigona*, *Plebeia* y *Partagona*) son una mezcla de propóleo y cera. Esas abejas meliponas, trigonas, escoptotrigonas y otras sin aguijón depositan ese *géopropolis* en grandes depósitos que son los que constituyen sus nidos. En Brasil, donde crearon esta palabra *géopropolis*, las abejas sin aguijón más conocidas son las *jataí*, *uruçu*, *tiúba*, *mandaçaia*, *jandaíra* y *borá*.

El *géopropolis* es producido por las abejas sin aguijón a partir del material resinoso de las plantas y le agregan tierra o arcilla, de ahí el nombre que significa en portugués "propóleo de tierra".

El *géopropolis* tiene propiedades muy similares al propóleo y la cera, es rico en monterpenos y sesquiterpenos, compuestos fenólicos, triterpenos, saponinas, 5,7-ihidroxi-6(3-metil-2-butenil)-8-(4-cinamoil-3-metil1-oxobutil)-4-propil-cumarina, 5,7-dihidroxi-6-(4-cinamoil-3-metil-1-oxobutil)-4-fenilcumarina, mameigina, hidroximameigina, mameisina, cinamoiloxi-mameisina, mameína, benzofenona ent-nemorosona prenilada, otros compuestos encontrados en el propóleo y otros no encontrados en él.

La actividad biológica del *géopropolis* incluye acción antibacteriana (contra *Streptococcus mutans*), inflamatoria, antinociceptiva y antitumor (induciendo la apoptosis y la detención del ciclo celular del glioblastoma humano, tumores de los huesos, cáncer de colon, tumores de transmisión venérea, carcinoma epidermoide laríngeo y otros tipos de cáncer). La presencia de bezofenonas está asociada con la actividad antiproliferativa (anticáncer) del *géopropolis*.

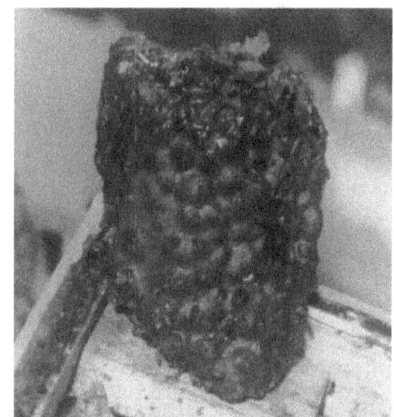
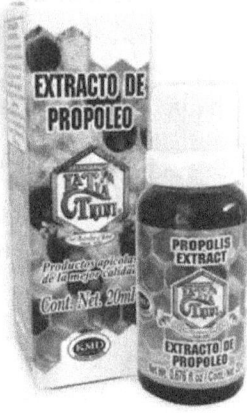
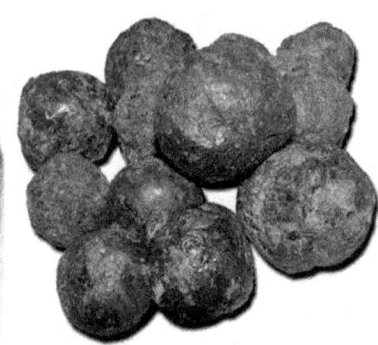
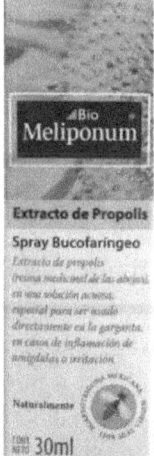
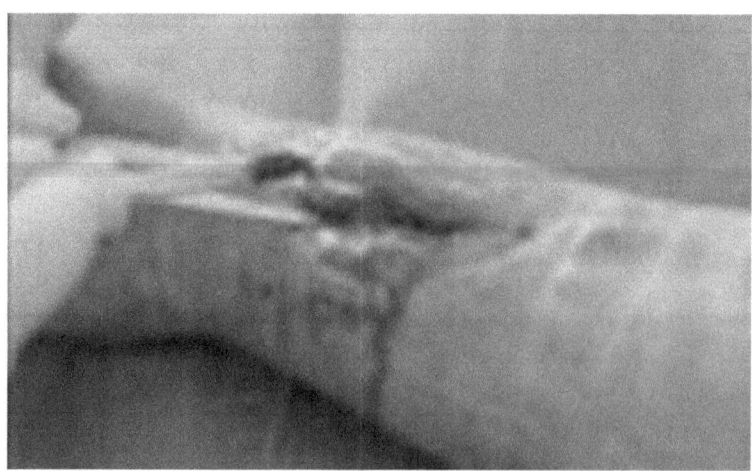

CERA DE PANALES

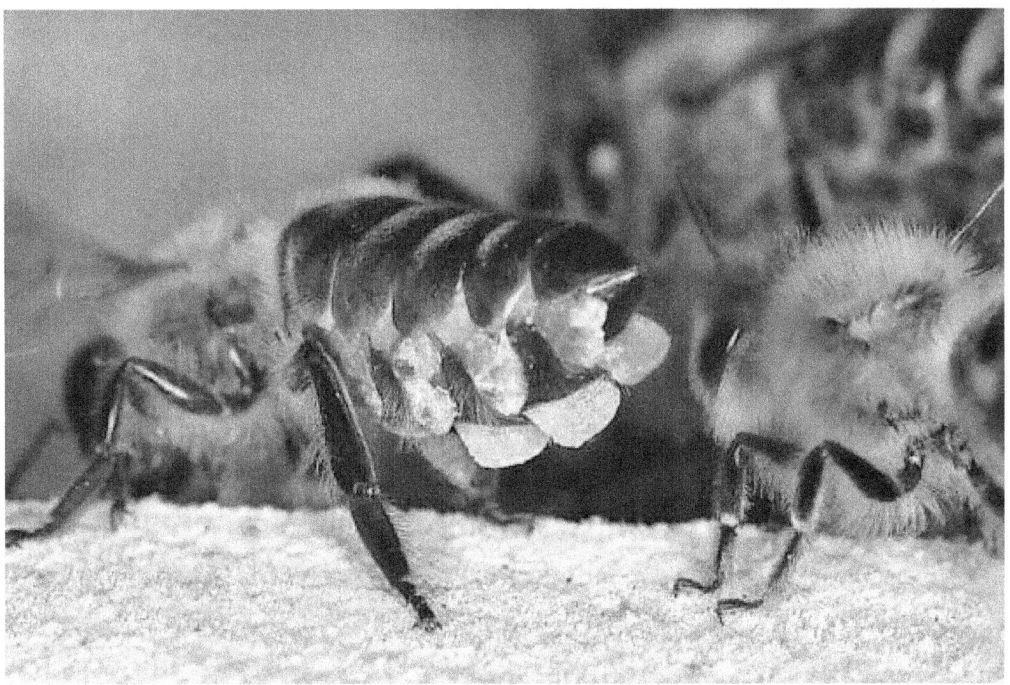

¿Sabía usted esto?:
- La cera contiene 68 veces más vitamina A que la carne de res.
- La apicultura se desarrolló impetuosamente en la era cristiana debido al empleo de la cera para la fabricación de velas.
- En la antigüedad se escribía sobre planchuelas de madera o de marfil recubiertas con cera.
- La cera tiene propiedades emolientes, cicatrizantes y antiinflamatorias.
- Dioscórides, en su libro *De materia medica*, menciona frecuentemente la miel como medicina y también la cera, el propóleo y varios vinos de miel.
- La cera es muy estable y es casi idéntica nueva o con miles de años de antigüedad.
- Un panal de cera de un kilogramo almacena 22 kg de miel en sus celdillas hexagonales perfectas.
- Las abejas meliponas, trigonas y otras que no tienen aguijón, hacen sus panales mezclando la cera con propóleo.
- Las abejas segregan la cera de las glándulas cereras que tienen en el abdomen para construir panales donde almacenan la miel, el polen y la jalea real y la cria generada por la reina.
- La abeja melifera es el único insecto que muere al usar su aguijón en defensa de la colonia.

- La apicultura, tal como la conocemos hoy, evolucionó radicalmente en el siglo XIX: Lorenzo Langstroth (EE.UU.) diseñó su famosa colmena con cuadros móviles en 1851; Johannes Mehring (Holanda) inventó la fundación de cera estampada en 1857; el abate Collin (Francia) creó el excluidor de reinas y Franz von Hruschka (Austria) inventó el extractor de miel, ambos en 1865; y Moses Quinby (EE.UU.) concibió el ahumador moderno en 1875.
- Según la "Biblia de los apicultores", **The hive and the honey bee** (1878) de Lorenzo Langstroth, las abejas pueden alcanzar en su vuelo una velocidad de 20 millas/hora (32,2 kilómetros por hora).
- Para producir un kilogramo de cera, las abejas deben consumir 8-10 kg de miel.

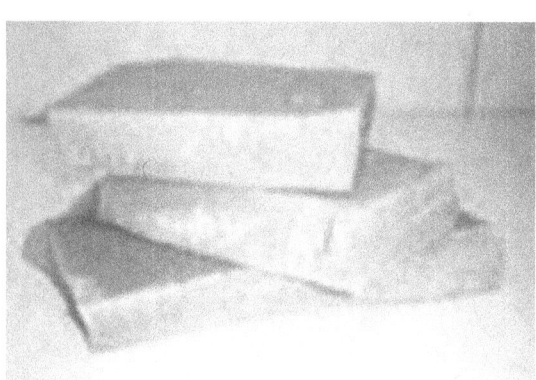 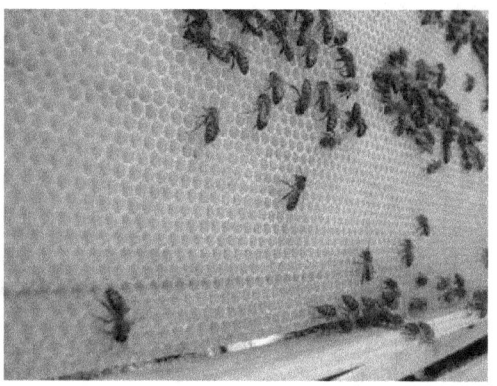

(PP)

Jerusalén, la capital milenaria de Israel, es una de las ciudades más hermosas del mundo y una de las más fascinantes por su clima, diversidad humana, simbolismo para las grandes religiones, historia, arquitectura y paisajes naturales. También es la sede de uno de los más importantes centros de investigación apícola y apiterapéutica, lo cual no es de extrañar para un país pequeñísimo que por tradición está a la vanguardia mundial en desarrollo cultural, científico y tecnológico. Además de decenas de referencias a la miel, en la **Biblia** se menciona la cera varias veces: "Mi corazón se vuelve como cera, se me derrite entre mis entrañas" (**Salmos** 22:15), "Debajo de él los montes se derriten, y los valles se hienden, como la cera al fuego" (**Miqueas** 1:4), entre otras citas.

Dos veces al año, José Rodríguez acostumbra a someterse a un procedimiento llamado limpieza con velas de oído (*ear wax cone-candling* en inglés) para extraer el exceso de cerumen de sus oídos, aliviar el tinitos o zumbido y la congestión, así como para eliminar cualquier infección por hongos, bacterias, virus, levaduras y partículas extrañas de los mismos. Alguien le dijo que era una antigua técnica tibetana, pero luego descubrió que muchos pueblos conocen el método desde hace miles de años, principalmente en las antiguas civilizaciones de la India, Egipto, China, Persia, Grecia, y Roma, pero también en Europa, América Latina y otras culturas occidentales. La limpieza con conos de cera consiste en colocar un cono hueco de cera pura y tela de algodón en la entrada del oído externo y encender la vela hueca: al poco rato el calor crea un vacío que atrae hacia afuera el excesivo cerumen y demás partículas extrañas del oído. Para evitar que caigan cenizas, se coloca un plato agujereado de papel entre el oído y el cono.

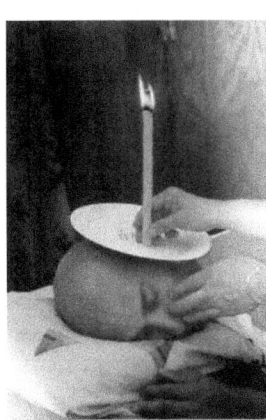 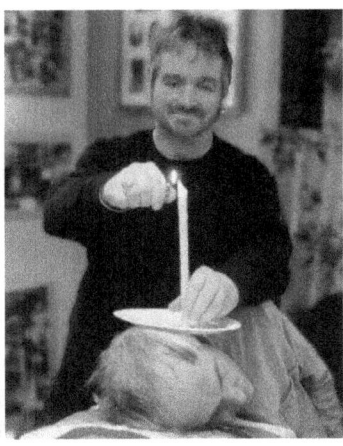 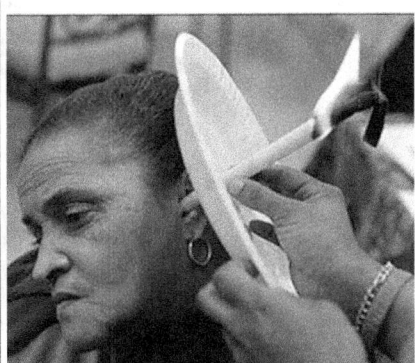

Demostraciones de la limpieza con conos de cera o velas de oído. (VA)

Si bien esta limpieza con conos de cera es eficiente, hay opiniones encontradas y negativas en la comunidad científica sobre su eficiencia y riesgos, y la mayoría de los apiterapeutas prefiere un par de gotas óticas de extracto de propóleo al 70 % en base de propilenglicol con un 30 % de aceite de oliva.

Los antiguos también usaban la cera como medicina para la inflamación, dolor articular, moretones, quemaduras y calcañales cuarteados, así como para embalsamar y momificar cadáveres, para hacer mascarillas mortuorias y para las tabletas de escritura.

Las abejas almacenan la miel y el polen, alimentan y crían a decenas de miles de larvas de obreras y zánganos, y alimentan, especialmente, con la jalea real, a las futuras reinas, en panales de cera moldeados con impresionante arquitectura: cientos de miles de celdillas hexaédricas perfectamente equiláteras y alineadas. La cera es la sustancia segregada por las glándulas cereras de las obreras jóvenes. Las escamas de cera salen de entre los anillos del abdomen. Recogidas y moldeadas por las mandíbulas de las otras obreras, que las mascan con un poco de polen y propóleo, las laminillas de cera se transforman en esos hexaedros perfectos que constituyen el edificio de la colonia de abejas; una maravilla de regularidad llamada panal.

La cera pura de abejas contiene 284 compuestos. Los principales son:

- Monoésteres de ácidos céreos, hidroxiésteres, diésteres y triésteres: 71 %.
- Esteres de colesterilo: 1 %.

(En la fracción de ésteres aislados de la cera de abeja se han reconocido los siguientes: palmitato de miricilo, palmitato de lacerilo, oleopalmitato de miricilo, hidroxipalmitato de miricilo, cerotato de miricilo y oleopalmitato de colesterilo).

- Materias colorantes (principalmente formadas por 1-3- dihidroxiflavona): 0,3 %.
- Lactonas: 0,6 %.
- Alcoholes libres: 1-1,25 %.
- Ácidos céreos libres: 13,5-14,5 %.

(La fracción de ácidos céreos libres está constituida por: ácido neocerótico, ácido montánico y ácido melísico.)

- Hidrocarburos: 10,5–14,0 %.

(Los hidrocarburos de la cera corresponden a cadenas saturadas de peso molecular medio con números de carbono comprendidos entre 15 y 31. Se destacan: pentacosano, heptacosano, nonacosano y hentriacosano.)

- Humedad e impurezas minerales: 1-2 %.

La cera de abeja es rica en vitamina A: 100 g contienen 4096 UI, mientras que 100 g de carne de res contienen apenas 60 UI. En la cera de *Apis mellifera scutellata* y *A. m. capensis* han sido identificadas más de once proteínas. Es soluble en éter, cloroformo, sulfuro de carbono y trementina. Tiene propiedades antimicrobianas y antimicóticos, y efectos inhibitdores contra *Aspergillus niger*, *Candida albicans*, *Salmonella enterica*, *Staphylococcus aureus* y otras bacterias y hongos, así como efectos preservativos.

Los principales parámetros fisicoquímicos de la cera para distinguirla de otras sustancias y evitar adulteraciones son:

- Punto de fusión: 64,20 °C
- Punto de solidificación: 62,83 °C
- Índice de acidez: 18,45 mg de KOH/g
- Índice de yodo: 13,31 g de I_2/100g
- Índice de saponificación: 93,20 mg de KOH/g
- Índice de éster: 74,74
- Coeficiente de refracción: 1,44
- Densidad relativa: 0,95–0,97
- Índice de peróxidos: 0,07 mg de O_2/kg
- Hidrocarburos: 13,50 %
- Monoésteres: 36,85 %
- Ácidos libres: 11,52 %
- Alcoholes monohídricos: 1,12
- Índice de Reichert-Meissl: 0,85-0,98
- Índice de Polenske: 0,25-0,50

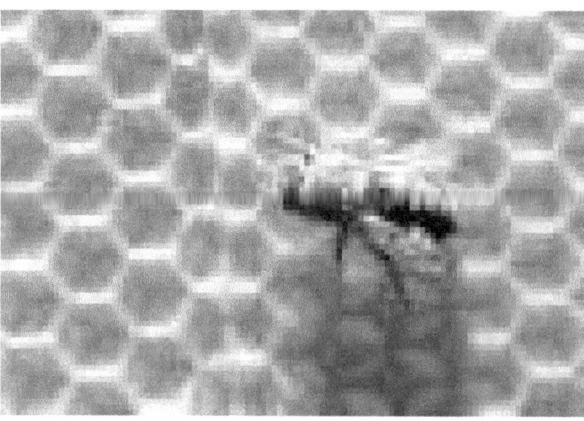 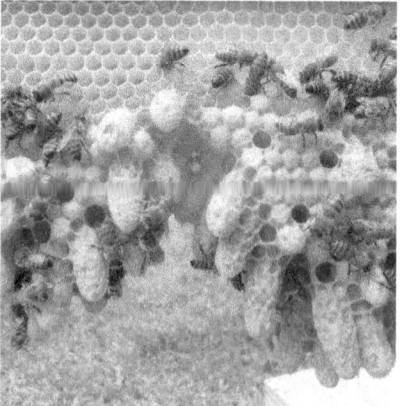

Celdillas hexagonales de cera en una colmena comercial.

EXTRACCIÓN DE LA CERA

Las fuentes de cera más importantes son los opérculos, los trozos de panal raspados de los cuadros y los panales viejos que se van sustituyendo en las colmenas.

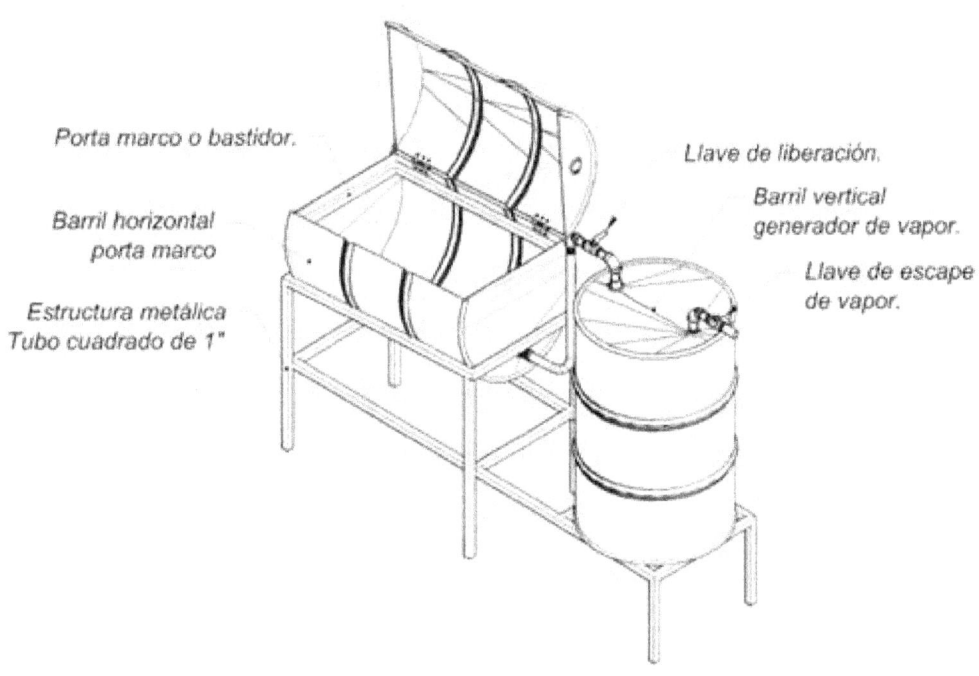

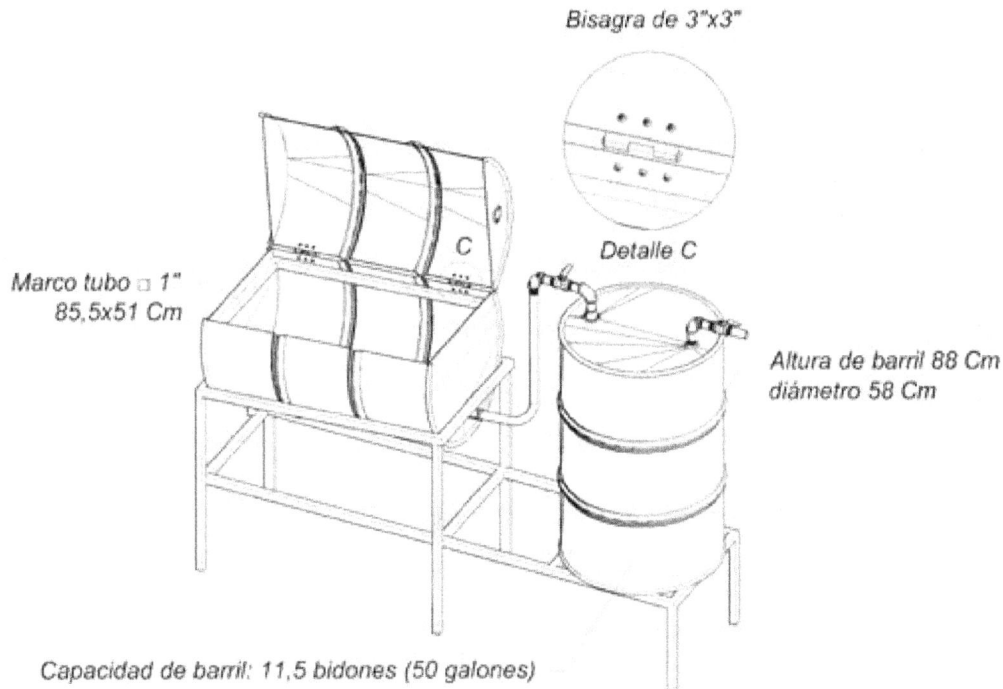

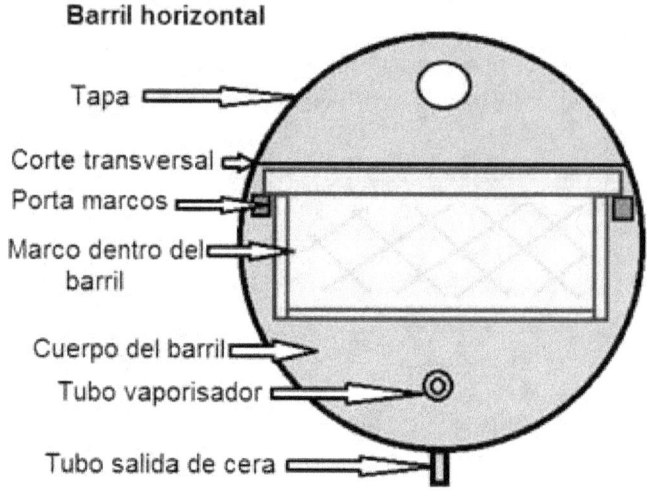

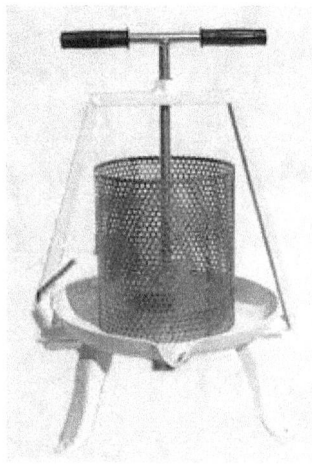

Prensado de la cera (panales y opérculos) después
de la centrifugación, para sacar los restos de miel.

En los opérculos la cera está mezclada con miel (en más o menos cantidad), en los trozos de panal y en los panales viejos la cera contiene igualmente restos de miel, y además restos de polen, larvas y mudas de las diferentes generaciones de cría. Para separar estos componentes se utiliza el calor.

Los métodos más utilizados para la extracción de cera se incluyen en uno de estos tres grupos: extracción por calor solar, extracción mediante vapor de agua y extracción con agua caliente.

Extracción por calor solar

Se realiza mediante cerificadores solares. La cera empieza a escurrir cuando alcanza una temperatura de 68-70 °C. Los rendimientos que se obtienen son bajos y sólo permite manejar cantidades pequeñas.

La cera procedente de los opérculos o de los panales, una vez que está totalmente limpias de miel pasará a un cerificador solar que licuará la cera, pasando ésta a un molde donde se solidificará y estará en las mejores condiciones para ser utilizada.

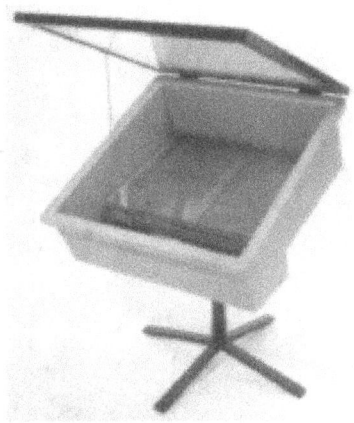

Cerificador solar, simple, con la tapa levantada para mostrar la fusión de la cera. La tapa tiene un vidrio o acrílico (polimetilmetacrilato) doble.

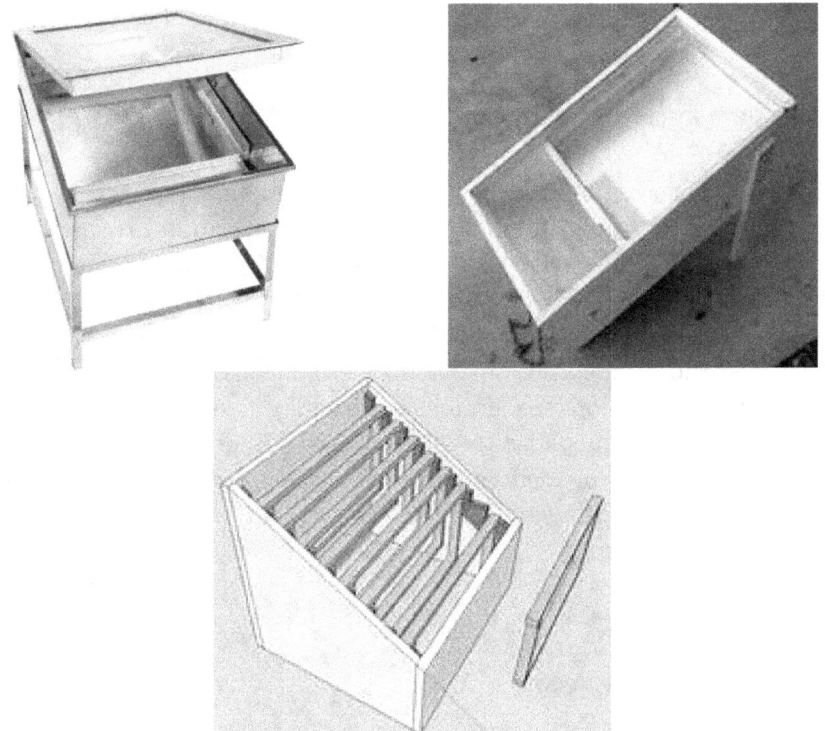

Modelos comerciales de cerificador solar. La inclinación facilita que la cera fundida caiga en el recipiente o molde colector.

Extracción mediante vapor de agua

La cera se funde por acción del vapor de agua. Las calderas utilizadas consisten básicamente en dos recipientes, en uno de ellos se sitúan los trozos de panal en una especie de cestillos, que facilitan el escurrimiento de la cera y el otro recipiente, que puede estar debajo o rodeando al primero, está lleno de agua. El agua se calienta y genera vapor que se conduce por unos tubos adecuados hasta donde se encuentran los panales.

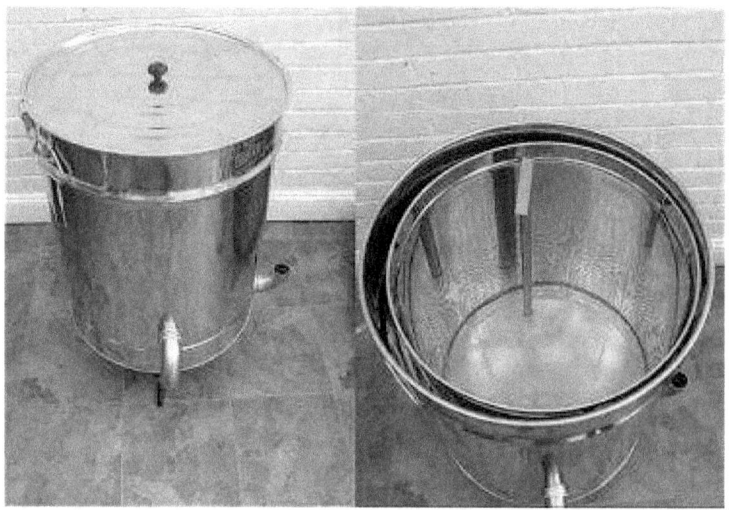

Tanque de extracción por vapor.

Extracción con agua caliente

Los trozos de panal se introducen directamente en agua hirviendo y permanecen hasta su total fusión. Seguidamente esta mezcla de cera, impurezas (trozos de abejas, mudas de larvas, etc.) y agua se prensa. Entre las telas de cáñamo quedan retenidas la mayor parte de las impurezas. El líquido escurrido, mezcla de cera y agua principalmente, se recoge en moldes apropiados. En ellos la cera se separa del agua gracias a su menor densidad. Una vez frío y solidificado se extrae el cerón de los moldes. Es muy importante que el proceso de enfriamiento sea lento para permitir una mejor separación del agua e impurezas de la cera, si no quedarían retenidas dentro del cerón.

Las prensas utilizadas pueden ser manuales o hidráulicas. En la mayoría de las industrias utilizan prensas hidráulicas que trabajan a 200-300 atmósferas.

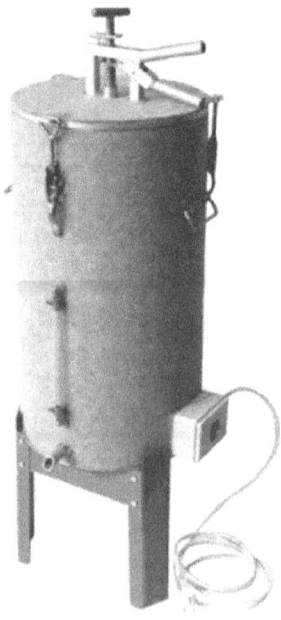

Cerificador eléctrico por medio de agua caliente.

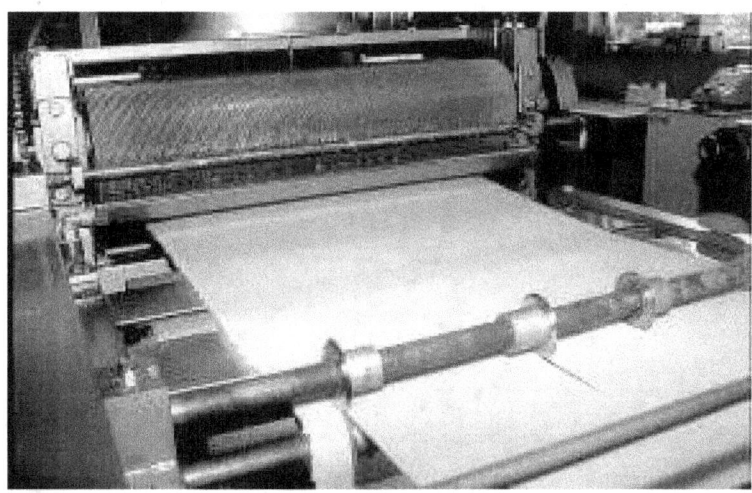

Estampador de láminas de cera.

USOS DE LA CERA

La cera se usa ampliamente en la preparación de cremas, ceratos, pomadas, emplastos, creyones labiales, cremas limpiadoras y astringentes, mascarillas faciales, cremas de belleza y otros cosméticos, en la preparación de moldes para prótesis dentales, en la confección de pulimentos, así como en otros múltiples usos farmacéuticos, cosméticos, médicos, odontológicos e industriales: soldadura, industria electrónica, óptica, radiotecnia, transporte ferroviario, industria textil, industria de pieles, perfumería, aviación e industria de confituras.

Los productos que contienen cera de abejas suavizan la piel. La cera blanca entra normalmente en la composición de cremas nutritivas, astringentes, de limpieza, blanqueadoras, así como en máscaras para el cutis. Constituye una excelente sustancia gelatinosa de base para la mayor parte de los productos cosméticos.

Sirve para preparar una pastilla de mascar que tiene como cualidades, entre otras, las de activar la secreción de saliva y de jugo gástrico, destruir el sarro dentario y la deposición de nicotina en los fumadores.

En casos de sinusitis, asma, afecciones nasofaríngeas y fiebre del heno, se recomienda mascar un preparado de cera y miel, el cual es bueno también para reparar las vías nasofaríngeas. Las personas con estas afecciones deben mascar, durante 15 minutos por hora, media cucharadita de opérculos de cera retirados de la parte superior de los depósitos de miel. Otra vía de uso de la cera es mediante inhalaciones para tratar las afecciones de las vías respiratorias superiores.

Mascar caramelos de cera y miel es muy eficaz, ya que por una parte provoca una fuerte secreción de saliva que favorece las actividades secretoras y motoras del estómago y, por la otra, eleva el metabolismo, ejerce una influencia beneficiosa en la circulación sanguínea, en la capacidad de trabajo muscular, al mismo tiempo que la cera elimina automáticamente el sarro de los dientes, fortalece las encías y ayuda a los que quieren abandonar el perjudicial hábito de fumar.

Pero la cera de panales tiene muchas otras aplicaciones terapéuticas, como se ilustra en numerosos buenos libros y artículos sobre Apiterapia.

OPÉRCULOS DE PANALES O *ZABRÚS*

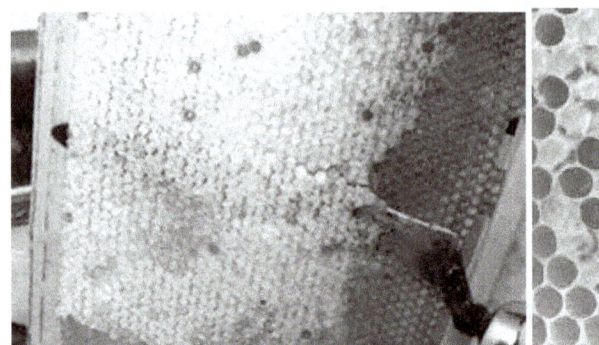 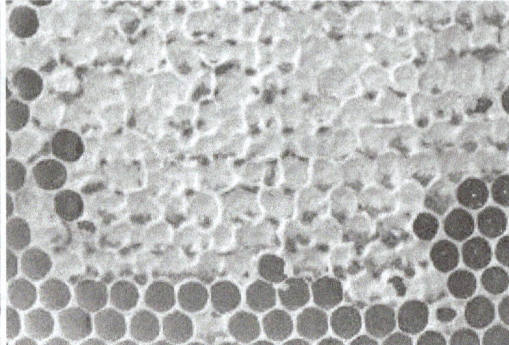

¿Sabía usted esto?:

- En un templo griego construido en el siglo VI ane, descubierto en unas excavaciones cerca de Nápoles, se encontraron varias ánforas que contenían miel de abejas en perfecto estado de conservación después de 2600 años.
- En época de Plinio (siglo primero de esta era), los chinos, hindúes, árabes, celtas, teutones y galos curaban la hidrofobia o rabia con té de abejas: la infusión de 12 a 15 abejas tomada dos o tres veces al día.
- Los romanos consumían mucha miel y también la utilizaban para la conservación de frutas y pescados: los guardaban en ánforas y los cubrían con el dulce.
- En la antigüedad se recomendaban las cenizas de abejas con miel para las enfermedades de los ojos.
- Tanto en la expedición de Colón al Nuevo Mundo en 1442, como en la de Magallanes desde Sanlúcar de Barrameda en 1519, las provisiones incluían una buena cantidad de miel.
- Diariamente cada abeja recorre 40 kilómetros y visita unas 7200 flores para producir 5 gramos de miel.
- El sistema de comunicación entre las abejas es asombroso, tal como lo notó Aristóteles en *Historia animalum* (330 ane) y luego Karl R. Von Frisch en las investigaciones que le hicieron ganador del Premio Nobel de Medicina en 1973: (a) para comunicar la distancia de una fuente de néctar y polen que está a menos de 50 m, la obrera exploradora realiza una danza en la colmena; (b) para comunicar la distancia de una fuente a 50–150 m, la abeja se mueve trazando una hoz; (c) y para comunicar a sus hermanas la dirección y la distancia de una fuente de alimento que está a más de 150 metros, la abeja realiza la danza del meneo o coleo. Es decir, para esta última danza, la abeja se coloca a cierto ángulo y posición respecto al sol y la colmena, corre en semicírculos trazando un 8 circular sobre el panal y menea su abdomen con mayor frecuencia en proporción con la distancia a la fuente de alimento. Por ejemplo, si la abeja se menea durante 2,0 segundos por cada semicírculo recorrido, eso significa que el alimento está a 2000 m; si se menea 4,6 segundos por semicírculo entonces la

fuente de néctar y polen está a 5200 metros. Si usted quiere usar un tutorial con la simulación de esta danza de meneo de una abeja usando diferentes variables como latitud, longitud, dirección, distancia a la fuente floral, época del año y hora, vea el programa computarizado de la North Carolina State University: **ncsuapiculture.net/waggle-dance**

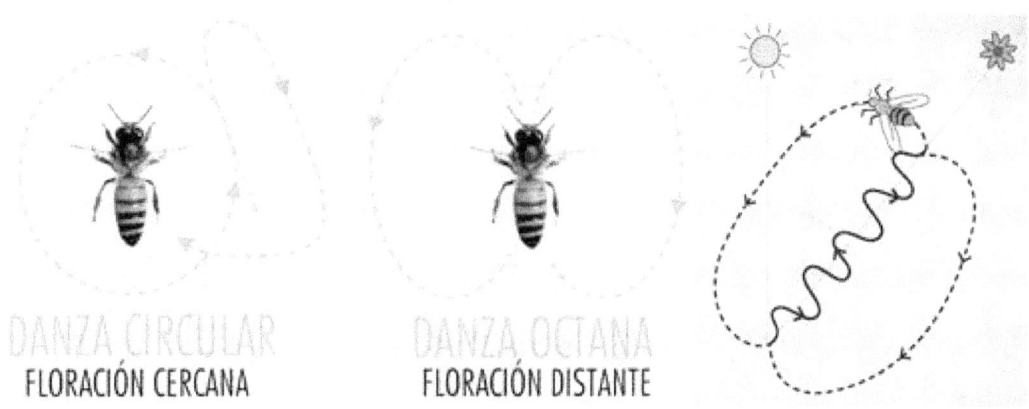

Danza de las abejas. Las obreras pecoreadoras regresasan a la colmena con información sobre la presencia de fuentes de néctar y polen en los alrededores. A través de una danza comparten esa información con el resto de las abejas. Los movimientos de la danza indican la mayor o menor distancia de la fuente floral para obtener alimento.

Hay un producto muy poco conocido de la colmena y que es mencionado y usado solamente por algunos apiterapeutas: el *zabrús* o **забрус** (palabra rusa que significa algo así como sello protector u opérculo) o *honeycomb capping* en inglés. El opérculo de panal es la capa que cubre los cuadros superiores de panales operculados.

Es muy efectivo en el tratamiento de enfermedades virales y bacterianas del tracto respiratorio nasofaríngeo y superior, incluidas lesiones e infecciones, y no causa alergias. Masticar opérculo produce abundante salivación y ésta aumenta la secreción y el movimiento gástrico (**keepingbee.org/honey-bee-products/**). Los antiguos masticaban opérculo como remedio higiénico para los problemas de los dientes y encías.

El opérculo de panal es conservado con miel a temperatura ambiente o sin miel en el refrigerador, siempre protegido de la luz, y se usa en gomas de mascar, supositorios, cosméticos, lociones y ungüentos.

Es antibacteriano y antiviral gracias a su lisozima. Activa y fortalece los procesos metabólicos y la circulación sanguínea, así como la peristalsis intestinal, actuando como un laxante suave para lavado intestinal y obstrucción fecal.

Puede ser usado para el tratamiento de moretones y heridas, tiene propiedades antiinflamatorias y como anestésico local, se usa para la sinusitis, irritación en la garganta, síndrome respiratorio agudo y severo, asma, rinitis alérgica y activa las glándulas salivares. Puede ser ingerido en dosis moderadas o mascar una cucharadita de opérculo cuatro a siete veces al día, 15 minutos cada vez.

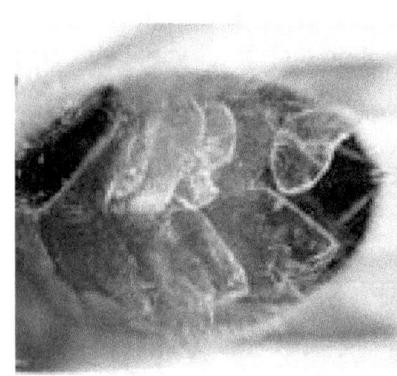
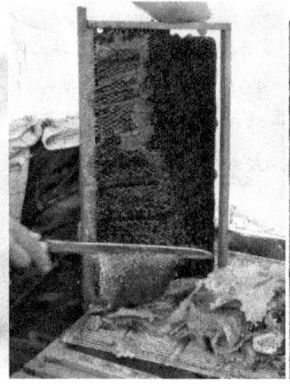
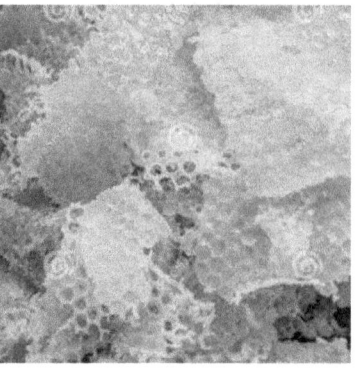
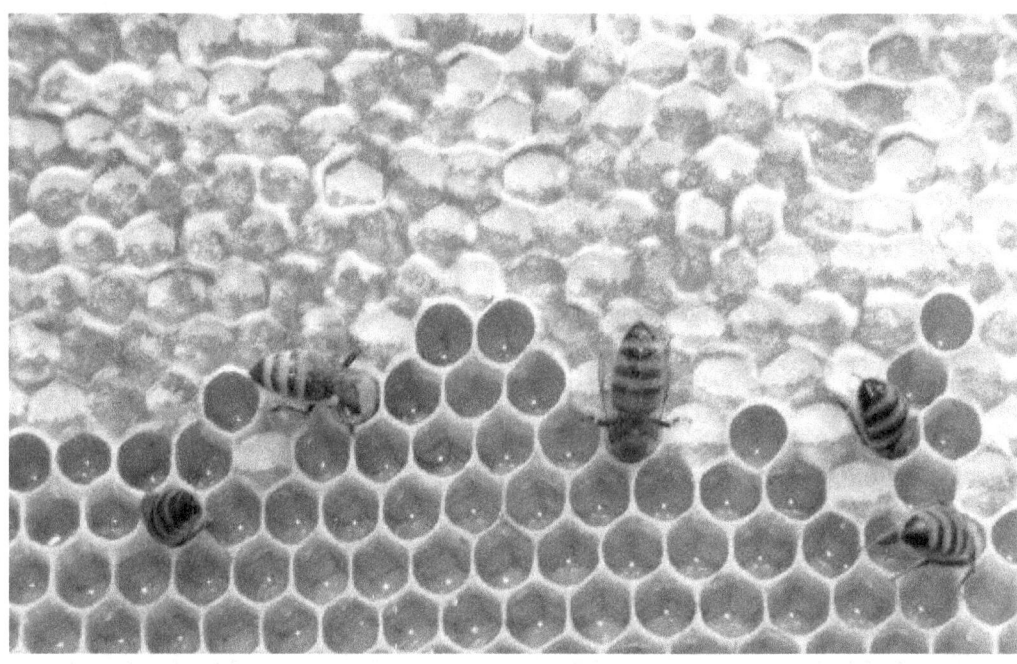
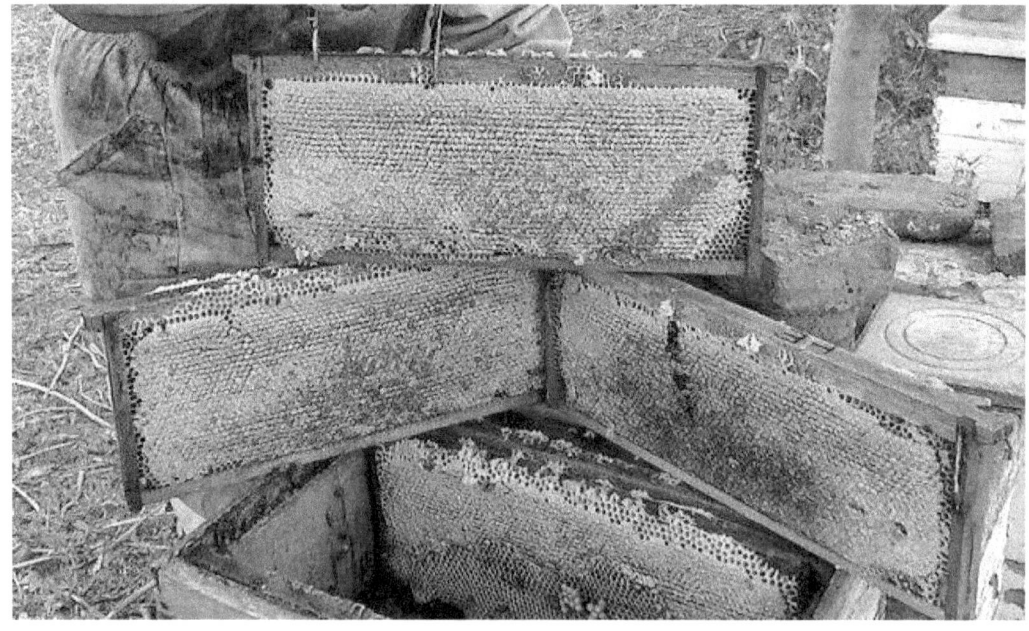

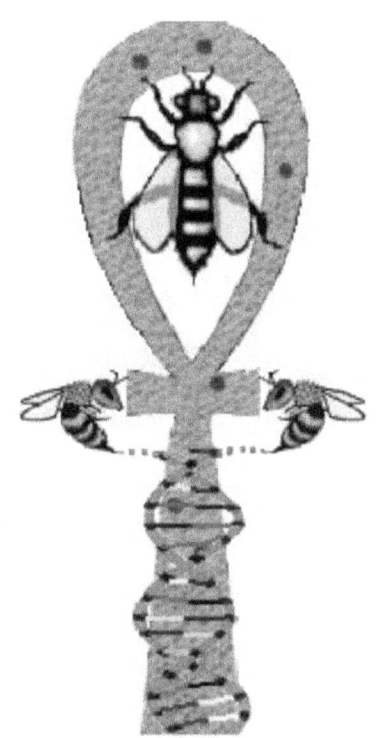

Facebook.com/groups/BeesForLifeWorldApitherapy

Bees for Life—World Apitherapy Inc., una organización no lucrativa científica y educativa, fue constituida bajo la Sección 501(c)(3), del Código de 1986 del Internal Revenue Service, inscrita en diciembre de 2005 para asistir a las víctimas de "hambrunas, epidemias, desastres y otras situaciones que afecten la salud pública y a poblaciones necesitadas" (Articles of Incorporation, § **VII.**5, documento N05000012210 del Departamento de Estado de la Florida; EIN 20-3703789 del IRS).

- Fue apoyada por miles de voluntarios alrededor del mundo, quienes intervinieron con sus conocimientos de Apiterapia y apicultura en asistir a víctimas de terremotos, huracanes, epidemias, escenarios bélicos y en la difusión de la Apiterapia en todo el mundo. Ciento por ciento de sus operaciones en Miami y afuera fueron respaldadas por algunas donaciones y los derechos de autor por la publicación de libros, pero en 2016 la organización no pudo hacerle frente a los gastos operacionales y las tarifas gubernamentales y, una vez que los fondos se agotaron, se decidió continuar las actividades como un grupo en Facebook.

LARVAS DE ZÁNGANOS: VIAGRA DE LA COLMENA

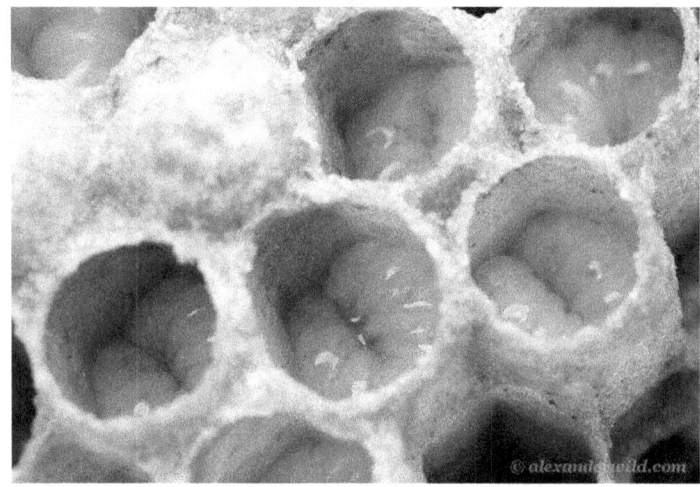 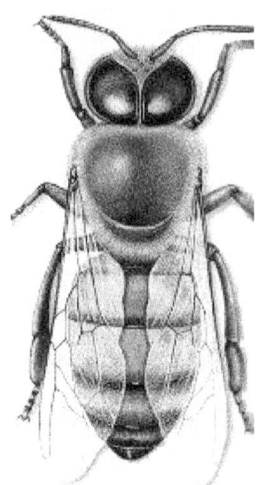

¿Sabía usted esto?:
- La cópula de un zángano demora menos de cinco segundos.
- El oviducto (vagina) de la reina recibe 120 millones de espermatozoides durante el vuelo nupcial, pero sólo 6 millones alcanzan la espermateca (útero).
- En 1609 el británico Charles Butler descubrió que los zánganos son abejas machos, en 1637 su compatriota Richard Remnant llegó a la conclusión de que las obreras son abejas hembras y en 1771 el esloveno Anton Janscha descubrió cómo se aparean los zánganos con la reina.
- La cantidad media de espermatozoides que eyaculan los zánganos varía con la especie: 10-12 millones en *Apis mellifera*, 2,3 millones en *Apis dorsata*, 1,2 millón en *Apis cerana* y medio millón en *Apis andreniformis* y *A. florea*.
- Las larvas de zánganos son las más gordas de la colmena.
- La palabra *Apilarnil* es un acrónimo que incluye las palabras *Apis*, larvas y Nicolae Ilieşiu.
- El rumano inventor del *Apilarnil*, Nicolae V. Ilieşiu, tuvo la idea de preparar un extracto de larvas de zánganos con otros componentes apícolas después que supo que los patitos criados por un vecino apicultor habían crecido mucho más rápidamente tras ser alimentados con larvas de zánganos.
- Muchos siglos antes de que se tratara la disfunción eréctil con productos como Viagra (citrato de sildenafil), Cialis (tadalafil), Levitra (vardenafil) y otros, los apicultores mejoraban su rendimiento sexual mediante el consumo de larvas de zánganos.
- Las reinas pueden ser inseminadas instrumentalmente. Para ello se emplea un microscopio y la espermateca de la reina es abierta por medio de fórceps especiales, previa anestesia de la abeja. Para extraer el semen del zángano, simplemente se le oprime el abdomen o se le corta la cabeza, lo cual le hace eyacular.
- El semen de los zánganos destruye las esporas del hongo patógeno *Nosema apis*.
- El mejor combustible para ahumadores apícolas es la carqueja (*Baccharis trimera*).

Para un *gourmet*, no hay quizás platos más exquisitos y nutritivos que ésos que los japoneses, chinos y otros pueblos asiáticos saben preparar tan bien y con tantas variaciones: las larvas de zánganos horneadas a 70-94 °C durante una o dos horas, o simplemente cocinadas en aceite a 150 °C durante un minuto o, si prefiere un delicado postre, quizás quiera larvas de zánganos recubiertas con chocolate.

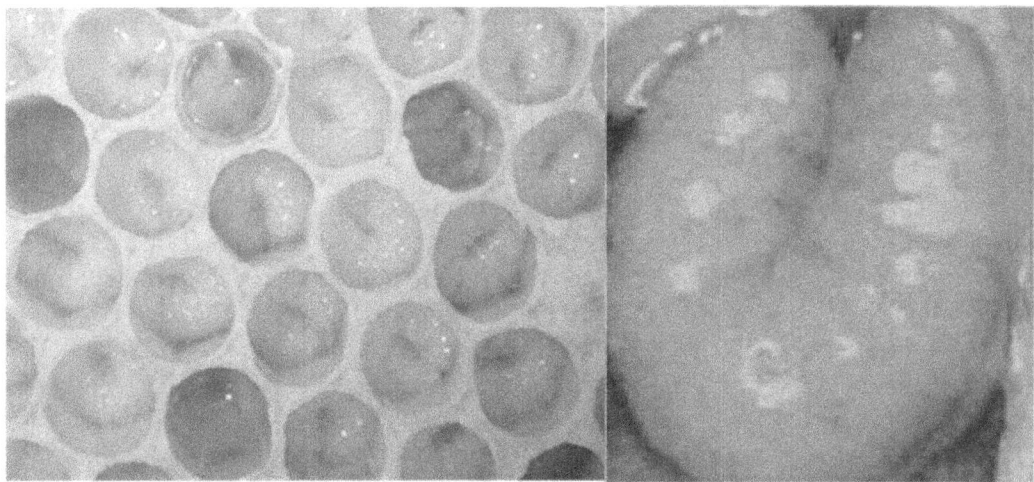

Las abejas tratan de criar la mayor cantidad posible de zánganos y para ello no escatiman el alimento: gastan en cada zángano tanto alimento como el que necesitan para criar cinco o seis abejas obreras; y cuando son adultos, los zánganos consumen incluso más cantidad de miel y pan de abejas.

¿Por qué esa deferencia con estos insectos aparentemente inútiles a los que se ha convertido popularmente en símbolo del parasitismo social y la holgazanería?

El zángano necesita ser reivindicado en la injusta imagen que tenemos de él a través de los cuentos infantiles.

En una colonia de abejas, es decir, en la familia que integra una colmena, viven unos 50 000 individuos. Las abejas pertenecen a tres clases o castas:

- La reina, de mayor tamaño (25 mm), vive cinco años y es la madre de toda la colonia.
- Varios miles de obreras (12-14 mm), que viven hasta nueve meses (media de cinco semanas a cinco meses) y son las que se ocupan de la alimentación, defensa y construcción dentro de la colmena.
- Y unos mil zánganos (15-17 mm), que viven sólo un promedio de 50 días (entre 28 y 62 días) y cuya función principal es fecundar a la reina, aunque realizan otras labores.

Cuando la reina alcanza su madurez, inicia el llamado vuelo nupcial hasta una distancia de varios kilómetros y gran altura. En este vuelo es seguida por los zánganos, de los cuales solamente alrededor de diez a veinte se aparean con ella. Los que alcanzan a copular con la reina mueren como consecuencia del acoplamiento (se les desgarra el endofalo o pene, aprisionado en la vagina real, y con él los intestinos y otros órganos internos) y el resto de los zánganos son eliminados por las obreras (mueren de hambre fuera de la colmena o son aniquilados por las obreras). Un zángano puede producir 1 mm³ de semen, lo que equivale a 5 000 000-10 000 000 de espermatozoides.

Las reinas pueden tener un segundo vuelo nupcial y aparearse con unos 12 zánganos como promedio.

Una vez que la reina se deja copular por los zánganos, vuelve a la colmena y produce hasta 1200-3000 huevos diariamente, sin necesidad de nuevos vuelos nupciales ni apareamientos furtivos. Los óvulos no fecundados de la reina (1 %) dan lugar al nacimiento de zánganos, mientras que los óvulos fecundados originan larvas iguales. Unas pocas larvas son alimentadas con jalea real exclusivamente y se convierten en reinas: fértiles, grandes y longevas. La mayoría de las larvas, es decir, el resto, son alimentadas tres días con jalea y polen, y luego reciben solamente una papilla de miel, polen y agua, por lo que se convierten en obreras.

Los zánganos no son solamente los hijos de los huevos estériles de la reina o de reinas zanganeras que están viejas o carecen de semen en sus órganos sexuales o que no pudieron aparearse. En las colonias que no tienen reinas, aparecen obreras ponedoras que ponen sólo huevos de zánganos (son llamadas obreras zanganeras).

Es interesante señalar que, contrario a la creencia generalizada que existe, los zánganos realizan otras funciones dentro de la colmena antes del vuelo nupcial: producen calor, calientan la puesta (reemplazan a las obreras incubadoras), reparten néctar a su alrededor (un zángano provee a más de 50 obreras) y con su semen garantizan la perduración de la especie.

Por eso las obreras se esmeran tanto en alimentar y cuidar a los zánganos desde que nacen, aunque después los sacrifiquen inmisericordiosamente cuando no les son necesarios para el acople sexual y la reproducción, como se dice en la antigua literatura griega que hacían las legendarias amazonas con los hombres. Y así tenemos que en la colmena se encuentran varios cientos y hasta más de mil zánganos.

Hay que tener en cuenta también -y con esto termino mi breve defensa del zángano- que estas abejas masculinas no poseen órganos de trabajo. Si en la colmena falta de repente la miel y a su alrededor las flores segregan néctar en abundancia, de todas maneras, morirán de hambre, pues por sí mismos los zánganos no pueden recoger néctar ni polen. También están privados del aguijón; incluso son incapaces de defenderse (las abejas meliponas, trigonas y otras que no tienen aguijón y son consideradas las abejas más inofensivas y pacíficas que existen, muerden cuando se les molesta demasiado, aunque se ponga en peligro su vida).

Las larvas de zánganos son ricas en aminoácidos, glúcidos, lípidos, minerales y vitaminas. En la composición de estas hay 17 aminoácidos esenciales. El valor nutritivo máximo se obtiene en larvas de 10 días desde la puesta de los huevos.

Se ha observado que muchos pueblos antiguos consumían y aún comen larvas de zánganos.

Por su contenido y cualidades, se ha comprobado que las larvas de zánganos son muy valiosas en el tratamiento de diferentes enfermedades, además de un alimento muy completo para el hombre y los animales.

A partir de los años 1980 es que se ha comenzado a utilizar ampliamente estas larvas para diferentes preparados farmacéuticos.

En Rumania, Nicolae V. Ilieşiu patentó e hizo famoso el Apilarnil, que son larvas de zánganos liofilizadas en grageas, ingeridas como pasta fresca o en otras formas. Algunos productos derivados del Apilarnil son el *Apilarnilprop*, que tiene además propóleo en polvo; *Apivitas-Forte, Nicotinostop, Hepatoapimel y Apilarnil Spermatogen Factor,* entre otros. Ilieşiu observó que los patos de su vecino apicultor desarrollaban más rápido y se alimentaban principalmente con larvas de zánganos, de ahí que tuvo la idea de estudiar y procesar estas larvas para uso en la nutrición y salud humanas.

Las larvas de zánganos son mayores que las larvas de obreras y son el producto apiterapéutico menos conocido en el mundo, aunque no por ello es menos importante.

Tengo la esperanza de que se preste mayor atención a este producto y que se use cada vez más en la alimentación y en la curación.

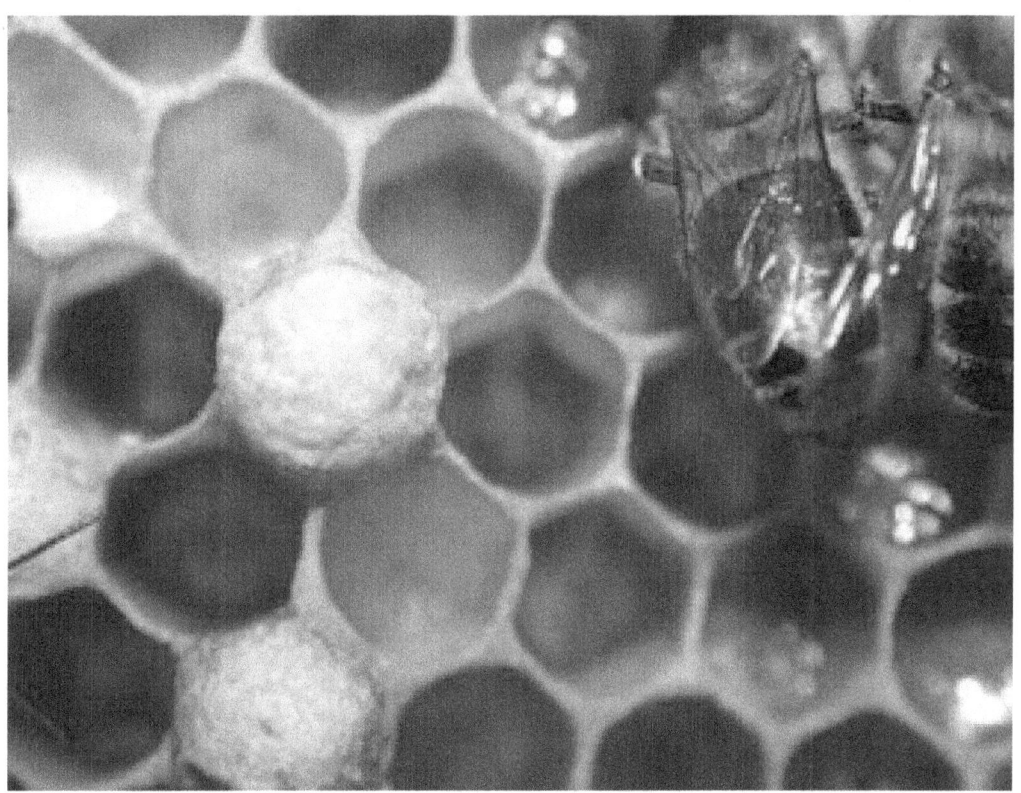

Celdas operculadas de zánganos. Tienen forma de cúpula. (**PP**)

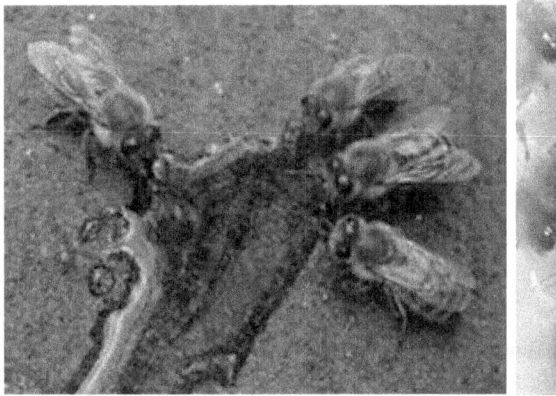 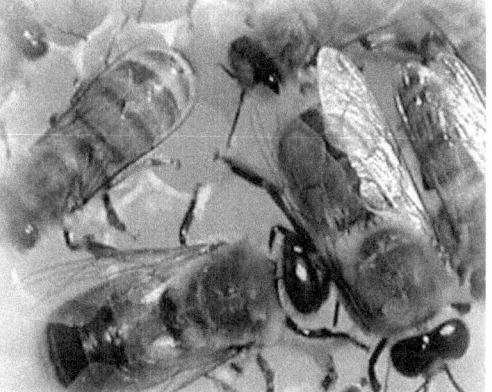

Zánganos adultos.

OBTENCIÓN DE LAS LARVAS

En los panales es fácil distinguir las áreas donde las abejas tienen sus crías: larvas de obreras y reinas, y larvas de zánganos.

Las celdillas donde la reina pone sus huevos fértiles albergan a las futuras obreras y reinas, en dependencia de la clase de alimento que reciban las larvas por el resto de su vida y el cual es el que define la casta de abeja. El área de cría está siempre situada en la parte inferior del panal y es más oscuro que el panal usado como depósito de miel y de pan (polen).

En esta área de cría hay zonas donde la reina pone sus huevos estériles: en estas celdillas nacen las larvas de zánganos.

Es muy fácil encontrar las celdas de los zánganos, pues son más grandes que las celdillas corrientes donde nacerán obreras y reinas. Las larvas de zánganos son más grandes que las de obreras y no caben en las celdillas de éstas, por lo cual las abejas alargan estas celdillas y las tapan con opérculos muy convexos en forma de cúpula.

Entonces, estamos ya en condiciones de identificar las larvas de zánganos por los indicadores que hemos visto:

- Son larvas más grandes que las larvas de las obreras.
- Por consiguiente, las celdillas son más grandes también.
- Los opérculos son convexos y tienen forma de cúpula.

Las abejas crían a los zánganos a finales de la primavera, cuando la colonia se ha fortalecido ya lo suficiente y se dispone a la enjambrazón.

Este fenómeno de enjambrazón es algo que molesta a los apicultores y puede ser perjudicial para la colonia, pues indica que hay problemas con la reina y que las abejas están criando gran cantidad de zánganos.

Como a nosotros lo que nos interesa obtener es precisamente larvas de zánganos, tendremos la cooperación del apicultor:

Examinamos los cuadros y cortamos los trozos de panales con la cría de zánganos. Esta intromisión quirúrgica no sólo no elimina, sino que, por el contrario, refuerza más aún el deseo de las abejas de criar zánganos. Rápidamente ellas construyen nuevos panales de zánganos y las reinas u obreras zanganeras depositan huevos infértiles en las celdas agrandadas. Y así harán cada vez que eliminemos las crías de zánganos.

Con esta explicación espero que a nadie le quede cargo de conciencia por extraer larvas de zánganos para uso terapéutico:

- Sólo una docena -si acaso- de entre mil zánganos participa en el acto sexual con la reina y luego todos -copuladores y zánganos vírgenes- pierden la vida.
- El exceso de zánganos o la puesta de éstos a deshora son un mal síntoma, así que le hacemos un favor a ambos apicultor y colonia con extraer todas las larvas masculinas que podamos.
- Los zánganos consumen varias veces más alimento que el resto de la colonia. Eliminar una parte de las larvas de zánganos le dejará más provisiones a la colmena.
- Las abejas no se contentarán con perder sus panales zanganeros y construirán otro y otro más cada vez que sea necesario.

ACTIVIDAD BIOLÓGICA DE LAS LARVAS

Los preparados con larvas de zánganos trituradas tienen propiedades biológicas comparables a la jalea real y otros productos. Entre las principales propiedades de la larva de zángano tenemos:

- Vigoroso bioestimulante.
- Eleva la capacidad del sistema inmunológico y la resistencia del organismo a las enfermedades.
- Propiedades antivirales.
- Psicoestimulante.
- Estimula la libido, la espermatogenia y la erección, y prolonga la duración del coito.
- Estimulante de las glándulas suprarrenales, la hipófisis y el anabolismo.
- Regula el ciclo menstrual de la mujer.
- Acción sobre la memoria y el sistema nervioso.
- Estimula el apetito, la energía y la ganancia de peso muscular.

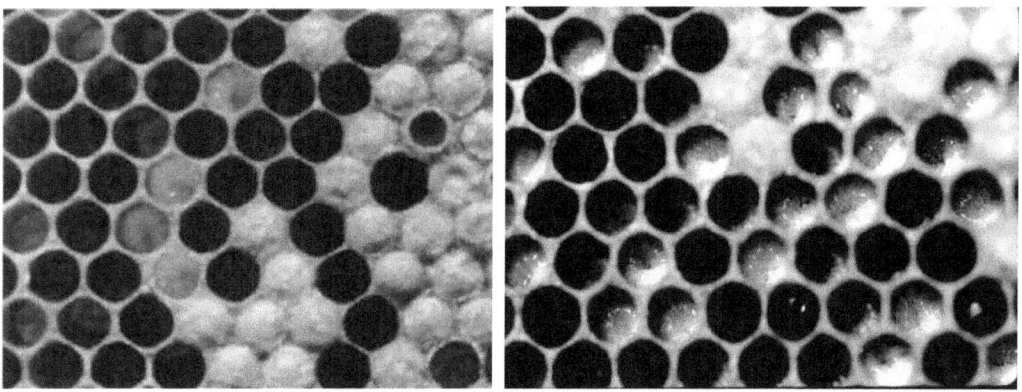

Larvas en sus celdas. (**AC**)

COMPOSICIÓN QUÍMICA DEL APILARNIL

El Apilarnil fresco es una mezcla no homogénea de color blanco, apariencia grasosa, olor algo astringente y que contiene restos visibles de larvas, cera, propóleo y otras impurezas de la colmena. Tiene un pH de 6-7 y un contenido de agua de hasta un 70 %. Además, las larvas son ricas en proteínas (9–12 %), carbohidratos (6–10 %) y lípidos (5–8 %).

Contiene vitaminas tales como vitamina A (5400 UI/g), vitamina B_1 (2,0 mg/kg), vitamina B_2 (9,0 mg/kg), provitamina A o ß-caroteno (4,0 mg/kg) y colina (1790 mg/kg); minerales tales como cadmio, calcio, cobre, fósforo, hierro, magnesio, potasio, sodio y zinc.

La composición de aminoácidos es muy similar a la jalea real y es la siguiente:

- Arginina   1,33 %
- Ácido aspártico   2,65 %
- Ácido glutámico   5,20 %
- Alanina   1,77 %
- Cistina   Trazas
- Fenilalanina   1,33 %
- Glicina   1,45 %
- Histidina   0,83 %
- Isoleucina   1,61 %
- Leucina   2,66 %
- Lisina   1,96 %
- Metionina   0,73 %
- Prolina   1,86 %
- Serina   0,93 %
- Tirosina   1,33 %
- Treonina   1,03 %
- Valina   2,03 %

USO DE LAS LARVAS DE ZÁNGANOS

Las larvas de zánganos se emplean fundamentalmente en el tratamiento de numerosos trastornos, entre los que se destacan:

- Neurosis simple, depresiva y ansiosa, cenestopatía, neurastenia.
- Astenia sexual, impotencia, baja espermatogenia, erección deficiente y breve, esterilidad.
- Afecciones de la piel y cutis.
- Síndrome premenstrual y síndrome climatérico.
- Debilidad y astenia física, anorexia.
- Disfunciones digestivas.
- Colecistitis (inflamación de la vesícula biliar).
- Migraña.
- Envejecimiento prematuro, arteriosclerosis, disminución de la memoria.
- Hipertensión craneal, hipertensión e hipotensión arterial.
- Hepatitis.
- Disminución de visión y audición.
- Osteocondrosis.
- Hipoproteinemia.
- Diabetes, obesidad, gota.
- Gripe y otras infecciones virales.
- Trastornos inmunológicos.
- Glosoestomatitis bacteriana y micótica.
- Faringitis, rinitis, sinusitis y laringitis crónicas.
- Reacciones de hipersensibilidad alérgica.

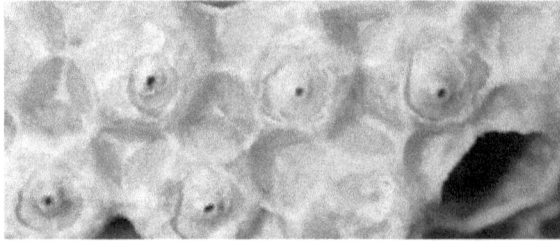

Celdas operculadas con larvas de zánganos de Apis cerana.

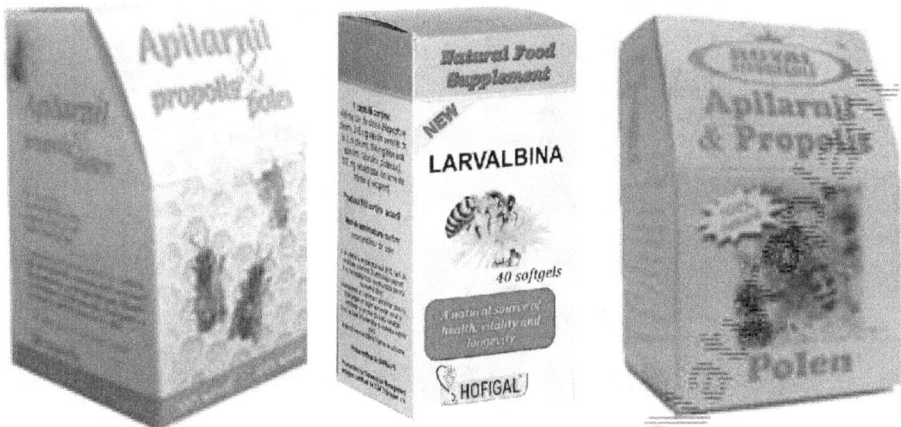

Además, no olvide que pueden usarse como alimento tal y como lo han hecho muchos pueblos durante siglos.

Las larvas trituradas de zánganos pueden producir reacciones alérgicas, por lo que este factor debe tomarse en consideración. Si se toman dosis excesivas pueden producirse trastornos digestivos, insomnio, hiperandrogenismo e hiperespermatogenia.

Las larvas de zánganos y el Apilarnil están contraindicados en personas con anemia ferripriva, hipertrofia de la próstata, insuficiencia hepática, hiperfunción corticosuprarrenal, afecciones cerebrovasculares (hipertensión, insuficiencia cardiaca) e insuficiencia renal.

La dosis diaria normal para adultos es de 300 a 800 mg, según la necesidad y tolerancia del organismo, y para niños la dosis es de un 30–50 % de la dosis adulta. Acompañe el tratamiento con abundante agua, una alimentación sana que incluya frutas, vegetales, polen y miel, y suficiente reposo.

PROCESAMIENTO DE LAS LARVAS

El mejor momento para la cosecha de las larvas de zánganos es cuando éstas tienen 6-7 días, contados a partir de la puesta de los huevos, pues en ese momento contienen el máximo valor nutritivo. Luego se someten a un proceso de trituración, homogeneización, filtración y liofilización.

Para su empleo como medicamento o como alimento, debe recogerse con una cucharilla especial (como la usada para extraer la jalea real) todo el contenido de la celda y se machacan y filtran las larvas de zánganos.

A continuación, algunas alternativas de elaboración de productos a partir del contenido de las celdillas:

- Consumir las larvas frescas, solas, tal como son extraídas o mezcladas con miel, propóleo, polen, etc. Una receta práctica es mezclar 20 % de extracto de larvas por cada 80 % de miel (calcule las proporciones por peso), y tome media cucharadita por las mañanas, dejando que se disuelva lentamente bajo la lengua.

- Liofilizar las larvas, mezclarlas con un excipiente y preparar cápsulas o pastillas.

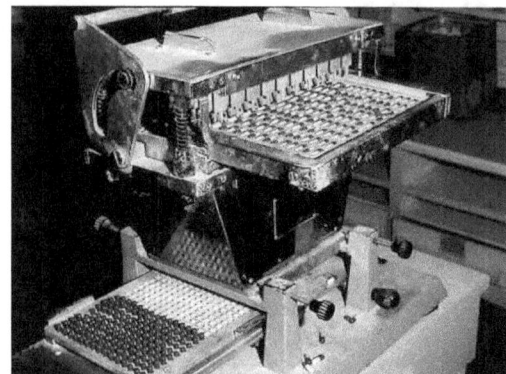
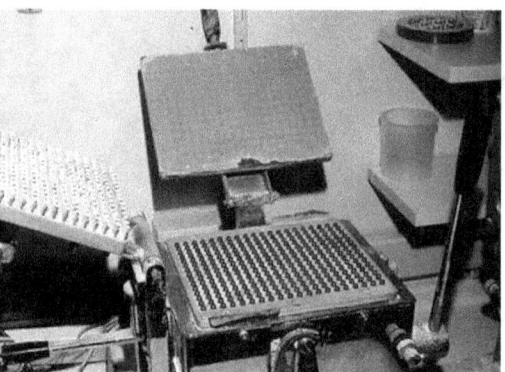

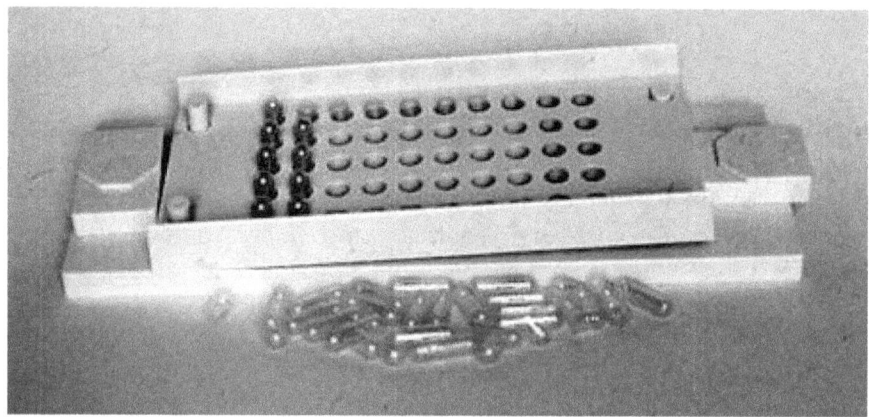

Aparato para preparar cápsulas con extractos de larvas y otros productos apícolas. (**FA**)

- Mezclar las larvas liofilizadas con propóleo en polvo, miel en polvo, polen seco o combinación de varios productos apícolas.
- Secar las larvas o irradiarlas con una fuente gamma si es posible, y luego conservarlas en refrigeración o mezcladas con otros productos apícolas.
- Elaborar a partir de los productos anteriores, cremas, ungüentos, concentrados, champúes, lociones, cápsulas, pastillas, jarabes y otros preparados terapéutico-nutritivos. Puede prepararse una crema con 4 % de larvas, 25 % de cera y 70 % de aceite de oliva.

Estos productos deben conservarse en frascos de color ámbar, en un lugar seco y refrigerado (preferentemente en congelación), si no se van a usar de inmediato.

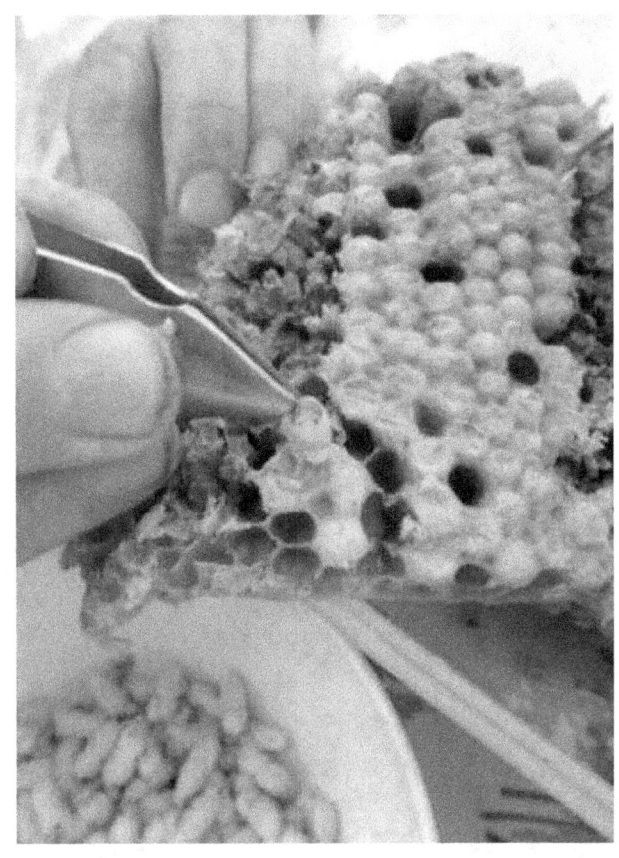
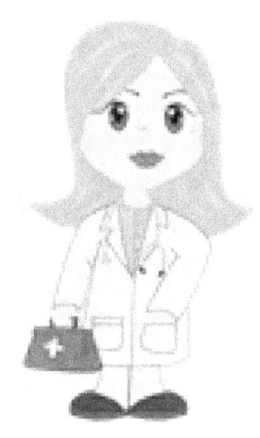
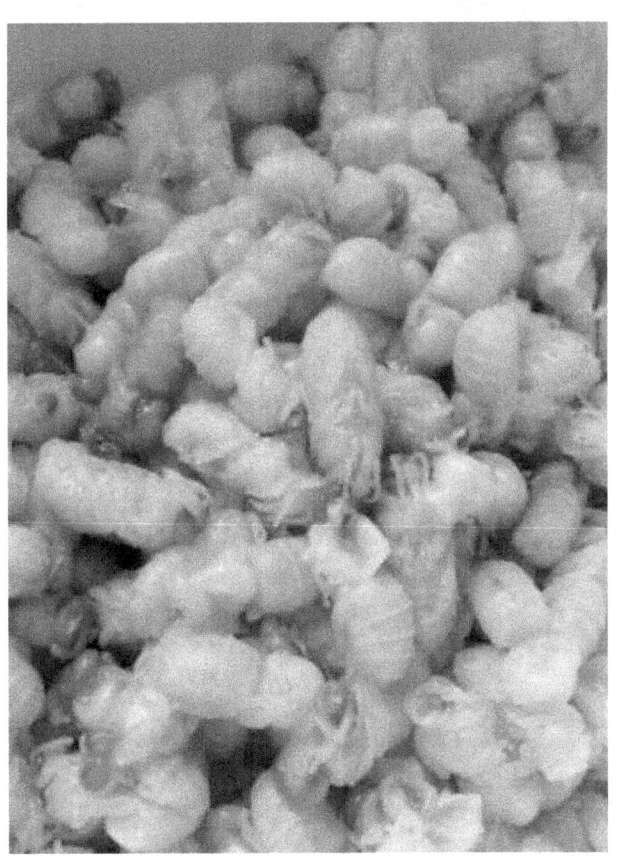
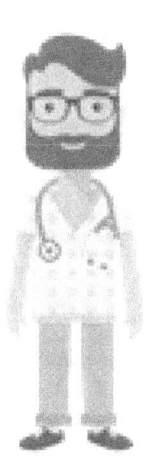

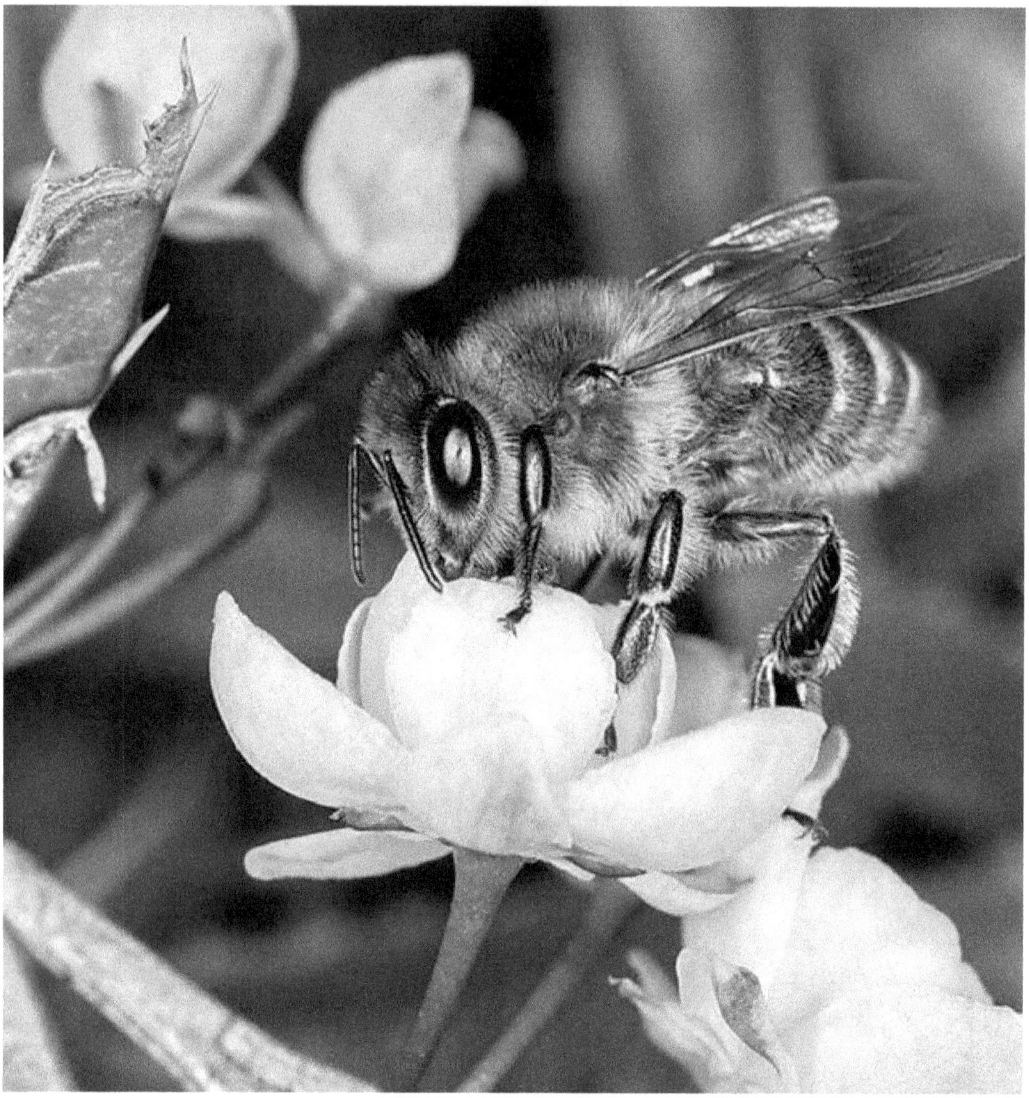

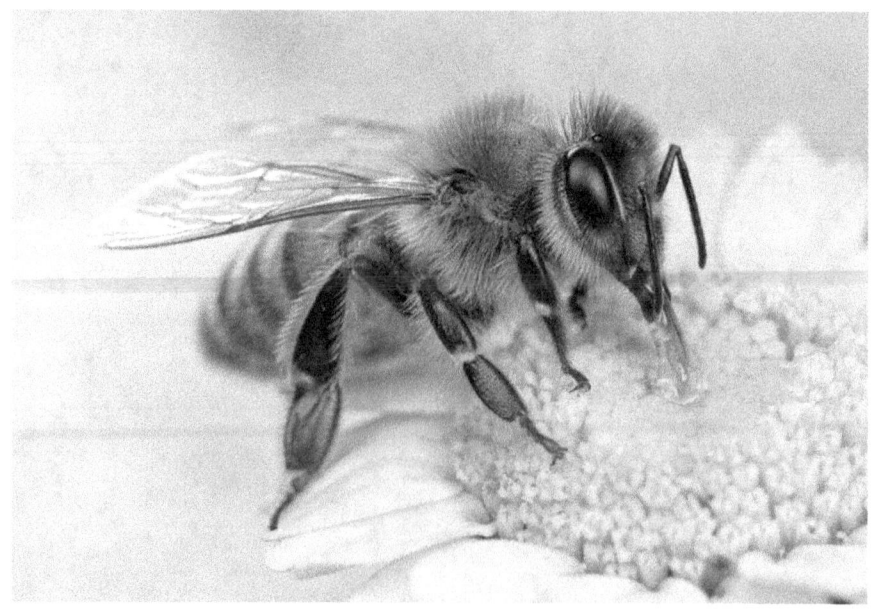

LAS ABEJAS ENTERAS: FUENTES DE QUITOSANO

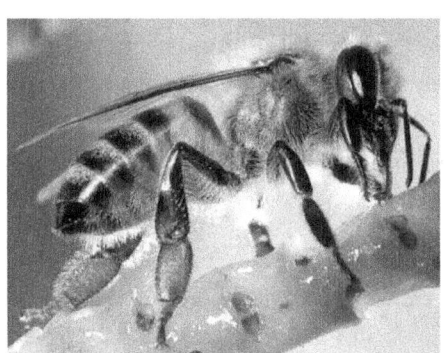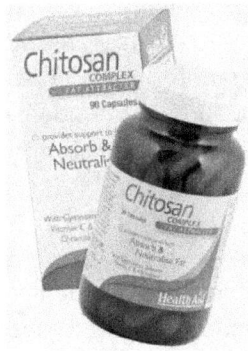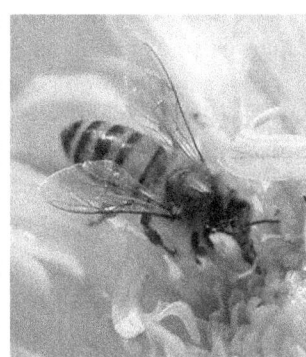

¿Sabia usted esto?:

- Un producto terapéutico de la colmena son las abejas muertas y secas, que una vez liofilizadas y procesadas son muy ricas en quitosano, un polímero abundante en ellas y en los exoesqueletos de cangrejos, langostas, camarones y otros crustáceos.
- Las abejas enteras son un alimento muy apreciado por las aves y por eso con frecuencia se ve a las gallinas, ocas y otras aves buscando abejas muertas en los alrededores de las colmenas.
- La quitina fue descubierta en 1811 en Francia por Henri Braconnot. El quitosano es obtenido mediante el tratamiento de las capas de quitina de las abejas, y de los crustáceos como los camarones, mediante una sustancia alcalina como el hidróxido de sodio.
- El porcentaje de quitosano en la cutícula es 30 % a 50 %. El quitosano le da elasticidad, dureza e impenetrabilidad a la cutícula.
- Durante muchos años, el quitosano y las abejas enteras trituradas han sido usadas en farmacopeas antiguas. En los EE.UU. y Europa está aprobado legalmente el uso del quitosano en vendajes y otros agentes hemostáticos.
- La miel combate una amplia gama de enfermedades oncológicas. En particular, se demostró un efecto significativo de la miel en cáncer de hígado, cáncer colorrectal, cáncer de próstata (miel de tomillo, pinos y abetos), cáncer de vejiga, cáncer de endometrio, carcinoma de células renales, cáncer de piel, cáncer de cuello uterino, carcinoma de células no pequeñas, cáncer de boca, cáncer de huesos (osteosarcoma).
- Las abejas saben el tiempo por un reloj interno que está gobernado por su propio organismo. Está demostrado que tienen un reloj interno que mantiene un ritmo de 24 horas y que opera independientemente del ambiente. La revista **Natural History** señala: "Aunque algunas plantas, como el alforfón, secretan néctar solo por la mañana, ciertamente hay otras que secretan néctar durante el mediodía o por la tarde. Es verdad que las abejas ciertamente podrían recoger néctar sin su sentido del tiempo. pero con su reloj interno sus actividades diarias se hacen más fáciles y son más racionales."

- Las abejas son los únicos invertebrados que entienden el concepto de cero: reconocen "no formas" como un valor inferior o menor que "algunas formas".
- Los abejorros (*Bombus* sp.) son mejores y mucho más rápidos que las computadoras en la solución del Problema del Vendedor Ambulante (*Traveling Salesman Problem*), un algoritmo heurístico NP-duro de optimización combinatoria, para determinar la ruta más corta posible para visitar cada lugar exactamente una vez y que al final regrese al lugar de origen. Por ejemplo, para una abeja que viaje a 50 flores, esos 50 lugares se expresan como $3 \cdot 10^{64}$ rutas diferentes. Como las abejas visitan flores para recoger néctar y polen, descubren otras flores en su recorrido. No se sabe cómo las abejas se las arreglan para aprender rápidamente y viajar la ruta óptimamente más corta entre las 1000 flores que cada abeja visita durante un vuelo, es decir, 40 flores por minuto.

En las regiones frías, los apicultores encuentran durante el invierno gran cantidad de abejas muertas en el fondo de sus colmenas y de ahí algunos investigadores han estudiado las propiedades medicinales de las abejas enteras secas y liofilizadas.

Para elaborar productos terapéuticos a partir de estas abejas muertas, el proceso incluye trituración, secado o liofilización, pero algunos preparados comerciales como el *Apisan*, elaborado en Rusia, incluyen también la deproteinización de las abejas con una solución alcalina al 10 % y desacetilización con una solución de NaOH al 50 % a 125 ± 50 °C. Las abejas enteras son ricas en quitosano (*chitosan* en inglés), polímero compuesto de β-(1-4)-D-glucosamina y N-acetil-β-D-glucosamina que es muy abundante en el exoesqueleto de los crustáceos, y que tiene interesantes propiedades medicinales.

No me voy a detener en detalles sobre el quitosano o las abejas enteras molidas, pero éstas han sido usadas durante muchos años en las farmacopeas de civilizaciones antiguas. El valor nutritivo de las abejas enteras es bien conocido por los apicultores que combinan su profesión con la cría de aves, las cuales se benefician comiendo las abejas muertas que encuentran en las cercanías de las colmenas.

Los preparados con abejas enteras liofilizadas tienen las siguientes propiedades medicinales:

- Reducen el nivel de colesterol y la absorción de grasa y carbohidratos.
- Mejoran la microcirculación sanguínea.
- Las abejas enteras liofilizadas o el quitosano ayudan a que la sangre coagule rápidamente.
- Normalizan el funcionamiento intestinal y restablece la microflora del tracto gastrointestinal.
- Ayudan al organismo a eliminar el exceso de cloro y sodio.
- Alteran la composición ácida de la bilis incrementando la excreción de esteroles y reduciendo la digestibilidad de las grasas en el íleo.
- El quitosano es hipoalergénico y tiene propiedades antibacterianas naturales, lo cual lo hace útil en vendajes. Las propiedades hemostáticas del quitosano facilitan la reducción del dolor mediante el bloqueo de las terminaciones nerviosas.
- Mejoran la peristalsis intestinal, reduce el contacto de las toxinas con las paredes del in- testino y reduce la penetración de toxinas en el torrente sanguíneo.

El cuerpo de las abejas está cubierto de una dura cutícula o integumento que sirve de soporte para las acciones internas y como protección de las acciones externas. La diversidad en el integumento se crea en el proceso de desarrollo del insecto por medio de células que forman la cutícula. Las células tienen forma cúbica y cilíndrica y presentan una capa gruesa llamada hipodermis. La cutícula es muy sólida, pero es flexible gracias al quitosano.

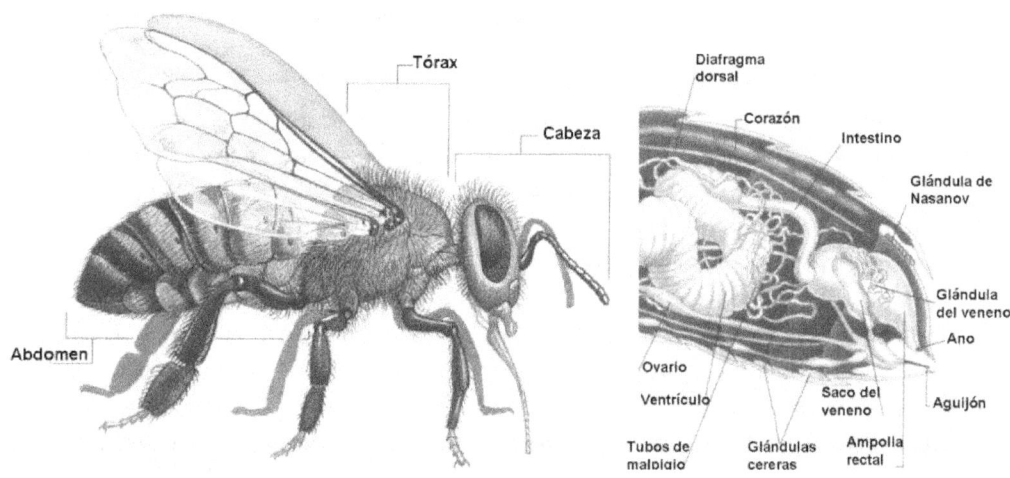

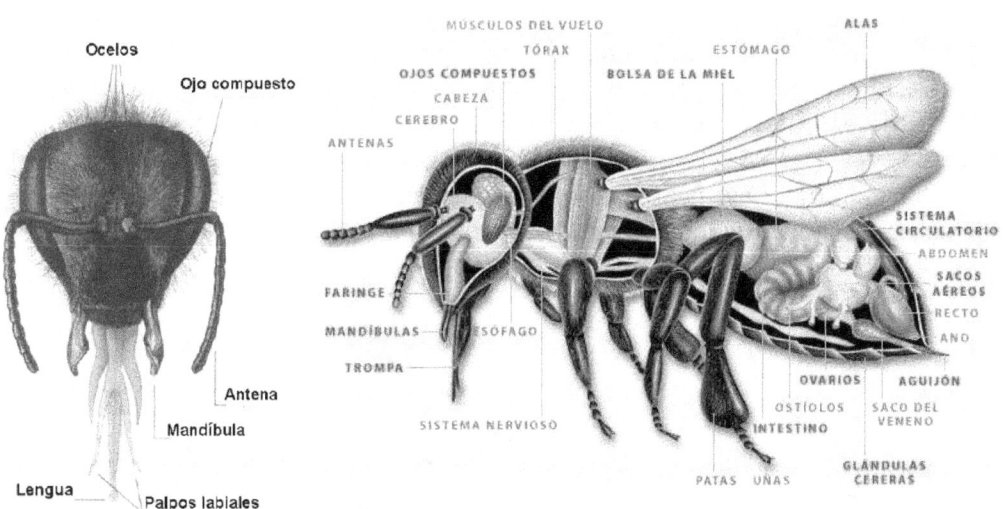

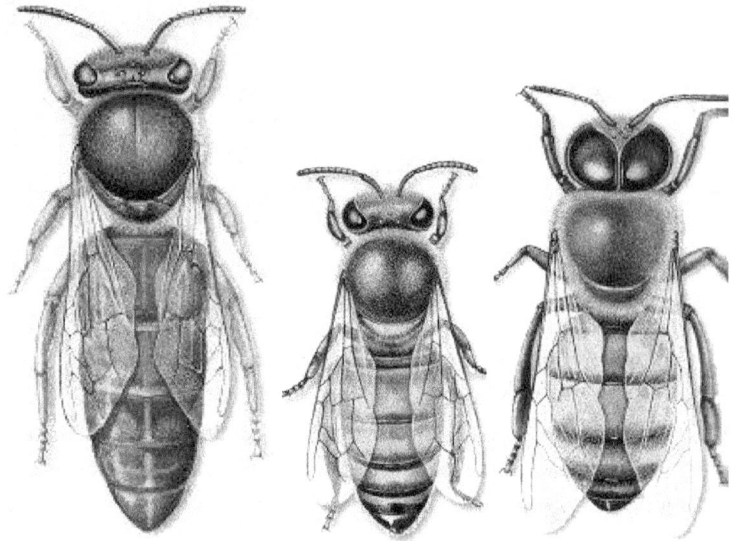

Las tres castas de una colonia de abejas: reina, obrera y zángano.

El proceso con las abejas enteras incluye trituración, secado o liofilización. Algunos preparados incluyen también la deproteinización de las abejas con una solución alcalina al 10 % y la deacetilización con una solución de NaOH al 50 % a 125 ± 50 grados Celsius. El procedimiento de aislamiento de la quitina, quitosano, y de la quitina con bajo peso molecular hidrosoluble de los cadáveres de abejas incluye la decoloración del complejo quitina-melanina, la deacetilación y la hidrólisis enzimática del quitosano.

En resumen, las abejas enteras liofilizadas o quitosano reducen el nivel de colesterol en la sangre y la absorción corporal de grasas y carbohidratos, mejora la microcirculación sanguínea y la peristalsis intestinal, reduce el contacto de toxinas con las paredes intestinales, reduce la penetración de toxinas en el torrente sanguíneo, normaliza la función intestinal y la microflora del tracto gastrointestinal y ayuda a la eliminación del exceso de cloro y sodio. Es una sustancia indigerible (fibra) que se adhiere a diferentes grasas en el intestino grueso y por tanto bloquea su absorción. Como resultado, disminuye el nivel de colesterol, reduce la presión sanguínea alta y el riesgo de enfermedades cardiovasculares. Reduce el apetito significativamente, mejora la función del intestino grueso, absorbe toxinas y contaminantes en el cuerpo y es de gran ayuda en el proceso de detoxificación del cuerpo. Además de limitar la absorción de grasas en el cuerpo, inhibe la absorción duodenal y eleva la excreción de lípidos. Como fibra soluble en la dieta, puede aumentar la viscosidad del lumen gastrointestinal y retardar el vaciado del estómago, creando así una sensación de saciedad.

AIRE DE COLMENA

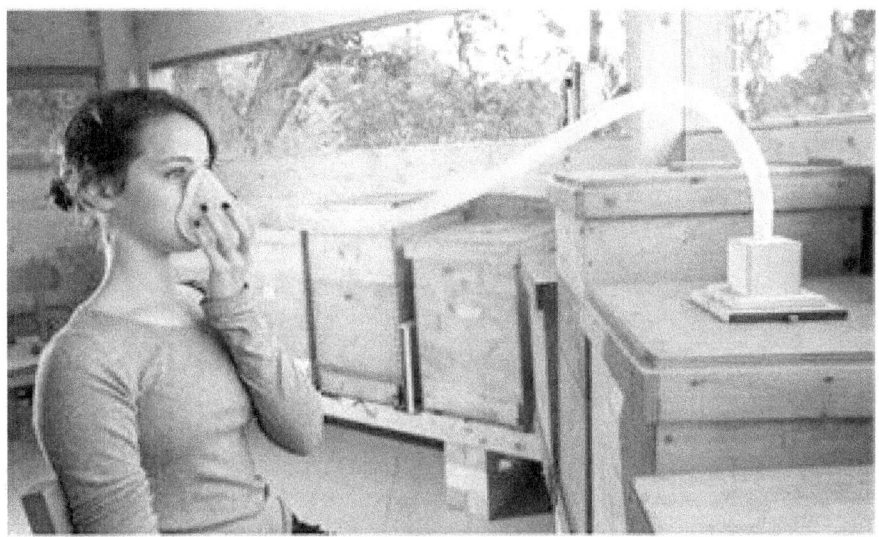

¿Sabía usted esto?
- De 900 remedios empleados en el antiguo Egipto, 500 eran elaborados con miel.
- El nombre femenino Débora significa en hebreo "abeja obrera" (*d'vorá*, דבורה).
- En las trepanaciones de cráneo que se practicaban en la Edad de Bronce se empleaba el propóleo.
- Los incas usaban el propóleo en el período precolombino como antipirético y antiséptico, es decir, para tratar los procesos inflamatorios febriles y las heridas infectadas.
- En la actualidad, en la tribu Gurung o los gurungos, en las laderas del Himalaya, centro de Nepal a 2500 metros de altura, los cazadores de panales escalan rocas a 120 metros de altura para capturar gigantescos panales de miel de la abeja *Apis laboriosa*, la abeja más grande del mundo. Los cazadores trepan con ayuda de una escala de fibras y una vara de bambú.
- Para ventilar la colmena, las abejas hacen vibrar sus alas a una velocidad de 200 veces por minuto.
- Para identificar el año de nacimiento de las reinas, se les hace una marca de color con esmalte acrílico o pintura especial sobre el tórax (código internacional quinquenal de colores para marcar a las reinas): las nacidas en año que termina en 0 ó 5 se marcan de color azul, 1 ó 6 de blanco, 2 ó 7 de amarillo, 3 u 8 de rojo y 4 ó 9 de verde. Por esa razón, la cubierta de esta edición es roja, mientras que la anterior (2007), ***Apitherapy 101 clinical forms*** y ***Abridged Apitherapy 101 clinical forms*** (2017) son amarillas.
- Las abejas enanas *Apis florea* hacen sus nidos colgando de ramas y untan con propóleo las ramas donde están los panales para evitar que las hormigas (sus enemigas) lleguen a ellas.
- Cuando las abejas de una colmena no tienen alimento ni flores que libar en los alrededores, se produce el llamado pillaje, que es el robo de miel a las colmenas vecinas. Esto ocurre solamente hasta que se produzca una nueva mielada.

- La esclerosis múltiple es la más común enfermedad neurológica progresiva en adultos jóvenes. La padecen unos 3 millones de personas en el mundo, principalmente en Norteamérica septentrional y Europa. Los síntomas aparecen a una edad promedio de 20 a 33 años.
- Casi no hay incidencia de esclerosis múltiple en los apicultores.

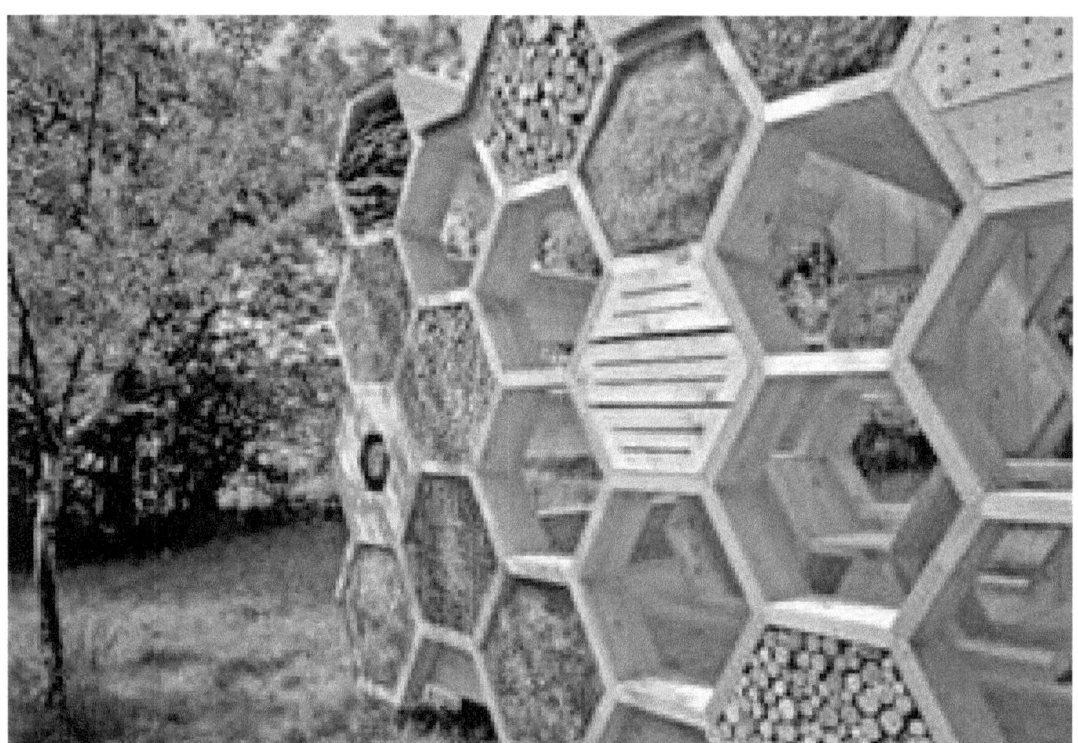

Aunque el uso de aire de la colmena se ha extendido y popularizado en muchos países, la primera vez que supe de esto fue de un *spa* (balneario) europeo que lo estaba utilizando. El balneario "Tiroler Bienenwelt", en Söll, Austria, ofrece a sus clientes "aire de abejas" (*Bienenluft* en alemán), un tratamiento de una hora por sesión dos veces al día un par de semanas, y que consiste en un aerosol conectado directamente a una colmena con un ventilador, un filtro y un tubo conector para extraer directamente los compuestos volátiles de la miel, jalea real, propóleo, cera, polen, pan de abejas y apitoxina.

Los compuestos volátiles son respirados usando un dispositivo sencillo, conectado a la tapa superior de la colmena y que bombea el aire de la colmena gracias a un motorcito (que puede proceder de una vieja aspiradora, un ventilador invertido o una máquina de CPAP o de *Continuous Positive Airway Pressure*) y que lleva el aire hasta la máscara colocada en la caeza y cara de la persona, como se muestra en las fotos.

El aire de colmena es útil principalmente para trastornos del tracto respiratorio y sus propiedades son antimicrobianas, antioxidantes, antimicóticas, ansiolíticas y antiinflamatorias, entre muchas otras.

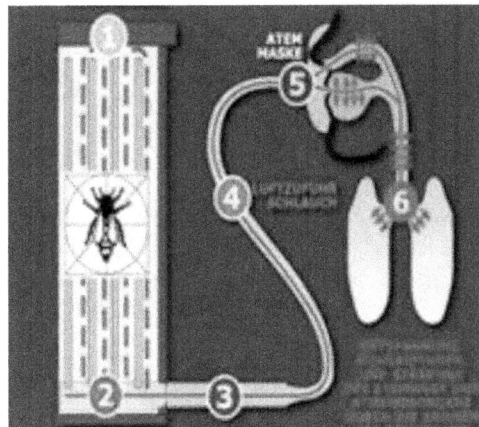 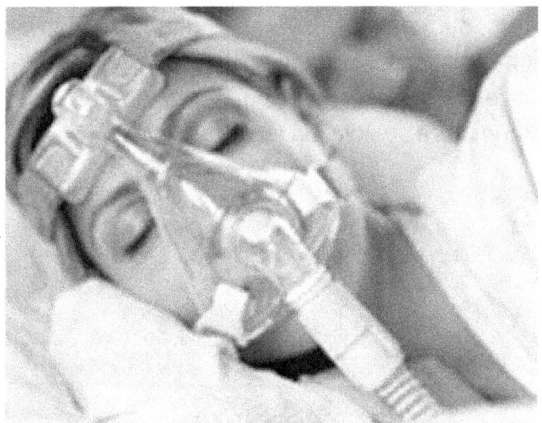

En este libro me limito a ilustrar tres sistemas de aire de colmena, para que usted profundice la búsqueda del sistema que más le guste e incluso construir el suyo propio usando los principios de ventilación, filtración, manguera conectora y máscara aquí ilustrado.

Una sugerencia es usar una máquina en desuso de CPAP (*Continuous Positive Airway Pressure*), equipo que se usa para tratar los ronquidos o apnea obstructiva del sueño, y así bombear el aire de la colmena conectando la manguera al techo simplemente horadado de la colmena y a la máquina de CPAP a una baja presión, la suficiente para que el aire de colmena llegue al tracto respiratorio. No olvide nunca colocar una malla o filtro debajo de la tapa en la colmena, para impedir el paso de partículas indeseadas al tracto respiratorio.

El sistema alemán ApiAir-Inhalationsgerät (**apiair-musch.de**) lleva en uso varios años:

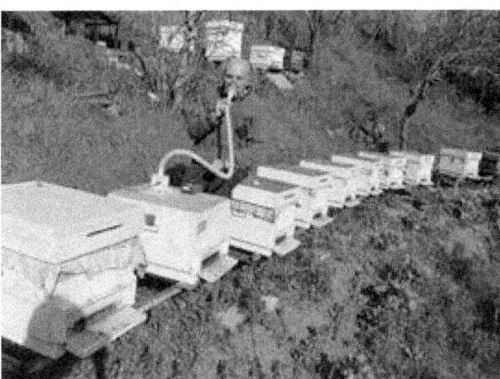 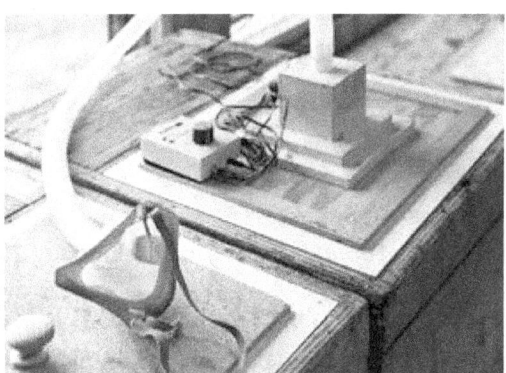

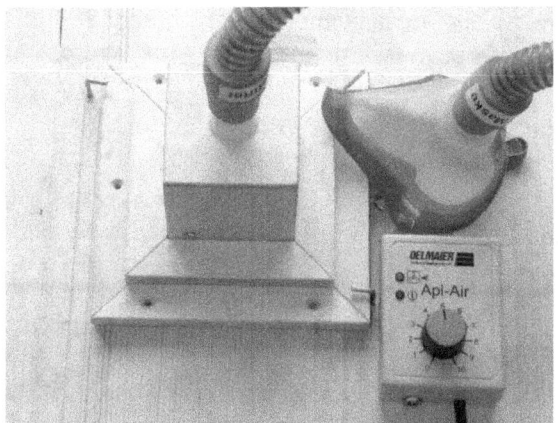 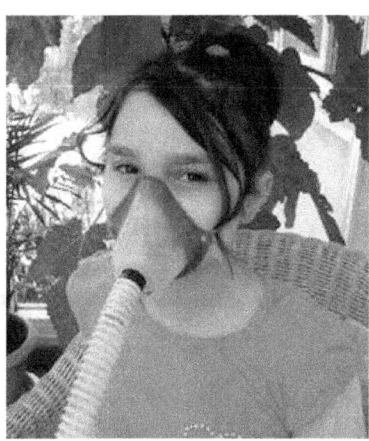

ApiPro Natura, en Walthersdorf, Alemania (**beecurasystem.de**) ha desarrollado y comercializado el sistema de aire de colmenas Beecura, diseñado por el apiterapeuta Jürgen Schmiedgen y expertos en electrónica como Hugo Stiehl y otros. Los componentes de Beecura se ilustran a continuación:

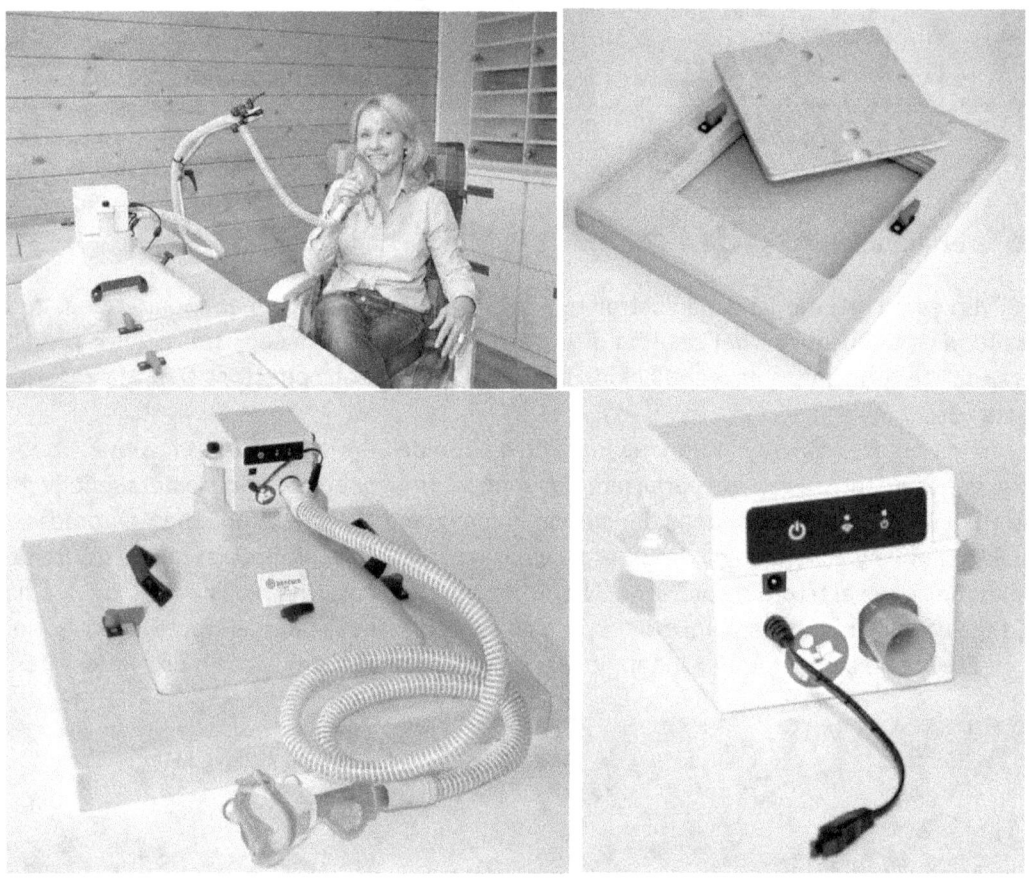

Me gustó mucho lo que ha hecho el apiterapeuta español Samuel Ramal, en Castellar del Vallès, Cataluña (**airedecolmena.com**). Construyó dos casitas para tratamiento con aire de colmena: una como sauna y la otra como local de tratamiento. Dentro del local para tratamientos hay cuatro colmenas cuyas piqueras son aberturas de la pared exterior del local. Los cuadros de cada colmena están cubiertos completamente por una malla que impide el paso de partículas sólidas. En la tapa van conectados el tubo con la máscara respiratoria y el ventilador para bombear el aire de la colmena:

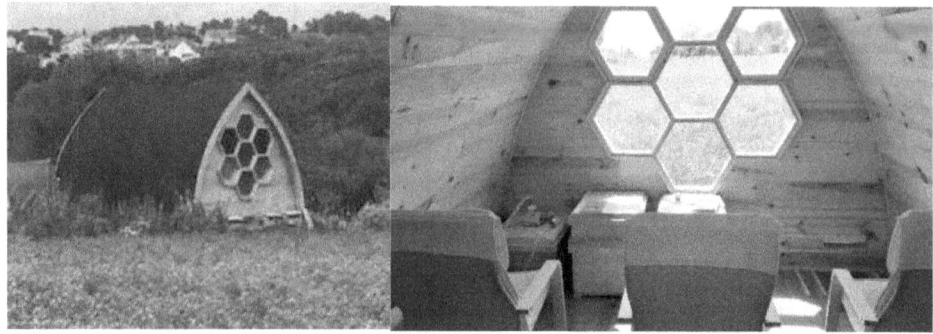

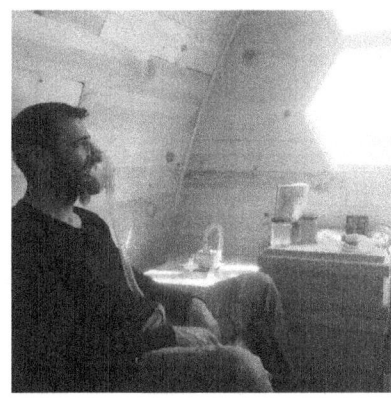
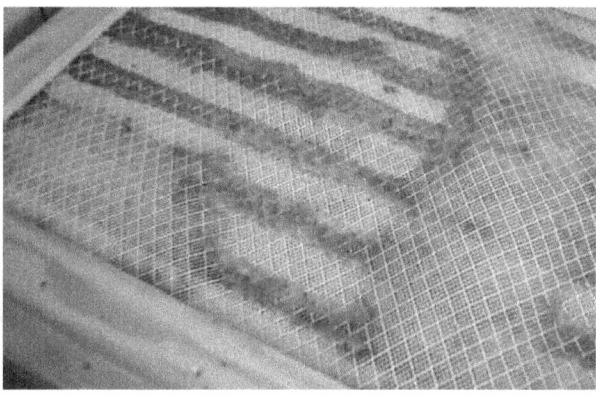

COMPUESTOS VOLÁTILES EN LA COLMENA

La miel tiene más de 500 compuestos volátiles, en dependencia de la especie de abejas y de las fuentes de néctar. Estos compuestos incluyen óxido de cis-linalool, 2-fenilacetaldehído, óxido trans-linalool, ho-trienol y furán-2,5-dicarbaldehído.

TABLA 5. Principales compuestos volátiles identificados en la miel polifloral, la miel de mielada y la miel de meliponas.

1. 1,2,4-trimetil-5-(1-metiletil) (cumeno, 2,4,5-trimetil)
2. 1-butanol, 2-metil (sec-butilcarbinol)
3. 1-butanol, 3-metil (isopentil alcohol)
4. 1-nonanol (alcohol nonílico)
5. 1-propanol, 2-metil (alcohol isobutílico)
6. 2(3H)-furanona, dihidro-3-metil (2-metilbutanolida)
7. 2(3H)-furanona, dihidro-3-metil-(2-metilbutanolida)
8. 2(3H)-furanona, dihidro-4-metil
9. 2(3H)-furanona, dihidro-4-metil-furfural,5-metil
10. 2(3H)-furanona, dihidro-5-metil (valerolactona)
11. 2(3H)-furanona, dihidro-5-metil-(valerolactona)
12. 2(3H)-furanona, dihidro-5-pentil
13. 2,3-butanediol (2,3-butileno glicol)
14. 2,5-furandicarboxaldehído (5-formilfurfural)
15. 2,6,6-trimetil-2-ciclohexeno-1,4-diona (4-oxoisoforona)
16. 2-(5-metil-5-viniltetrahidro-2-furanil)-1-propanol)
17. 2-buten-1-ol, 2-metil
18. 2-buten-1-ol, 3-metil (alcohol prenílico)
19. 2-buten-1-ona,1-(2,6,6-trimetil1,3-ciclohexadien-1-il) (damasconona)
20. 2-butenal, 2-metil (crotonaldehído, 2-metil)
21. 2-ciclohexen-1-ona, 3,5,5-trimetil-(isoforona)
22. 2-furanmetanol (furfuril alcohol)
23. 2-furanmetanol (furfuril alcohol)
24. 2-hidroxi-3,5,5-trimetil-ciclohex-2-enona
25. 2-hidroxi-3,5,5-trimetil-ciclohex-2-enona
26. 2-propanona, 1-fenil
27. 2-propen-1-ol, 3-fenil (alcohol cinamílico)
28. 3,5-dimetoxibenzaldehído
29. 3-buten-1-ol, 3-metil (isobutenilcarbinol)
30. 3-hidroxi-4-fenil-2-butanona
31. 5,9-undecadien-2-ona,6,10-dimetil (geranil acetona)
32. 5-metilfurfural (2-furancarboxaldehído, 5-metil)
33. Acetofenona (etanona, 1-fenil)
34. Acetofenona (etanona, 1-fenil)
35. Acetona
36. Acido 1,2-bencenodicarboxílico, bis2-metilpropil) éster (isobutil

37. Acido acético (ácido etanoico)
38. Acido bencenoacético (ácido acético, fenil)
39. Acido benzoico (ácido bencenocarboxílico)
40. Acido butanoico, 2-metil (ácido butírico, 2 metil)
41. Acido butanoico, 3-metil (ácido isovalérico)
42. Acido decanoico (ácido cáprico)
43. Acido fórmico
44. Acido fórmico (ácido metanoico)
45. Acido nonanoico (ácido pelargónico)
46. Acido octanoico (ácido caprílico)
47. Acido pentanoico (ácido valérico)
48. Acido propanoico, 2-metil (ácido isobutírico)
49. Alcohol bencílico (bencenemetanol)
50. Alcohol bencílico (bencenometanol)
51. Alcohol feniletílico (bencenoetanol)
52. Bencenepropanol (1-propanol,3-fenil)
53. Benceno
54. Bencenoacetaldehído (feniletanal)
55. Bencenoacetaldehído (feniletanal)
56. Bencenometanol, α-metil-(α-fenetil alcohol)
57. Bencenometanol, α-metil-(α-fenetil alcohol)
58. Bencil metil cetona (2-propanona 1-fenil)
59. Bencil nitrilo (bencenoacetonitrilo)
60. Benzaldehído (fenilmetanal)
61. Benzaldehído (fenilmetanal)
62. Biciclo-[2.2.1]-hept-2-ene,2,3-dimetill (santeno)
63. Biciclo-[2.2.1]hept-2-ene,2,3-dimetil (santeno)
64. Butanal, 2-metil (butiraldehído,2-metil)
65. Butanal, 3-metll (isovaleraldehído)
66. Butirolactona (2(3H)-furanona, dihidro)
67. Butirolactona (dihidro-2(3H)-furanona)
68. Cinamaldehído (2-propenal,3-fenil)
69. cis-linalool óxido (Z)-(2-furanmetanol, 5-eteniltetrahidro α,α,5-trimetl-cis-)
70. D-limoneno (ciclohexeno, 1-metil-4-(1-metiletenil)
71. D-limoneno (ciclohexeno, 1-metil-4-(1-metiletenil)
72. Decanal (capraldehído)
73. Dibutil ftalato (ácido 1,2-bencenodicarboxílico, dibutil éster)
74. Dimetil sulfuro
75. Estireno (vinilbenceno)
76. Estireno (vinilbenceno)
77. Etanona, 1-(2-aminofenil)-(2-acetilanilina)
78. Etanona, 1-(2-furanil)-(2-acetilfurano)
79. Etanona, 1-(2-furanil)-(2-acetilfurán)
80. Etill acetato (ácido acético,etil éster)
81. etil salicilato (ácido benzoico, 2-hidroxi-, metil éster)
82. Fenol (bencenol)
83. Fenol (bencenol)
84. Fenol, 2,6-dimetoxi (siringol)
85. Fenol, 2-metoxi-4-(1-propenil) (isoeugenol)
86. Fenol, 2-metoxi-4-(2-propenil) (eugenol)
87. Fenol, 3,4,5-trimetil-(3,4,5-hemimelitenol)
88. Fenol, 4-metil- (p-cresol ftalato)
89. Furfural (2-furancarboxaldehído)
90. Furfural (2-furancarboxaldehído)
91. Isopropil miristato (ácido tetradecanoico, 1-metiletil éster)
92. Lilac alcohol
93. Lilac aldehído (2-(5-metil-5-vinyltetrahydro-2-furanyl)-1-propanal)
94. Linalool (1,6-octadien-3-ol,3,7-dimetil)
95. Metil 2-furoato (2-ácido furancarboxílico, metil éster)
96. Nonanal (n-nonilaldehído)
97. Nonano (n-nonano)
98. Nonano (n-nonano)
99. Octanal (caprilaldehído)
1100. Octanal (caprilaldehído)
1101. Octano (n-octano)
1102. Oxido cis-linalool (Z)-(2-furanmetanol,5-eteniltetrahidroα,α,5-trimetil-cis)
1103. Oxime-, metoxifenil
1104. Oximo-, metoxi-fenil
1105. Pentano, 2,2,4-trimetil (isooctano)
1106. Tolueno (benceno, metil)
1107. Trans linalool óxido
1108. Ácido butanoico (ácido butírico)
1109. Ácido butanoico, 2-metil- (ácido butírico, 2-metil)
1110. Ácido butanoico, 3-metil (ácido isovalérico)
1111. Ácido hexanoico (ácido caproico)
1112. Ácido hexanoico (ácido caproico)
1113. Ácido pentanoico (ácido valérico)

Si bien el polen y el pan de abejas son considerados los mejores alimentos que existen en la Naturaleza, muchos compuestos son volátiles y no llegan a nuestro tracto digestivo.

TABLA 6. Principales compuestos volátiles del polen y pan de abejas.

1. 1,2-diacetoxipropano (éster)
2. 2,6-dibutil-ciclohex-2,5-dien-1,4-diona (cetona)
3. 2-etilhexil 4-metoxicinamato (éster)
4. 2-hidroxi-3-fenilpropanoato de metilo (éster)
5. 2-metoxifenol (terpenoide)
6. 3,4-dimetoxibenzaldehído (aldehído)
7. 4-metoxibenzaldehído (aldehído)
8. 4-metxibenzoato de metilo (éster)
9. 5-metilfurfural (aldehído)
10. 7-hexildocosano (hidrocarburo)
11. 11-decil-tetracosano (hidrocarburo)
12. Acetato de 1,2-butanediol (éster)
13. Acetato de 4-metoxibencilo (éster)
14. Acetato de bencilo (éster)
15. Acetato de cinamilo (éster)
16. Acetofenona (cetona)
17. Acido benzoico (terpenoide)
18. Acido hexadecanoico (terpenoide)
19. Alcohol 2-fenetílico (alcohol)
20. Alcohol 4-metoxibencílico (alcohol)
21. Alcohol cinamílico (alcohol)
22. Bencenocetonitrilo (terpenoide)
23. Bencil formato (éster)
24. Benzoato de bencilo (éster)
25. Benzoato de etilo (éster)
26. Carvacrol (terpenoide)
27. Ciclohexanol (alcohol)
28. Ciclopentacosano (hidrocarburo)
29. Ciclopentadieno-N-metilamina (terpenoide)
30. Cinamato de etilo (éster)
31. Cinamato de metilo (éster)
32. Decan-2-ona (cetona)
33. Decanal (aldehído)
34. Dendrolasin (terpenoide)
35. Dioctil hexanedioato (éster)
36. Eicos-9-eno (hidrocarburo)
37. Escualeno (terpenoide)
38. Etil decanoato (éster)
39. Etil dodecanoato (éster)
40. Etil fenilacetato (éster)
41. Etil hexadecanoato (éster)
42. Etil linoleato (éster)
43. Etil linolenato (éster)
44. Etil nonanoato (éster)
45. Etil octadec-9-enoato (éster)
46. Etil octadecanoato (éster)
47. Etil octanoato (éster)
48. Etil tetradecanoato (éster)
49. Farnesol (terpenoide)
50. Fenilmetanol (alcohol)
51. Fenol (terpenoide)
52. Furfuril acetato (éster)
53. Geranil acetona (cetona)
54. Glicerol (terpenoide)
55. Heptadec-8-eno (hidrocarburo)
56. Hexadec-1-eno (hidrocarburo)
57. Hexadecan-1-ol (alcohol)
58. Hidrocinamato de etilo (éster)
59. Hidroxytolueno butilado (terpenoide)
60. Hotrienol (terpenoide)
61. Icosan-1-ol (alcohol)
62. Kaur-15-eno (terpenoide)
63. Kaur-16-eno (terpenoide)
64. Methyl hexadec-9-enoato (éster)
65. Methyl nonanoate (éster)
66. Metil 2-hidroxihexanoato (éster)
67. Metil 3,4-dimethoxybenzoato (éster)
68. Metil 12-metil tetradecanoato (éster)
69. Metil 14-metil-hexadecanoato (éster)
70. Metil benzoato (éster)
71. Metil dec-4-enoato (éster)
72. Metil deca-7,9-dienoato (éster)
73. Metil decanoato (éster)
74. Metil dodecanoato (éster)
75. Metil eicosanoato (éster)
76. Metil fenilacetato (éster)
77. Metil heptadecanoato (éster)
78. Metil heptanoato (éster)
79. Metil hexadecanoate (éster)
80. Metil hidrocinamato (éster)
81. Metil linoleato (éster)
82. Metil linolenato (éster)
83. Metill tetradecanoato (éster)
84. Metil nonadecanoato (éster)
85. Metil octadec-9-enoato (éster)
86. Metil octadecanoato (éster)
87. Metil octanoato (éster)
88. Metil pentadecanoato (éster)
89. Metil tetracosanoato (éster)
90. Metil tricosanoato (éster)
91. n-docosano (hidrocarburo)

92. n-dodecano (hidrocarburo)
93. n-eicosano (hidrocarburo)
94. n-heneicosano (hidrocarburo)
95. n-heptadecano (hidrocarburo)
96. n-hexadecano (hidrocarburo)
97. n-nonadecano (hidrocarburo)
98. n-octadecano (hidrocarburo)
99. n-pentacosano (hidrocarburo)
100. n-pentadecano (hidrocarburo)
101. n-tetracosano (hidrocarburo)
102. n-tetradecano (hidrocarburo)
103. n-tricosano (hidrocarburo)
104. n-tridecano (hidrocarburo)
105. n-undecano (hidrocarburo)
106. Neril acetona (cetona)
107. Nerolidol (terpenoide)
108. Nonadec-1-ano (hidrocarburo)
109. Nonan-1-ol (alcohol)
110. Nonanal (aldehído)
111. Nonanil acetato (éster)
112. Nordavanona (cetona)
113. Octadecan-1-ol (alcohol)
114. Oxido de linalool (terpenoide)
115. Oxido de nerol (terpenoide)
116. Oxido piranoide de linalool (terpenoide)
117. p-cresol (terpenoide)
118. Pentadecan-2-ona (cetona)
119. Rimueno (terpenoide)
120. Terpendiol (terpenoide)
121. Tetradec-1-eno (hidrocarburo)
122. Tetrametilhexadecano (hidrocarburo)
123. Tricosan-1-ol (alcohol)
124. Tridecan-2-ona (cetona)
125. Trietileneglicol (terpenoide)
126. Undecan-2-ona (cetona)
127. α-bergamoteno (terpenoide)
128. α-copaeno (terpenoide)
129. α-farneseno (terpenoide)
130. α-terpineol (terpenoide)
131. β-cariofileno (terpenoide)
132. δ-cadineno (terpenoide)
133. δ-decalactona (éster)

La apitoxina contiene muchos compuestos volátiles y feromonas de alarma volátiles (4 %-8 %), tales el isopentil acetato, 2-nonanol y n-butil acetato, que desencadenan las respuestas defensivas en las abejas como señales procedentes de insectos cercanos.

TABLA 7. Principales compuestos volátiles encontrados en la apitoxina.

1. 2,2-bis(1,1-dimetiletil)-6-metil-2H-pirano
2. 2,5-dimetoxi-3,4-dipentoxitetrahidrofurán
3. 2-bencilideno-3-oxo-4-(octilsulfanil)-2,3-dihidrotiofeno-1-dióxido
4. 2-heptanona
5. 2-metil-10-butanol
6. 2-nonanol
7. 3,5-bis(dimetoximetil)-1H-1,2,4-triazol
8. 3-metil-2,2-dimetoxiciclopentan-1-ona
9. 3-metoxi-5-metileno-2(5H)-furanona
10. Acido hexadecanoico
11. Docosano
12. Dotriacontano
13. Heptacosano
14. Heptadecano
15. Hexacosano
16. Hexadecano
17. Hexatriacontano
18. Hidroxi-3-metoxifeniletanol
19. Isopropil dodecanoato
20. Nonadecano
21. Octacosano
22. Octadecano
23. Pentadecano
24. Pentatriacontano
25. Tertratetracontano
26. Undecano

En el propóleo, 10 % de los compuestos son aceites volátiles, y predominan los sesquiterpenos en los aceites volátiles, seguidos por los compuestos aromáticos como el acetato de bencilo, benoato de bencilo, alcohol bencílico, monoterpenos, monoterpenoides, fenoles, alcanos de cadena larga, hidrocarburos, monoterpenos oxigenados, terpenoides, ésteres y alcoholes aromáticos oxigenados. El aroma y la

Apiterapia 101 para todos

significativa actividad biológica de los compuestos volátiles del propóleo le confieren importancia para la caracterización de esta resina.

Además de su presencia en la estructura de los panales, una parte significativa del propóleo también contiene cera. La cera contiene casi 300 compuestos, de los cuales más de 111 son compuestos volátiles:

TABLA 8. Principales compuestos volátiles del propóleo, géopropolis y cera.

1. (2Z,6E)-farnesol
2. (E)-nerolidol (antimicótico)
3. (Z)-etil cinamato
4. 1,2,3,4,4a,5,6,8a-octahidro-4a,8-dimetil-2-(1-metiletenil)-naftaleno (antibacteriano, antioxidante)
5. 1,8–cineol (antimicótico)
6. 1-(1,5-dimetil-4-hexenil)-4-metil-benceno (antibacteriano, antioxidante)
7. 2-metil-3-buteno-2-ol (antibacteriano)
8. 2-metoxi-4-vinilfenol (antibacteriano)
9. 3-metil-2-buteno-1-ol (antibacteriano, antioxidante)
10. 4-penten-1-il acetato (antibacteriano, antioxidante)
11. 4-terpineol (antibacteriano, antioxidante)
12. 5,6,7,8-tetrametilbiciclo (antibacteriano, antioxidante)
13. 6-metilheptil-5-en-2-ono (antibacteriano, antioxidante)
14. Acetato de 2-feniletilo
15. Acetofenona (antibacteriano)
16. Acido acético (antibacteriano, antioxidante)
17. Acido bencenopropanoico (ansiolítico)
18. Acido benzoico (antibacteriano)
19. Acido hexadecanoico (antibacteriano)
20. Acido palmítico (actividad repelente contra la abeja *Apis florea*)
21. Acoradieno (antibacteriano, antioxidante)
22. Alcohol bencílico (antibacteriano, antioxidante)
23. Alcohol cinamílico (antibacteriano)
24. Alcohol feniletílico (antibacteriano, antioxidante)
25. Alcohol sesquiterpeno (antibacteriano)
26. Apatulenol (antimicótico)
27. Benzaldehído (antibacteriano, antioxidante)
28. Benzoato de bencilo (antibacteriano)
29. Benzoato de etilo (antibacteriano, antioxidante)
30. Cadineno (antibacteriano)
31. Calameneno (antibacteriano, antioxidante)
32. Cariofileno
33. Cedreno (antibacteriano, antioxidante)
34. Cedrol (antibacteriano, antioxidante)
35. Decanal (antibacteriano, antioxidante)
36. Dihidroeudesmol (antibacteriano)
37. E-cariofileno (antimicótico)
38. Epi-biciclosesquifelandreno (antibacteriano, antioxidante)
39. Epicedrol (antibacteriano)
40. Espatulenol (antibacteriano)
41. Etilfenol (antibacteriano)
42. Eucaliptol (antibacteriano, antioxidante)
43. Eugenol (antibacteriano)
44. Exo-fenchol (antimicótico)
45. Farnesol (antibacteriano)
46. Fenantreno (antibacteriano, antioxidante)
47. Geraniol
48. Germacreno D-4-ol (antimicrobiano, antioxidante)
49. Guaiol (antibacteriano)
50. Heneicosano
51. Hept-4-en-3-ono (antimicrobiano, antioxidante)
52. Heptacosano
53. Heptadecano (antibacteriano, antioxidante)
54. Hexacosano
55. Hexacosano (actividad repelente contra la abeja *Apis florea*)
56. Junipeno (antibacteriano)
57. Ledol (antibacteriano)
58. Limoneno (antibacteriano, antioxidante)
59. Linalool (actividad repelente contra la abeja *Apis florea*)
60. Longipineno (ansiolítico)
61. Manool (antibacteriano)
62. Metileugenol (actividad repelente contra la abeja *Apis florea*)
63. Metoxiacetofenona (antibacteriano)

64. n-nonadecano (antibacteriano)
65. n-tricosano (antibacteriano)
66. Naftaleno
67. Nerolidol (ansiolítico, antibacteriano, antimicótico)
68. O-cimeno (antibacteriano, antioxidante)
69. Oxido de cariofileno (antibacteriano)
70. p-cimen-8-ol (antibacteriano)
71. Prenil-acetofenona (antibacteriano)
72. Selina-3,7(11) dieno (antimicótico)
73. Terpinen-4-ol (antimicótico)
74. Timol
75. Totarol (antibacteriano)
76. Trans-cariofileno (antimicótico)
77. Trans-verbenol (antibacteriano)
78. Trans-β-terpineol (antibacteriano)
79. Tricosano (actividad repelente contra la abeja *Apis florea*)
80. Vanilina (antibacteriano)
81. Viridiflorol (antibacteriano)
82. A-terpineno
83. A-terpineol
84. α-bisabolol (antibacteriano, antioxidante)
85. α-cadinol (antibacteriano)
86. α-copaeno (antimicótico)
87. α-eudesmol (ansiolítico)
88. α-longipineno (antibacteriano, antioxidante)
89. α-pineno (antibacteriano, antimicótico, antioxidante)
90. α–terpineno (antibacteriano)
91. α-terpineol (antibacteriano)
92. β-bourboneno (antibacteriano)
93. β-cariofileno (ansiolítico, antibacteriano, antimicótico)
94. β-eudesmol (ansiolítico, antibacteriano)
95. β-pineno (antibacteriano, antioxidante, antimicótico)
96. γ-cadineno (antibacteriano)
97. δ-cadineno (antibacteriano, antioxidante, antimicótico)
98. T-cadinol (antibacteriano)

Así, en todos los otros productos de la colmena, como los opérculos y la jalea real, podemos encontrar gran número de valiosos compuestos volátiles que explican la acción terapéutica del aire de colmena.

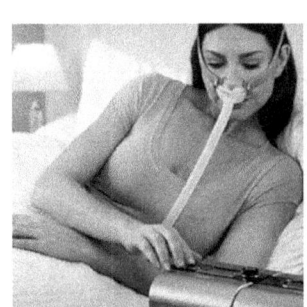
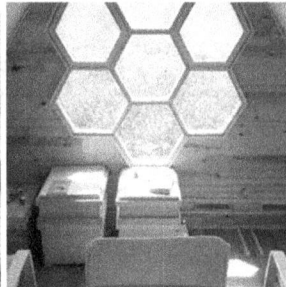
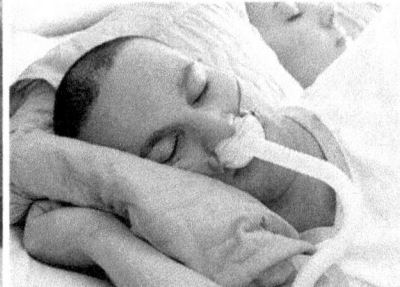

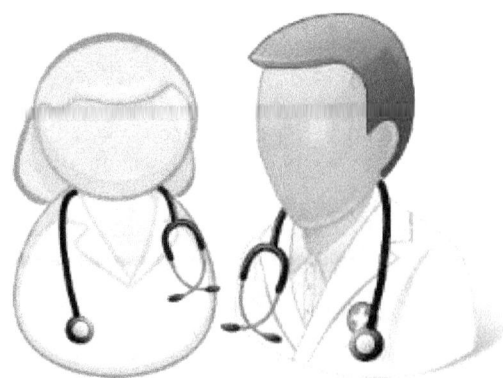

2. ALGUNAS APLICACIONES TERAPÉUTICAS DE LOS PRODUCTOS APÍCOLAS

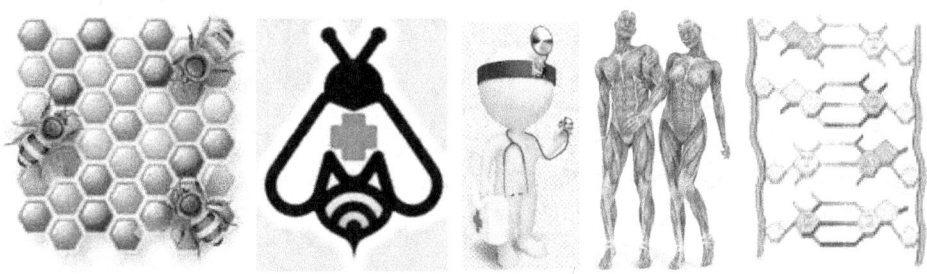

¿Sabía usted esto?:
- En el libro más antiguo de Medicina de la India, el *Yadyur Veda*, así como en el *Código de Manú*, se dice que es posible prolongar la vida humana hasta 500 años con una dieta regimentada de panal lleno de polen y miel.
- La incidencia de cáncer entre los apicultores es diez veces menor que en el resto de las profesiones y personas. Por ejemplo, los médicos y panaderos tienen una tasa de 2,0 y 3,0 por 100 000, respectivamente (los apicultores tienen solamente 0,3 por cada 100 000).
- Los pueblos primitivos rara vez tenían dientes cariados, pues la miel no es cariógena, a diferencia de los azúcares refinados.
- El propóleo forma anticuerpos para el combate del cáncer y tiene gran potencial de enzimas que destruyen las células cancerosas e inducen la apoptosis.
- La jalea real contiene gammaglobulina y posee la propiedad de restablecer el colágeno, lo que tiene gran interés en geriatría.
- Hipócrates (vivió 107 años), considerado el Padre de la Medicina, recomendaba el uso de la miel para prolongar la vida.
- Ambroïse Paré, Padre de la Cirugía Francesa y al que se deben la ligadura de las arterias y la cura racional de las heridas por armas de fuego, usaba en la primera mitad del siglo XVI el propóleo con fines médicos.
- El propóleo es capaz de inducir inhibidores virales cuyo mecanismo es análogo al interferón.
- La apitoxina, el propóleo, la jalea real y el polen estimulan el crecimiento del tejido óseo.
- Sólo 20 % de la reducción de la morbilidad y mortalidad en la población se deben a los avances de la Medicina, sino que son atribuidos a progresos en la tecnología y a la aplicación de legislaciones sanitarias.
- El propóleo es un bioestimulante antibiótico de amplio espectro, comparable en su efecto antiinfeccioso con el de la penicilina, la ampicilina y el cloranfenicol.
- El bocio y el VIH/SIDA son rarísimos entre los apicultores.
- Los productos de la colmena son valiosos inmunorreguladores e inmunoestimulantes.

- Cada año mueren en los EE.UU. (población > 300 millones) más de 400 000 personas por el uso de medicamentos aprobados por la FDA (Food and Drug Administration), 300 por reacción alérgica a la penicilina, 85 por rayos y 17 por picaduras de abejas. Pese a que 0,5–1,0 % de la población tiene reacción alérgica a las picaduras de abejas y 1,2–6,6 % es sensible al propóleo, hay apenas reportes de muerte por tratamientos con Apiterapia.
- Tenga **siempre** presente el principio general de la Apiterapia y de todas las Medicinas: *Primum non nocere* ("Lo primero es no hacer daño").

La información brindada en la primera parte, sobre la composición química de los quince productos apícolas, la actividad biológica de éstos y las formulaciones farmacéuticas, podría ser suficiente para la aplicación médica de estos productos en la práctica.

No obstante, habilité esta segunda parte del libro para facilitar esa tarea y dar a conocer aquellas aplicaciones terapéuticas más usadas y proporcionadas por la copiosísima literatura existente y que constituyen prácticamente ciencia constituida en Apiterapia. Omití, sin embargo, otras aplicaciones y formulaciones, pues me limité a escoger ejemplos ilustrativos. Véanse estas aplicaciones sólo a manera de ejemplo.

Una observación muy importante: antes de prescribir y aplicar cualquier producto, realice una prueba alérgica al paciente. Las personas alérgicas a las picaduras de abejas también son alérgicas al uso o aplicación de propóleo, miel, jalea real y polen. Esto se explica por las secreciones glandulares de las abejas, que se encuentran en los productos apícolas en forma de enzimas.

Incluso en personas no alérgicas, conviene probar su tolerancia al producto. Las mieles y pólenes adquieren las propiedades de las plantas visitadas por las abejas, y debemos asegurarnos de que la miel o el polen específico que va a tomar el paciente no fue elaborado a partir de una planta tóxica. Con el propóleo pasa algo parecido; la composición varía enormemente en dependencia de qué fuentes vegetales están alrededor de la colmena: de ahí que no todos los propóleos tengan cafeato de prenilo (CAPE), que ha sido identificado como un alérgeno de contacto.

Otro aspecto importante es tener en cuenta la calidad del producto. Por ejemplo, no todos los propóleos, mieles y pólenes tienen acción bactericida contra todos los microorganismos señalados. Por eso nunca está de más -excepto en emergencias- hacer primero bioensayos.

Antes de pasar al tratamiento específico de las principales enfermedades, tenga en cuenta lo siguiente:

- La Apiterapia es una Medicina Complementaria y Alternativa que no es aceptada aún por muchas asociaciones y colegios médicos. Por eso pídale al paciente que llene junto con usted un modelo similar al que presentamos a continuación elaborado por la American Apitherapy Society, y trate de involucrar al médico y a la familia del paciente para que le provean información y de paso aprendan Apiterapia.
- Es importante tomar en consideración el conocimiento de los médicos y enfermeros. Los médicos reciben un entrenamiento insustituible sobre Anatomía, Fisiología, Patología, Bioquímica, Farmacología y otros temas que les permiten hacer un mejor diagnóstico, prognosis, tratamiento y acción preventiva de las

enfermedades, conocen la interacción entre los medicamentos y lo ideal sería que todos los médicos fueran apiterapeutas y que todos los apiterapeutas fueran médicos. Al no ser médicos, los apiterapeutas no están calificados para hacer diagnósticos sin supervisión.

- Antes de iniciar cualquier tratamiento apiterapéutico, conozca bien la anamnesis sobre el paciente, es decir, su historia clínica, todos sus signos, síntomas y síndromes, qué alergias padece, qué medicamentos está tomando y qué hábitos alimentarios y de vida tiene, cuáles son las posibles complicaciones que puede presentar asociadas con otros padecimientos. Si se va a usar apitoxina, es importante que usted le pregunte sobre otros suplementos, drogas (nicotina, alcohol, cocaína, anfetaminas, etc.), sustancias y medicamentos que está utilizando, principalmente anticoagulantes, trombolíticos y β–bloqueadores. Tenga preparada una lista impresa de los principales β–bloqueadores (saque copias de la lista que incluyo en el capítulo sobre apitoxina en este libro) para conocer bien cuáles productos apícolas y procedimientos utilizar. Consulte **drugs.com** en caso de duda.

- Establezca una excelente relación apiterapeuta-paciente. Escuche con motivación al paciente, conozca lo más posible sobre él y los factores que habitualmente atenúan o agravan los síntomas. Hable todo el tiempo con el paciente, principalmente durante el tratamiento; recuerde que todas las enfermedades son psicosomáticas y que la palabra, la empatía y los pensamientos positivos ayudarán siempre en cualquier tratamiento y usando Apiterapia o cualesquiera procedimientos complementarios, alopáticos, homeopáticos u otros.

- Si va a usar picaduras o micropicaduras de abejas, stipers e inyecciones de apitoxina en determinados puntos de acupuntura (apipuntura), coloree previamente dichos puntos usando un marcador con tinta lavable o simplemente un bolígrafo. Esté bien preparado para los procedimientos: Tenga a mano el autoinyector de epinefrina, algún antihistamínico, el Therapik, algodón, vendajes, paños húmedos y, en general, toda la parafernalia requerida para una efectiva y agradable sesión de Apiterapia. No deje de realizar la prueba alérgica.

- Si las leyes actuales de su país no contemplan el pago de honorarios por los tratamientos con Apiterapia, sea altruista y recuerde que tampoco las abejas cobran por el trabajo que han venido realizando durante 100 millones de años. No obstante, nada le impide al paciente pagar por las abejas utilizadas y los demás productos apícolas y apiterapéuticos.

- Pídale al paciente que, el día antes de comenzar el tratamiento con Apiterapia, haga un ayuno con abundante agua, té verde o zumo diluido de frutas ácidas, vinagre de manzana y vegetales para limpiar el organismo y desintoxicarlo.

- Cada paciente es un ente distinto y por eso decimos que tratamos enfermos, no enfermedades. El producto o tratamiento que fue efectivo en miles de pacientes, puede ser inefectivo e incluso dañino en otros, por lo que nunca está de más tener esto presente, y como ya mencioné antes, realizar pruebas alérgicas y tener toda la información preliminar sobre el paciente, su anamnesis o historia clínica, qué medicamentos está tomando y cuáles son sus hábitos de vida. Informe bien al paciente sobre las expectativas reales del tratamiento.

- Usted se va a encontrar casos en que el tratamiento funciona perfectamente durante un tiempo, pero después pueden ocurrir reacciones negativas, principalmente en los tratamientos con apitoxina. Esto no es frecuente, pero puede ocurrir. Ni los productos apiterapéuticos ni ningún medicamento o producto son panaceas, siempre hay un margen de inefectividad e incluso de reacciones negativas para cualquier producto y medicina en un número de personas.

- Si las personas tomaran abundante agua, se alimentaran bien, mantuvieran una actividad física diaria y pudieran evitar el estrés, los médicos tendrían mucho menos trabajo. Insista con sus pacientes que, para que la Apiterapia sea realmente efectiva, es importante que beban abundante agua (no menos de ocho vasos al día), que eliminen las adicciones al tabaco, alcohol y otras sustancias, que caminen y se ejerciten, que tomen vitaminas y coman abundantes vegetales y frutas, que duerman suficientes horas, que mantengan una vida psicológica y afectiva lo más sana posible. El resto lo harán usted y las abejas: usted con su tiempo, conocimientos y dedicación; las abejas, con cientos de horas de trabajo y con el sacrificio de su vida para que el paciente tenga apitoxina inoculada en su cuerpo.

- No deje de aprender de sus pacientes y de otros colegas. Lea la información científica más reciente sobre Apiterapia, participe en los grupos de discusión sobre Apiterapia en Internet, pregunte a sus colegas y, sobre todo, enseñe a los demás. La Apiterapia –al igual que cualquier rama o paradigma de la Medicina- es un arte y por tanto no existen verdades absolutas y definitivas en el arte de curar. Y nunca experimente con sus pacientes, excepto si le han dado su consentimiento escrito para ello y usted ha tomado todas las precauciones posibles.

- Tenga presente que la Apiterapia es una Medicina Complementaria, poco conocida y reconocida por la mayoría de las personas. Eso implica que usted ha escogido un camino donde la soledad, la incomprensión y el escarnio van a ser más frecuentes que el reconocimiento y el apoyo. Afortunadamente, decenas de Medicinas Complementarias y Alternativas se han popularizado en las últimas décadas, desde la Medicina Tradicional China hasta el Ayurveda y la Quiropráctica, así que los practicantes de la Apiterapia tienen ahora mucha más aceptación científica y social que en los tiempos no lejanos de Filip Terč y otros pioneros. Esto es una motivación más para ser compasivos y solidarios con colegas y pacientes.

- La mayor resistencia al conocimiento de medicinas complementarias como la Apiterapia viene de profesionales que son ignorantes, aunque aparenten ser muy cultos y hayan acumulado enormes conocimientos, y de aquellos enceguecidos por la arrogancia, la vanidad, el dogmatismo, el miedo y la codicia.

- La calidad de los productos apiterapéuticos está directamente relacionada con las propiedades biológicas y medicinales de las fuentes vegetales y de la salud de las propias abejas. Por ejemplo, la miel de manuka (*Leptospermum* sp.) y el propóleo de mangle rojo cubano (*Rhizophora mangle*) o de tola (*Baccharis dracunculifolia*) serían magníficos para tratar una úlcera infectada, pero si lo que tiene a mano es solamente miel del supermercado y propóleo genérico, también va a tener buenos resultados con éstos.

- Motive a otros profesionales y a universidades, sociedades científicas y a diferentes entidades y personas sobre las virtudes de la Apiterapia. Una buena vía puede ser participando en Bees for Life – World Apitherapy Network, un grupo que busca asistir a las poblaciones más necesitadas mediante la Apiterapia y los productos apícolas, de la misma forma que Médicos Sin Fronteras, la Cruz Roja, los grupos de ayuda a víctimas de adicción, abuso, enfermedades, etc., actúan en cada país. Además, hágase miembro de alguna de las asociaciones nacionales de Apiterapia y participe de Foros de Discusión en Internet, eventos científicos, reuniones y cursos.

- Los productos apícolas tienen **acción sinérgica**, es decir, que hay medicamentos alopáticos cuya acción aumenta con el uso de productos apícolas, como es el caso de la acción de los antibióticos y citostáticos con la ingestión de propóleo o miel. En otros casos, está absolutamente prohibido el uso de ciertos medicamentos cuando se aplica Apiterapia, como es el caso de ß–bloqueadores cuando se va a usar apitoxina. En general, los corticoides, interferón y otros medicamentos deben irse reduciendo a medida que la persona encuentra mejoría con la Apiterapia, ya que estos fármacos a veces interfieren y tienen efectos colaterales dañinos que se van eliminando con el uso de productos apícolas y una dieta sana.
- Convierta todos los productos apícolas en parte de la dieta de las personas, incluso si en esta parte del libro se mencionan solamente uno o dos productos para determinado tratamiento. Si para una enfermedad o trastorno recomiendo, digamos, picaduras de abejas o propóleo, el énfasis es en esos productos, pero debemos incluir además miel, jalea real, polen, jalea real, pan de abejas, larvas de zánganos, etc., en la dieta de la persona, excepto si está específicamente contraindicado. Los productos apícolas se complementan, coadyuvan en forma sinérgica y todos tienen valiosas propiedades inmunoestimulantes, antibióticas, antiinflamatorias, nutritivas y otras que ayudan al proceso de recuperación del paciente.

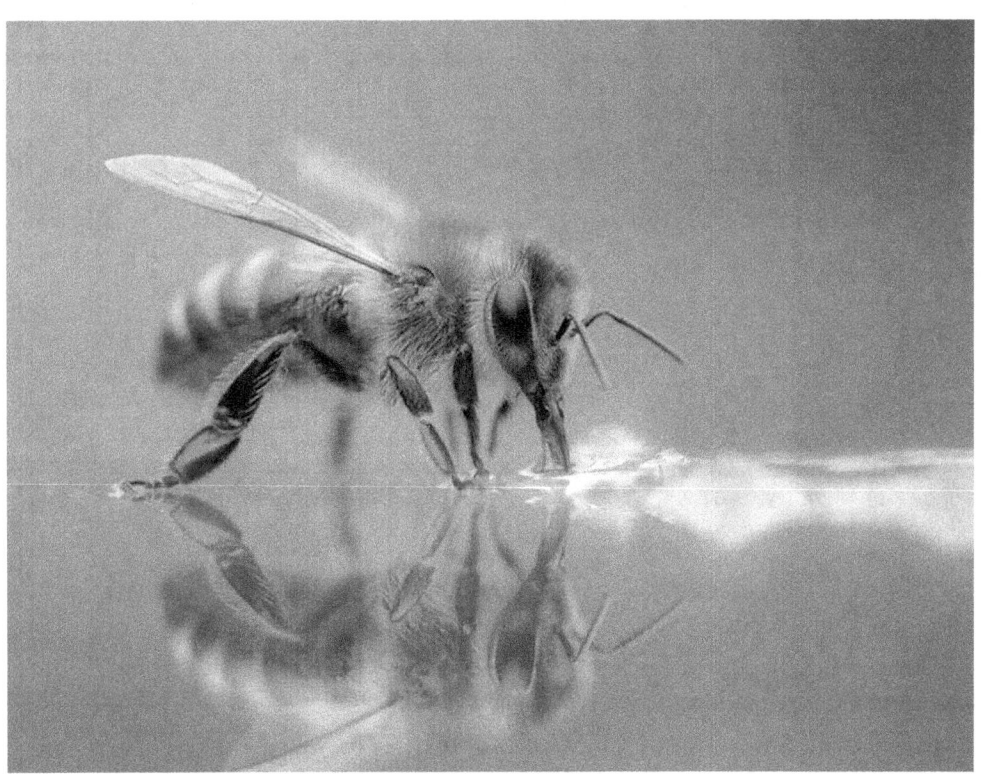

CONSENTIMIENTO INFORMADO PARA TRATAMIENTO DE APITERAPIA*

APITERAPIA es el arte y ciencia de hacer uso terapéutico de los productos de la colmena, tales como la miel, polen de las abejas, propóleo, jalea real, larvas de zánganos, miel de meliponas, géopropolis, pan de abejas, aire de la colmena, opérculos, hidromiel, miel de rocio o mielada, abejas enteras, cera y veneno de abejas. La efectividad máxima depende en gran parte de la relación de confianza entre el **Apiterapeuta** y quien recibe la **APITERAPIA**, llamado aquí el **Cliente**. Ambas partes deben reconocer la necesidad de cooperar y trabajar juntos en lo siguiente.

Yo, el Cliente, entiendo que:
- La **APITERAPIA** afecta a todo el cuerpo, incluyendo mente y espíritu, en forma holística;
- La **APITERAPIA** no es un tratamiento aún aprobado por las instituciones médicas, reguladoras o científicas oficialmente reconocidas en el país;
- No existen protocolos establecidos claramente para los tratamientos de **APITERAPIA**;
- Las complicaciones de la **APITERAPIA** incluyen erupciones, inflamación, moretones, infección, aumento temporal del dolor y reacciones alérgicas que van desde irritación o erupción cutánea hasta choque anafiláctico y muerte;
- Las picaduras de abejas son dolorosas.

El Apiterapeuta me ha explicado el procedimiento previsto. Yo he recibido una explicación clara y general de los riesgos inherentes en este tratamiento de **APITERAPIA** y sus posibles consecuencias adversas, incluyendo la muerte. Yo he discutido estos temas con el **Apiterapeuta** y estoy satisfecho(a) de que la explicación ha sido comprensible y completa y que ha respondido adecuadamente a mis dudas. Confío en que tengo la información necesaria para entender los riesgos y beneficios del procedimiento, de modo que yo pueda dar mi consentimiento. **El Apiterapeuta** no me ha dado garantías o promesas de ningún tipo acerca de la seguridad, eficacia o resultados del tratamiento. **Le he dado al Apiterapeuta** toda la información clara, sincera y completa sobre mi historia clínica, incluyendo problemas, tratamientos y medicamentos. (Por ejemplo, no pueden aplicarse picaduras de abejas con seguridad a personas que estén tomando ß-bloqueadores, ya que hacen inefectivo el antídoto al choque anafiláctico, principal riesgo del tratamiento con veneno de abejas.) En caso de que yo empiece a manifestar signos de reacción alérgica significativa, autorizo al **Apiterapeuta** a administrar epinefrina, antihistamínicos o ambos. **He sido informado(a) que las alternativas a la APITERAPIA** pueden incluir cirugía, medicación, masaje, manipulación de la columna vertebral, tratamiento y consulta médica, así como un régimen de dieta y ejercicio. Pese a tener conocimiento de estas alternativas, he elegido proseguir con la **APITERAPIA** para aliviar el dolor, tener mayor bienestar o mejorar mi condición física.

Mediante la firma de este acuerdo, doy este consentimiento para recibir tratamiento de **APITERAPIA** y libero al **Apiterapeuta** de responsabilidad por cualquier daño que pueda causarme y me comprometo a no demandarlo en caso de un resultado inefectivo, inadecuado o adverso (lo que significa cualquier cambio o empeoramiento de mi condición). Entiendo que estoy en el derecho de recibir una copia de este consentimiento cuando sea ejecutado.

Yo, el Apiterapeuta, afirmo que he explicado completa y francamente los riesgos y beneficios de la **APITERAPIA** y dedicaré mis mejores esfuerzos a administrarla de modo apropiado en base a mi entrenamiento, experiencia y buen juicio.

POR TANTO, en consideración de sus compromisos mutuos y en base a sus obligaciones recíprocas, **Apiterapeuta** y **Cliente** señalan que ambos han leído y comprendido este documento, afirman las declaraciones que han realizado y evidencian su aceptación de los anteriores términos firmando a continuación.

Firmado y sellado este día ____ del mes de _____ de 20 ___, a la hora____.

Cliente _____   Apiterapeuta _____

*Adaptado del *Journal of the American Apitherapy Society* 10(1):9, 2003

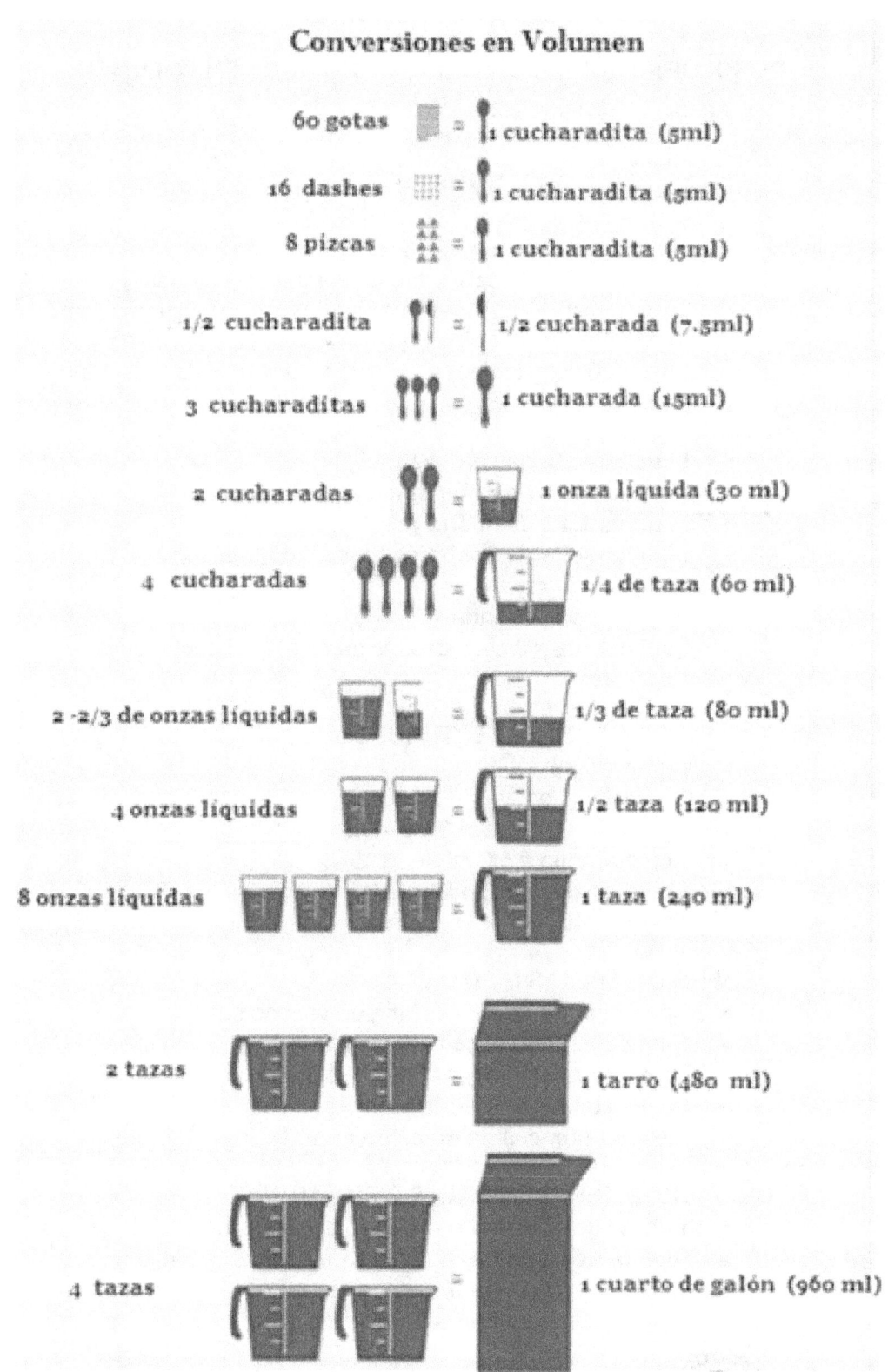

POSOLOGÍA: EQUIVALENTES APROXIMADOS EN VOLUMEN Y PESO

JALEA REAL
- **1 cucharadita de café** = 5500 mg

MIEL
- **1 cucharadita de café** = 8,0 g = 5 mL = 22 calorías
- **1 cucharada** (3 cucharaditas) = 24,0 g = 1,0 onza = 15 mL = 64 calorías
- **1 taza** (16 cucharadas) = 384,0 g = 250 mL = 1031 calorías

POLEN
- **1 cucharadita de café rasa** = 5,0 g
- **1 cucharadita de café colmada** = 8,0 g
- **1 cucharadita de postre rasa** = 10,0 g
- **1 cucharadita de postre colmada** = 15,0 g
- **1 cucharada rasa** = 15,0 g
- **1 cucharada colmada** = 24,0 g
- **1 cucharada** = 3 cucharaditas de café = 1,5 cucharadita de postre

PROPÓLEO TINTURA O EXTRACTO
- **1 gota** = 0,05 mL
- **1 gotero** (20 gotas) = 1,0 mL
- **1 gotero de tintura al 30%** = 0,3 g de propóleo puro
- **1 cucharadita** = 5,0 mL
- **1 cucharada** = 15,0 mL
- **1 taza** = 240 mL

VENENO DE ABEJAS (APITOXINA)
- **1 picadura de abeja** = 0,1 mg de veneno seco
- **1 mg de veneno seco** = 10 picaduras
- **1 g de veneno seco** = 10 000 picaduras
- **Dosis letal** = @ 600 picaduras (en un adulto)
- **Riesgo potencial de reacción anafiláctica** = 1/150 500

UNIDADES INTERNACIONALES DE VITAMINAS
- **1000 UI de vitamina A** = 600 µg de β-caroteno
- **1000 UI de vitamina C** = 50 mg de ácido L-ascórbico
- **1000 UI de vitamina D** = 25 µg de colecalciferol
- **1000 UI de vitamina E** = 667 mg de acetato de d-α-tocoferol

Apiterapia 101 para todos

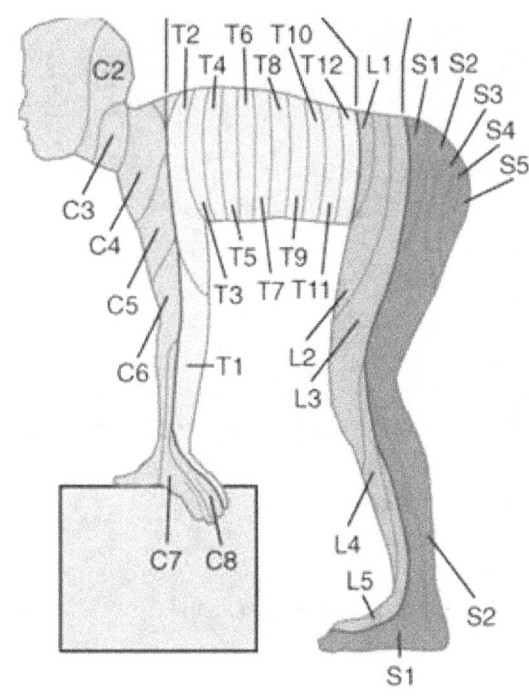

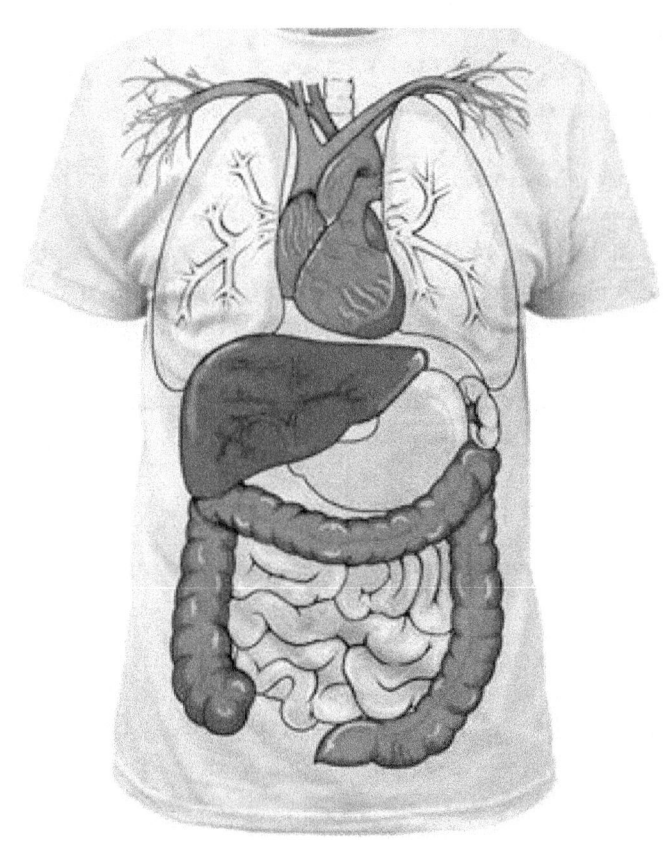

ANGIOLOGÍA

Endarteritis
- Larvas de zánganos liofilizadas oral.
- Miel 350 g + ajo (*Allium sativum*) pelado y machacado 250 g oral. Se mezcla bien y se deja reposar una semana. Una cucharada 40 minutos antes de las comidas, 3 veces al día, durante 1-2 meses.
- Veneno (0,1 mg), vía parenteral.

Fístulas posquirúrgicas
- Miel, se aplica directamente en la lesión 2 veces al día después de limpiar con suero fisiológico.
- Propóleo extracto o crema al 20 %, tópico.

Gangrenas secas
- Propóleo solución alcohólica al 10 %, tópico.
- Propóleo ungüento al 20 %.

Lesiones abiertas en diabéticos
- Miel, se aplica directamente en la lesión 2 veces al día después de limpiar con suero fisiológico.
- Pan de abejas y polen oral y tópico.
- Propóleo extracto o crema al 20 %, tópico.

Tromboflebitis (trombosis venosa), accidente cerebrovascular trombótico
- Larvas de zánganos, crema en área de los riñones.
- Miel + propóleo tópico en áreas afectadas.
- Veneno picaduras, solamente si no hay intervención con otros anticoagulantes o trombolíticos y bajo vigilancia médica para prevenir embolismo u otra complicación del accidente cerebrovascular.
- Veneno liofilizado 0,1 mg en tabletas para electroforesis.

Úlceras arteriales
- Miel, se aplica directamente en la lesión 2 veces al día después de limpiar con suero fisiológico.
- Miel de mielada tópica.
- Pan de abejas y polen oral y tópico.
- Propóleo extracto o crema al 20 %, tópico.

Úlceras en pacientes falcémicos ("sicklémicos")
- Miel, se aplica directamente en la lesión 2 veces al día después de limpiar con suero fisiológico.
- Miel de mielada tópica.
- Pan de abejas y polen oral y tópico.
- Propóleo extracto o crema al 20 %, tópico.

Úlceras flebostáticas o varicosas de las extremidades inferiores
- Miel, se aplica directamente en la lesión 2 veces al día después de limpiar con suero fisiológico.
- Miel de mielada tópica.
- Pan de abejas y polen oral y tópico.
- Propóleo oral y tópico.
- Propóleo al 20-30 % en aceite de girasol, aplicación en emplastos de gasa.
- Propóleo aerosol (1:2); después se coloca una venda impregnada de pomada o de solución de propóleo (1:2 ó 1:3 en novocaína al 1 % o en agua destilada).
- Propóleo ungüento al 10-30 %.
- Propóleo tintura (10 g de propóleo en 300 mL de etanol de 90 °) 77 mL + bálsamo del Perú 15 g + ácido bórico 1 g + tintura de árnica 5 mL + clorhidrato de acriflavina al 10 % (2 mL), tópico.
- Propóleo tintura al 3-5 %, tópico. Además, propóleo ungüento al 10 % en base hidrófila o vasolanolina.

Úlceras por decúbito (escaras de posición)
- Miel (1 cucharadita) + papa (*Solanum tuberosum*) cruda finamente rallada (medio vaso); se aplica la mezcla en un trozo de gasa (una capa muy gruesa de mezcla) sobre la úlcera y se fija con un esparadrapo, por lo menos 2 horas; se pueden poner los emplastos varias veces al día y aplicar por la noche ungüento de propóleo.
- Miel, se aplica directamente en la lesión 2 veces al día después de limpiar con suero fisiológico.
- Pan de abejas y polen oral y tópico.
- Propóleo aerosol y en talco al 10 % (90 % de talco secativo inerte), 1 vez al día, durante 16-54 días.
- Propóleo extracto al 20-30 % en aceite de girasol. Se calienta a 60-70 °C durante 1 hora y después se filtra. Se aplica como emplasto de gasa, además de las soluciones alcohólicas de propóleo.

Úlceras postraumáticas y postrombóticas
- Miel, tópica.
- Miel de mielada tópica.
- Pan de abejas y polen oral y tópico.
- Propóleo tintura (10 g de propóleo en 300 mL de etanol de 90 °) 77 mL + bálsamo del Perú 15 g + ácido bórico 1 g + tintura de árnica 5 mL + clorhidrato de acriflavina al 10 % (2 mL), tópico.

Úlceras tróficas de las extremidades inferiores
- Miel, se aplica directamente en la lesión 2 veces al día después de limpiar con suero fisiológico.
- Miel de mielada tópica.
- Pan de abejas y polen oral y tópico.
- Propóleo aerosol (1:2); después se coloca una venda impregnada de pomada o de solución de propóleo (1:2 ó 1:3 en novocaína al 1 % o en agua destilada).
- Propóleo ungüento al 10-30 %.

- Propóleo tintura al 5 %, tópico.
- Propóleo tintura (10 g de propóleo en 300 mL de etanol de 90 °) 77 mL + bálsamo del Perú 15 g + ácido bórico 1 g + tintura de árnica 5 mL + clorhidrato de acriflavina al 10 % (2 mL), tópico.

Várices
- Miel (350 g) + ajo pelado y machacado (250 g) oral. Se mezcla bien y se deja reposar una semana. Una cucharada 40 minutos antes de las comidas, 3 veces al día, durante 1-2 meses.
- Polen oral.
- Propóleo, ungüento, 2 veces al día.
- Veneno, ungüento, 2 veces al día.
- Veneno apipuntura en los puntos BP4, BP6, BP9, CS6, E30, E32, E36, E40, E42, E44, H2, H4, H,8, H13, R6, R7, TR5, V22, V23, V31, V32, V33, V36, V40, V57, V60, V62, VB25, VB30, VB32, VB34, VB39, VB40, VB41, VG4, VG14.

CARDIOLOGÍA Y ENFERMEDADES CEREBROVASCULARES

Afecciones de los vasos cerebrales
- Jalea real liofilizada (10 mg) tabletas, media tableta bajo la lengua 2 veces al día durante 20-30 días.
- Jalea real, 1 cucharadita sublingual en las mañanas durante 1–2 meses.
- Miel + jalea real oral.
- Miel de acacia (100 g) + propóleo extracto al 30 % (20 g) + ajo molido (400 g) + etanol de 96 ° (200 mL). Mezcle el ajo y el alcohol, déjelo 20 días en un frasco ámbar en un lugar fresco, lejos de la luz, bien tapado. Filtre por una tela y deje reposar el líquido en el mismo lugar 3 días más. Agregue la miel y el extracto de propóleo y homogenice la mezcla. Se toma la siguiente cantidad de gotas antes de cada comida hasta que se acabe el frasco:

Días:	1	2	3	4	5	6	7	8	9	10	11	12	13	14	15	16	etc.
Gotas AM:	1	4	7	10	13	**15**	12	9	6	3	**25**	1	4	7	10	13	etc.
Gotas M:	2	5	8	11	14	14	11	8	5	2	**25**	2	5	8	11		
Gotas PM:	3	6	9	12	**15**	13	10	7	4	1	**25**	3	6	9	12		

- Miel (350 g) + ajo machacado (250 g); mezcle bien y déjela reposar una semana; 1 cucharada 40 minutos antes de las comidas, 3 veces al día durante 1-2 meses.
- Polen o pan de abejas + propóleo, oral.

- Veneno apipuntura en los puntos BP4, BP6, C3, C7, CS3, CS6, CS7, E36, E40, H13, H14, ID3, ID6, IG4, IG10, IG11, P1, P7, TR5, TR14, V10, V11, V13, V14, V15, V22, V23, V43, V60, VB20, VB21, VC12, VC17, VG14, VG20.

Angina de pecho e isquemia cardiaca
- Jalea real, 1 cucharadita sublingual en las mañanas durante 1–2 meses.
- Jalea real liofilizada tabletas (10 mg), 2-4 tabletas diarias bajo la lengua, 3-4 semanas.
- Miel (350 g) + ajo machacado (250 g); mezcle bien y déjela reposar una semana; 1 cucharada 40 minutos antes de las comidas, 3 veces al día durante 1-2 meses.
- Polen o pan de abejas + propóleo, oral.
- Veneno, inyecciones intradérmicas pericardiales, I-1 a I-10. Además de las variables ante-

    riores, dar al paciente vitamina E, incluso como tratamiento preventivo.
- Veneno apipuntura en los puntos BP4, BP6, C3, C7, CS3, CS6, CS7, E36, E40, H13, H14, ID3, ID6, IG4, IG10, IG11, P1, P7, TR5, TR14, V10, V11, V13, V14, V15, V22, V23, V43, V60, VB20, VB21, VC12, VC17, VG14, VG20.

Ateroesclerosis de grandes vasos y extremidades
- Jalea real liofilizada tabletas (10 mg), media tableta bajo la lengua 2 veces al día durante 20-30 días.
- Miel de acacia (100 g) + propóleo extracto al 30 % (20 g) + ajo molido (400 g) + etanol de 96 ° (200 mL). Mezcle el ajo y el alcohol, déjelo 20 días en un frasco ámbar en un lugar fresco, lejos de la luz, bien tapado. Filtre por una tela y deje reposar el líquido en el mismo lugar 3 días más. Agregue la miel y el extracto de propóleo y homogenice la mezcla.

    Se toma la siguiente cantidad de gotas antes de cada comida hasta que se acabe el frasco:

Días:	1	2	3	4	5	6	7	8	9	10	11	12	13	14	15	16	etc.
Gotas AM:	1	4	7	10	13	**15**	12	9	6	3	**25**	1	4	7	10	13	etc.
Gotas M:	2	5	8	11	14	14	11	8	5	2	**25**	2	5	8	11		
Gotas PM:	3	6	9	12	**15**	13	10	7	4	1	**25**	3	6	9	12		

- Veneno (0,1 mg), vía parenteral.
- Veneno, inyecciones intradérmicas pericardiales, I-1 a I-10.
- Veneno apipuntura en los puntos BP4, BP6, CS 5, CS6, E8, E36, E40, ID3, IG4, P7, R6, R7, TR5, TR8, TR9, V43, V62, VB14, VB15, VB21, VB34, VB39, VG12, VG14, VG20.

Además de los tratamientos anteriores, incluir en la dieta del paciente aceite de oliva, ajo; col, brócoli y coliflor crudos, quesos y lácteos, y (si no se incluye el veneno como tratamiento) tomar una aspirina diaria.

Cardiopatía arteriosclerótica
- Miel + jugo de cebolla (*Allium cepa*) oral diariamente.
- Miel (3 cucharadas) + sopa con levadura de cerveza (1 cucharada), para sustituir comidas.
- Veneno, inyecciones intradérmicas pericardiales, I-1 a I-10.

Embolia (profilaxis y tratamiento)
- Jalea real liofilizada tabletas (10 mg), durante 2-3 meses.
- Miel, 60-90 g/día (1 cucharada, 3 veces al día) durante 3-4 meses.
- Polen, 1-2 a 4-6 cucharaditas al día antes de las comidas, disuelto en jugo de frutas o agua tibia, durante 2-3 meses.
- Propóleo natural o en solución hidroalcohólica (en etanol de 70 °) al 20 %, 20 gotas en agua tibia, 2 veces, 30 minutos antes de las comidas.
- Veneno picaduras de abejas (reducir dosis si aparece leucocitosis, más de $10x10^9$ g/L) o ungüento de veneno.
- Veneno tabletas con 0,1 mg, en electroforesis; frotación de zonas afectadas con ungüento de veneno.

Los anteriores tratamientos son combinados.

Espasmo de los vasos coronarios y cerebrales
- Jalea real liofilizada tabletas (10 mg), media tableta bajo la lengua 2 veces al día por espacio de 20-30 días.

Hipertensión arterial
- Abejas enteras oral.
- Jalea real oral, 20-30 mg/día con miel.
- Larvas de zánganos liofilizadas oral.
- Miel + zanahoria + jugo de remolacha + rábano (1:1:1:1). 1 cucharadita antes de las comidas, 3 veces al día, durante 1-2 meses. Conserve la mezcla en un lugar frío.
- Propóleo tintura al 10 %, 40-60 gotas 3 veces al día (2-6 mg/kg de peso corporal/día), con polen o pan de abejas.
- Veneno apipuntura en los puntos BP6, C3, C7, CS3, CS6, CS7, E8, E14, E36, E40, H13, H14, ID3, IG4, IG11, TR5, TR14, V10, V11, V13, V14, V15, V22, V23, V43, V60, VB20, VB21, VC12, VC17, VG14, VG20.

Además, suplementar la dieta con aceite de pescado, vitamina A y 260 mg/día de magnesio.

Hipertonías
- Jalea real liofilizada tabletas (10 mg), una tableta bajo la lengua 3 veces al día durante 20-30 días.
- Miel con zumos de frutas o de hortalizas.

Insuficiencia cardiaca crónica, arritmia
- Abejas enteras oral.
- Miel + jalea real + polen, 1 cucharada sublingual antes del desayuno y almuerzo.
- Pan de abejas, ½ cucharada 3 veces al día, antes de las comidas.

- Veneno, inyecciones intradérmicas pericardiales, I-1 a I-10. Además, suplementar la dieta con ajo.
- Veneno apipuntura en los puntos BP4, BP6, C3, C5, C7, C9, CS6, CS7, E36, E40, IG4, IG10, IG11, TR5, V10, V11, V14, V15, V22, V23, V43, V60, VB20, VB21, VC12, VC14, VC17, VG14, VG20.

Miocarditis
- Miel, 1 cucharada antes de las comidas.
- Polen, 1 cucharada por las mañanas con jugo o líquidos.
- Veneno, 0,002 mg/kg de peso, inyectado por vía cutánea en días alternos durante 30 días. Además, jalea real oral, 30 mg al día/kg de peso.

CIRUGÍA

Anestesia local
El propóleo al 0,25 % tiene un efecto anestésico 3,5 veces mayor que la cocaína, 52 veces mayor que la novocaína y en solución al 1 %, es 4 veces más eficaz que la procaína. Esta solución determina una anestesia durante 12,5 minutos.
- Propóleo solución alcohólica al 30 % en electroforesis (anestesia durante 40-45 minutos) o simplemente tópica.

Cicatrices con queloides
- Miel, tópica.
- Propóleo, tópico, en días alternos a las picaduras de abejas.
- Veneno, inyecciones profundas si la cicatriz es profunda.
- Veneno, picaduras en puntos dolorosos de la cicatriz y alrededor de ésta, 3 veces/semana.
- Veneno, ungüento, en días alternos a las picaduras.

Cicatrización de heridas
- Miel, tópica.
- Miel (80 g) + manteca de cacao (20 g), ungüento.
- Miel (65 g) + aceite de pescado vitaminado (35 g) + agua destilada (1,5 g) + lactato de etacridina (0,3 g) (ungüento de Konkov).
- Miel (62 g) + aceite de pescado (33,5 g) + brea de abedul (3 g) + agua destilada (1,2 g) + lactato de etacridina (0,3 g) (ungüento de Konkov).
- Miel (65 g) + acetato de retinol (vitamina A) en solución oleosa (30 g) + brea de abedul (3 g) + agua destilada (1,2 g) + lactato de etacridina (0,3 g) (ungüento de Konkov-Frenkel).
- Propóleo extracto blando + sábila (*Aloe vera* o *A. barbadensis*), 1:10 (v/v), aplicación tópica. Conservar la mezcla en frascos a temperatura ambiente (20 °C) por un máximo de 10 días.

Esta mezcla tiene una eficacia cicatrizante superior a la furazolidona, yodo-polivinil-pirrolina, óxido rojo de mercurio- ácido bórico-sábila, combinación bacitracina-

polimixina- neomicina, y al propóleo y la sábila por separado. El propóleo evita la oxidación del extracto de sábila.
- Propóleo solución 1:2 ó 1:3 en irrigación aerosólica y propóleo pomada al 20 % en capas delgadas de venda que es cambiada en días alternos.

Desinfección de área e instrumental quirúrgico
- Propóleo solución hidroalcohólica al 1 % (igual resultado que con soluciones de hibitane al 0,5 %).

Fístulas del recto (postoperatorio)
- Propóleo ungüento al 10 %, durante 10 días.

Fisuras anales (postoperatorio)
- Propóleo ungüento al 10 %, durante 10 días.

Hemorroides (postoperatorio)
- Propóleo ungüento al 10 %, durante 10 días.

Heridas
- Hidromiel tópico.
- Miel, tópica, se coloca encima una gasa estéril.
- Miel de meliponas tópica.
- Opérculo tópico.
- Pan de abejas tópico.
- Polen tópico.
- Propóleo aerosol al 3 % (en 95 % de etanol), durante 5 días.
- Propóleo ungüento al 20 %, en una venda luego de limpiar la superficie con peróxido de hidrógeno y secar con algodón.

Heridas infectadas
- Hidromiel tópico.
- Miel tópica, se coloca encima una gasa estéril.
- Miel al 30 % en agua destilada, baños locales a 32 °C durante 20-30 minutos, 2 veces al día.
- Miel de meliponas tópico.
- Opérculo tópico.
- Pan de abejas tópico.
- Propóleo ungüento al 30 %, vendas impregnadas en el ungüento y cambiarlas diariamente.
- Propóleo pomada al 15 %, 2 veces al día.

DERMATOLOGÍA Y QUEMADURAS

Acné
- Larvas de zánganos liofilizadas oral y tópico.
- Miel (1 cucharadita) + papa cruda finamente rallada (medio vaso); se aplica la mezcla en un trozo de gasa (una capa muy gruesa de mezcla) sobre la piel y se fija con un esparadrapo, por lo menos 2 horas. Se pueden poner los emplastos varias veces al día, y aplicar por la noche ungüento de propóleo.
- Miel (1 cucharadita) + maravilla (*Calendula officinalis*) loción (1 cucharadita) + agua tibia (1 vaso). Compresas.
- Miel (media cucharadita) + hojas de salvia (*Salvia officinalis*) en infusión (eche 1 cucharada de hojas de salvia en 1 vaso de agua hirviendo, déjelo a fuego muy lento durante 5 minutos, deje reposar tapado 30-40 minutos y cuélelo). Con la infusión tibia se hacen compresas 2-3 veces al día.
- Miel (1 cucharadita) + infusión de pepino picado (3 cucharadas de pepino en 1 vaso de agua hirviendo, dejar reposar 2-3 horas y colar). Se aplica con algodón después de lavar la cara y se deja secar al aire. A los 40 minutos se lava la cara con agua fría.
- Propóleo loción en aplicación tópica.
- Propóleo extracto alcohólico al 5 %, aplicación tópica durante 2 meses.
- Propóleo tintura al 3 y 5 %, tópico y propóleo ungüento al 10 % en base hidrófila o vasolanolina.
- Propóleo extracto + glicerina + ácido salicílico + mentol, aplicación tópica.

Alopecia universalis
- Jalea real solución al 5 %, aplicación tópica.
- Polen oral.
- Propóleo extracto acuoso al 10 % oral, 15–20 gotas 3 veces al día 1 hora antes de las comidas.
- Propóleo ungüento al 30 % en base de aceite vegetal, se dan fricciones diarias en el cuero cabelludo con masaje enérgico.
- Propóleo ungüento al 50 % + ácido acetilsalicílico (30-50 %), fricciones diarias.
- Veneno, picaduras alrededor de las zonas afectadas.

Alopecia areata
- Polen oral.
- Propóleo ungüento al 30 % + bexorán + psoraleno + fotosensibilizadores vegetales furocumáricos. Aplicación tópica con fricciones + irradiación ultravioleta/solar (1:6 y 1:8 en primavera; 1:6 y 1:20 en verano).
- Propóleo tintura + *Pasticana sp.* semillas tintura (1:4); afeite diariamente la zona afectada y coloque una máscara irritante para la aplicación posterior de ungüento de propóleo. Lave o enjuague la cabeza con cocimiento de heno (*Aira sp.*) (medio vaso de decocción por 2 L de agua).

Cicatrices
- Géopropolis tópico.
- Miel de mielada tópica.

- Opérculo tópico.
- Propóleo tópico.
- Veneno picaduras en el área de la cicatriz.

Condiloma acuminado y plano
- Propóleo tintura al 5 %, curas locales en días alternos durante 8 días.
- Propóleo ungüento al 10 % en base hidrófila o vasolanolina.

Dermatitis atópica
- Propóleo extracto acuoso al 10 % oral, 15–20 gotas 1 hora antes de las comidas.
- Propóleo tintura al 3-5 % y propóleo ungüento al 10 % en base hidrófila o vasolanolina.
- Veneno, picaduras intraperitoneales.
- Veneno apipuntura en los puntos BP4, BP6, C3, C7, CS3, CS6, CS7, E36, E40, H13, H14, ID3, ID6, IG4, IG10, IG11, TR5, TR14, V10, V11, V13, V14, V15, V22, V23, V43, V60, VB20, VB21, VC12, VC17, VG14, VG20, VG24.

Dermatitis reactiva
- Propóleo extracto acuoso al 10 % oral, 15–20 gotas 1 hora antes de las comidas.
- Propóleo tintura al 3-5 % y propóleo ungüento al 10 % en base hidrófila o vasolanolina.
- Veneno apipuntura en los puntos BP4, BP6, C3, C7, CS3, CS6, CS7, E36, E40, H13, H14, ID3, ID6, IG4, IG10, IG11, TR5, TR14, V10, V11, V13, V14, V15, V22, V23, V43, V60, VB20, VB21, VC12, VC17, VG14, VG20, VG24.

Dermatitis seborreica
- Jalea real solución al 5 %, aplicación tópica.
- Propóleo loción capilar, tratamiento durante 20-30 días.

Eccemas
- Jalea real solución al 5 %, aplicación tópica.
- Larvas de zánganos liofilizadas tópicas y orales.
- Miel (1 cucharadita) + papa cruda finamente rallada (medio vaso); se aplica la mezcla en un trozo de gasa (una capa muy gruesa de mezcla) sobre la piel y se fija con un esparadrapo, por lo menos 2 horas. Se pueden poner los emplastos varias veces al día, y aplicar por la noche ungüento de propóleo.
- Miel de mielada tópica y oral.
- Propóleo ungüento de propóleo al 20 %, emplastos.
- Propóleo tintura al 3-5 % (77 mL) + bálsamo del Perú (15 g) + ácido bórico (1 g) + tintura de árnica (5 mL) + clorhidrato de acriflavina al 10 % (2 mL), aplicación tópica.
- Propóleo tintura al 40 % (1 cucharadita) + corteza de roble (*Quercus robur*) cocimiento al 20 % (1 vaso); aplicación tópica.
- Veneno, picaduras intraperitoneales.
- Veneno apipuntura en los puntos BP6, C7, E36, IG4, IG11, V12, V17, VB12, VB31.

Esclerolisis (disolución de queratosis en cicatrices)
- Géopropolis tópico.
- Miel de mielada tópica.
- Opérculo tópico.
- Propóleo tópico.
- Veneno, picaduras en el área de la cicatriz.

Herpes simple cutáneo y genital
- Propóleo tintura al 3-5 %, tópico.
- Propóleo ungüento al 10 % en base hidrófila o vasolanolina.
- Veneno apipuntura en los puntos BP6, BP10, E36, IG4, IG11, P7, V18, V20, V23, VB12, VG14.

Herpes zóster (*shingles*)
- Propóleo tintura al 5 %, pinceladas una vez al día como mínimo 48 horas.
- Propóleo ungüento al 10 % en base hidrófila o vasolanolina.
- Veneno, picadura de 7-18 abejas, 8 tratamientos.
- Veneno apipuntura en los puntos BP6, BP9, BP10, CS5, CS6, BP6, E7, E36, E44, H2, H3, IG4, IG11, IG19, V2, V13, V17, V18, V20, V25, VB20, VB34, VB43.

Hiperqueratosis (callosidades)
- Miel de tilo (*Tilia sp.*) + benzoato de sodio + tintura de aconito + tintura de belladona + infusión de tilo; aplicación tópica del líquido emoliente.
- Miel (1 cucharadita) + papa cruda finamente rallada (medio vaso); se aplica la mezcla en un trozo de gasa (una capa muy gruesa de mezcla) sobre la piel y se fija con un esparadrapo, por lo menos 2 horas. Se pueden poner los emplastos varias veces al día, y aplicar por la noche ungüento de propóleo.
- Propóleo natural, se toma una pequeña cantidad de la resina, se calienta un poco hasta que se ablande y luego se forma con la misma una escama que se aplica directamente sobre el callo y se cubre con una venda; en pocos días el callo se desprende o de lo contrario se logra en el segundo tratamiento.
- Propóleo ungüento al 50 % + ácido acetilsalicílico (30-50 %) como medio queratolítico; emplastos.
- Veneno picaduras alrededor de la queratosis.

Lupus discoide crónico (también para lupus eritematoso o sistémico)
- Propóleo solución alcohólica al 5 %; tópico.
- Veneno apipuntura, puntos CS3, E36, P1, P2, P5.

Llagas
- Miel + vinagre; tópico.
- Veneno picaduras.

Manchas de la piel
- Miel 33 % + zumo de berro 66 %, tópica 2 veces al día.

Melanoma (cáncer de la piel)
- Propóleo oral y tópico.

Micosis interdigital (epidermofitosis, pie de atleta)
- Hidromiel tópico.
- Miel de mielada tópico.
- Propóleo extracto al 10 %, pinceladas.

Micosis profundas y otras dermatofitias
- Hidromiel tópico.
- Miel de mielada tópica.
- Propóleo extracto al 1-10 % en alcohol-éter como fungistático para el tratamiento de los hongos superficiales *Achorion schonleini, Epidermophyton floccosum, Microsporum ferrugineum, M. gypseum, M. lanosum, Trichophyton cerebriforme, T. concentricum, T. gypseum, T. rubrum, T. tonsurans* y *T. violaceum* y *Malasessia furfun*.
- Propóleo tintura al 3-5 %, tópico.
- Propóleo ungüento al 10 % en base hidrófila o vasolanolina.
- Propóleo ungüento al 50 % + ácido acetilsalicílico (30-50 %) como medio queratolítico; emplastos.

Onicomicosis (hongos en las uñas)
- Hidromiel tópico.
- Miel de mielada tópica.
- Propóleo tintura al 5 %, pinceladas.

Pénfigo
- Miel, tópica.
- Propóleo tintura, tópico.

Además, suplementar dieta con miel, jalea real, larvas de zánganos, polen, propóleo.

Piodermitis profunda (forúnculos, foliculitis, hidrosadenitis)
- Miel, emplastos, cambio de vendas cada 3-4 horas.
- Miel (1 cucharadita) + papa cruda finamente rallada (medio vaso); se aplica la mezcla en un trozo de gasa (una capa muy gruesa de mezcla) sobre la piel y se fija con un esparadrapo, por lo menos 2 horas. Se pueden poner los emplastos varias veces al día, y aplicar por la noche ungüento de propóleo.
- Propóleo ungüento al 2 % durante 9-12 días.

Pitiriasis (tiña) versicolor
- Miel oral.
- Jalea real oral.
- Polen oral.
- Propóleo tintura oral.
- Propóleo tintura al 5 %, tópico.
- Propóleo ungüento al 10 %.
- Veneno apipuntura en los puntos E36, E41, IG4, IG11, P9, R7, V13, VB21, VG20.

Quemaduras de I-II grado
- Cera tópico.

- Miel, capa gruesa directamente en las quemaduras y vendajes. Mantener las lesiones cubiertas con abundante vendaje. Use mieles como la de manuka y otras activas.
- Miel (1 cucharadita) + papa cruda finamente rallada (medio vaso) tópica; se aplica la mezcla en un trozo de gasa (una capa muy gruesa de mezcla) sobre la piel y se fija con un esparadrapo, por lo menos 2 horas. Se pueden poner los emplastos varias veces al día, y aplicar por la noche ungüento de propóleo.
- Miel + vinagre, aplicación tópica.
- Miel + propóleo ungüento en aceite de ajonjolí (*Sesamum indicum*) + agua destilada o de lluvia, tópico.
- Miel + propóleo + clara de huevo, aplicación tópica.
- Miel de mielada tópica.
- Opérculo tópico.
- Polen ungüento al 5 % (a partir de polen extraído con etanol y luego deshidratado) en vaselina, tópico.
- Propóleo aerosol, inmediatamente después de la quemadura. Se repite el tratamiento a los 10-15 minutos.
- Propóleo emulgel.
- Propóleo polvo; pulverización de la lesión.
- Propóleo ungüento al 15 % en 3-4 capas de gasa y se cambian cada 1-2 días. Antes del tratamiento se retira el tejido necrótico, recorte de flictenas y se hace lavado de arrastre con suero salino.
- Propóleo ungüento al 15-30 % en cualquier grasa animal o vegetal, previo lavado de la lesión. Se aplica venda impregnada durante 8-12 días.

Quemaduras de III grado (hasta 75 % de la superficie corporal)
- Miel, directamente en las quemaduras y vendajes.
- Miel + propóleo + clara de huevo, aplicación tópica.
- Miel de mielada tópica.
- Opérculo tópico.
- Polen ungüento al 5 % (a partir de polen extraído con etanol y luego deshidratado) en vaselina, tópico.
- Propóleo emulgel.
- Propóleo ungüento al 15 % en excipiente aceite de girasol, jengibre, abeto, durazno o albaricoque, y mejor con cloruro de cetilpiridina al 0,1 %. Después de eliminar los tejidos necróticos, se coloca una venda de 1-2 capas de gasa impregnada en el ungüento. Tras 4-5 días de tratamiento, disminuye en un 40-70 % la cantidad de microorganismos por superficie.

Quemaduras en la mucosa bucal
- Polen ungüento al 5 % (a partir de polen extraído con etanol y luego deshidratado) en vaselina, tópico.
- Propóleo aerosol (2,1 g propóleo + 4,9 g glicerina + 28 g etanol + 12-15 g refrigerante), aplicación tópica y repetida a los 10-15 minutos.

Quemaduras (tratamiento posgranulación)
- Propóleo ungüento al 15 %, impregnado en vendas de gasa. Eliminar primero el tejido necrótico. Este tratamiento es aplicable también después de trasplantes de la piel.

Los tratamientos tópicos para quemados pueden complementarse con la aplicación de clara de huevo, resina de ocuje (*Calophyllum brasiliense*), sábila (*Aloe vera* y *A. barbadensis*), látex de hojas de piñón (*Jatropha curcas*), papilla de masa de calabaza (*Cucurbita maxima*) y otras plantas.

Queratosis actínica (queratosis solar)
- Miel de manuka (*Leptospermum scoparium*), tópica, una vez al día.

Sarna
- Propóleo tintura + ponasí (*Hamelia patens*) decocción de frutas y flores, tópico.
- Propóleo tintura + mamey de Santo Domingo (*Mammea americana*) decocción de cáscara del fruto, tópico.

Soriasis
- Miel oral y tópica.
- Polen o pan de abejas oral.
- Propóleo extracto acuoso al 10 %, 1 cucharadita 3 veces al día antes de las comidas.
- Propóleo tintura al 3-5 %, tópico.
- Propóleo ungüento al 10 % en base hidrófila o vasolanolina.
- Veneno apipuntura en los puntos BP4, BP6, BP10, C3, C7, CS3, CS6, CS7, E36, E40, H13, H14, ID3, ID6, IG4, IG10, IG11, P1, P7, TR5, TR14, V10, V11, V13, V14, V15, V18, V20, V22, V23, V43, V60, VB12, VB20, VB21, VC12, VC17, VG14, VG20, VG24.

Sudoración de los pies
- Propóleo tintura al 40 % (10 mL) + cocimiento de corteza de roble al 20 % (1 L); se hacen baños nocturnos con el cocimiento durante 20 minutos (temperatura no mayor de 38 °C), tratamiento por 10 días.

Tricofitias profundas (tiñas)
- Propóleo tintura al 5 %.
- Propóleo ungüento al 10 %.
- Propóleo ungüento al 50 % en una capa gruesa bajo una capa de papel encerado, durante 15 días.

Tuberculosis cutánea
- Propóleo solución alcohólica al 5 % y propóleo ungüento al 50 % (base de vasolanolina o mantequilla; si es necesario eliminar previamente la capa queratinizada de la piel, se aplica primero propóleo ungüento al 50 % + ácido acetilsalicílico al 50 %.

Verrugas
- Propóleo extracto blando solo o combinado con látex de mamey colorado (*Pouteria mammosa*), *Asclepias curassavica*, *Mirabilis violacea* o ítamo real *(Pedilanthus tithymeloides)*.
- Propóleo tintura, tópica.
- Propóleo tintura + aceite de linóleo + alquitrán, tópica.
- Veneno picaduras alrededor de la verruga.

Verrugas plantares
- Propóleo tintura al 10 %, pinceladas.

Vitiligo
- Jalea real con miel, 1 cucharadita sublingual 1 vez por las mañanas.
- Polen o pan de abejas, 1 cucharada 2 veces al día por las mañanas, junto con vitamina C.
- Veneno apipuntura en los puntos E36, H13, H14, IG4, IG11, TR5, V17, V43.

ENDOCRINOLOGÍA, ENFERMEDADES METABÓLICAS Y HEPÁTICAS

Azoospermia y baja espermatogenia
- Jalea real oral, 5 g/día.
- Jalea real + miel + polen o pan de abejas como suplemento en la dieta.
- Larvas de zánganos liofilizadas oral.
- Miel oral, 500 g/día.
- Polen y pan de abejas oral, 20 g/día.
- Propóleo oral, 2,5-5,0 mg/kg de peso corporal/día.

Bocio e hipotiroidismo
- Jalea real + miel + polen + propóleo oral, una cucharadita sublingual dos veces por la mañana durante 4–8 semanas.
- Miel oral.
- Miel + cocimiento de cáscara y flores de mango + berro triturado; vía oral.
- Polen + pan de abejas + vitamina C oral, una cucharadita antes del desayuno y el almuerzo durante 4–8 semanas.
- Propóleo tabletas + medicamentos para restablecer el yodo. El propóleo es más efectivo al ser añadido al esquema clásico de tratamiento.
- Veneno, 2-4 picaduras de abejas en el cuello (en el lugar del tumor); total 80-100 picaduras.
- Veneno apipuntura (2–3 picaduras por sesión en días alternos durante 3–4 semanas) en los puntos BP6, BP9, E9, E11, E36, IG4, IG11, TR5, TR17, V10, V15, V18, V22, V23, VC4, VC12, VC14, VC17, VC22, VG4, VG14.

Diabetes (tipos 1 y 2) con hiperglucemia o hipoglucemia
- Géopropolis (propóleo de abejas meliponas), oral.
- Jalea real liofilizada, 1 g/día en ayunas, durante 1,5-5 meses. Además, dieta normal baja en carbohidratos/calorías y dejar de tomar medicamentos reductores de la colesterina.
- Larvas de zánganos, oral.
- Miel cruda 3 mL en solución acuosa al 20 %, inyección intravenosa cada 4 días durante 3 meses. Reducir insulina progresivamente. Estricta supervisión clínica.
- Miel cruda oral, 50 mL disueltos en agua antes de las comidas, 3 veces/día, con canela (Cinnamum zeylanicum), en reemplazo peso por peso de otros carbohidratos simples. Una dieta baja en calorias y baja en carbohidratos debe acompañar.
- Miel cruda oral, en reemplazo de azúcar u otros carbohidratos simples (iguales calorías), peso por peso en la dieta, con restricción de sal oral.
- Miel de mielada (0,5 mL) + Chenopodium anthelminthicum zumo (10 g) + Artemisia maritima extracto (10 g), 1 cucharadita antes de cada comida en ciclos 21 días de tratamiento con 10 días de descanso.
- Polen y pan de abejas oral.
- Propóleo extracto al 30 %; 30 gotas 1 hora antes de cada comida, ciclos de 7 días.
- Propóleo + fruta de lobo (Solanum lycocarpum) oral, 30 mg/kg de peso, una vez al día.
- Veneno (en casos sin complicaciones) apipuntura en los puntos BP1, BP6, BP8, BP9, E25, E27, E36, H13, IG10, TR4, TR5, V10, V18, V20, V21, V22, V25, V31, V32, V33, V34, VB20, VB34, VC4, VC12, VG4, VG6, VG14.
- Veneno, tabletas sublinguales con miel, 1-2 tabletas/día.

La miel no debe sobrepasar las calorías diarias recomendadas por los médicos. Además de estos tratamientos, proporcionar al paciente una dieta rica en cromo y, si es posible, darle el cactus mexicano Opuntia streptacantha.

Dislipidemia (colesterol total alto, triglicéridos totales altos, alta lipoproteína de baja densidad LDL, y baja lipoproteína de alta densidad HDL)
- Abejas enteras oral.
- Larvas de zánganos liofilizadas oral.
- Miel cruda oral, una cucharada por las noches justo antes de dormir. Cena debe ser muy ligera y 3-4 horas antes de acostarse.
- Miel + propóleo oral.
- Pan de abejas oral.
- Polen oral.
- Propóleo extracto al 30 %, 30 gotas, 1 hora antes de cada comida, para anestesiar las mucosas

Hepatitis y hepatopatías crónicas
- Larvas liofilizadas de zánganos, 2 grageas al día, durante 2-3 meses, especialmente en hepatitis.
- Miel oral.
- Pan de abejas oral.

- Polen + extracto de hojas de cardo (*Carduus nutans* o *C. marianum*) (1:1); 1 g de extracto seco se obtiene a partir de 2,5-3,5 g de hojas de cardo. Es un preparado antihepatotóxico, para el tratamiento de enfermedades hepáticas de varias intensidades; se puede ingerir en forma de cápsulas o tabletas.
- Veneno picaduras parenteral.
- Veneno apipuntura en punto VB34.

Hígado graso no alcohólico
- Propóleo oral.
- Veneno, parenteral.

Hiperlipoproteinemias (hipercolesterolemia e hipertrigliceridemia)
- Miel de meliponas, oral.
- Pan de abejas y polen, 250 mg (1 tableta) o más al día (dosis alimentaria es 15-20 al día), durante 2 meses sin restricción dietética.
- Propóleo cápsulas, 5 mg/kg de peso, durante 6 meses.
- Propóleo tabletas (0,3 g de propóleo), 3 tabletas, 3 veces al día, después de las comidas, durante 1-2 meses.
- Propóleo extracto al 10 %, 40 gotas, 3 veces al día, 1 hora antes de las comidas.
- Veneno, parenteral.

Además de los tratamientos anteriores, suplementar la dieta con ajo.

Obesidad
- Abejas enteras oral.
- Jalea real oral.
- Larvas de zánganos liofilizadas oral.
- Miel oral, una cucharada por las noches justo antes de dormir. Cena debe ser muy ligera y 3-4 horas antes de acostarse.
- Propóleo extracto al 30 %, 30 gotas, 1 hora antes de cada comida, para anestesiar las mucosas del tracto gastrointestinal.
- Veneno apipuntura en los puntos E30, R16, VC3, VC4, VC6, puntos extraordinarios bilaterales *Zigong* (3 *cun* a cada lado del punto VC3 o una distancia del ancho de los cuatro dedos de una mano excepto el pulgar, a nivel de los nudillos).

Síndrome metabólico (obesidad, diabetes, hipertensión, dislipidemia)
- Abejas enteras oral.
- Larvas de zánganos liofilizadas oral.
- Miel cruda oral, una cucharada por las noches justo antes de dormir. Cena debe ser muy ligera y 3-4 horas antes de acostarse.
- Miel + propóleo oral
- Propóleo extracto al 30 %, 30 gotas, 1 hora antes de cada comida, para anestesiar las mucosas.
- Veneno apipuntura en los puntos E30, R16, VC3, VC4, VC6, puntos extraordinarios bilaterales *Zigong* (3 *cun* a cada lado del punto VC3 o una distancia del ancho de los cuatro dedos de una mano excepto el pulgar, a nivel de los nudillos).

Tirotoxicosis (enfermedad de Graves Basedow, hipertiroidismo)
- Abejas enteras oral.
- Jalea real, oral.
- Jalea real + miel + propóleo + polen oral.
- Miel oral.
- Polen oral.
- Propóleo oral.
- Propóleo ungüento dos veces al día en el área de la glándula tiroides.
- Veneno apipuntura en los puntos BP4, BP6, C7, CS6, E6, E9, E10, E36, ID14, ID15, IG4, IG10, IG15, R6, TR5, TR17, V10, V11, V15, VB20, VB21, VC22, VC23, VG4, VG14.

ENFERMEDADES INFECCIOSAS

Como se ha explicado antes, todos los productos de la colmena contribuyen a la asepsia de ésta, sólo comparable con la matriz uterina durante un embarazo saludable. Todos los productos tienen acción antimicrobiana, antiviral, antifúngica, antiparasitaria y antioxidante, dadas por la presencia de ácido 10-hidroxi-2-decenoico, flavonoides y compuestos fenólicos, metilglioxal, jeleínas, royalisina, defensina-1, trihidroxicetona, apalbumina, oligoscáridos, péptidos, esteroles, secapina, y muchos otros compuestos, y, en el caso del propóleo y géopropolis de numerosos flavonoides, CAPE (fenetil éster del ácido cafeico o cafeato de fenetilo) y artepillin C.

Blenorragia o gonorrea (*Neisseria gonorrhoeae*)
- Propóleo, 5 mg/kg de peso/día oral.

Brucelosis (*Brucella* sp.)
- Propóleo, 5 mg/kg de peso/día, oral.

Enfermedad de Lyme (*Borrelia burgdorferi* y otras espiroquetas *Borrelia sp.*)
- Miel oral y tópico.
- Propóleo oral y tópico.
- Veneno apipuntura 3 veces por semana en los puntos V13-V30, a 2 cm a cada lado de la columna comenzando desde las últimas vértebras lumbares. El protocolo incluye detoxificación diaria (incluso los días sin sesión de apipuntura) con abundante agua oral, 3-4 cucharaditas de vinagre de manzana por vaso, multivitaminas, 300 mg de magnesio, 4000 mg de vitamina C y algún probiótico por día. Comenzar por 2 picaduras lumbares bilaterales (2 en cada lado) en las 3 primeras sesiones, aumentar a 3 picaduras bilaterales en las siguientes 3 sesiones y así aumentar a 6 picaduras a cada lado de la columna (meridiano V o de Vejiga, a 2 cm del centro de la columna lumbar) hasta picar posteriormente en los puntos bilaterales de la columna torácica y cervical) y llegar a 10-20 picaduras por sesión, entonces seguir el tratamiento a razón de 5 picaduras a cada lado de la columna

en cada sesión y después seguir cada 3 meses en el abdomen, cuello, cabeza, extremidades y otras partes del cuerpo. Ver página 119 para protocolo.
- Veneno, parenteral y tópico. Seguir el protocolo anterior.

Los tratamientos pueden combinarse con terapia convencional para la infección con la espiroqueta, erupciones en la piel, y las lesiones causadas por las garrapatas *Ixodes dammini, I. scapularis, I. pacificus, Amblyomma americanum, Dermacentor viabilis* y otros vectores. En el proceso de detoxificación/Apiterapia, es normal la aparición de la Reacción de Jarisch-Herxheimer, conocida como "herx", o síntomas por la eliminación de neurotoxinas del cuerpo.

Enfermedades bacterianas y fungosas
- Géopropolis oral y tópico.
- Hidromiel oral y tópico.
- Jalea real oral.
- Miel lavados vaginales al 10 % para candidiasis.
- Miel oral y tópica.
- Miel de mielada oral y tópica.
- Opérculo oral y tópico.
- Pan y polen de abejas oral.
- Propóleo oral y tópico.
- Propóleo extracto al 10 % + cetoconazol.
- Propóleo extracto al 10 % + miconazol.
- Propóleo extracto al 10 % + flucitocina
  (Las tres últimas combinaciones son más efectivas frente a *Candida albicans*.)
- Veneno apipuntura en el punto VG14.
- Veneno picaduras parenteral y tópico.

Enfermedades virales
- Aire de colmena.
- Hidromiel oral.
- Larvas de zánganos liofilizadas oral.
- Miel + propóleo (1 %) + jalea real (5-10 %) oral; efectivo especialmente contra los virus de la estomatitis vesicular, de la vacuna y de la gripe.
- Miel (96 g) + jalea real (3 g) + propóleo (1 g) oral.
- Miel (450 g) + jalea real (45 g) oral.
- Opérculo oral.

Fiebre tifoidea (*Salmonella enterica*) y paratifoidea (*S. paratyphi*)
- Miel + sábila (*Aloe vera*) + 1 clara de huevo + pimienta (*Capsicum frutescens*) molida oral, 2 cucharadas de la mezcla 2 veces al día.
- Propóleo oral.
- Veneno apipuntura en el punto VG14.

Gripe
- Géopropolis oral.
- Larvas de zánganos liofilizadas oral.
- Miel (98 g) + jalea real (1 g) + propóleo (1 g) oral.

- Miel de mielada oral.
- Opérculo oral.
- Pan de abejas + propóleo oral.
- Propóleo extracto al 30 % + vitamina C oral.

Infecciones resistentes a antibióticos (por ejemplo, MRSA o *Staphylococcus aureus* resistente a la meticilina; *Pseudomonas aeruginosa*, *Klebsiella pneumoniae*, enterococos resistentes a la vancomicina)
- Hidromiel, oral y tópico.
- Miel de manuka, kanuka, tualang u otras, tópica y oral.
- Miel de mielada, tópica y oral.
- Pan de abejas, oral.
- Propóleo, tópico y oral.

Malaria o paludismo (*Plasmodium* sp.)
- Propóleo puro o en cápsulas oral, 5 mg/kg de peso/día, 3 veces por semana (profiláctico) o diario (terapéutico).
- Veneno, picaduras de abejas, > 1 semana.

Mal de Chagas o tripanosomiasis (*Tripanosoma cruzi*)
- Propóleo oral, cápsulas o briquetas, *ad libitum*.
- Propóleo solución alcohólica al 20 % oral 1 gota/kg de peso.

Meningitis (por hongo *Cryptococcus neoformans*)
- Géopropolis oral.
- Propóleo oral.

Sífilis (*Treponema pallidum*)
- Propóleo oral.

Virus de Epstein-Barr (HHV-4, herpesvirus humano 4)
Asociado con el origen de diversas enfermedades tales como mononucleosis infecciosa (fiebre glandular), enfermedad de Hodgkin, linfoma no Hodgkin, herpes, hepatitis, cáncer nasofaríngeo, y otras.
- Jalea real.
- Propóleo oral.
- Veneno aceite, fricciones.
- Veneno apipuntura en el punto VG14.
- Veneno, picadura de 7-18 abejas, 8 tratamientos, principalmente en área de cuello y espalda.

ENFERMEDADES RESPIRATORIAS

Asma bronquial
- Aire de colmena.
- Jalea real como aditivo en los alimentos.
- Miel solución al 50 %, inhalaciones, 2 veces al día, durante 20-30 días; juntamente con las inhalaciones se aplica electroforesis con miel.
- Gramicina C aerosol, 15 inhalaciones; luego miel + jalea real, 10-15 inhalaciones; y miel + propóleo, 10-15 inhalaciones. Receso de 10-15 días y después nuevo ciclo de 10-12 inhalaciones de esta última mezcla.
- Opérculo oral.
- Propóleo solución hidroalcohólica al 5 % en forma de aerosol, 1 inhalación diaria durante 5 días.
- Propóleo solución alcohólica al 5 % en emulsión con aceite de melocotón, albaricoque o rosa (1:3, 1:2 y 1:1) en forma de aerosol y electroaerosol de 1-5 minutos, 5-20 inhalaciones; si es necesario, repetir el tratamiento a los 1-3 meses.
- Propóleo solución alcohólica al 20 %, 5-7 gotas 3 veces al día.
- Propóleo tintura al 8 %, 30 gotas 3 veces al día. Además, polen y miel oral.
- Propóleo extracto, 2 mg/kg de peso repartidos en 2 aplicaciones diarias.
- Veneno, picaduras de abejas.
- Veneno apipuntura en los puntos E13, E15, E36, E40, IG4, IG10, IG11, P1, P2, P5, P6, P7, P8, P9, P10, R3, R27, V11, V12, V13, V20, V23, V42, V43, VB20, VC4, VC6, VC17, VC21, VC22, VC23, VG14.

Broncoadenitis con pleuritis exudativa
- Aire de colmena.
- Propóleo solución acuosa al 10 %, inhalaciones de 2-6 mL por sesión. Además, propóleo solución alcohólica al 30 % oral, 15-35 gotas, 3 veces al día, antes de las comidas. Tratamiento durante 10-16 días.
- Veneno apipuntura en los puntos E13, E15, E36, E40, IG4, IG10, IG11, P1, P2, P5, P6, P7, P8, P9, P10, R3, R27, V11, V12, V13, V20, V23, V42, V43, VB20, VC4, VC6, VC17, VC21, VC22, VC23, VG14.

Bronquitis asmática
- Aire de colmena.
- Miel de acacia (*Acacia sp.*) + suero fisiológico (1:1); presión del aire comprimido 1,5 atm, aerosoles durante 15-20 minutos, en un tratamiento de 12-20 días.
- Miel solución al 50 %, inhalaciones, 2 veces al día, durante 20-30 días; juntamente con las inhalaciones se aplica electroforesis con miel.
- Gramicina C aerosol, 15 inhalaciones; luego miel + jalea real, 10-15 inhalaciones; y miel + propóleo, 10-15 inhalaciones. Receso de 10-15 días y después nuevo ciclo de 10-12 inhalaciones de esta última mezcla.
- Propóleo solución hidroalcohólica al 5 % en forma de aerosol. Una inhalación diaria durante 5 días.
- Veneno apipuntura en los puntos E13, E15, E36, E40, IG4, IG10, IG11, P1, P2, P5, P6, P7, P8, P9, P10, R3, R27, V11, V12, V13, V20, V23, V42, V43, VB20, VC4, VC6, VC17, VC21, VC22, VC23, VG14.

Cáncer pulmonar de células no pequeñas
- Veneno picaduras parenteral.

Congestión bronquial
- Aire de colmena.
- Miel de tilo + benzoato de sodio + tintura de acónito (*Aconitum napellus*) + tintura de belladona (*Atropa belladonna*) + infusión de tilo (*Tilia sp.*); jarabe expectorante.
- Propóleo extracto acuoso al 30 % oral.
- Propóleo ungüento, fricciones en el área torácica.
- Veneno apipuntura en el punto P5.

Fibrosis cística con *Pseudomonas sp.*
- Aerosol con miel y propóleo.
- Aire de colmena.
- Jalea real oral.
- Miel de manuka oral.
- Veneno ungüento, masajes en puntos de apipuntura P1, P2, P9, V13, VC17.

Gripe aviar
- Aire de colmena.
- Jalea real oral.
- Miel (98 g) + jalea real (1 g) + propóleo (1 g) oral, en infusión de anís estrellado (*Illicium verum* = *Anisum stellatum*).
- Miel + extracto de ajo, gotas nasales.
- Miel + extracto de ajo oral, con abundante agua.
- Polen y pan de abejas oral.
- Propóleo tintura, inhalaciones.
- Propóleo tintura al 50 %, 20 gotas con miel en un vaso con agua antes de las comidas.
- Veneno tableta sublingual o mezclada con miel oral, suplementado con vitaminas C y complejo B.

Estas son recomendaciones para prevenir la gripe aviar. Además, suplementación alimenticia con todos los productos apícolas, ingerir abundante agua y cualquier otra medicamentación prescrita por el médico.

Neumonías crónicas
- Aire de colmena.
- Miel de meliponas oral.
- Opérculo oral.
- Propóleo solución alcohólica al 5 % en emulsión con aceite de melocotón, albaricoque o rosa (1:3, 1:2 y 1:1) en forma oral de aerosol y electroaerosol de 1-5 minutos, 5-20 inhalaciones; si es necesario, repetir el tratamiento a los 1-3 meses.

Tos
- Aire de colmena.

- Miel (1 cucharadita) + semillas de anís (2 cucharadas) + sal (pizca) + agua (250 mL); se hierve y se cuela, tomar 2 cucharadas cada 2 horas.
- Miel + limón + glicerina: se cuece un limón entero en una pequeña cantidad de agua a fuego lento por no más de 10 minutos; se corta a la mitad y se le saca el jugo en un vaso, se le agregan 2 cucharadas de glicerina al jugo y se completa con miel. Dosis 1 cucharadita al día si es leve; 1 cucharadita en ayunas, 1 cucharadita antes y después de comida y 1 cucharadita por la noche.
- Miel (2 cucharadas) + rábano; se lava bien el rábano, se le abre una cavidad superior, se echa la miel y se coloca el rábano en posición vertical dentro de un recipiente, en reposo, 3-4 horas cubierto con un papel grueso. Tratamiento (niños y adultos): 1 cucharadita 3-4 veces antes de las comidas y antes de dormir.
- Miel de mielada oral.

Traqueítis y traqueobronquitis
- Aire de colmena.
- Miel solución al 50 %, inhalaciones, 2 veces al día durante 20-30 días; juntamente con las inhalaciones se aplica electroforesis con miel.
- Gramicina C aerosol, 15 inhalaciones; luego miel + jalea real, 10-15 inhalaciones; y miel + propóleo, 10-15 inhalaciones. Receso de 10-15 días y después nuevo ciclo de 10-12 inhalaciones de esta última mezcla.
- Propóleo solución hidroalcohólica al 5 % en forma de aerosol, 1 inhalación diaria durante 5 días.

Tuberculosis pulmonar
- Aire de colmena.
- Jalea real oral.
- Miel con jalea real oral.
- Miel de meliponas oral.
- Miel de mielada oral.
- Opérculo oral.
- Polen y pan de abejas oral.
- Propóleo solución acuosa al 30 % en forma de aerosol, inhalaciones de 2-6 mL por sesión. Además, propóleo solución alcohólica oral, 15-35 gotas, 3 veces al día antes de las comidas. Tratamiento durante 10-16 días.
- Propóleo aceite (en mantequilla o manteca de cacao) o extracto acuoso al 15 % oral, 30 gotas 3 veces al día.
- Veneno, ungüento.

GASTROENTEROLOGÍA

Los productos de la colmena, principalmente la miel, el propóleo, el géopropolis, la jalea real, el opérculo y el veneno tienen una fuerte acción contra numerosos parásitos del tracto gastrointestinal incluyendo amebas, giardias, infusorios, lombrices, bacterias, hongos, virus y otros organismos. Llama la atención que la quitina de las abejas enteras reduce el contacto y penetración de toxinas en el torrente sanguíneo y paredes del tracto gastrointestinal, además de que reduce la absorción de grasas y carbohidratos por el organismo.

Amebiasis intestinal y extraintestinal (*Entamoeba histolytica*)
- Propóleo tintura al 30 %, 20 gotas para niños y 60 gotas para adultos, 3 veces al día, 1 hora antes de cada comida, durante 20 días, 2-3 series de tratamientos.
- Propóleo tintura al 30 % + incienso de jardín (*Artemisa absinthium*) decocción de hojas y sumidades floridas, 20 gotas para niños y 40 gotas para adultos, 3 veces al día, 1 hora antes de las comidas, durante 20 días.
- Propóleo tintura al 30–50 % tópico en lesiones de amebiasis cutánea, además de tratamientos por vía oral.

Apendicitis (tratamiento preoperatorio)
- Propóleo oral.

Cálculos biliares
- Vinagre de miel, 1 cucharadita en 250 mL de agua, 2–4 veces al día durante 3 semanas.

Colecistitis (inflamación de la vesícula biliar)
- Larvas de zánganos liofilizadas oral.
- Veneno apipuntura en el punto VB34.

Colitis (inflamación del colon)
- Miel (500 g) + llantén (*Plantago major*) infusión (500 g). La infusión se prepara echando las hojas de llantén en agua hirviendo, se cuece a fuego muy lento durante 20 minutos y se deja reposar antes de mezclar con la miel; se conserva en un lugar oscuro y fresco. Tratamiento: 1 cucharada de jugo frío antes de las comidas, 3 veces al día. Propóleo tintura al 30 %, 20 gotas para niños y 60 gotas para adultos, 3 veces al día, 1 hora antes de cada comida, durante 20 días, 2-3 series de tratamientos.
- Pan de abejas oral.
- Polen, 2/3 de cucharadita 3 veces al día.
- Polen oral, 20 g diarios, 20-30 minutos antes de las comidas durante 20 días.
- Propóleo tintura al 30 %, 20 gotas para niños y 60 gotas para adultos, 3 veces al día, 1 hora antes de cada comida, durante 20 días, 2-3 series de tratamientos.
- Propóleo tintura al 30 % + incienso de jardín (*Artemisa absinthium*) decocción de hojas y sumidades floridas, 20 gotas para niños y 40 gotas para adultos, 3 veces al día, 1 hora antes de las comidas, durante 20 días.

Constipación (estreñimiento)
- Miel (2 cucharadas) + calabaza sin semillas (500 g) + agua (medio vaso) + sémola o mijo (60 g) + mantequilla (50 g). Se cuece y se hace una papilla; al comerlo se coloca en cada plato un poco de mantequilla y 1 cucharadita de miel.
- Pan de abejas oral.
- Polen, 2/3 de cucharadita 3 veces al día.
- Veneno apipuntura en el punto VB34.

Deshidratación
- Miel oral.
- Miel en "Solución apícola rehidratante oral" (SARO): miel (media taza o 100 mL) + zumo de naranja (media taza) o un banano maduro triturado + sal común (1 cucharadita) disueltos en 4 tazas de agua hervida (800 mL), oral para prevenir y tratar la deshidratación por diarreas y otras causas. Media taza en niños menores de 2 años, 1 taza en niños mayores, 3 tazas en adultos después de cada diarrea o hasta que se logre la rehidratación. SARO es una adaptación que he hecho de la solución rehidratante oral difundida por la Organización Mundial de la Salud desde 1975 con solución de 90 mEq/L de sodio con osmolaridad total de 311 mOsm/L disolviendo una mezcla de sal común o NaCl (2,6 g/L), glucosa o dextrosa anhidra (13,5 g/L), cloruro de potasio o KCl (1,5 g/L) y dihidrato de citrato trisódico (2,9 g/L).
- Miel de mielada: 2 cucharadas en un vaso de agua.
- Polen oral.
- Veneno apipuntura en puntos BP6, E36.

Diarreas
- Abejas enteras oral.
- Jalea real (6 grageas) + polen (6 cucharaditas), divididos en 6 dosis antes de tomar alimento. Además del tratamiento contra la deshidratación, tomar infusión de flores de trébol (*Trifolium repens*), menta (*Mentha piperita*) y manzanilla (*Matricaria chamomilla*).
- Miel oral.
- Miel en "Solución apícola rehidratante oral" (SARO): miel (media taza o 100 mL) + zumo de naranja (media taza) o un banano maduro triturado + sal común (1 cucharadita) disueltos en 4 tazas de agua hervida (800 mL), oral para prevenir y tratar la deshidratación por diarreas y otras causas. Media taza en niños menores de 2 años, 1 taza en niños mayores, 3 tazas en adultos después de cada diarrea o hasta que se logre la rehidratación. SARO es una adaptación que he hecho de la solución rehidratante oral difundida por la Organización Mundial de la Salud desde 1975 con solución de 90 mEq/L de sodio con osmolaridad total de 311 mOsm/L disolviendo una mezcla de sal común o NaCl (2,6 g/L), glucosa o dextrosa anhidra (13,5 g/L), cloruro de potasio o KCl (1,5 g/L) y dihidrato de citrato trisódico (2,9 g/L).
- Polen, 2/3 de cucharadita 3 veces al día.
- Veneno apipuntura en los puntos BP6, E25, E34, E36, IG4, IG11, V22, V23, V24, V25, V27, V63, VC4, VC12, VG14.

Disfunciones digestivas
- Abejas enteras oral.
- Hidromiel oral.
- Larvas liofilizadas de zánganos oral.
- Miel de meliponas oral.
- Veneno apipuntura en punto E36.

Distensión y dolor abdominal
- Géopropolis oral.
- Hidromiel tópico.
- Jalea real oral.
- Miel de mielada oral.
- Opérculo tópico.
- Veneno apipuntura en los puntos BP6, E36.

Distonía neurovegetativa
- Polen oral, 20 g diarios, 20-30 minutos antes de las comidas durante 20 días.

Duodenitis
- Abejas enteras oral.
- Polen oral, 20 g diarios, 20-30 minutos antes de las comidas durante 20 días.

Enfermedad de Crohn
- Propóleo tópico, ungüento en área de los intestinos.
- Propóleo oral, acompañado de cambio de dieta.
- Propóleo, supositorios.
- Veneno, picaduras, después de un tratamiento con jalea real, miel, polen y propóleo.

Enfermedades biliares (colecistitis, colecistoangiocolitis)
- Larvas de zánganos liofilizadas oral.
- Miel (2 cucharaditas) + infusión de estigmas de maíz (10 g en 100 g de agua hirviendo). Antes de agregar la miel se deja reposar la infusión 1 hora y se cuela. Tratamiento: 1-3 cucharadas de infusión fría cada 3-4 horas durante 5 días.
- Polen oral, 20 g diarios, 20-30 minutos antes de las comidas durante 20 días.

Enteritis
- Veneno apipuntura en los puntos E25, E27, E28, E34, IG4, IG7, V22, V23, V25, V27, VB26, VC4, VC7, VC12.

Enterocolitis
- Abejas enteras oral.
- Miel (500 g) + llantén (*Plantago major*) infusión (500 g). La infusión se prepara echando las hojas de llantén en agua hirviendo, se cuece a fuego muy lento durante 20 minutos y se deja reposar antes de mezclar con la miel; se conserva en un lugar oscuro y fresco. Tratamiento: 1 cucharada de jugo frío antes de las comidas, 3 veces al día.
- Polen, 2/3 de cucharadita 3 veces al día.

Gastritis crónica
- Hidromiel oral.
- Larvas de zánganos liofilizadas oral.
- Miel (500 g) + llantén (*Plantago major*) infusión (500 g). La infusión se prepara echando las hojas de llantén en agua hirviendo, se cuece a fuego muy lento

durante 20 minutos y se deja reposar antes de mezclar con la miel; se conserva en un lugar oscuro y fresco. Tratamiento: 1 cucharada de jugo frío antes de las comidas, 3 veces al día.
- Miel de meliponas oral.
- Polen oral, 20 g diarios, 20-30 minutos antes de las comidas durante 20 días.
- Propóleo solución alcohólica al 10 %, 15-20 gotas, 3 veces al día.
- Veneno apipuntura en los puntos BP16, CS6, E20, E21, E23, E25, E36, E40, E41, IG4, IG10, IG11, V19, V21, VB24, VC12, VC13, VC14, VC15, VC17, VC22.

Gastritis por hipoclorhidria (hipoacidez)
- Polen (40 g) + miel (500 g) + sábila (*Aloe vera* o *A. barbadensis*) jugo (75 g); se mezcla bien el polen y la miel, después se agrega el jugo fresco de sábila; guardar en pomo ámbar en un lugar fresco y oscuro. Tratamiento: cucharaditas 2-3 veces al día, durante 1-1,5 meses y, si es necesario, repetir tras 2-3 semanas de descanso.

Gastroenteritis
- Jalea real oral, 2,5–5,0 g dos veces al día, por las mañanas.
- Pan de abejas oral, 3 – 4 g después de las comidas, tres veces al día durante mes y medio.
- Polen, 2/3 de cucharadita 3 veces al día.
- Propóleo extracto acuoso oral, 15–20 gotas tres veces al día después de las comidas durante mes y medio.

Giardiasis (*Giardia lamblia*)
- Propóleo cápsulas enterosolubles, 2-5 mg/kg de peso/día, en 3 dosis, 1 hora antes de las comidas, durante 10-20 días, 4-6 ciclos de tratamiento con descansos de 7 días entre ellos.
- Propóleo caramelos, 2-5 mg de propóleo/kg de peso/día, en 3 dosis, 1 hora antes de las comidas durante 20 días.
- Propóleo extracto al 30 %, 60-180 gotas (1-3 g de propóleo) por las mañanas en ayunas, durante 7-10 días consecutivos, en 3 series de tratamiento con 7 días de descanso cada uno.
- Propóleo extracto al 30 % en intubación duodenal, 180 gotas al día, en ayunas, durante 7-10 días, en 2-3 series de tratamiento con 7 días de descanso.
- Propóleo tintura al 30 % + incienso de jardín (*Artemisa absinthium*) decocción de hojas e inflorescencias), 20 gotas para niños y 60 gotas para adultos, 3 veces al día, 1 hora antes de cada comida, en 4-6 ciclos de tratamiento de 15 días con descanso de 7 días.

Hemorroides
- Veneno apipuntura en el punto VG20.

Indigestión
- Larvas de zánganos liofilizadas oral.
- Veneno apipuntura en el punto E36.

Infecciones biliares (*Staphylococcus sp.*, *Streptococcus sp.*, *Escherichia coli*, *Proteus sp.*)
- Propóleo solución alcohólica al 30 %, 40 gotas, 3 veces al día, 1 hora antes de las comidas, durante 30 días.

Leishmaniasis (protozoo *Leishmania donovani*)
- Propóleo oral y tópico.

Pancreatitis crónica
- Larvas de zánganos homogenizadas, una cucharadita 30 minutos antes del desayuno y una cucharadita antes del almuerzo.
- Miel + jalea real + polen + propóleo oral una cucharadita dos veces antes del mediodía.
- Miel de meliponas oral.
- Polen oral, una cucharadita 3 veces al día antes de las comidas.
- Propóleo extracto acuoso oral, 15–20 gotas 30 minutos antes de las comidas.

Síndrome del intestino irritable (colon espástico)
- Veneno apipuntura en los puntos BP4, BP6, BP9, E21, E25, E36, H3, H4, H13, IG4, R3, R4, V21, V23, V32, VC4, VC6, VC12.

Úlceras gástricas y duodenales
- Miel (500 g) + llantén (*Plantago major*) infusión (500 g). La infusión se prepara echando las hojas de llantén en agua hirviendo, se cuece a fuego muy lento durante 20 minutos y se deja reposar antes de mezclar con la miel; se conserva en un lugar oscuro y fresco. Tratamiento: 1 cucharada de jugo frío antes de las comidas, 3 veces al día.
- Polen, 1 cucharadita antes de cada comida y 2 cucharaditas antes de dormir, durante 21 días.
- Propóleo al 20-50 % en aceite de girasol o etanol de 70 °. La mezcla con aceite se mantiene a 60-70 °C durante 1 hora y después se filtra en caliente. Tomar 1 cucharadita 3 veces al día, 1-1,5 hora antes de cada comida, durante 18-20 días.
- Propóleo emulsión agua-alcohol (10:1) al 5 %, 15-20 gotas (1 gotero) diluidas en agua, 3 veces al día, 1-1,5 hora antes de las comidas, durante 18-20 días. Si es necesario se repite el tratamiento después de 1-2 semanas.
- Propóleo tintura al 10 %, 15-20 gotas 3 veces al día, antes de las comidas, diluido en agua, durante 18-20 días.
- Veneno apipuntura en los puntos BP1, BP8, BP16, CS6, E19, E20, E21, E23, E25, E34, E36, E40, E40, H13, IG4, IG10, IG11, TR4, TR6, V18, V19, V20, V21, V32, V50, VB24, VC10, VC12, VC13, VC14, VC15, VC17, VC22, VG12. La apipuntura o apitoxina se aplica **solamente** en casos de úlceras pépticas en período de remisión.

Verminosis (tricocefaliasis y otras lombrices)
- Miel oral, en ayunas, una cucharada por las mañanas durante 3 días.
- Miel (15 g) + semillas de calabaza (300 g) + agua (50 mL). Se quita la cáscara a las semillas secas sin dañar la envoltura verde, se trituran las semillas limpias y se les agrega la miel y el agua para hacer una papilla. Esta cantidad es la dosis diaria para

un adulto, la dosis de 6 días para niños de 2-3 años, de 4 días para niños de 3-4 años, de 3 días para niños de 5-7 años y de 2 días para niños de 10-12 años. Tratamiento: en la víspera comer dieta blanda y por la noche tomar un laxante (20-25 g de sulfato de magnesio en adultos); la dosis recomendada se toma toda a la mañana siguiente, en ayunas y durante 1 hora, tomando cucharaditas con intervalos. A las 3 horas se debe tomar un laxante (en el adulto 20 g de sulfato de magnesio; en el niño una dosis proporcional) y media hora después aplicar un enema. El tratamiento se repite varias veces con intervalo de 2-3 días.
- Propóleo tintura al 30 %, 20 gotas para niños y 60 gotas para adultos, 3 veces al día, 1 hora antes de las comidas, durante 10 días, 2-3 series de tratamiento si es necesario.
- Propóleo tintura al 30 % + incienso del jardín (*Artemisa absinthium*) decocción de hojas e inflorescencias, 20 gotas para niños y 40 gotas para adultos, 3 veces al día, 1 hora antes de las comidas, durante 10 días.

GINECOLOGÍA Y OBSTETRICIA

Cáncer cervical
- Propóleo oral.

Cauterización del ombligo en el recién nacido
- Propóleo tintura al 10 %, aplicación tópica.

Cervicitis
- Miel tópica.
- Propóleo tintura al 5 %, curas vaginales diarias durante 15 días.
- Propóleo extracto al 30 %, aplicación tópica.

Dismenorrea
- Veneno apipuntura en los puntos BP6, BP9, E27, E28, E30, E36, H4, P11, R9, V24, V25, V27, V28, V38, VC4, VC6, VC9, VC12, VG3.

Displasia mamaria
- Veneno picaduras parenteral.

Distrofia del cuello del útero
- Propóleo extracto al 30 %, aplicaciones locales diarias durante 15-25 días.

Distrofias vulvovaginocervicales
- Miel tópica.
- Propóleo tintura al 30 %, aplicaciones tópicas diarias durante 3 semanas.

Embarazo (dieta)
- Jalea real, como suplemento dietético diario, 200 mg/día después del partir del segundo mes de embarazo.
- Larvas de zánganos, como suplemento dietético diario.
- Miel, como suplemento dietético diario.
- Polen, como suplemento dietético diario.
- Propóleo, como suplemento dietético diario.

Endometritis
- Miel solución al 10 %, lavados vaginales.
- Propóleo solución (45-50 mg/mL), aplicando 40 mL por vía vaginal.
- Propóleo óvulos al 10 % en manteca de cacao, 3 óvulos intrauterinos cada 24 horas durante 3 días.
- Veneno inyecciones, 0,09 mg en 1 mL durante 1-2 días y luego 1,1 mg durante 17 días.

Además, tapones de propóleo y ungüento de veneno al 0,01 %. Dos a tres tratamientos.

Enfermedad hipertensiva del embarazo (toxemia y otras)
- Abejas enteras oral.
- Jalea real oral.
- Larvas de zánganos liofilizadas oral.
- Miel, 3 cucharaditas 1 hora antes del desayuno, 3 cucharaditas 2 horas después de éste y 3 cucharaditas después de la cena. La miel debe tomarse disuelta en agua.

Infertilidad por insuficiencia hormonal
- Jalea real oral.
- Larvas de zánganos liofilizadas oral.
- Propóleo extracto acuoso, 10–20 mL duchas vaginales 2 veces al día durante 2 semanas.
- Propóleo oral, 1000 mg dividido en dos dosis diarias.
- Veneno picaduras en espalda y área desde el pubis hasta debajo del ombligo.
- Veneno apipuntura (microaplicaciones) en los puntos BP4, BP6, CS5, CS6, E36, E41, IG4, IG10, IG11, R2, R4, R6, TR5, TR8, V22, V23, V31, V33, V34, V40, V43, V56, V57, V60, V62, VC4, VC5, VC6, VG4, VG14, VG20 durante 9–21 sesiones.
- Veneno + propóleo + cera, tampones vaginales durante la noche durante 14 días (excepto durante la menstruación).
- Veneno + propóleo ungüento, masaje en el área sacrolumbar y pubis, diariamente.

Inflamación de la vagina
- Géopropolis tópico.
- Jalea real tópica.
- Miel tópica.
- Propóleo solución alcohólica al 3 %, aplicaciones tópicas diarias durante 7-10 días.
- Veneno inyecciones, 0,09 mg en 1 mL durante 1-2 días y luego 1,1 mg durante 17 días.

Inflamación de las trompas y anexos del útero
- Géopropolis tópico.
- Jalea real tópica.
- Miel tópica.
- Propóleo solución alcohólica al 3 %, aplicaciones tópicas diarias durante 7-10 días.
- Veneno inyecciones, 0,09 mg en 1 mL durante 1-2 días y luego 1,1 mg durante 21 días.

Inflamación postoperatoria de la vagina
- Géopropolis tópico.
- Jalea real tópica.
- Miel tópica.
- Propóleo solución alcohólica al 15 %, aplicación tópica diaria con torundas de algodón impregnadas.

Leucorrea (por clamidias, *Escherichia coli*, estafilococos, *Gardnerella vaginalis*, monilias y trichomonas)
- Propóleo crema hidrófila al 15 % en infecciones vaginales y después de laparotomía.
- Propóleo extracto al 30 % + miel + agua (1:1:1) en aplicación tópica.
- Propóleo óvulos o tabletas vaginales, 30 mg en manteca de cacao u otro excipiente, 1 óvulo o tableta intravaginal diariamente durante 10 días.
- Propóleo tintura al 2 % en curas vaginales diarias.
- Veneno inyecciones, 0,09 mg en 1 mL durante 1-2 días y luego 1,1 mg durante 17 días. Además, tapones de propóleo y ungüento de veneno al 0,01 %. Dos a tres tratamientos

Mastitis
- Miel oral.
- Polen y pan de abejas oral.
- Propóleo al 5–10 % en miel oral.
- Propóleo extracto al 30 %, se aplica tópicamente.
- Propóleo + veneno ungüento, fricciones diariamente en la zona sacrolumbar antes de ir a dormir.
- Veneno apipuntura durante 9–15 sesiones simétricamente en los dos lados con 2, 3 y 5 picaduras en los puntos E10, E11, TR18, TR19, TR20, V11, V13, V22, V23, V60, VG4, VG6.

Menstruación irregular
- Veneno apipuntura en los puntos BP6, V23.

Náusea por embarazo
- Veneno apipuntura en punto CS6.

Parametritis crónica
- Veneno inyecciones, 0,09 mg en 1 mL durante 1-2 días y luego 1,1 mg durante 17 días. Además, tapones de propóleo y ungüento de veneno al 0,01 %. Dos a tres tratamientos.

Parto. Facilitación de trabajo de parto y recuperación posparto
- Miel de meliponas oral.

Procesos inflamatorios postoperatorios de la vagina
- Propóleo solución alcohólica al 3 % y 15 %, aplicaciones diarias con tapones de algodón bien impregnados, durante 7-10 días.

Prolapso de recto y útero
- Veneno apipuntura en los puntos VC6, VG20.

Quistes de ovario
- Veneno inyecciones, 0,09 mg en 1 mL durante 1-2 días y luego 1,1 mg durante 17 días. Además, tapones de propóleo y ungüento de veneno al 0,01 %. Dos a tres tratamientos.
- Veneno ungüento, masaje en área de los ovarios y espalda.

Salpingitis
- Jalea real + miel oral, una cucharadita dos veces en las mañanas.
- Miel infusión al 10 %, aplicación tópica en la vagina.
- Miel oral, una cucharadita 2–3 veces al día antes de las comidas.
- Propóleo extracto acuoso, tópico, 10–15 mL en la vagina 2 veces al día.
- Propóleo ungüento al 10 %, tampón vaginal por las noches durante 14 días.
- Veneno inyecciones, 0,09 mg en 1 mL durante 1-2 días y luego 1,1 mg durante 17 días. Además, tapones de propóleo y ungüento de veneno al 0,01 %. Dos a tres tratamientos.
- Veneno apipuntura durante 15 sesiones en los puntos CS3, CS6, H2, H4, IG3, IG6, R2, R4, R6, TR5, TR6, V11, V31, V32, V57, V58, V60, VC4, VC5, VC6, VG4, VG14, VG20, VG24.

Sangramiento uterino
- Veneno apipuntura en los puntos BP6, VC6.

Síndrome climatérico
- Larvas de zánganos liofilizadas oral.

Síndrome menopáusico
- Jalea real + miel + polen oral, una cucharadita sublingual 2 veces al día por la mañana durante 4–6 semanas.
- Larvas de zánganos (liofilizadas), 4-6 grageas diarias durante 2-3 meses.
- Propóleo tintura al 10 %, 30 gotas 3 veces al día.
- Veneno apipuntura, 9–15 sesiones en los puntos BP4, BP6, E36, E41, IG4, IG10, IG11, TR5, TR8, V11, V13, V17, V22, V23, V60, VC4, VC5, VC6, VG4, VG14, VG20.

- Veneno ungüento, masaje en la región lumbar y en el área del pubis.

Síndrome premenstrual
- Larvas de zánganos liofilizadas oral.
- Veneno apipuntura en los puntos BP6, V23.
- Veneno picaduras.

Tumefacción retentiva de los anexos del útero
- Veneno inyecciones, 0,09 mg en 1 mL durante 1-2 días y luego 1,1 mg durante 17 días.

Tumoraciones de las trompas
- Veneno inyecciones, 0,09 mg en 1 mL durante 1-2 días y luego 1,1 mg durante 17 días.

Vaginitis (candidiasis vulvovaginal)
- Géopropolis tópico.
- Jalea real tópica.
- Miel tópica.
- Propóleo solución alcohólica al 3 %, aplicaciones tópicas diarias durante 7-10 días.
- Veneno inyecciones, 0,09 mg en 1 mL durante 1-2 días y luego 1,1 mg durante 21 días.

HEMATOLOGÍA E INMUNOLOGÍA

Anemias
- Abejas enteras oral.
- Jalea real, como suplemento dietético diario, especialmente en anemias rebeldes.
- Larvas de zánganos liofilizadas oral.
- Miel oscura, como suplemento dietético diario, especialmente para elevar la hemoglobina y los contenidos de hierro y manganeso.
- Miel + polen (1:1), especialmente en la anemia ferripriva.
- Miel de mielada oral.
- Pan de abejas, especialmente en la anemia hipocroma; adultos: una cucharadita de pan de abejas puro o mezclado con miel (1:1), 3 veces al día durante 1 mes o más; niños: un tercio de cucharadita en niños de hasta 1 año; media cucharadita en niños de más de 1 año.
- Polen, 30 g al día, especialmente en anemia ferripriva.
- Polen (20 g) + miel (100 g) + leche fresca (200 g), se conserva la masa homogénea en un recipiente de vidrio tapado y en un lugar fresco; una cucharadita 3 veces al día antes de las comidas, durante 1-1,5 mes y repetir, si es necesario, luego de un receso de 2-3 semanas.
- Veneno, parenteral.

Debilidad general
- Abejas enteras oral.
- Larvas de zánganos liofilizadas, 2 grageas al día durante 20 días.
- Pan de abejas oral.
- Polen (20 g) + jalea real (2 g) + miel cristalizada (500 g); se mezclan bien y se conserva en envase de vidrio ámbar hermético, en lugar seco y fresco. Tomar cucharaditas 2-3 veces al día antes de las comidas durante 1-1,5 mes; repetir tras receso de 2-3 semanas.
- Veneno apipuntura en los puntos E36, IG4, IG11, V18, V23, VB6, VC2, VC6, VG14.

Inmunodeficiencias
- Abejas enteras oral.
- Larvas de zánganos liofilizadas oral.
- Pan de abejas oral.
- Propóleo oral, 2,5 mg/kg de peso corporal/día, especialmente por deficiencia de IgA, IgA-IgG y otros déficits inmunológicos.
- Veneno apipuntura en los puntos BP6, E36, IG4, IG11, V18, V23, VB6, VC2, VC6, VG14.

Inmunodepresión
- Abejas enteras oral.
- Larvas de zánganos liofilizadas + propóleo en polvo, 2 grageas al día durante 2-3 meses.
- Miel + polen + lecitina vegetal, por vía oral.
- Pan de abejas oral.
- Polen (20 g) + jalea real (2 g) + miel cristalizada (500 g); se mezclan bien el polen y la jalea en la miel cristalizada, se conserva en frascos ámbar herméticos y en un lugar fresco y seco; se toman cucharaditas 2-3 veces al día antes de las comidas, durante 1-1,5 mes y, si es necesario, repetir el tratamiento tras un receso de 2-3 semanas.
- Propóleo oral, 5 mg/kg de peso corporal/día, en inmunodepresión humoral, celular y combinada. Además, tintura de *Echinacea sp.*, 15 gotas, 3 veces al día.
- Veneno apipuntura en los puntos BP6, E36, IG4, IG11, V18, V23, VB6, VC2, VC6, VG14.

Púrpura trombocitopénica (trombocitopenia inmune)
- Jalea real oral, 5 g/día.
- Jalea real + miel + polen o pan de abejas como suplemento en la dieta.
- Larvas de zánganos liofilizadas oral.
- Miel oral, 500 g/día.
- Miel de mielada oral.
- Polen y pan de abejas oral, 20 g/día.
- Propóleo oral, 2,5-5,0 mg/kg de peso corporal/día.

VIH/SIDA (virus de inmunodeficiencia humana / síndrome de inmunodeficiencia adquirida)

Tener presente CD4/CD8 y conteo individual de estas plaquetas CD4 anti-VIH que combaten la infección. Indicador de SIDA es el conteo de células CD4 debajo de 200 y se aplica tratamiento hasta lograr conteo de 400-1500 células/mL. Rango normal para CD8 (células virulentas) es 150-1000 células/mL.

- Abejas enteras oral.
- Jalea real oral, 5 g/día.
- Jalea real + miel + polen o pan de abejas como suplemento en la dieta.
- Larvas de zánganos liofilizadas oral.
- Miel de mielada oral.
- Pan de abejas oral.
- Polen oral.
- Propóleo oral, 2,5-5,0 mg/kg de peso corporal/día.
- Veneno apipuntura en los puntos BP6, E12, E13, E36, IG11, R21, VC2, VC6, VC22, VG14 y otros.
- Veneno parenteral. Tratamiento comenzando en 8 picaduras.

NEFROLOGÍA Y UROLOGÍA

Adenoma de la próstata (hipertrofia benigna de la próstata, adenomiofibroma)

- Miel oral.
- Polen o pan de abejas, 15 g al día, fraccionados oral.
- Polen cápsulas (400 mg), 6-8 veces al día.
- Polen o pan de abejas 1-3 cucharaditas al día, antes de las comidas. Además, propóleo cápsulas (1 g), 3 al día. Además, supositorios de miel (0,4 g) + propóleo (0,3 g) + cera (0,1 g) + polen (0,15 g) + jalea real (0,05 g) en manteca de cacao (cs). Se combinan los tres tratamientos; no excluye la quimioterapia habitual.
- Polen + semillas molidas de calabaza oral.
- Polen + cistina, 20 g al día oral.
- Polen o pan de abejas, 2 cucharaditas al día (mañana y noche) + miel con jalea real al 2 % y propóleo al 5 %.
- Propóleo cápsulas (1 g), 3 al día. Además, supositorios de miel (0,4 g) + propóleo (0,3 g) + jalea real (0,05 g) + polen (0,15 g) + cera (0,1 g) en manteca de cacao (cs), por las noches antes de acostarse, luego de baño caliente en la región anal durante 10-45 minutos. Además, polen, 2 cucharaditas al día (mañana y noche) + miel con jalea real al 2 % y propóleo al 5 %. Se combinan los tres tratamientos apiterapéuticos, no se excluye la quimioterapia habitual.
- Propóleo extracto acuoso, 10 mL en medio vaso de agua, varias veces al día durante un mínimo de 10 días.
- Propóleo supositorios (0,1 g en 2 g de manteca de cacao) diariamente por las noches antes de acostarse. Además, propóleo ungüento en forma de emplastos. También, miel propolizada al 5 % oral. Tratamiento de 2-6 meses.

- Supositorios de miel (0,4 g) + propóleo (0,3 g) + polen (0,15 g) + jalea real (0,05 g) + cera (0,1 g) en manteca de cacao (cs), por las noches antes de acostarse y después de un baño caliente en la región anal de 10-45 minutos, durante 30-40 días. Además, 2 cucharaditas de polen con miel y 2 % de jalea real, por la mañana y por la noche.

Cálculos renales
- Vinagre de miel, 1 cucharadita en 250 mL de agua, 2–4 veces al día durante 3 semanas.

Cáncer de próstata (adenocarcinoma)
- Géopropolis oral.
- Miel de manuka oral.
- Miel de mielada oral.
- Polen o pan de abejas, 15 g al día, fraccionados, oral.
- Polen cápsulas (400 mg), 6-8 veces al día.
- Polen o pan de abejas 1-3 cucharaditas al día, antes de las comidas. Además, propóleo cápsulas (1 g), 3 al día. Además, supositorios de miel (0,4 g) + propóleo (0,3 g) + cera (0,1 g) + polen (0,15 g) + jalea real (0,05 g) en manteca de cacao (cs). Se combinan los tres tratamientos; no excluye la quimioterapia habitual.
- Propóleo cápsulas (1 g), 3 al día. Además, supositorios de miel (0,4 g) + propóleo (0,3 g) + jalea real (0,05 g) + cera (0,1 g) en manteca de cacao, por la noche antes de acostarse, luego de baño caliente en la región anal, durante 10-45 minutos.

Cistitis y otras infecciones urinarias agudas
- Jalea real, 100–1000 mg al día en cuatro porciones sublinguales para ser absorbidas durante media hora, entre las comidas.
- Miel (100 g) + limón (1 vaso de jugo) oral 2 veces al día.
- Miel de mielada, oral, 10–30 g/día.
- Miel + propóleo extracto blando + polen + cera, óvulos vaginales o supositorios, diariamente.
- Polen, 10-30 g al día, mezclado con miel y té (*Camellia sinensis*), después de las comidas durante la primera semana y luego 10-15 minutos antes de las comidas.
- Polen y pan de abejas oral.
- Propóleo cápsulas (100 mg) 3 veces al día durante 10 días; luego 2 cápsulas durante los siguientes 20 días y 1 cápsula hasta el año.
- Propóleo extracto acuoso al 20 %, 15–20 gotas una hora antes de las comidas.
- Propóleo natural, 2-5 g al día, en cuatro porciones para mascarlo entre las comidas.
- Propóleo tintura al 20-50 %, 10-30 gotas 3 veces al día entre comidas, en una cuchara grande de té endulzado con miel.
- Propóleo + zumo de arándano rojo (*Vaccinium macrocarpon*).
- Veneno apipuntura, hasta seis picaduras por sesión, en los puntos BP6, E36, H2, H5, H10, H12, P7, R6, V23, V25, V26, V27, V28, VB30, VC2, VC6, VG3, VG4, VG20.
- Veneno ungüento con masaje en región lumbar y baja del vientre.

Deficiencia renal
- Jalea real y miel oral.
- Polen y pan de abejas oral.
- Propóleo extracto al 30 %, 30 gotas en medio vaso de agua, 4 veces al día, junto con dieta para nefríticos. Luego, si no hay intolerancia, tomar 40 gotas, 3 veces al día, 1 hora antes de las comidas con 1 mes de tratamiento.
- Veneno ungüento con masaje en la región lumbar.

Eliminar azúcar y alimentos o bebidas dulces o amargos. Dieta baja en sodio y potasio..

Enfermedad de Peyronié e induración fibrinoplástica del pene
- Propóleo cápsulas (1 g), 3 al día.
- Propóleo supositorios (0,1 g en 2 g de manteca de cacao) diariamente. Además, propóleo ungüento en forma de emplastos. Además, miel propolizada al 5 % oral. Tratamiento de 1-6 meses.

Esterilidad masculina
- Jalea real o polen, como suplemento alimenticio.
- Larvas de zánganos liofilizadas oral.
- Polen y pan de abejas oral.

Incontinencia urinaria, enuresis
- Veneno apipuntura en los puntos BP6, E25, E34, E36, H1, V10, V23, V25, V28, V32, VC2, VC3, VC4, VC6, VG1, VG2, VG20.

Nefropatía diabética
- Miel oral.
- Propóleo oral.

Pielonefritis crónica
- Jalea real y miel oral.
- Polen y pan de abejas oral.
- Propóleo extracto al 30 %, 30 gotas en medio vaso de agua, 4 veces al día, junto con dieta para nefríticos. Luego, si no hay intolerancia, tomar 40 gotas, 3 veces al día, 1 hora antes de las comidas con 1 mes de tratamiento.

Prostatitis (hiperplasia benigna de la próstata)
- Polen, 15 g al día, fraccionados oral.
- Polen cápsulas (400 mg), 6-8 veces al día.
- Polen + semillas molidas de calabaza oral.
- Polen + cistina, 20 g al día oral.
- Propóleo extracto, 10 mL en medio vaso de agua, varias veces al día durante un mínimo de 10 días.
- Propóleo cápsulas (1 g), 3 al día.
- Propóleo supositorios (0,1 g en 2 g de manteca de cacao), diariamente por las noches, 2-3 tratamientos de 30 días cada uno con intervalos de 1-2 meses.
- Supositorios de miel (0,4 g) + propóleo (0,3 g) + polen (0,15 g) + jalea real (0,05 g) + cera (0,1 g) en manteca de cacao (cs), por las noches antes de acostarse, durante

30-40 días. Además, 2 cucharaditas de polen con miel + 2 % de jalea real por la mañana y por la noche.
- Veneno apipuntura durante 7 días en los puntos E36, H3, IG4, IG10, IG11, R2, R3, R9, R14, R15, R17, V11, V13, V22, V23, V31, V32, V40, V42, V43, VC3, VC4, VC5, VC6, VG4, VG14.
- Veneno ungüento, masajes en región sacra.

NEUROLOGÍA

Adormecimiento, neuropatía periférica, parálisis y dolor en extremidades inferiores
- Géopropolis aceite, masaje.
- Hidromiel tópico.
- Larvas de zánganos liofilizadas oral.
- Miel de mielada oral y tópica.
- Opérculo tópico.
- Propóleo aceite, masaje.
- Veneno, apipuntura de puntos BP6, E36, E41, H3, IG4, V23, VB34, VG14, o a los lados de las vértebras L3, L4, L4 y L5.

Adormecimiento, neuropatía periférica, parálisis y dolor en extremidades superiores
- Géopropolis aceite, masaje.
- Hidromiel tópico.
- Larvas de zánganos liofilizadas oral.
- Miel de mielada oral y tópica.
- Opérculo tópico.
- Propóleo aceite, masaje.
- Veneno, apipuntura de puntos E36, IG4, VB34, VG14, o a los lados de las vértebras L3, L4, L4 y L5.

Ataxias hereditarias de Friedreich y Strümpell-Lorrain
- Veneno picaduras parenteral.

Cauditis
- Veneno, 8-25 inyecciones en los puntos adoloridos.

Desmielinización
- Veneno picaduras en la espalda y antebrazos.
- Veneno apipuntura en los puntos ID3, ID4, ID5, ID6, ID7, IG5, IG6, IG7, IG10, IG11, V18, V19, V20, V21, V22, V23, V25, VC4, VC5, VC6, VC7, VC8, VG4, VG5, VG6, VG7, VG8, VG9 durante un mes y luego en los puntos V10, V11, V12, V13, V14, V15, VB20, VB21, VG14, VG15, VG16.

Encefalitis
- Propóleo oral.

Enfermedad de Alzheimer
- Jalea real oral.
- Miel de mielada oral.
- Pan de abejas oral.
- Propóleo oral.
- Propóleo oral + donepezil (Aricept).
- Veneno picaduras, parenteral.

Enfermedad de Charcot-Marie-Tooth (neuropatía hereditaria motora-sensitiva)
- Jalea real con miel oral.
- Larvas de zánganos con miel oral.
- Pan de abejas.
- Propóleo oral, mezclado con miel, polen y jalea real.
- Veneno apipuntura en los puntos BP6, BP9, E36, E41, ID11, ID13, IG4, IG10, IG11, IG15, TR14, TR15, V4, V11, V13, V14, V17, V22, V23, V31, V32, V40, V43, VB20, VB21, VB34, VG4, VG14.
- Veneno, picaduras en áreas dolorosas y de poca o ninguna movilidad.

Enfermedad de Parkinson
- Jalea real (400 mg) con miel oral.
- Larvas de zánganos con miel oral.
- Pan de abejas.
- Polen.
- Propóleo oral, 15–20 gotas con agua, 3 veces al día, 1 hora antes de las comidas.
- Propóleo con miel oral.
- Veneno apipuntura en los puntos BP9, E36, E41, IG4, IG10, IG11, IG15, TR5, TR17, TR18, TR21, V10, V11, V13, V22, V23, VB20, VB34, VC9, VC12, VG4, VG14.
- Veneno picaduras, parenteral.

Epilepsia
- Veneno (picaduras de abejas) + medios anticonvulsivos. El veneno se usa en epilépticos desde el siglo XVII.

Puede complementarse con cocimiento o tintura de pasiflora (pasionaria o maracuyá, *Pasiflora incarnata*).

Esclerosis lateral amiotrófica (enfermedad de Lou Gehrig, enfermedad de Charcot, ALS)
- Propóleo oral, mezclado con miel, polen y jalea real.
- Veneno apipuntura en los puntos BP6, BP9, E36, E41, H3, ID11, ID13, IG4, IG10, IG11, IG15, TR4, TR14, TR15, V4, V11, V13, V14, V17, V22, V23, V31, V32, V40, V43, VB20, VB21, VB34, VC6, VG4, VG14.
- Veneno, picaduras en áreas dolorosas y de poca o ninguna movilidad.

Esclerosis múltiple
- Jalea real, 500 a 1000 mg al día.
- Miel + polen, diariamente.
- Propóleo oral, 1,5 a 2,0 g al día.

- Propóleo oral, mezclado con miel, polen y jalea real.
- Veneno apipuntura en los puntos BP6, BP9, E36, E41, ID11, ID13, IG4, IG10, IG11, IG15, TR14, TR15, V4, V11, V13, V14, V17, V22, V23, V31, V32, V40, V43, VB20, VB21, VB34, VG4, VG14.
- Veneno picaduras, en casos incipientes, 2 picaduras diarias en días alternos no concurrentes con la ingestión de propóleo ni con inyecciones de acetato de glatiramer.
- Veneno, 20 picaduras en áreas dolorosas y de poca o ninguna movilidad 3 veces por semana. Tomar diariamente vitamina C (1000-1500 unidades), polen y propóleo.

Espasmofilia (tetania)
- Polen (3 cucharaditas al día) + miel + jalea real + propóleo oral. Además, calcio y reflejoterapia.

Hemiparesia y hemiplejia
- Propóleo tintura al 30 %, 15–20 gotas 3 veces al día 1 hora antes de las comidas.
- Veneno, picaduras en la región cervicodorsal.
- Veneno, picaduras de 7-20 abejas; se realiza el tratamiento 8 veces en 50 días.
- Veneno apipuntura en los puntos BP6, BP9, CS6, E36, E41, IG4, IG10, IG11, IG15, P1, TR5, TR15, TR17, TR18, TR21, V10, V11, V13, V22, V23, V25, V28, V40, V47, V50, V51, V57, VB20, VB21, VB29, VB34, VB39, VG4, VG14.

Memoria, pérdida de
- Jalea real oral.
- Larvas de zánganos liofilizadas oral.
- Miel de mielada oral.
- Pan de abejas oral.
- Propoleo oral + donepezil (Aricept).
- Veneno picaduras, parenteral.

Meningitis
- Propóleo oral.

Migrañas
- Larvas de zánganos liofilizadas oral.
- Veneno apipuntura en los puntos IG4, VG20.

Neuralgias (cérvico braquial, fémuro cutánea externa de tipo Roth, lumbociática discal, posherpética, trigeminal)
- Géopropolis oral.
- Hidromiel oral y tópico.
- Miel con jalea real oral.
- Miel de mielada oral.
- Opérculo oral.
- Propóleo oral.

- Veneno (0,015 %) + aceite de trementina (3 %) + alcanfor racémico (3 %) + salicilato de metilo (6 %) + excipiente para ungüento (cs); fricciones con dosis de 2-6 g, 1-3 veces al día durante 1-3 semanas.
- Veneno apipuntura, microinyecciones de veneno (0,8 µg), en los puntos BP6, BP9, E34, E36, E41, IG4, IG10, IG11, TR17, TR18, V22, V23, V31, V32, V40, V47, V57, VB34, VG3, VG4, VG5, VG20; 5-6 sesiones a intervalos de 2-3 días, 2 tratamientos por semana; después de realizar la microinfiltración, las agujas se mantienen en su lugar durante 10-15 min sin manipularlas.
- Veneno picaduras, 2-3 veces por semana.

Plexitis
- Veneno, 8-25 inyecciones en los puntos adoloridos.

Radiculitis lumbosacral
- Veneno apipuntura en los puntos BP6, BP9, E34, E36, E41, IG4, IG10, IG11, TR17, TR18, V22, V23, V31, V32, V40, V47, V57, VB34, VG3, VG4, VG5, VG20.
- Veneno, inyecciones subcutáneas en los puntos dolorosos; se empieza por 0,5 mg de veneno y se aumenta 0,25 mg hasta llegar a 1,5-2 mg en cada punto; inyecciones diarias (si hay reacción local, cada 2-3 días), para un total de 16-17 mg en todo el tratamiento.
- Veneno ungüento, fricciones por las noches, con reposo y calor local, durante 7 días.

Síndrome del túnel carpiano
- Veneno apipuntura en los puntos C6, C7, C8, CS5, ID6, IG4, IG5, TR3, TR4, TR5, V10, V11, V12, VB34, VG13, VG14, VG15, VG16.

ODONTOLOGÍA

Antiséptico bucal, hemostático y bactericida
- Hidromiel tópico, gargarismos y buches.
- Miel de manuka solución, gargarismos y buches.
- Miel de mielada solución, gargarismos y buches.
- Propóleo extracto alcohólico al 30 %. Destruye más del 99 % de las bacterias salivares.
- Propóleo extracto alcohólico al 30 % + sulfonato de zinc.

Caries
- Propóleo extracto al 30 %, mojar una pelotita de algodón y colocarla en las caries. Además, sustituir el consumo de azúcar por miel (la miel no es cariógena; el estreptococo cariógeno de los azúcares, *Streptococcus mutans* produce la fermentación que desmineraliza el esmalte dentario).

Caries de III-IV grado
- Propóleo extracto alcohólico al 5 %, aplicarlo tópicamente antes de recubrir con Ca(OH)$_2$.

Cirugía bucal
- Hidromiel tópico.
- Propóleo extracto alcohólico al 30 %, aplicación tópica en intervenciones quirúrgicas bucales durante el período pre- y postoperatorio.

Desinfección de las manos de los dentistas
- Hidromiel.
- Propóleo solución alcohólica al 10 %.
- Propóleo pomada al 10 %.

Esmalte dentario dañado
- Propóleo extracto al 50 % en solvente éter-etanol.

Estomatitis, aftas y úlceras en la mucosa bucal)
- Miel + extracto fluido de rosas + glicerina (25 g) + vitamina C (0,25 g) + resorcina (1,25 g) + bicarbonato de sodio (1,25 g); tópico.
- Miel de mielada tópica.
- Miel de mielada tópica.
- Propóleo extracto alcohólico al 2-6 %, aplicación tópica en 3-4 curas.
- Propóleo (2,1 g) + glicerina (4,9 g) + etanol (28 g) + refrigerante (12-15 g); se aplica el aerosol 2-3 veces al día.
- Propóleo solución alcohólica al 20 %, pinceladas durante 2 días.
- Propóleo solución (55 %) al 7 % en etanol de 95 °-glicerina (5:1) + freón 12 (18 %) + freón 114 (27 %). La solución se coloca en un envase para aerosol y se le agrega el propelente (45 % v/v); el tratamiento se realiza 1-2 veces al día.
- Propóleo extracto al 30 % (10 g de propóleo triturado en 30 g de etanol de 96 ° rectificado) + miel (50 g) + bórax (6 g) + glicerina (4 g), aplicación tópica.
- Propóleo (50 g) + etanol de 70 ° (50 mL) + éter (20 mL); se agita periódicamente la mezcla en un frasco ámbar hermético varios días y luego se filtra; posteriormente se mezcla el filtrado de propóleo (50 g) + o rondomicina (cs) + miel (5 g) + jalea real (2 %) + aceite de bacalao (2 g); se aplica tópicamente en estomatitis aftosas y otras afecciones de la mucosa bucal.
- Propóleo gargarismos y buches (10 mL de solución de propóleo en media taza de agua tibia), principalmente para aftas en niños.
- Propóleo + alcohol + propilenglicol + colodión flexible (1:6:2:2), tópico.

Glosodinia
- Miel de mielada tópica.
- Propóleo solución alcohólica al 20 %, 30-40 gotas en 100-150 mL de agua, gargarismos durante 10-30 días (o menos, si desaparece la sensación dolorosa persistente en la lengua y mucosa bucal).

Halitosis
- Propóleo emulsión al 3 %, buches.

Hemorragias bucales
- Propóleo extracto al 30 %, lavar repetidamente con el extracto.
- Propóleo extracto al 30 % + sulfonato de zinc.

Odontalgias
- Géopropolis tópico.
- Hidromiel oral y tópico.
- Miel de mielada oral y tópico.
- Opérculo tópico.
- Propóleo extracto al 30 %, mojar el cepillo de dientes en el extracto y cepillar repetidamente.

Parodontopatías (exposiciones pulpares, gingivitis)
- Propóleo puro + cartílago liofilizado, aplicación tópica para curar la pulpa dentaria cubierta, descubierta o amputada.
- Propóleo extracto alcohólico al 5 %, aplicación tópica antes de recubrir con $Ca(OH)_2$.
- Propóleo + alcohol + propilenglicol + colodión flexible (1:6:2:2), tópico.
- Propóleo extracto alcohólico al 2-4 %, 3-4 curas.
- Propóleo tintura en electroforesis; 2-5 días de tratamiento
- Propóleo (30 g) + dipropilenglicol (70 g) + cera amarilla de abejas purificada (0,5 g); se cubre todo con un apósito con providentina, diariamente en una serie de 5 aplicaciones; mantener unas 6-12 horas.
- Propóleo tintura al 3 % (100 mL) + tintura de árnica (*Arnica montana*) (50 mL) + extracto de manzanilla (*Matricaria chamomilla*) (40 mL: 15 g de flores de manzanilla en 200 mL de agua durante 15-20 minutos de ebullición) + cresilsalicilato (10 mL) para la profilaxis, desinfección y regeneración de lesiones en la cavidad bucal.
- Propóleo al 3 % en etanol-glicerina o propóleo pomada al 3 %, aplicación tópica sobre la pulpa dentaria en casos de hipersensibilidad dental o endodoncia.
- Propóleo extracto al 30 %; se limpia primero con peróxido de hidrógeno, se seca y se aplica varias veces el extracto de propóleo con pipeta o con una pelotita de algodón hasta que haya una capa protectora (barniz); se repite diariamente durante 3-5 días con propóleo extracto blando.
- Propóleo solución (55 %) al 7 % en etanol de 90 °- glicerina (5:1) + freón 12 (18 %) + freón 114 (27 %). La solución se coloca en un envase para aerosol y se le agrega el propelente (45 % v/v); el tratamiento se realiza 1-2 veces al día.
- Propóleo (2,1 g) + glicerina (4,9 g) + etanol (28 g) + refrigerante (12-15 g); el aerosol se aplica 2-3 veces al día.
- Propóleo (50 g) + etanol de 70 ° (50 mL) + éter (20 mL); se agita periódicamente la mezcla en un frasco ámbar hermético varios días y luego se filtra; posteriormente se mezcla el filtrado de propóleo (50 g) + rovamicina o rondomicina (cs) + miel (5 g) + jalea real (2 %) + aceite de bacalao (2 g); aplicación tópica para gingivitis

purulentas, paradontosis hemorrágica, abscesos parodontales y dolores después de extracciones.

Parodontosis (inflamación de las encías, dientes flojos, bolsas de pus)
- Géopropolis tópico.
- Jalea real tópica.
- Propóleo puro (30 g) + dipropilenglicol (70 g) + cera pura de abejas (0,5 g); se coloca la mezcla como emplasto en los alvéolos durante 6-12 horas, después de extraer las raíces, dientes muy flojos, placas dentarias y retirar el tejido de granulación de la pared blanda de la encía. Se ponen diariamente los emplastos hasta lograr el restablecimiento.

Parotiditis purulenta
- Propóleo emplastos de 3 mm de grosor colocados diariamente en la región de la glándula salivar parótida. Además, se da a los pacientes una suspensión oral de propóleo a razón de 1-3 mL/kg de peso corporal.

Periodontitis
- Propóleo + pasta de hueso heterólogo desproteinizada; se usa para simplificar la implantación de los injertos destinados a favorecer la formación de tejido óseo.

OFTALMOLOGÍA

Afecciones epiteliales de la córnea
- Miel colirio al 30 % (en agua destilada)
- Miel de abejas meliponas, aplicación tópica y oral.
- Miel de acacias, tópica.
- Propóleo colirio y propóleo película ocular de acción prolongada, 5-10 gotas diarias durante 2 días.
- Propóleo solución oftálmica al 2-5 % (elaborada con extracto blando de propóleo en etanol al 70 % + etilendiamina + polímero macrodex al 10 %, conservable a 4 °C durante 30 días).
- Propóleo ungüento al 5-10 %

Afecciones del estroma
- Propóleo colirio, 5-10 gotas diarias durante 4 días.
- Propóleo colirio y película ocular de acción prolongada, 5-10 gotas diarias, 4 días.

Blefaritis (inflamación de los párpados)
- Miel de abejas meliponas, aplicación tópica.
- Propóleo colirio.
- Propóleo ungüento al 5 %.

Cataratas
- Jalea real oral, 100 mg. 3 veces al día.
- Miel, 1 gota en cada ojo, 3 veces al día.
- Miel de abejas meliponas, 1 gota en cada ojo, 3 veces al día.
- Miel de abejas meliponas, tópico, 1 cucharada añadida tras enfriamiento a 1 taza de infusión llantén (*Plantago major*).
- Miel, tópico, 2–3 cucharadas al día disuelta en té (*Camellia sinensis*) o agua.
- Pan de abejas tópico, 6 cucharaditas al día disuelto en té o agua.
- Propóleo tintura tópico, 20 gotas en té o agua 3 veces al día.
- Veneno colirio (1:10), 3 veces al día.
- Veneno apipuntura en puntos H3, H4, H14, H18.

Además, suplementar la dieta con alimentos ricos en vitaminas C y E.

Conjuntivitis bacterianas y virales
- Hidromiel tópico.
- Miel de meliponas tópica.
- Propóleo colirio al 10 %, 2 gotas (0,5 mL) 2 veces al día.
- Propóleo ungüento al 5 % (extracto blando en solución fisiológica con base de ungüento).
- Veneno apipuntura en los puntos E1, H3, IG4, V1, V2, V18, VB1, VB12, VB37.

Deficiencias de la visión
- Jalea real oral.
- Larvas de zánganos liofilizadas oral.
- Veneno picaduras parenteral.

Escleritis y epiescleritis
- Jalea real colirio.
- Miel colirio.
- Propóleo colirio.

Escleroqueratitis
- Jalea real colirio.
- Miel colirio.
- Propóleo colirio.

Glaucoma
- Veneno apipuntura en puntos P30, P45, P51, V23, VB1, VB16, VB40.

Heridas penetrantes de la córnea
- Jalea real y polen (liofilizados) ungüento al 0,5 % + glicerogel de metilcelulosa o glicerogel de oxipropilmetilcelulosa o carboximetilcelulosa de sodio u oximetilcelulosa, 2 veces al día durante 3-10 días.
- Miel de acacias, tópica.

Herpes oculares
- Hidromiel tópico.

- Jalea real y polen (liofilizados) ungüento al 0,5 % + glicerogel de metilcelulosa o glicerolgel de oxipropilmetilcelulosa o carboximetilcelulosa de sodio u oximetilcelulosa, 2 veces al día durante 3-10 días.

Infecciones bacterianas en los ojos
- Hidromiel tópico.
- Miel de abejas meliponas, 1 gota en cada ojo, 3 veces al día.

Iritis, iritis plásticas, iritis viral e iridociclitis
- Hidromiel tópico.
- Jalea real colirio.
- Miel colirio.
- Propóleo colirio al 5 %.
- Propóleo ungüento al 5 %.
- Veneno parenteral, en tratamiento I-12 ó I-15

Orzuelos
- Miel de abejas meliponas, aplicación tópica.

Pterigium
- Miel de abejas meliponas y melíferas (1:1); 1 gota en cada ojo por las mañanas.
- Miel de abejas meliponas pura o como colirio al 25 %; 1 gota en cada ojo por las mañanas durante 10 días.

Quemaduras de la conjuntiva y la córnea
- Jalea real y polen (liofilizados) ungüento al 0,5 % + glicerogel de metilcelulosa o glicerogel de oxipropilmetilcelulosa o carboximetilcelulosa de sodio u oximetilcelulosa, 2 veces al día durante 3-10 días.
- Miel de acacias, tópica.
- Propóleo colirio, 5-10 gotas diarias durante 12 días.
- Propóleo ungüento al 5 %.

Queratitis herpética y viral
- Jalea real y polen (liofilizados) ungüento al 0,5 % + glicerogel de metilcelulosa o glicerogel de oxipropilmetilcelulosa o carboximetilcelulosa de sodio u oximetilcelulosa, 2 veces al día durante 3-10 días.
- Miel cruda 0,3–0,5 mL en el saco conjuntivo 3 veces al día.
- Propóleo colirio al 10 %, 2 gotas (0,5 mL) 2 veces al día.
- Propóleo extracto acuoso (se hierven 15 partes de propóleo bruto en 100 partes de agua destilada, tiempo de reflujo 18 horas; se enfría, se filtra durante 2 horas y con ayuda del bórax se lleva a pH 7,5-7,8), gotas y enjuagues.
- Propóleo ungüento al 5 %.

Queratoconjuntivitis epidémica por adenovirus
- Propóleo colirio al 5-10 %, 1 gota (0,5 mL), 2 veces al día durante 3 días.
- Propóleo ungüento al 5 %.

Úlceras de la córnea
- Jalea real y polen (liofilizados) ungüento al 0,5 % + glicerogel de metilcelulosa o glicerogel de oxipropilmetilcelulosa o carboximetilcelulosa de sodio u oximetilcelulosa, 2 veces al día durante 3-10 días.
- Miel tópica (cruda, no diluida ni irradiada), 2 veces al día sin destapar ni lavar el ojo.
- Miel de acacias, tópica.
- Propóleo colirio al 10 %.
- Propóleo ungüento al 5 %.

ONCOLOGÍA Y RADIOLOGÍA

Los productos apícolas tienen propiedades anticancerígenas, especialmente dada la apoptosis inducida por el propóleo y otros productos, la eliminación de tumores tras la aplicación de apitoxina, y la actividad antitumoral de la miel, jalea real, veneno, pan de abejas y polen. Por ejemplo, la jalea real posee jeleínas, royalisina, royalactina y otras proteínas mayores de la jalea real, apalbúmina 2a, ácido 10-hidroxi-2-decenoico y otros compuestos. El propóleo y el géopropolis son ricos en flavonoides, artepillin C, cafeato de fenetilo (CAPE) y otros compuestos. La miel es rica en metilglioxal, fenoles, proteínas de la jalea real, y así cada producto de la colmena tiene compuestos con acción antitumoral, antiproliferativa y que inducen la apoptosis.

Cada uno de los más de 200 tipos de cáncer tiene sus características muy particulares, por lo que no se trata de una enfermedad sino de un abanico de complejas enfermedades, y la posible efectividad de la Apiterapia depende del tipo de cáncer, el estado de progreso de la enfermedad y las características y hábitos de vida del paciente. Además, en todos los casos conviene incluir en la dieta brócoli, col y coliflor (crudos o cocidos en microonda), ajo, té verde, 80% de vegetales frescos, zumos, granos y nueces. Sustituir la carne roja por pescado y ave, la leche de vaca por leche de almendra o soya, el azúcar refinada por miel y las harinas blancas por cereales integrales. Para los efectos secundarios de la quimioterapia y radiación, son útiles la apipuntura con veneno en el punto CS6 y el consumo de polen y pan de abejas.

Cáncer
- Géopropolis oral.
- Jalea real oral.
- Miel oral.
- Miel (0,5 L) + sábila (*Aloe vera*) triturada (la masa cristalina de 3 hojas) + coñac u otro destilado alcohólico (3 cucharadas) oral, 3 veces al día media hora antes de las comidas tras 24 h de ayuno absoluto. Tras ciclo de 10 días, se repite el ciclo ayuno-tratamiento.
- Pan y polen de abejas oral.
- Propóleo oral, 5 mg/kg de peso, diariamente, como mitodepresor sin producir anomalías mitóticas o desviaciones cromosómicas.
- Veneno apipuntura, picaduras, cremas, stipers, etc., según la naturaleza y estado del cáncer y estado general del paciente.

Cáncer incipiente preoperatorio
- Jalea real, 1 cucharadita 3 veces al día antes de las comidas.
- Miel oral.
- Miel (0,5 L) + sábila (*Aloe vera*) triturada (la masa cristalina de 3 hojas) + coñac u otro destilado alcohólico (3 cucharadas) oral, 3 veces al día media hora antes de las comidas tras 24 h de ayuno absoluto. Tras ciclo de 10 días, se repite el ciclo ayuno-tratamiento.
- Pan de abejas de panales viejos + miel, para estimular la capacidad de defensa del organismo, disminuir la tumoración e impedir las metástasis.
- Propóleo extracto al 20 % en miel, antes de las comidas.
- Veneno apipuntura en los puntos E10, E11, TR18, TR19, TR20, V11, V13, V22, V23, V60, VG4, VG6. En los meridianos simétricos, debe aplicarse en ambos lados.

Cilindroma
- Pan de abejas + propóleo, película tópica cubierta de 3 mm de grosor.
- Pan de abejas + propóleo, pasta, oral, 0,25-0,35 g/kg de peso corporal/día, 3 veces al día.

Epitelioma basocelular
- Pan de abejas + propóleo, película tópica cubierta, de 3 mm de grosor.
- Pan de abejas + propóleo, pasta, oral, 0,25-0,35 g/kg de peso corporal/día, 3 veces al día.

Epitelioma espinocelular
- Pan de abejas + propóleo, película tópica cubierta, de 3 mm de grosor.
- Pan de abejas + propóleo, pasta, oral, 0,25-0,35 g/kg de peso corporal/día, 3 veces al día.

Leucemia
- Jalea real + polen oral, tratamiento con 3 dosis diarias.
- Propóleo oral en sinergia con el tratamiento convencional. El cafeato de fenetilo (CAPE) aumenta la eficiencia del tratamiento.

Linfogranulomatosis malignas (linfomas de Hodgkin y no-Hodgkin)
- Jalea real + polen oral, tratamiento con 3 dosis diarias.
- Pan de abejas + propóleo, película tópica cubierta, de 3 mm de grosor.
- Pan de abejas + propóleo, pasta, oral, 0,25-0,35 g/kg de peso corporal/día, 3 veces al día.

Profilaxis de radioepilitis
- Miel + propóleo + jalea real + polen, una cucharadita 2-3 veces al día, manteniendo el preparado un rato en la boca.

Radiación ionizante
- Miel (223 g) + jalea real (2 g) + polen (25 g), diariamente durante 2 meses, para un tratamiento con radiaciones de 30 días.
- Veneno apipuntura en el punto CS6.

Radioprotección
- Polen oral, 25 g al día, para radioprotección a 700-800 rad de ^{60}Co.
- Veneno picaduras parenteral.
- Veneno apipuntura en el punto CS6.

Rayos X y gamma
- Propóleo pasta al 30 %, para prevenir las reacciones dermatológicas por el uso de radioterapia (2500-8000 roentgen), como profiláctico antes de radioterapia y para restituir el pigmento de la piel que ya fue atacada por las radiaciones anteriormente.

Tumor cerebral
- Jalea real oral, 1 g/día.
- Larvas de zánganos liofilizadas oral, 400 mg/día.
- Pan de abejas oral, 20-30 g/día.
- Polen oral, 20-30 g/día.
- Propóleo oral, 3-5 g/día.
- Veneno apipuntura en los puntos IG20, VB20, 2 veces por semana.

Tumores óseos
- Géopropolis oral.
- Propóleo oral.

Tumores de trasmisión venérea
- Géopropolis oral.
- Propóleo oral.

OTORRINOLARINGOLOGÍA: GARGANTA, NARIZ Y OÍDOS

Acúfeno (tinitos, zumbido de oído)
- Jalea real oral, una cucharadita diaria.
- Miel de meliponas oral.
- Polen oral, 3 cucharaditas al día con miel. Propóleo solución alcohólica al 50 %, tras dos lavados del ático, 1-3 veces por semana.
- Propóleo solución acuosa.
- Propóleo tintura al 30 %, aplicación en gotas o con tapón impregnado (apretando el tapón fuertemente contra el tímpano), durante 10-20 días.
- Veneno apipuntura en los puntos E36, ID19, R3, R23, R25, TR16, TR17, TR18, V23, VB20, VG20.
- Veneno, inyecciones subcutáneas en los puntos dolorosos; se empieza por 0,5 mg de veneno y se aumenta 0,25 mg hasta llegar a 1,5-2 mg en cada punto; inyecciones diarias (si hay reacción local, cada 2-3 días), para un total de 16-17 mg en todo el tratamiento.

- Veneno ungüento, fricciones por las noches, con reposo y calor local, principalmente en el lóbulo y pabellón de la oreja, durante 7 días.

Amigdalitis (tonsilitis)
- Jalea real oral.
- Miel + zumo de sábila (*Aloe vera* o *A. barbadensis*) (3:1), aplicación tópica en ayunas diariamente durante 2 semanas.
- Opérculo oral.
- Polen + vitamina C oral, una cucharadita 30 minutos antes del desayuno y del almuerzo.
- Propóleo solución alcohólica al 15 % + infusión de manzanilla (*Matricaria chamomilla*) caliente (1:1), gárgaras 4–5 veces al día. Además, antes de acostarse, pinceladas con propóleo solución al 30 % en glicerina.
- Propóleo + cera de panal + éter (1:4:8), aplicación tópica.
- Propóleo (50 g) + agua destilada (50 g); el propóleo desmenuzado se pone con el agua en baño de María durante 2-3 horas y luego se filtra. Aplicación tópica o gargarismos en caso de susceptibilidad al alcohol.
- Propóleo solución alcohólica al 5 % en forma de aerosol; inhalaciones durante 1-10 minutos diarios de disolución 1:2 ó 1:3 en agua destilada, leche hervida, aceite de albaricoque o aceite de melocotón. El tratamiento requiere 25 sesiones (después de cada una, el paciente debe respirar normalmente durante 25 minutos) y se puede repetir el tratamiento a los 2 meses.
- Propóleo solución alcohólica al 10 % + furacilina (1:5000) + miel (10 g); en aerosol, 10-15 inhalaciones en todo el tratamiento.
- Propóleo (60 g) + cera de panal (40 g), en una vasija de aluminio de 300-400 mL, en baño de María y se inhalan los vapores de propóleo durante 10-15 minutos.
- Propóleo extracto en base de glicerina (1:2 ó 1:3), aplicación tópica.
- Propóleo solución alcohólica al 50 %, aplicación tópica.

Cáncer nasofaríngeo
- Opérculo oral.
- Propóleo oral.

Carcinoma epidermoide laríngeo
- Géopropolis oral.
- Opérculo oral.

Catarro
- Propóleo solución alcohólica al 5 %, en emulsión en aceite de rosa, melocotón y albaricoque, en disoluciones de 1:3, 1:2 y 1:1, como inhalaciones durante 1-5 minutos en 5-20 sesiones.
- Propóleo ungüento al 4,5 %, 9 % y 20 % en aceite de girasol, en las dos fosas nasales, 2 veces al día, y se deja reposar al paciente acostado para que la pomada penetre bien en la cavidad nasal.

Coriza
- Miel al 30 % en zumo de remolacha, 5-6 gotas en cada fosa nasal, 4-5 veces al día.

- Propóleo tintura (90 %) + mirra (*Commiphora myrrha*), inhalaciones.
- Veneno apipuntura en el punto IG4.

Eccema y prurito en los oídos
- Jalea real ungüento al 3 %, untar en el canal auditivo externo o interno.
- Propóleo tintura al 10 % + cáscara molida de nuez verde (*Juglans regia*) en tintura al 10 % (10 g de nuez molida por 100 g de etanol de 70 °, se deja reposar por 4-5 días, se filtra en 2-3 capas y se agrega la tintura de propóleo a partes iguales). Se recomienda trabajar con guantes de goma para procesar la nuez. Para el eccema, colocar tapones de gasa empapadas en esta mezcla, 30-40 minutos, 2-3 veces al día durante 7-10 días; para el prurito es suficiente frotar con esta tintura los canales auditivos externos.

Faringitis
- Larvas liofilizadas de zánganos + propóleo polvo, tomar 2-4 grageas diarias durante 20 días.
- Miel oral, una cucharadita 3–4 veces al día durante un mes.
- Miel + propóleo solución, inhalaciones una o dos veces al día.
- Miel + zumo de sábila (*Aloe vera* o *A. barbadensis*) (1:5); tomar una cucharadita de la mezcla fresca antes de las comidas, 3 veces al día durante 1-2 meses.
- Opérculo oral.
- Propóleo tintura al 8 % oral, 25 mg de propóleo/kg de peso al día, en dos partes, durante 7 días.
- Propóleo tintura al 10 % en glicerina (1:2), aplicación tópica en la mucosa de la faringe y nasofaringe previamente liberada de secreciones mucosas, diariamente durante 10-15 días.
- Propóleo tintura al 30 % (40 gotas) + infusión de corazoncillo (*Hypericum perforatum*) (1 cucharada de sumidades florales de corazoncillo en un vaso de agua hirviendo, dejar reposar 15-20 minutos y colar antes de agregar el propóleo); gárgaras 2-3 veces al día (para cada gárgara es suficiente medio vaso de infusión).
- Propóleo solución alcohólica al 5 % en emulsión en aceite de rosa, melocotón y albaricoque, en disoluciones 1:3, 1:2 y 1:1, como inhalaciones durante 1-5 minutos en 5-20 sesiones.
- Propóleo solución alcohólica al 10 % + furacilina (1:5000) + miel (10 g); aerosol, 10-15 inhalaciones en todo el tratamiento.
- Propóleo (60 g) + cera de panal (40 g), en una vasija de aluminio de 300-400 mL en baño de María y se inhalan los vapores de propóleo durante 10-15 minutos.
- Propóleo solución alcohólica al 15 % + infusión de manzanilla (*Matricaria chamomilla*) caliente, (1:1), gárgaras. Además, antes de acostarse, pinceladas con propóleo solución al 30 % en glicerina.
- Propóleo (50 g) + agua destilada (50 mL); el propóleo desmenuzado se pone con el agua en baño de María durante 2-3 horas y luego se filtra. Aplicación tópica o gargarismos en caso de susceptibilidad al alcohol.

Glosoestomatitis bacterianas y micóticas
- Hidromiel tópico.

- Larvas liofilizadas de zánganos + propóleo polvo, 2-4 grageas diarias durante 20 días.
- Miel de mielada tópica.
- Opérculo tópico.
- Propóleo tintura al 30-50 %, pinceladas.

Laringitis
- Larvas liofilizadas de zánganos + propóleo polvo, 2-4 grageas diarias durante 20 días.
- Miel + zumo de sábila (*Aloe vera* o *A. barbadensis*) (1:5), 1 cucharadita antes de las comidas, 3 veces al día, durante 1-2 meses.
- Miel solución al 50 %, aerosol, inhalaciones durante 5 minutos, diariamente durante 6-8 días (casos agudos) o más.
- Propóleo solución alcohólica al 10 % + furacilina (1:5000) + miel (10 g); aerosol, 10-15 inhalaciones en todo el tratamiento.
- Propóleo (60 g) + cera de panal (40 g), en una vasija de aluminio de 300-400 mL en baño de María y se inhalan los vapores de propóleo durante 10-15 minutos.

Neuritis del nervio auditivo
- Jalea real tabletas (10 mg), 3 tabletas al día, antes de las comidas.
- Jalea real supositorios (10 mg), uno diario.
- Miel de meliponas oral.
- Propóleo electroforesis y tópico: Masaje del tímpano con embudo de Ziegler durante 3 minutos, electroforesis y nuevamente masaje del tímpano con ectasia hacia el conducto auditivo.

Para la electroforesis se utilizan tres capas hidrófilas tibias. Sobre dos de ellas se coloca un papel de filtro mojado en la solución alcohólica de propóleo al 30 %. Posteriormente estas capas son depositadas sobre la apófisis mastoides, se unen a un polo negativo y se envuelven con una venda. La tercera capa (sin propóleo) es colocada sobre la región interescapular y se une a un polo positivo.

El paciente es acostado sobre un diván. Se conecta un equipo galvánico (en el número cinco), se espera un minuto a que se caliente y, posteriormente, se hace girar suavemente el potenciómetro hasta que el paciente comienza a sentir unas punzadas ligeras. El tratamiento dura aproximadamente, 15 minutos.

A continuación, se aplica el propóleo solución alcohólica al 30 % en tapón mojado e introducido dentro del conducto auditivo externo, haciendo presión sobre el tímpano; cada 4 horas los propios pacientes echan 8 gotas de la solución de propóleo al 30 % en el tapón y se lo ajustan si éste se sale o se desvía del tímpano.

Este método se aplica durante 12 meses juntamente con otro método: administración intramuscular de galantamina (0,5-1,0 %) dos veces al día por vía subcutánea (30 inyecciones) y vitamina B_1 (0,5-1,0 %) administrada diariamente durante 15 días por vía intramuscular.
- Veneno: 4-6 picaduras de abejas en la región del pabellón de la oreja en cada sesión, durante 14 sesiones en el primer tratamiento, 12 sesiones en el segundo y 18 sesiones en el tercero, con descanso entre tratamientos. En niños se aplica el veneno por electroforesis.

Otitis media (epitimpanitis y mesotimpanitis)
- Miel de meliponas tópica.
- Propóleo extracto al 40 % mezclado con aceite vegetal, preferiblemente aceite de girasol (1:4). Se coloca un tapón de gasa impregnado en el canal auditivo todas las noches durante 10-15 días, después del lavado común. Además, aplicación de fisioterapia.
- Veneno apipuntura en puntos E12, E36; ID3, ID4, ID5, ID9, ID17, ID19; IG4, IG6, IG10, IG11; TR2, TR3, TR4, TR5, TR8, TR15, TR16, TR18, TR19, TR20, TR21, TR22; V17, V43, V60; VB2, VB3, VB4, VB8, VB10, VB11, VB20, VB43; VG14, VG20. Una o dos sesiones semanales durante 60 días.

Otomicosis
- Propóleo tintura o solución alcohólica al 30-50 %, aplicación tópica.

Quemaduras por inhalaciones y resfriados nasales
- Miel (media cucharadita) + sábila (*Aloe vera* o *A. barbadensis*) extracto (1 mL) + infusión de corazoncillo (*Hypericum perforatum*) (15 g de corazoncillo por 200 mL de agua hirviendo; se usa 1 mL de infusión) + un poco de crema infantil o nutritiva para las manos. Se lubrica la superficie dañada no menos de 2 veces al día. Las inhalaciones pueden ocasionar quemaduras de I y II grado.

Resfriados ligeros
- Propóleo ungüento + miel + zumo de papa cruda (1:1:1). Se aplica la mezcla con una gasa a la superficie de la nariz durante 30-40 minutos; se debe cambiar la gasa 3-4 veces al día.

Rinitis crónica
- Larvas de zánganos liofilizadas oral.
- Miel oral, 40–60 g al día durante dos semanas.
- Opérculos oral.
- Polen oral, una cucharadita 30 minutos antes del desayuno y el almuerzo durante 2–3 semanas.
- Propóleo gotas nasales, 2–4 gotas en cada orificio nasal 4–5 veces al día durante los primeros 3–4 días y luego continuar con 3 veces al día.
- Propóleo solución alcohólica al 10 % + furacilina (1:5000) + miel (10 g); en aerosol, 10-15 inhalaciones en todo el tratamiento.
- Propóleo (60 g) + cera de panal (40 g), en una vasija de aluminio de 300-400 mL en baño de María y se inhalan los vapores de propóleo durante 10-15 minutos.
- Propóleo ungüento en la membrana mucosa de las fosas nasales durante los primeros 5 días.
- Veneno ungüento, fricciones en los puntos de apipuntura IG20, V2, VC24.

Síndrome de Ménière
- Jalea real oral, una cucharadita diaria.
- Polen oral, 3 cucharaditas al día con miel. Propóleo solución alcohólica al 50 %, tras dos lavados del ático o epitímpano del oído medio, 1-3 veces por semana.
- Propóleo solución acuosa.

- Propóleo tintura al 30 %, aplicación en gotas o con tapón impregnado (apretando el tapón fuertemente contra el tímpano), durante 10-20 días.
- Veneno apipuntura en los puntos E36, ID19, R3, R23, R25, TR16, TR17, TR18, V23, VB20.
- Veneno, inyecciones subcutáneas en los puntos dolorosos; se empieza por 0,5 mg de veneno y se aumenta 0,25 mg hasta llegar a 1,5-2 mg en cada punto; inyecciones diarias (si hay reacción local, cada 2-3 días), para un total de 16-17 mg en todo el tratamiento.
- Veneno ungüento, fricciones por las noches, con reposo y calor local, principalmente en el lóbulo y pabellón de la oreja, durante 7 días.

Sinusitis
- Larvas de zánganos liofilizadas oral.
- Opérculo oral.
- Propóleo solución alcohólica al 10 %, aerosol, diariamente, 5 sesiones.
- Propóleo emulsión hidroalcohólica al 10 %, aerosol, diariamente, 5 sesiones.
- Veneno apipuntura en puntos E36, IG4, IG20, V20, V23, VC4, VG4, VG14, VG20.

Sordera de I-III grado
(por infección viral o aplicación de antibióticos ototóxicos: monomicina, estreptomicina, kanamicina, etc.)
- Jalea real + miel + pan de abejas + polen + propóleo extracto oral, como suplemento a la dieta.
- Larvas de zánganos liofilizadas oral.
- Miel de meliponas oral.
- Veneno apipuntura en puntos E12, E36; ID3, ID4, ID5, ID9, ID17, ID19; IG4, IG6, IG10, IG11; TR2, TR3, TR4, TR5, TR8, TR15, TR16, TR18, TR19, TR20, TR21, TR22; V17, V43, V60; VB2, VB3, VB4, VB8, VB10, VB11, VB20, VB43; VG14, VG20. Una o dos sesiones semanales durante 60 días.
- Veneno, picaduras de abejas (1-3 en dependencia de la tolerancia) en el punto de reografía. Si la alteración de la hemodinámica cerebral prevalece en la región occipital, las picaduras se aplican en la región occipital y la apófisis mamilar; si se observan en el paciente cambios manifiestos en la cisterna de las arterias carótidas internas, entonces se aplican las picaduras en la región frontal y la apófisis mamilar. Cinco minutos después de las picaduras, tapar el canal auditivo con tapón embebido en solución etílica de propóleo al 30 %. Colocar papel de filtro (disco de 1 cm de diámetro) embebido en solución de propóleo en la apófisis mamilar y en jalea real (solución alcohólica al 10 % diluida en agua destilada, 1:5) en la región occipital o frontal. En las redes hidrófilas se colocan electrodos introducidos en saquitos confeccionados especialmente, los cuales se unen al polo negativo de la fuente de corriente por medio de conductores bifurcados. El electrodo positivo se coloca en la parte superior del omóplato por la parte opuesta. Al día siguiente el procedimiento se realiza en la parte contraria. La intensidad de la corriente es 2 mA y la duración del procedimiento es 10 minutos. El tratamiento en general consta de cinco aplicaciones (de 2-3 partes con receso de 2 días). Durante el tratamiento, los pacientes toman 1,5 cucharada de miel diluida en agua tibia por la noche. La hemodinámica cerebral se normaliza en 85

% de los pacientes con sordera de I grado y 30 % de los pacientes con sordera de II y III grado.

Traqueítis
- Miel + zumo de sábila (*Aloe vera* o *A. barbadensis*) (1:5); tomar 1 cucharadita 3 veces al día antes de las comidas durante 1-2 meses.
- Propóleo solución alcohólica al 5 % en emulsión en aceite de rosa, melocotón y albaricoque, en disoluciones 1:3, 1:2 y 1:1 como inhalaciones durante 1-5 minutos en 5-20 sesiones.
- Propóleo solución alcohólica al 10 % + furacilina (1:5000) + miel (10 g); en aerosol, 10-15 inhalaciones en todo el tratamiento.
- Propóleo (60 g) + cera de panal (40 g); en una vasija de aluminio de 300-400 mL en baño de María y se inhalan los vapores de propóleo durante 10-15 minutos.

PEDIATRÍA

Los productos apícolas tienen una gran importancia en la nutrición y salud de los niños. En el antiguo Egipto se daba miel a los alumnos en las escuelas. En la antigua Grecia, Soriano de Efeso recomendó la miel para los niños recién nacidos, teniendo en cuenta que la miel abre el apetito y es beneficioso para el organismo. En las escuelas de Japón, se da gratuitamente miel y jalea real a los niños. Pese a que las asociaciones pediátricas recomiendan no dar miel a niños menores de un año por el peligro de que contenga esporas de botulismo (lo cual ocurre accidentalmente en 2 % de las mieles y con menos de 10 esporas por kilogramo de miel, como ya expliqué en el capítulo dedicado a la miel), lo cierto es que se puede encontrar esporas de *Clostridium botulinum* **en cualquier alimento o medio**, y la miel virgen tiene la acidez necesaria y las propiedades antibióticas y protectoras ideales para parecer ser una **solución al botulismo más que un vehículo para el mismo.** No obstante, como medida de precaución, pues no podemos correr el riesgo de que un niño enferme, aunque sea un caso entre millones, para niños menores de un año la miel debe ser analizada previamente por bromatología para evitar la más remota presencia de esporas de *C. botulinum*.

Además de las aplicaciones que se hacen en adultos, tome en cuenta los usos pediátricos incluidos en esta sección.

Afecciones de la cavidad bucal
- Miel tópica y oral (20-75 g/día).

Alimentación de lactantes
- Miel agregada a la leche.

Anemias
- Jalea real oral.
- Larvas de zánganos liofilizadas oral.
- Miel oral.

- Miel + jalea real + propóleo oral, un tercio de cucharadita, dos veces al día en niños de 1–3 años; media cucharadita, 2–3 veces al día en niños de 3–7 años; una cucharadita dos veces por la mañana en niños de hasta 14 años.
- Polen y pan de abejas oral.
- Veneno apipuntura en el punto E36.

Anorexia
- Abejas enteras oral.
- Larvas de zánganos liofilizadas oral.
- Miel oral, 20-30 g/día.
- Miel + jalea real + propóleo oral, un cuarto de cucharadita, dos veces al día en niños de 1–3 años; media cucharadita, 2–3 veces al día en niños de 3–7 años; una cucharadita dos veces por la mañana en niños de hasta 14 años.

Constipación
- Miel oral, 20-30 g/día.
- Opérculo oral.

Deshidratación
- Miel en "Solución apícola rehidratante oral" (SARO): miel (media taza o 100 mL) + zumo de naranja (media taza) o un banano maduro triturado + sal común (1 cucharadita) disueltos en 4 tazas de agua hervida (800 mL), oral para prevenir y tratar la deshidratación por diarreas y otras causas. Media taza en niños menores de 2 años, 1 taza en niños mayores, después de cada diarrea o hasta que se logre la rehidratación. SARO es una adaptación que he hecho de la solución rehidratante oral difundida por la Organización Mundial de la Salud desde 1975 con solución de 90 mEq/L de sodio con osmolaridad total de 311 mOsm/L disolviendo una mezcla de sal común o NaCl (2,6 g/L), glucosa o dextrosa anhidra (13,5 g/L), cloruro de potasio o KCl (1,5 g/L) y dihidrato de citrato trisódico (2,9 g/L).

Diarreas
- Miel en "Solución apícola rehidratante oral" (SARO): miel (media taza o 100 mL) + zumo de naranja (media taza) o un banano maduro triturado + sal común (1 cucharadita) disueltos en 4 tazas de agua hervida (800 mL), oral para prevenir y tratar la deshidratación por diarreas y otras causas. Media taza en niños menores de 2 años, 1 taza en niños mayores, después de cada diarrea o hasta que se logre la rehidratación. SARO es una adaptación que he hecho de la solución rehidratante oral difundida por la Organización Mundial de la Salud desde 1975 con solución de 90 mEq/L de sodio con osmolaridad total de 311 mOsm/L disolviendo una mezcla de sal común o NaCl (2,6 g/L), glucosa o dextrosa anhidra (13,5 g/L), cloruro de potasio o KCl (1,5 g/L) y dihidrato de citrato trisódico (2,9 g/L).

Disentería en lactantes
- Miel oral, como suplemento.

Dispepsia
- Miel oral.

Enuresis nocturna
- Miel, una cucharadita antes de acostarse.
- Veneno apipuntura en los puntos BP6, E25, E34, E36, H1, V10, V23, V25, V28, V32, VC2, VC3, VC4, VG1, VG2.

Gastroenteritis
- Jalea real supositorios, 5–10 mg antes de acostarse a dormir.

Ictericia del recién nacido
- Miel oral.

Inapetencia
- Miel oral.

Malabsorción de calcio y magnesio de la leche
- Miel oral.

Niños agotados y débiles
- Jalea real supositorios (2,5 mg para prematuros y recién nacidos, y 5 mg para niños mayores de 2 meses); 3 veces al día durante 7-15 días.

Niños distróficos
- Larvas liofilizadas de zánganos, 2-4 grageas al día.

Recién nacidos prematuros
- Miel oral.

Rehidratación oral de niños lactantes y pequeños
- Miel en "Solución apícola rehidratante oral" (SARO): miel (media taza o 100 mL) + zumo de naranja (media taza) o un banano maduro triturado + sal común (1 cucharadita) disueltos en 4 tazas de agua hervida (800 mL), oral para prevenir y tratar la deshidratación por diarreas y otras causas. Media taza en niños menores de 2 años, 1 taza en niños mayores, después de cada diarrea o hasta que se logre la rehidratación. SARO es una adaptación que he hecho de la solución rehidratante oral difundida por la Organización Mundial de la Salud desde 1975 con solución de 90 mEq/L de sodio con osmolaridad total de 311 mOsm/L disolviendo una mezcla de sal común o NaCl (2,6 g/L), glucosa o dextrosa anhidra (13,5 g/L), cloruro de potasio o KCl (1,5 g/L) y dihidrato de citrato trisódico (2,9 g/L).

Retraso en el desarrollo psicomotor
- Larvas liofilizadas de zánganos + propóleo en polvo; 2-4 grageas diarias durante 1 mes o más.

PRIMEROS AUXILIOS

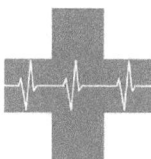

Amputaciones, cortaduras, laceraciones, arañazos, otras heridas

Propóleo o miel tópico; limpie antes la lesión con solución salina. Cambie los vendajes.

Anemia, desnutrición, inanición

Polen + miel + agua oral, *ad libitum*. Tanto el polen como la miel tienen solubilidad lenta en agua a temperatura ambiente. Veneno apipuntura en punto E36.

Deshidratación, diarreas

Oral; mezcle miel (media taza) + zumo de naranja o banana madura triturada (media taza) + sal de cocina (0,1 cucharadita) + cloruro de potasio (0,1 cucharadita) en 4 tazas de agua hervida. En adultos, 3 tazas al día; en bebés y niños pequeños, 0,5 taza al día. Esta fórmula es una adaptación de la solución rehidratante oral de la OMS. También, pan de abejas y veneno apipuntura en puntos BP6 y E36, y miel en pacientes entubados.

Dolor superficial

Extracto o tintura de propóleo tópico. Es anestésico. También, hidromiel, miel de mielada y opérculo tópicos.

Infecciones bacterianas, micóticas (fúngicas), virales

Propóleo o miel oral y tópico o ambos. Las dosis orales son 2 goteros en un vaso de agua 3 veces al día *ac* (antes de las comidas). También hidromiel, géopropolis, jalea real, miel de meliponas, miel de mielada, opérculo, polen.

Inflamación

Miel, propóleo, jalea real, géopropolis o polen tópico. Veneno apipuntura en puntos BP6, VB34. Examine causas del edema.

Mordeduras y picaduras de insectos

Miel o extracto de propóleo tópico. Vigile signos de alergia o anafilaxia.

Parasitosis

✚ Tintura de propóleo oral, 3 goteros en un vaso de agua 3 veces al día una hora *ac* (antes de las comidas). Además, aplicaciones tópicas de propóleo si es necesario.

Problemas respiratorios

✚ Aire de colmena, inhalación o vaporización con soluciones de miel, propóleo, jalea real u otros productos de la colmena.

Quemaduras

✚ Miel, ungüento de polen, aceite de propóleo o géopropolis tópico. Mantenga las áreas quemadas cubiertas con vendajes.

PROCTOLOGÍA

Cáncer de colon
- Géopropolis oral.
- Propóleo verde oral.

Fístulas anales
- Propóleo ungüento al 10 %, como apósito.
- Propóleo extracto al 10 % en aceite de ricino (1:1) como apósito.

Fístulas rectales
- Propóleo supositorios (0,1 g en 2,0 g de manteca de cacao), cada noche antes de acostarse, 2-3 tratamientos de 30 días cada uno, con descanso de 1-2 meses.
- Propóleo ungüento al 10 %.

Fisuras anales
- Propóleo supositorios (0,1 g en 2,0 g de manteca de cacao), cada noche antes de acostarse, 2-3 tratamientos de 30 días cada uno, con descanso de 1-2 meses.
- Propóleo ungüento al 10 %.

Hemorroides
- Propóleo extracto al 10 % + aceite de ricino (1:1) como apósito.
- Propóleo ungüento al 10 % como apósito.

PSIQUIATRÍA

Los productos de la colmena son muy útiles en Psiquiatría, especialmente el aire de colmena, la miel de panal, la miel de meliponas, el polen y pan de abejas, las larvas de zánganos liofilizadas y el propóleo, Se sabe que el veneno de abejas es neurotrópico, mejora el funcionamiento del sistema nervioso central y periférico, además de expandir los vasos sanguíneos en el cerebro.

Adicciones químicas (cocaína, cannabis, metanfetaminas, opiáceos y otras)
- Cera de abejas, mascar e ingerir pedazos de panal de abejas.
- Jalea real, 1 cucharadita diaria.
- Larvas de zánganos liofilizadas oral.
- Miel, 6 cucharaditas cada 20 minutos, 3 ciclos seguidos.
- Miel oral, *ad libitum,* disuelta en té (*Camellia sinensis*).
- Pan de abejas oral, *ad libitum*, disuelto en té.
- Polen oral, *ad libitum*, disuelto en té.
- Propóleo cápsulas de 500 mg, 1 cápsula 1 hora antes de cada comida.
- Propóleo ungüento, masaje con presión en los puntos de acupuntura IG4, IG10, IG11, IG20, y en los puntos *chiapi* (a los dos lados del tabique de la nariz, entre el hueso nasal y el cartílago nasal).

Además de su papel de hepatoprotectores, reconstituyentes, inmunomoduladores y bioestimulantes, los productos apícolas son un excelente suplemento para garantizar que el paciente reciba diariamente un total de 5000 UI de vitamina A, 75 mg de cada componente del complejo vitamínico B, 1500 mg de vitamina C, 800 mg de vitamina E, 3000 mg de glutatión, 1000 mg de colina, 250 mg de L-carnitina, 500 mg de N-acetilcisteína, 400 mg de selenio, 50 mg de zinc, 4 mg de cobre, 200 mg de cromo, flavonoides y otros antioxidantes. Como desintoxicantes y hepatoprotectores pueden usarse también plantas medicinales tales como el cardo mariano o lechero (*Silybum marianum*), jengibre (*Zingiber officinale*), bardana (*Arctium lappa*), diente de león (*Taraxacum officinale*) y regaliz (*Glycyrrhiza glabra*). En el caso de los opiáceos, puede complementarse con cocimiento o tintura de pasiflora (pasionaria o maracuyá, *Pasiflora incarnata*).

Agotamiento nervioso
- Larvas de zánganos liofilizadas oral.
- Miel de meliponas oral.
- Miel + polen + lecitina vegetal oral.
- Pan de abejas oral.
- Veneno, apipuntura en los puntos VC6, VG14, VG20.

Alcoholismo y tabaquismo
- Abejas enteras oral.
- Cera de abejas, mascar e ingerir pedazos de panal de abejas.
- Jalea real, 1 cucharadita diaria.
- Larvas de zánganos liofilizadas oral.
- Miel, 6 cucharaditas cada 20 minutos, 3 ciclos seguidos.
- Miel oral, *ad libitum,* disuelta en té (*Camellia sinensis*).

- Pan de abejas oral, *ad libitum*, disuelto en té.
- Polen oral, *ad libitum*, disuelto en té.
- Propóleo cápsulas de 500 mg, 1 cápsula 1 hora antes de cada comida.
- Propóleo ungüento, masaje con presión en los puntos de acupuntura IG4, IG10, IG11, IG20, y en los puntos *chiapi* (a los dos lados del tabique de la nariz, entre el hueso nasal y el cartílago nasal).

Para suprimir la adicción al alcohol, se recomienda también el cocimiento de 10 – 20 g de raíz pulverizada de kudzú (*Pueraria lobata, P. thomsonii*). Además de su papel de hepatoprotectores, reconstituyentes, inmunomoduladores y bioestimulantes, los productos apícolas son un excelente suplemento para garantizar que el paciente reciba diariamente un total de 5000 UI de vitamina A, 75 mg de cada componente del complejo vitamínico B, 1500 mg de vitamina C, 800 mg de vitamina E, 3000 mg de glutatión, 1000 mg de colina, 250 mg de L-carnitina, 500 mg de N-acetilcisteína, 400 mg de selenio, 50 mg de zinc, 4 mg de cobre, 200 mg de cromo, flavonoides y otros antioxidantes. Como desintoxicantes y hepatoprotectores pueden usarse también plantas medicinales tales como el cardo mariano o lechero (*Silybum marianum*), jengibre (*Zingiber officinale*), bardana (*Arctium lappa*), diente de león (*Taraxacum officinale*) y regaliz (*Glycyrrhiza glabra*).

- Veneno picaduras parenteral.

Disfunciones sexuales (disfunción eréctil, impotencia, trastorno de deseo sexual hipoactivo)

- Larvas de zánganos liofilizadas, 2 grageas al día durante 2-3 meses.
- Miel oral.
- Pan de abejas oral.
- Polen, 2 cucharaditas diarias, 2-3 meses.
- Propóleo supositorios al 2,5 %, 5 g cada noche antes de dormir, durante 2 semanas seguidas por un descanso de otras 2 semanas.
- Veneno apipuntura durante 7 días en los puntos E36, H3, IG4, IG10, IG11, R2, R3, R9, R14, R15, R17, V11, V13, V22, V23, V31, V32, V40, V42, V43, VC2, VC3, VC4, VC5, VC6, VG4, VG14.

Además, alimentación suplementada con panales, pan de abejas y jalea real. También, 30 g de ginseng (*Panax quinquefolium, P. repens, P. schinseng*) + pitahaya roja (*Acanthocereus pitajaya*), 3 veces al día.

- Veneno, micropicaduras en la base del pene.

En adición, se pueden acompañar los anteriores tratamientos con 1 cucharadita de jugo o decocción de cualquiera de las siguientes plantas: ashwagandha (*Withania somnifera*), pimienta negra (*Piper nigrum*), cilantro (*Coriandrum sativum*), cantueso o tomillo borriquero (*Lavandula stoechas*), tomillo (*Thymus sp.*), apio (*Apium graveolens dulce*), albahaca (*Ocimum basilicum*), orégano (*Origanum vulgare*), damiana (*Turnera aphrodisiaca*), muira puanua o raíz de macho (*Ptychopetalum olacoides*), canela de la India (*Cinnamum zeylanicum*), laurel (*Laurus nobilis*), catuaba (*Erythroxylum vacciniifolium*).

Estrés y trastornos de ansiedad (pánico, fobias, trastorno obsesivo-compulsivo, trastorno de estrés postraumático y trastorno de ansiedad generalizada)

- Aire de colmena.

- Hidromiel oral.
- Larvas de zánganos liofilizadas + propóleo en polvo, 2 grageas al día, 2-3 meses.
- Miel (1 kg) + polen triturado (100 g); se mezclan y se deja en maceración más de 48 horas; tomar 1 cucharada o más, media hora antes del desayuno.
- Miel cristalizada (500 g) + polen (20 g) + jalea real (2 g); se mezclan bien el polen y la jalea en la miel cristalizada: se conserva en frascos ámbar herméticos y en un lugar fresco y seco; se toman cucharaditas 2-3 veces al día antes de las comidas, durante 1-1,5 mes y, si es necesario, repetir el tratamiento tras un receso de 2-3 semanas.

Puede complementarse con cocimiento o tintura de pasiflora (pasionaria o maracuyá, *Pasiflora incarnata*).

- Pan de abejas oral.
- Polen oral.
- Propóleo oral.
- Veneno apipuntura en los puntos CS6, VG20.

Insomnio
- Miel oral.
- Miel de tilo oral.
- Miel de acacia u otra fluida, masaje.
- Pan de abejas oral.
- Polen de tilo oral.
- Veneno apipuntura en los puntos BP6, E36.

Trastornos disociativos (disociación, despersonalización)
- Larvas de zánganos liofilizadas + propóleo en polvo, 2 grageas al día, durante 2-3 meses.
- Miel cristalizada (500 g) + polen (20 g) + jalea real (2 g); se mezclan bien el polen y la jalea en la miel cristalizada: se conserva en frascos ámbar herméticos y en un lugar fresco y seco; se toman cucharaditas 2-3 veces al día antes de las comidas, durante 1-1,5 mes y, si es necesario, repetir el tratamiento tras un receso de 2-3 semanas.
- Pan de abejas oral.

Trastornos emocionales (trastornos depresivos y trastorno distímico; trastornos bipolares y trastorno ciclotímico)
- Larvas de zánganos liofilizadas + propóleo en polvo, 2 grageas al día, durante 2-3 meses.
- Miel cristalizada (500 g) + polen (20 g) + jalea real (2 g); se mezclan bien el polen y la jalea en la miel cristalizada: se conserva en frascos ámbar herméticos y en un lugar fresco y seco; se toman cucharaditas 2-3 veces al día antes de las comidas, durante 1-1,5 mes y, si es necesario, repetir el tratamiento tras un receso de 2-3 semanas.
- Miel de *Astralagus* sp. + propóleo oral.
- Pan de abejas oral.
- Propóleo oral.
- Veneno apipuntura en el punto VG20.

Trastornos somatoformes (trastorno de somatización, trastorno de conversión, hipocondría)
- Larvas de zánganos liofilizadas + propóleo en polvo, 2 grageas al día, durante 2-3 meses.
- Miel cristalizada (500 g) + polen (20 g) + jalea real (2 g); se mezclan bien el polen y la jalea en la miel cristalizada: se conserva en frascos ámbar herméticos y en un lugar fresco y seco; se toman cucharaditas 2-3 veces al día antes de las comidas, durante 1-1,5 mes y, si es necesario, repetir el tratamiento tras un receso de 2-3 semanas.
- Pan de abejas oral.
- Veneno apipuntura en el punto VG20.

REUMATOLOGÍA

Artritis
- Veneno, picaduras de 10-20 abejas.

Artritis deformante
- Veneno, inyecciones, I-10, II-10, III-10.
- Veneno liofilizado tabletas (1 mg) en electroforesis con corriente de 10 mA durante 15-20 minutos, 20 aplicaciones. Los electrodos se colocan transversalmente en la articulación enferma.
- Veneno (0,015 %) + aceite de trementina (3 %) + alcanfor racémico (3 %) + salicilato de metilo (6 %) + excipiente para ungüento (cs); se dan fricciones 2 veces al día con 2-6 g del ungüento, durante 1-3 semanas.
- Veneno linimento en ultraforesis con movimientos rotatorios o lineales; ultrasonido en intensidad de 0,2-0,8 V/cm² durante 3-5 minutos diariamente, en 10-12 sesiones; la intensidad del ultrasonido y la duración de la sesión se aumentan gradualmente en dependencia del estado general del paciente; es más efectivo que la ultraforesis con hidrocortisona.

Artritis reumatoide, poliartritis inflamatoria y reumática
- Jalea real con miel oral.
- Polen y pan de abejas oral.
- Propóleo oral.
- Propóleo ungüento, fricciones.
- Veneno (0,15 %) + aceite de trementina (3 %) + alcanfor racémico (3 %) + salicilato de metilo (6 %) + excipiente para ungüento (cs); se dan fricciones 2 veces al día con 2-6 g del ungüento, durante 1-3 semanas.
- Veneno linimento en ultraforesis con movimientos rotatorios o lineales, 0,2-0,8 V/cm² durante 3-5 minutos diariamente, en 10-12 sesiones; la intensidad del ultrasonido y la duración de la sesión se aumentan gradualmente en dependencia

del estado general del paciente; es más efectivo que la ultraforesis con hidrocortisona.
- Veneno inyecciones, 0,1 mg de polvo hasta 1,0 mg; se aplican alrededor de las articulaciones y a lo largo de la columna vertebral.
- Veneno picaduras con 30 abejas, después con 15-40 abejas; un total de 33 veces.
- Veneno apipuntura en los puntos E36, E44, V12, V17, V18, V23, V36, V44; total de 380-1420 picaduras (se aumentan 5-10 cada vez, picaduras cada 2 días) en la región de las articulaciones deformadas y en los puntos de acupuntura extra-28, extra-36 y E36. Además, por vía oral, miel + polen + propóleo para contrarrestar la forma secundaria de anemia.
- Veneno apipuntura para articulación del hombro, en los puntos BP20, ID9, ID10, ID11, ID12, ID13, ID14, ID15, IG11, IG14, IG15, IG16, IG17, P1, P2, P3, TR13, TR14, TR15, V11, V12, V13, V42, V43, VG12, VG13, VG14.
- Veneno apipuntura para articulación del codo, en los puntos C2, C3, CS3, ID7, ID8, IG4, IG10, IG11, IG12, IG15, P5, P6, TR4, TR10, TR11, V11.
- Veneno apipuntura para articulaciones de la mano y muñeca, en los puntos C5, C6, C7, CS5, CS6, CS7, ID4, ID5, ID6, IG4, IG11, IG15, P7, P8, P9, TR4, TR5, TR6, V11.
- Veneno apipuntura para articulación de la cadera, en los puntos BP12, BP13, BP14, BP15, E27, E28, E29, E30, E31, E36, H3, V22, V23, V24, V25, V26, V27, V28, V29, V30, V31, V32, V33, V34, V35, V36, V53, V54, V55, V56, VB27, VB28, VB29, VB30, VB31, VG3, VG4, VG5.
- Veneno apipuntura para articulación de la rodilla, en los puntos BP8, BP9, BP10, E33, E34, E35, E36, E37, H3, H7, H8, H9, R9, R10, V37, V38, V39, V40, V55, V56, V57, VB30, VB31, VB33, VB34, VB35.
- Veneno apipuntura para articulación del tobillo, en los puntos BP4, BP5, BP6, BP7, E36, E40, E41, E42, H3, H4, H5, R6, R9, R10, V57, V58, V59, V60, V61, V62, VB30, VB31, VB38, VB39, VB40, VB41.

Artropatías degenerativas (artrosis cervical, dorsal, lumbar y mixta)
- Miel (100 g) + veneno (300 mg) + azufre (3 g), en electroforesis 0,05-0,1 mA durante 15-30 minutos, tratamiento de 12-14 aplicaciones en región de la articulación, se coloca cubierta húmeda para electroforesis.
- Polen + miel + jalea real oral, 3 veces/día.
- Veneno ungüento (3 mg/100 g), en fonoforesis 0,5 V/cm² durante 10 minutos cada 2 días, tratamiento de 10 aplicaciones.
- Veneno ungüento, en fonoforesis 0,5-1,5 V/cm² durante 5-12 minutos (sesiones progresivas). Se aplica el ultrasonido en forma deslizante, con movimientos circulares o longitudinales haciendo leve presión en la parte afectada del cuerpo previamente lubricada con ungüento (0,07 mg de veneno por 100 cm² de superficie).

Bursitis
- Miel + cocimiento de ajo machacado oral, 3 veces al día.
- Veneno apipuntura en los puntos C6, C7, C8, TR3, TR4, TR5, V10, V11, V12, VB34, VG13, VG14, VG15, VG16.

Espondilartrosis
- Veneno 0,1 mL en 2,1 mL de solvente), apipuntura en puntos de acupuntura de meridiano de vejiga y otros meridianos laterales y de las extremidades inferiores internas y externas. Se aplica en 5-8 puntos cada vez; se aumenta hasta 10 dosis de 4 mL/2 mL de solvente. La cantidad inyectada es 0,1 hasta 0,2-0,3 mL, durante 10-15 días.

Espondilosis deformante (enfermedad de Bechterew)
- Veneno inyecciones, 0,1 mg de polvo hasta llegar a 1 mg. Se aplican alrededor de las articulaciones o a lo largo de la columna vertebral.
- Veneno linimento en ultraforesis, con movimientos rotatorios o lineales. Se aplica el ultrasonido con intensidad de 0,2-0,8 V/cm² durante 3-5 minutos, diariamente, en un tratamiento de 10-12 sesiones. Aumente gradualmente la intensidad del ultrasonido y la duración de la sesión en dependencia del estado general del paciente. Es más efectivo que la ultraforesis con hidrocortisona.
- Veneno inyecciones subcutáneas en los puntos dolorosos: se empieza por 0,5 mg de veneno y se aumenta 0,25 mg hasta llegar a 1,5-2 mg en cada punto; inyecciones diarias (si hay reacción local, cada 2-3 días); total del tratamiento: 16-17 mg.
- Veneno ungüento, fricciones por las noches con reposo y calor local, durante 7 días.
- Veneno apipuntura en los puntos CS6, E36, ID3, ID11, ID13, IG4, IG10, IG11, IG15, TR8, TR14, TR15, V10, V11, V13, V15, V19, V22, V23, V28, V31, V32, V40, V42, V43, V47, V62, VB20, VB21, VB39, VG3, VG4, VG5, VG6, VG10, VG12, VG14.

Espondilitis anquilosante (enfermedad de Strümpel-Bechterew-Mari)
- Miel como complemento calórico de una dieta con casi cero almidones.
- Polen, 3 cucharadas grandes al día.
- Propóleo oral, 30 gotas de tintura al 50 % una hora antes de las comidas.
- Veneno, 0,1 mL en 2,1 mL de solvente. Se aumenta la concentración hasta 10 dosis de 4 mL/2 mL de solvente, igual que la cantidad inyectada (de 0,1 hasta 0,2-0,3 mL). La cantidad inyectada es de 15-20 mg de veneno para un tratamiento de 10-15 días.
- Veneno apipuntura en los puntos BP9, CS4, CS6, E36, E41, ID3, ID4, ID11, ID13, IG4, IG10, IG11, IG15, TR8, TR14, TR15, V10, V11, V13, V15, V19, V22, V23, V28, V31, V32, V40, V42, V43, V47, V62, VB20, VB21, VB34, VB39, VG3, VG4, VG5, VG6, VG10, VG12, VG14.

Fatiga
- Larvas de zánganos liofilizadas oral.
- Miel de meliponas oral.
- Pan de abejas oral.
- Veneno apipuntura en los puntos IG4, VC6, VG14, VG20.

Fibromialgia
- Hidromiel tópico.
- Jalea real oral.

- Miel de mielada tópica.
- Opérculo tópico.
- Propóleo oral.
- Veneno apipuntura en los puntos IG4, V23, VB34, VG14.
- Veneno, 6 picaduras por día en hombros y alrededor de áreas dolorosas.

Fiebre reumática
- Propóleo tintura al 10 % oral, 15-20 gotas antes de cada comida, 3 veces al día.
- Veneno apipuntura en el punto VG14.
- Veneno picaduras parenteral.

Gonartrosis álgida
- Veneno ungüento (3 mg/100 g) en ultrafonoforesis (0,5 V/cm^2) durante 5-10 minutos cada 2 días.

Gota
- Larvas de zánganos liofilizadas oral.
- Veneno, picaduras.

Hernia discal
- Jalea real + miel + polen + propóleo oral.
- Veneno, picaduras.

Miopatía (debilidad muscular)
- Jalea real oral.
- Larvas de zánganos liofilizadas oral.
- Miel masaje.
- Pan de abejas oral.
- Polen oral.
- Propóleo oral.
- Veneno crema en acupresión y masaje.
- Veneno apipuntura en puntos E36, IG 3, IG8, R1, R3, R7, V23, V25, V52, V62, V67, VB34

Miositis
- Veneno (0,015 %) + aceite de trementina (3 %) + alcanfor racémico (3 %) + salicilato de metilo (6 %) + excipiente para ungüento (cs); se dan fricciones con dosis de 2-5 g, 1-3 veces al día. durante 1-3 semanas.
- Veneno inyecciones, tratamiento I-2 a I-10, luego II-2 a II-10.

Osteoartrosis (enfermedad degenerativa de las articulaciones)
- Jalea real con miel oral.
- Polen y pan de abejas oral.
- Propóleo oral.
- Propóleo ungüento, fricciones.

- Veneno (0,15 %) + aceite de trementina (3 %) + alcanfor racémico (3 %) + salicilato de metilo (6 %) + excipiente para ungüento (cs); se dan fricciones 2 veces al día con 2-6 g del ungüento, durante 1-3 semanas.
- Veneno linimento en ultraforesis con movimientos rotatorios o lineales, 0,2-0,8 V/cm² durante 3-5 minutos diariamente, en 10-12 sesiones; la intensidad del ultrasonido y la duración de la sesión se aumentan gradualmente en dependencia del estado general del paciente; es más efectivo que la ultraforesis con hidrocortisona.
- Veneno inyecciones, 0,1 mg de polvo hasta 1,0 mg; se aplican alrededor de las articulaciones y a lo largo de la columna vertebral.
- Veneno picaduras con 30 abejas, después con 15-40 abejas; un total de 33 veces.
- Veneno apipuntura en los puntos E36, E44, V36, V44; total de 380-1420 picaduras (se aumentan 5-10 cada vez, picaduras cada 2 días) en la región de las articulaciones deformadas y en los puntos de acupuntura extra-28, extra-36 y E36. Además, por vía oral, miel + polen + propóleo para contrarrestar la forma secundaria de anemia.
- Veneno apipuntura para articulación del hombro, en los puntos BP20, ID9, ID10, ID11, ID12, ID13, ID14, ID15, IG14, IG15, IG16, IG17, P1, P2, P3, TR13, TR14, TR15, V11, V12, V13, V42, V43, VG12, VG13, VG14.
- Veneno apipuntura para articulación del codo, en los puntos C2, C3, CS3, ID7, ID8, IG10, IG11, IG12, P5, P6, TR10, TR11.
- Veneno apipuntura para articulaciones de la mano y muñeca, en los puntos C5, C6, C7, CS5, CS6, CS7, ID4, ID5, ID6, IG4, P7, P8, P9, TR4, TR5, TR6.
- Veneno apipuntura para articulación de la cadera, en los puntos BP12, BP13, BP14, BP15, E27, E28, E29, E30, E31, V22, V23, V24, V25, V26, V27, V28, V29, V30, V31, V32, V33, V34, V35, V36, V53, V54, V55, V56, VB27, VB28, VB29, VB30, VB31, VG3, VG4, VG5.
- Veneno apipuntura para articulación de la rodilla, en los puntos BP8, BP9, VP10, E33, E34, E35, E36, E37, H7, H8, H9, R9, R10, V37, V38, V39, V40, V55, V56, V57, VB33, VB34, VB35.
- Veneno apipuntura para articulación del tobillo, en los puntos BP4, BP5, BP6, BP7, E40, E41, E42, H3, H4, H5, R9, R10, V57, V58, V59, V60, V61, V62, VB38, VB39, VB40, VB41.

Osteocondrosis cérvico-toráxica
- Larvas de zánganos liofilizadas oral.
- Veneno, inyecciones subcutáneas en los puntos dolorosos: se empieza por 0,5 mg de veneno y se aumenta 0,25 mg hasta llegar a 1,5-2 mg en cada punto; inyecciones diarias (si hay reacción local, cada 2-3 días); total del tratamiento: 16-17 mg.
- Veneno ungüento, fricciones por las noches con reposo y calor local, durante 7 días.
- Veneno apipuntura en los puntos BP6, BP9, E34, E36, E41, ID11, ID13, IG4, IG10, IG11, IG15, TR14, TR15, TR17, TR18, V4, V10, V11, V12, V13, V14, V42, V43, V57, VB20, VB21, VB34.

Osteocondrosis lumbar
- Veneno apipuntura en los puntos BP6, BP9, E34, E36, E41, IG4, IG10, IG11, TR17, TR18, V22, V23, V31, V32, V40, V47, V57, VB20, VB21, VB34, VG3, VG4, VG5.

Osteoporosis
- Jalea real oral.
- Polen oral.
- Propóleo oral, en dosis terapéuticas.
- Veneno apipuntura en los puntos V11, VB39.

Periartritis
- Veneno inyecciones, 0,1 mg de polvo hasta 1,0 mg; se aplican alrededor de las articulaciones y a lo largo de la columna vertebral.
- Veneno linimento en ultraforesis, con movimientos rotatorios o lineales. Se aplica el ultrasonido con intensidad de 0,2-0,8 V/cm² durante 3-5 minutos, diariamente, en un tratamiento de 10-12 sesiones. Aumente gradualmente la intensidad del ultrasonido y la duración de la sesión en dependencia del estado general del paciente. Es más efectivo que la ultraforesis con hidrocortisona.
- Veneno, picaduras con 10-16 abejas, 3 tratamientos.

Tendinitis
- Miel + cocimiento de ajo machacado oral, 3 veces al día.
- Veneno apipuntura en los puntos C6, C7, C8, TR3, TR4, TR5, V10, V11, V12, VB34, VG13, VG14, VG15, VG16.

Vértigo y mareo
- Veneno apipuntura en los puntos BP6, E36, E41, H3, VG20.

VETERINARIA

Todas las aplicaciones humanas de Apiterapia pueden usarse con mamíferos y otros vertebrados, así como en reptiles, aves, peces, anfibios, artrópodos, etc. Ajuste la dosificación a la especie animal y al peso de la criatura.

En Cuba, la Apiterapia se abrió camino gracias a la audacia y trabajo de los médicos veterinarios. Fueron los veterinarios quienes, pese a todas las objeciones, limitaciones materiales y prejuicios, hicieron los primeros laboratorios y talleres para elaborar productos apiterapéuticos (principalmente a partir del propóleo rojo cubano), organizaron en la playa de Varadero los primeros eventos científicos sobre el propóleo y otros productos, publicaron mis primeros libros sobre Apiterapia y despertaron el interés del resto de la comunidad científica para uso humano.

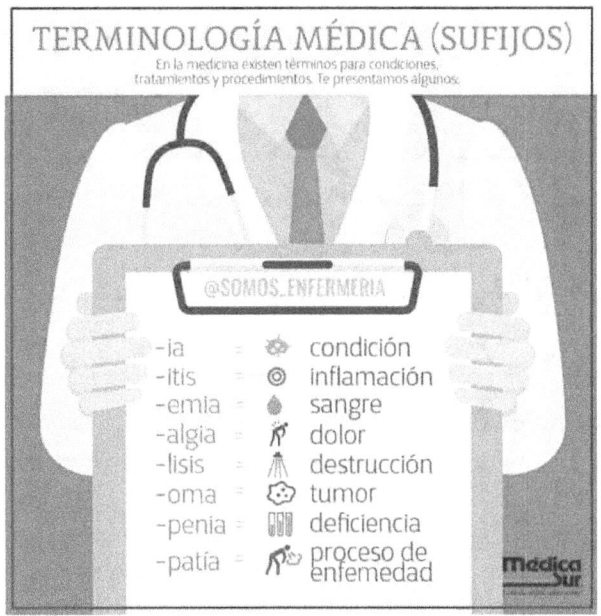

Recuerde siempre que las personas que consumen productos apícolas regularmente, o que están expuestos a las picaduras de abejas, tienen una incidencia mucho menor de artritis, artrosis, esclerosis múltiple, enfermedad de Lyme, gota, enfermedad de Parkinson, enfermedad de Lou-Gehrig, soriasis, disfunción sexual, VIH/SIDA, y otras enfermedades. Los productos de la colmena son, además, un efectivo coadyuvante en el tratamiento de estas enfermedades, atenúan la neuroinflamación, inhiben la apoptosis de las neuronas dopaminérgicas, restauran los niveles normales de dopamina y protegen contra la neurotoxicidad del glutamato. Estos productos tienen marcadas propiedades antibacterianas, antimicóticas, antivirales, antitumorales, anticáncer, antioxidantes, antiprotozoarias, antiinflamatorias y hepatoprotectoras. Ejercen un efecto positivo sobre el síndrome metabólico (dislipidemia, obesidad, hipertensión, diabetes) y otras condiciones.

En los libros ***Apitherapy 101 Clinical Forms*** y ***Abridged Apitherapy 101 Clinical Forms***, disponibles en **amazon.com** o cualquier librería *online*, aparecen decenas de variantes de modelos (en español y en inglés), útiles para cualquier Apiterapeuta, como el **Consentimiento Informado para Apiterapia**, **Historia Clínica**, **Registro de Medicamentos**, **Abreviaturas Usadas en las Prescripciones**, **Notas de S.O.A.P.** (*Subjective, Objective, Assessment, Plan*), **Notas sobre Progresos**, y otras. A continuación, dos versiones de **Historia Clínica** y una de **S.O.A.P.** que le pueden ser útiles a usted para documentar la información sobre las personas que reciban tratamiento de Apiterapia.

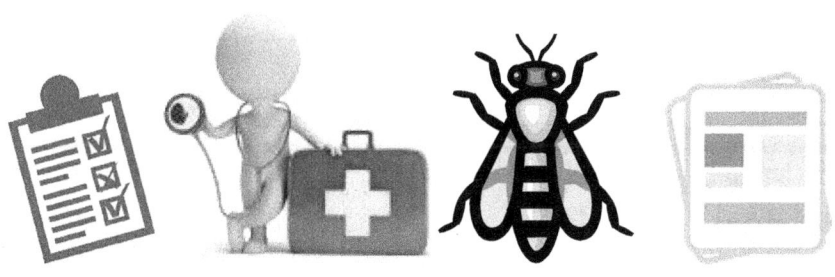

HISTORIA CLÍNICA

Nombre:_____ _____
_____ Sexo____ Edad_____ Ocupación_____
_____
Motivo de Consulta_____
_____

Antecedentes Personales Patológicos.
(Detallara los antecedentes de importancia clínica, así como el tratamiento que recibe para cada situación comórbida y su duración)

Cardiovasculares_____
Pulmonares_____
Digestivos_____
Diabetes____ Renales_____
Quirúrgicos_____
Alérgicos_____
Transfusiones_____
Medicamentos_____
Especifique_____
__ _____
_____ _____

Antecedentes Personales No Patológicos
(se anotará aquí lo relacionado a tabaquismo, uso de alcohol, así como diferentes adicciones y su duración, de igual forma se anotarán aquí, de requerirse, los antecedentes sexuales del paciente.)

Alcohol: _____
Tabaquismo: _____
Drogas: _____
Inmunizaciones: _____
Otros:

_____ ___
_____

Antecedentes Familiares:

Padre: Vivo Si____ No____ Enfermedades que padece:_____
_____ _____
_____ _____
_____

Madre: Viva Si____ No____ Enfermedades que padece:_____
_____ _____
_____ _____
_____ Hermanos: ¿Cuántos?_____ Vivos_____ Enfermedades que padecen:
_____
_____ _____
_____ _____
_____

Otros:
_____ _____
_____

Antecedentes Gineco-obstétricos:
Menarquia_____ Ritmo_____ F.U.M._____ G____ P____ A_____ C_____ I.V.S.A_____ Uso de Métodos Anticonceptivos: Si_____ No_____ ¿Cuáles?
_____
_____

Enfermedad Actual
del Paciente _____
_____ _____
_____ _____
_____ _____
_____ _____
_____ _____
_____ _____
_____

Exploración física.

Signos Vitales
TA
(brazo derecho)

TA
(brazo izquierdo)

F.C._____Frec. Resp._____Temp._____Peso_____Talla_____IMC_____

Cabeza y
Cabeza_____
_____ ____

Tórax_____
_____
_

Abdomen. _____
_____
_____

Extremidades. _____
_____

Neurológico y Estado
Mental _____
__

🐝 MINI HISTORIA CLÍNICA

Nombre: _____ Edad: _____ Sexo: _____
Ocupación: _____ Estado Civil: _____ Nacionalidad: _____
Residencia _____ Escolaridad: _____ Religión: _____
Servicio: _____ Cama: _____ No. Expediente: _____

ANTECEDENTES HEREDOFAMILIARES:

Padres: ....Vivos: ....Fallecidos:...
　　　　　　　　　　　　　　　　　　　　Causas:..

Hermanos:................Vivos:......................Fallecidos:...
　　　　　　　　　　　　　　　　　　　　Causas:..

Hijos:................Vivos:......................Fallecidos:...

　　　　　　　　　　　　　　　　　　　　Causas:..

Diabetes Mellitus tipo 2　SI　NO　_____

Hipertensión Arterial　　　SI　NO　_____

Tuberculosis　　　　　　　SI　NO　_____

Cáncer　　　　　　　　　　SI　NO　_____

Otras (especificar)　　　　SI　NO　_____

ANTECEDENTES PERSONALES NO PATOLOGICOS:

1) Hábitos Tóxicos:

Alcohol: _____ Tabaco: _____ Drogas: _____

2) Fisiológicos:
Alimentación:_____
Dipsia:_____
Diuresis:_____
Catarsis:_____
Somnia:_____
Otros:_____

ANTECEDENTES PERSONALES PATOLOGICOS:

EVALUACIÓN SUBJETIVA, OBJETIVA, APRECIACIÓN Y PLAN

_____

Fecha del Tratamiento: **Paciente/Cliente:**

Fecha/Naturaleza del Diagnóstico:

Apiterapeuta: **Firma:**

S

O

A

P

3. APITERAPIA PARA CUANDO USTED MEJOR SE SIENTE

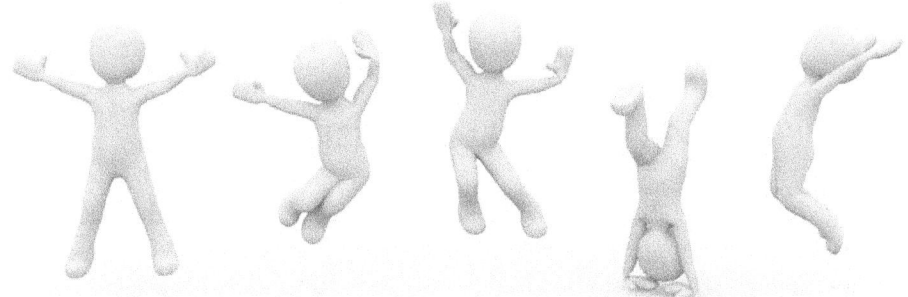

COSMETOLOGÍA

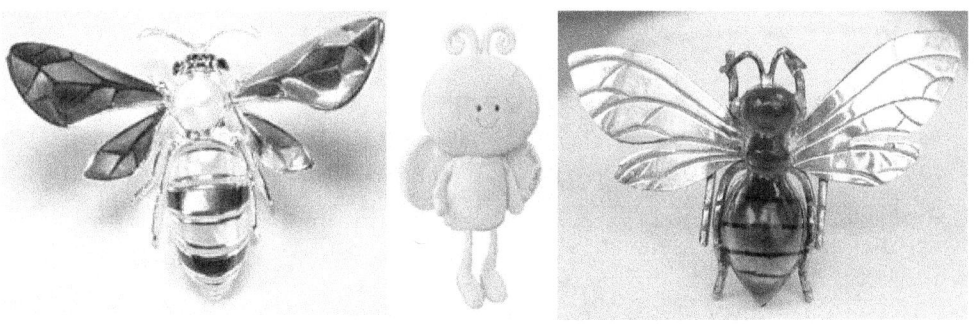

Recetas de cosméticos con productos apícolas

El arte de embellecer o cosmética tiene una estrecha relación con la salud. En realidad, la mayor parte de los problemas de la cosmética (arrugas, caída del cabello, apariencia de la piel, etc.) pueden resolverse con las fórmulas terapéuticas que ya usted vio en las secciones dedicadas a dermatología, endocrinología, cardiología, gastroenterología y otras especialidades médicas. Y, por otra parte, la mayor parte de los cosméticos usados en el mundo contienen productos apícolas, como las cremas antiarrugas con jalea real, polen, miel o propóleo, los champús de polen, miel, propóleo o jalea real profusamente comercializados. Así que las recetas cosméticas que incluyo, aunque son muy pocas, tienen el objetivo de que usted conserve su piel en las mejores condiciones y tomar medidas profilácticas para ello.

En mi concepto, el objetivo de la cosmética no debe ser que la persona parezca bella, sino complementar los tratamientos médicos y hacer que la persona sea sana y, por tanto, bella. Con ese criterio, usted puede usar estas formulaciones -la mayoría muy sencillas- para rejuvenecer su piel y cabello y darles una apariencia aún más agradable y atrayente.

Reiterando lo que mencioné, de que las arrugas y las alteraciones de la piel pueden ser síntomas de enfermedades, usted observará si requiere alguna terapia además del tratamiento cosmético. Mírese frente a un espejo y obsérvese. Existe una teoría que vincula las arrugas y surcos de la piel con afecciones.

ACEITE PARA LA PIEL

Mezcle miel con aceite de oliva y dése masajes dos veces al día.

ACONDICIONADOR PARA CABELLO RUBIO

Haga infusión de 30 g de manzanilla en 100 g de agua hirviendo y déjela reposar una hora. Cuele y agregue una cucharadita de miel. Lávese el cabello y séquelo un poco con una toalla. Luego moje abundantemente con esta solución

Si el pelo es muy seco, no deberá hacer este procedimiento más de una vez cada 10-12 días; si es graso, se lo hará cada 6-7 días.

ARRUGAS

- Prepare una pasta de zanahoria cruda y miel para evitar las arrugas y atenuar las estrías de la piel. Mucho más eficientes para esto son las cremas faciales con jalea real y también las que contienen polen, miel o propóleo.
- Micropicaduras o microinyecciones de apitoxina, y masajes con otros productos apícolas en los puntos señalados

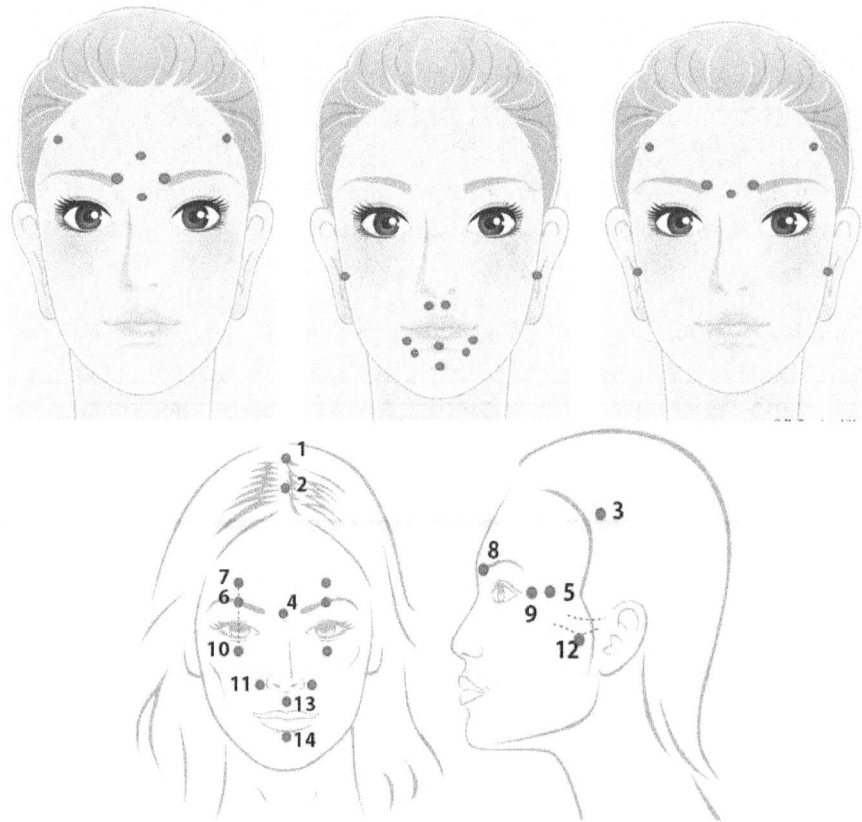

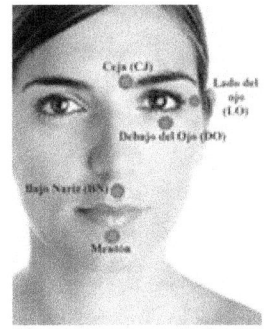 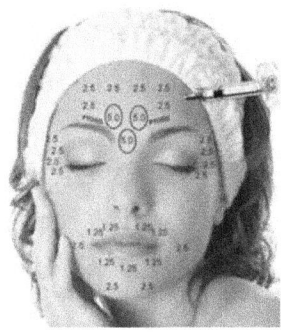 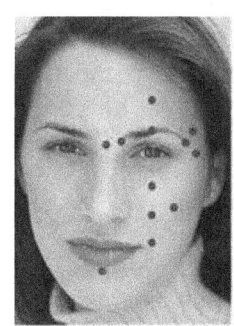

LOCIÓN PARA EL CABELLO

Mezcle 1,25 g de jalea real y 30 mL de extracto de polen al 5 % en etanol de 95 °, y añada 1,25 g de resorcina. Disuelva con etanol de 80 ° hasta completar 1050 mL y agregue 210 mL de agua destilada y 5 g de perfume.

FORTALECEDOR PARA EL CABELLO

Ralle cebolla y mezcle bien esa papilla con un quinto de miel. Friccione la cabeza, déjelo en ésta durante 30 minutos y luego lávela con agua tibia.

Si el pelo es muy seco, agregue a la papilla de cebolla y miel una pequeña cantidad de aceite de oliva y aplique esta mezcla una hora antes de lavar el cabello, colocando un gorro de goma o una bolsa de polietileno.

TRATAMIENTO CONTRA LA SEBORREA GRASA

Haga un cocimiento de corteza de roble (una parte de corteza por cinco partes de agua). A un vaso de cocimiento agréguele una cucharadita de tintura de propóleo al 40 % y una cucharadita de miel. Friccione con esta mezcla la piel o masajee la raíz del cabello en caso de seborrea del cuero cabelludo.

CREMA O MÁSCARA PARA LA CARA Y EL CABELLO SECO

Separe el zumo de un limón y hierva el hollejo en 60 mL de agua. Muela el limón y agréguele el zumo, además de dos cucharadas de coco y dos cucharadas de miel.

Si tiene manchas en la piel, haga este tratamiento dos veces por semana durante tres meses.

MÁSCARA FACIAL

Lleva lo siguiente: una clara de huevo, media cucharadita de agua de azahar o de rosa (opcional), una cucharada de miel y tres cucharadas de harina de cebada.

Bata la clara hasta que el merengue forme picos blandos. Mezcle el merengue con la miel y la harina de cebada y añada el agua de azahar. Coloque una capa fina de la máscara en la cara y déjala como mínimo 15 minutos. Luego quítela con agua tibia y lávese la cara con agua fría. Con un sólo tratamiento es suficiente para estirar la piel, cerrar los poros y suavizar las líneas de la cara.

MÁSCARA DE MIEL, YEMA Y ACEITE

Es una máscara suavizadora para piel normal, seca y marchita del rostro y el cuello.

Mezcle bien una yema de huevo, una cucharada de aceite vegetal y una cucharada de miel, hasta formar una masa homogénea. Aplique con algodón formando una capa en la cara y el cuello: cuando se seque la capa aplique una segunda y después una tercera. Se mantiene 20-25 minutos y luego la retira cuidadosamente con un algodón húmedo. Esta máscara debe aplicarla una o dos veces por semana, durante un mes o mes y medio, y puede repetir el tratamiento a los dos o tres meses.

MÁSCARA DE MIEL Y GLICERINA

Al igual que la anterior, esta máscara es para piel normal, seca y marchita del rostro y el cuello.

Mezcle bien una cucharadita de glicerina, una cucharadita de miel y dos cucharaditas de agua. Añada lentamente una cucharadita de harina de trigo. Cuando obtenga una masa homogénea colóquela sobre el rostro y el cuello durante 20-25 minutos. También esta máscara debe aplicarla una o dos veces por semana, durante un mes o mes y medio, y puede repetir el tratamiento a los dos o tres meses.

CREMA FACIAL DE MIEL

Requiere media taza de cera de abejas, una cucharada de aceite de almendras dulces, 75 % de taza de miel (250 g) y perfume (opcional). Ponga la cera en baño de María, luego añada la miel y el aceite de almendras. Sáquela del fuego y revuelva bien hasta que se enfríe la mezcla. Añada unas gotas de su perfume favorito y mantenga la mezcla en un frasco hermético. Humedezca las manos antes de aplicar esta mezcla humectante.

CREMA DE LARVAS

Esta crema tiene propiedades terapéuticas para distintas afecciones de la piel y para uso cosmético. Mezcle 75 % de aceite de oliva con 25 % de cera y luego incorpore un 4 % del peso total de la mezcla de aceite-cera con larvas de zángano trituradas. Mezcle bien hasta que la mezcla total esté fría y se endurezca. Mantenga refrigerado.

CREMAS DE PROPÓLEO PARA LA PIEL

Para suavizar la piel usted puede preparar una crema añadiendo extracto de propóleo al 10 % en aceite, al cold cream para darle propiedades antisépticas o preparando una pomada que contenga 15 g de propóleo, 4 g de alcohol etílico, 10 g de lanolina y 86 g de vaselina blanca.

La forma de preparación de lociones para la piel a partir de resina pura (que puede extraerse con acetona u otros métodos) es la siguiente: trate 1 g de extracto acetónico de propóleo con 50 mL de glicerina y caliente en baño de María a 80 °C. La suspensión obtenida la deja enfriar en un frasco separador de 100 mL. De esta manera obtiene una solución intermedia que sirve para preparar pastas y cremas hidrosolubles.

Para preparar lociones para la piel, sustituya la glicerina por etanol de 95 °, lleve el volumen final a 25 mL con el solvente y filtre para eliminar el residuo.

La crema emulsionada de propóleo se prepara con 1 mL de solución acetónica en 20 mL de aceite de almendras dulces.

Elimine la acetona calentando a 80 °C y separe la resina no disuelta. Se obtiene así un líquido oleoso de color oscuro y olor resinoso, en el que a 70 °C se hacen disolver 4,5 g de cera amarilla de abejas; se agita en ese estado y añada la cantidad necesaria de emulsionante (isostearato) y 10 mL de agua destilada. Continuando la agitación vigorosa, enfríe la emulsión a 50 °C y póngala dos horas en refrigeración. Se obtiene una mezcla semisólida, amarilla y de olor característico del propóleo, que resulta útil para la higiene de los pies en los meses cálidos.

SUAVIZADOR PARA PIEL EXCESIVAMENTE EXPUESTA AL SOL

Se mezcla polen con propilenglicol, borato de sodio y solución amónica. Este suavizador devuelve a la piel reseca y cuarteada su elasticidad y frescura, evitando que se descame por irritación excesiva o deshidratación.

CREMA PARA LA PIEL

Esta crema está destinada para la piel seca y normal; limpia y nutre las células cutáneas, desinflama, elimina los procesos inflamatorios y regenera las células envejecidas. Tiene los siguientes componentes:

- Solución oleosa de propóleo al 10 %   4,0-6,0 %
- Aceite de maíz   2,0-4,0 %
- Estearina   0,1-0,5 %
- Trietanolaminestearato   2,0-3,0 %
- Lanolina   0,1-0,5 %
- Cera emulsionada   2,0-3,0 %
- Sorbitanoleato   2,5-4,0 %
- Éter propinolónico de ácido paraoxibenzoico   0,1-0,3 %
- Glicerina   0,3-1,0 %
- Aromatizante   0,2-0,4 %
- Agua   86,7-77,3 %

Para la preparación de la solución oleosa de propóleo al 10 %, caliente aceite de oliva hasta 80 °C, le agrega el propóleo triturado y lo deja reposar por espacio de 20 minutos. Después lo calienta en baño de María a esta misma temperatura durante 15-20 minutos más. La solución caliente se filtra a través de dos capas de gasa.

El trietanolaminestearato se prepara mezclando 52 % de estearina, 5 % de glicerina y 43 % de trietanolanolina en baño de María.

Para preparar la crema, funda la mezcla emulsionada, estearina, lanolina, trietanolaminestearato y sorbitanoleato en baño de María, agregue la solución oleosa de propóleo, aceite de maíz, éter propiónico de ácido paraoxibenzoico y glicerina; a la mezcla obtenida le agrega el agua calentada a la misma temperatura de la mezcla (80-85 °C). Continúe mezclando hasta obtener una emulsión homogénea y, después de refrescar hasta 40 °C sin dejar de mezclar, agréguele el aromatizante y continúe mezclando hasta que la crema se enfríe totalmente.

NUTRIENTE PARA LA DERMIS

Los ingredientes son: cera, extracto de polen, borato de sodio y sulfato de magnesio. Como todos los componentes de esta fórmula son de bajo peso molecular, atraviesan fácilmente la barrera epidérmica y nutren la dermis.

CREMA PARA LAS MANOS

Componentes: cera (4 %), sorbitol (50 mL), extracto de polen, metilparabeno (0,5 %) y propilparabeno (0,5 %).

Elimina el enrojecimiento y las grietas de la piel de las manos y las protege de la acción del agua caliente y los detergentes.

PASTA DE MIEL PARA MANOS DAÑADAS

Mezcle bien una clara de huevo, una cucharadita de miel y una cucharadita de glicerina. Luego añada cuatro cucharadas de harina de cebada para formar una pasta suave. La pasta se conservará tres días en el refrigerador en un recipiente con tapa. Cuando lo necesite, frótese una pequeña cantidad en las manos. Haga cuatro tratamientos.

POMADA ANTISOLAR

Para evitar las quemaduras excesivas del sol o reducirlas sustancialmente, se usan los ungüentos de propóleo.

UNGÜENTO DE POLEN PARA TRATAR QUEMADURAS

Macerar durante 4 semanas 100 g de polen pulverizado en un litro de etanol al 70 %, filtrar y extraer todo el etanol por evaporación al vacío hasta obtener una pasta seca de polen. Preparar un ungüento al 5 % de la pasta seca de polen en 95 % de vaselina.

EMPLASTO DE MIEL

Dos partes de harina y una parte de miel. Se forma una masa espesa homogénea. Si la miel es muy líquida, se aumenta la cantidad de harina. Es eficaz para quitar las inflamaciones locales.

REJUVENECIMIENTO FACIAL

Aplique micropicaduras o microinjecciones de apitoxina, y masajes con otros productos apícolas en los puntos señalados.

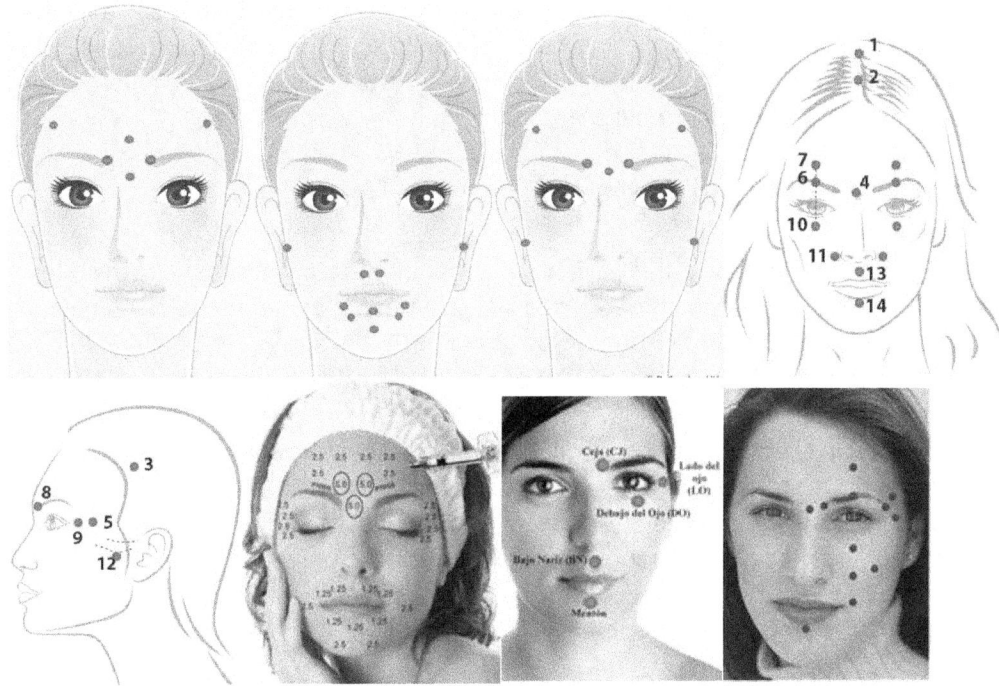

POMADA DE POLEN Y MIEL

Contiene polietilenglicol, extracto de polen y miel rectificada. Tiene acción cicatrizante, regeneradora de la piel afectada por quemaduras, hemorroides, fisuras, etc., y protege la piel de los niños del contacto directo con la orina.

LOCIÓN PARA LA PIEL

Lleva 800 mL de decocción de 5 g de corazoncillo (*Hypericum sp.*), hinojo común (*Foeniculum vulgare*) y salvia (*Salvia officinalis*), 350 mL de alcohol de 80 °, 30 mL de extracto de polen al 5 % en etanol de 95 °, 1 g de jalea real, 0,25 g de colesterina, 0,10 g de ácido bórico y 4 g de perfume.

LOCIÓN PARA LA PIEL IRRITADA

800 mL de decocción de 5 g de corazoncillo, hinojo común y salvia, 450 mL de alcohol de 80°, 20 mL de extracto alcohólico de polen al 5 % en etanol de 95 °, 20 mL de extracto alcohólico de propóleo al 2 % en alcohol de 95 °, 1,5 g de jalea real, 1 g de colesterina, 1,5 g de ácido bórico y 1,5 g de perfume.

LOCIÓN CORPORAL

Se prepara con polen, ácido esteárico, sorbitol y algunos ésteres de ácidos grasos. Restituye al cuerpo los aceites y oligoelementos necesarios para que la piel se mantenga tensa y suave, y las células muertas de la epidermis no se desprendan tan rápidamente que se elimine la protección que éstas proporcionan a los tejidos situados más hacia el interior del cuerpo humano.

LOCIÓN PARA DESPUÉS DE AFEITARSE

El propóleo le aporta a la loción sus propiedades antisépticas, cicatrizantes y anestésicas. La fórmula que propongo es la siguiente: 5 g de sulfato de oxiquinoleína, 10 g de lecitina, 10 g de laurisulfato de sodio, 50 g de tintura de benjuí, 170 g de extracto alcohólico de propóleo al 10-15 %, 1 g de clorotimol, 2 g de mentol, 100 g de glicerina, 60 g de cloroformo y 592 g de agua de hamamelis.

Se mezcla el cloroformo con la glicerina, y en la mezcla se disuelve la lecitina. En el agua se disuelve el sulfato de oxiquinoleína y en el extracto alcohólico de propóleo el clorotimol, laurisulfato y mentol y después se añade la tintura de benjuí. Todas las soluciones se echan sobre la acuosa, se agitan y filtran al cabo de 24 horas.

JABÓN DE PROPÓLEO

Este jabón tiene propiedades medicinales y el aroma agradable de esta resina. Para elaborarlo use los siguientes productos: 150 g de tintura de propóleo (65 % de propóleo en 35 % de etanol de 95 °), 1000 g de aceite de almendras, aceite de oliva o grasa animal, 500 g de solución de hidróxido de sodio al 30 %, 300 g de alcohol etílico, 3800 g de agua destilada, 250 g de cloruro de sodio y 50 g de carbonato de sodio.

Caliente en baño de María el aceite, la solución alcalina y el alcohol etílico y remueva la mezcla hasta que una pequeña muestra de la masa reaccionante se disuelva por completo en agua destilada. Añada 3000 mL de agua destilada y agite hasta que el jabón formado se haya disuelto. Sin dejar de agitar, agregue el cloruro y el carbonato de sodio, previamente disueltos en 800 g de agua destilada y en la tintura de propóleo. Agite y deje enfriar.

El jabón que sobrenada se recoge y se exprime en un lienzo y se lava dos o tres veces con una pequeña cantidad de agua.

Funda el jabón obtenido en baño de María y le añade una cantidad de agua igual a la del jabón. La masa la vierte en moldes y la deja enfriar. Los trozos de jabón se secan al aire.

Si usó aceite de almendras, el jabón tendrá consistencia dura y será untuoso al tacto, se conserva envuelto en papel parafinado y en un lugar fresco y seco; es soluble en agua y en alcohol etílico de 90 °, en caliente, sin residuo apreciable. El jabón confeccionado con aceite de oliva es de consistencia dura, soluble en agua con reacción alcalina y en alcohol en caliente. Si usó grasa animal, el jabón tendrá consistencia dura y será fácilmente pulverizable.

PASTILLAS PERFUMADAS

Se mezcla propóleo finamente pulverizado con goma arábica, incienso, estoraque (*Liquidambar styraciflua*), benjuí (*Styrax tonkinensis*), miel cristalizada y carbón, y se preparan conos para sahumar salones. También puede usarse el propóleo solo, y quemarlo como incienso.

Aunque esta última receta no es precisamente cosmética, ¿qué mejor complemento para un cuerpo sano, nutrido y cuidado que el aroma del propóleo?

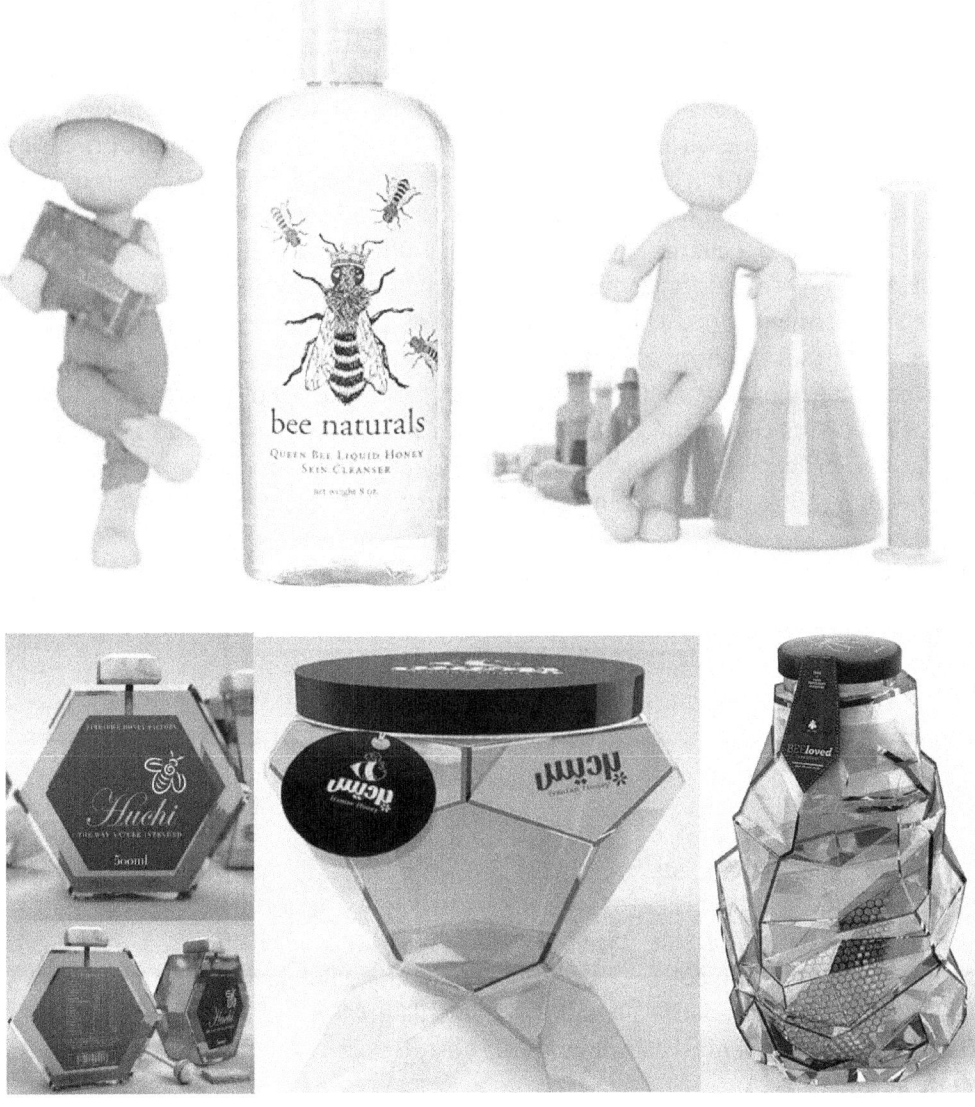

ALIMENTOS

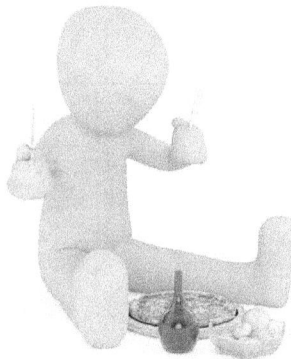 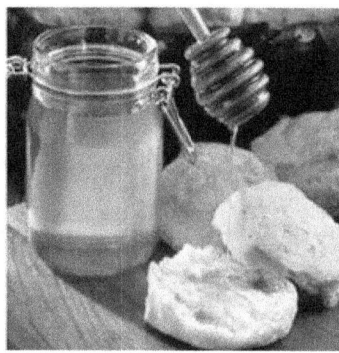 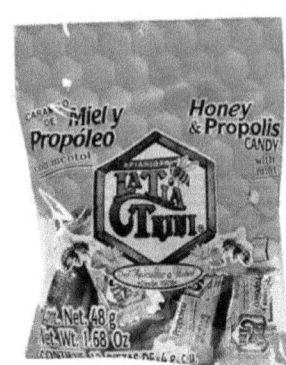

Si bien la Dieta de Atkins fue la principal novedad científica en el campo de la dietética a finales del siglo XX, con su énfasis en el uso de proteínas, los primeros años del siglo XXI trajeron la Dieta de Hibernación (**hibernationdiet.com**), creada por los escoceses Mike McInnes y su hijo Stuart McInnes, y que entre sus principios pone énfasis en tomar miel de abejas para perder grasa corporal. El principio de esta dieta es que, si se toma miel una hora antes de dormir, el hígado es estimulado a quemar las grasas del cuerpo durante el sueño y por consiguiente la persona pierde peso. Esto es una revolución completa en la forma en que los dietistas miran la miel, ya que anteriormente era excluida de todas las dietas de reducción de peso por ser un complejo de fructosa y otros azúcares y un potente energético.

A continuación, pongo seis ejemplos (alas de pollo, bizcocho, galletas, pan, pastel, *limoncello*) de los cientos de recetas existentes para la elaboración de alimentos y bebidas con productos apícolas. Hay muchos lugares que ofrecen recetas, como el National Honey Board (**honey.com/recipes**) y libros como **Los consejos de la Tía Trini**.

ALAS DE POLLO A LA MIEL

- Alas de pollo   12
- Miel   0,25 taza
- Salsa de soya   0,25 taza
- Cátsup   1 cucharada
- Aceite de oliva   1 cucharada
- Vinagre de manzana   2 cucharadas
- Sal y ajo en polvo al gusto.

Mezcle bien la salsa de soya, cátsup, miel, aceite y vinagre, sale las alas y espolvoree con el ajo en polvo. Coloque las alas en una bandeja de horno y agrégueles la salsa. Cúbralas con papel de aluminio (el lado brillante hacia abajo) y hornee durante 40 minutos a fuego lento hasta que las alas estén doradas por arriba. (Cortesía de **latiatrini.com**)

BIZCOCHO DE MIEL Y PROPÓLEO

- Harina de maíz, sorgo, mijo, yuca o arroz   3 tazas;
- Polen   0,5 taza;
- Miel   1,5 taza;
- Nuez moscada   0,5 cucharadita;
- Un coco grande rallado;
- Leche   1,5 taza;
- La cáscara rallada de media naranja;
- Dos huevos, batidos;
- Margarina propolizada al 50 %   240 g;
- Especias   0,5 cucharadita;
- Sal   0,5 cucharadita;
- Esencia de vainilla   1 cucharadita

Se bate bien toda la mezcla (primero los ingredientes secos, luego se agrega la margarina propolizada y después el resto). Se pone la masa en un recipiente bien engrasado y se mete en el horno a fuego moderado, durante 1,5 hora. Glasear con agua y azúcar y cortar en trozos cuadrados. Da para 6 porciones.

GALLETAS DE MIEL Y PROPÓLEO

- Harina de maíz, sorgo, mijo, yuca, arroz o boniato   230 g;
- Miel   85 g;
- El jugo y la cáscara rallada de una naranja;
- Margarina propolizada (propóleo al 50 % en margarina)   170 g;
- Un huevo batido;
- Polen   45 g

Se añade la cáscara de naranja rallada a la harina para darle sabor. Se añade en este orden, la margarina propolizada, la miel, el huevo y el jugo y se mezcla bien hasta que la consistencia sea dura. Se extiende la masa con el rodillo sobre un tablero con harina hasta que tenga unos 6 mm de espesor. Corte la masa y ponga las galletas en una bandeja de horno engrasada, glaséelas con agua y azúcar y póngalas a cocer en el horno. Da para cuatro porciones. (¿Ha probado alguna vez un sándwich de salmón, queso crema y miel?)

PAN DE MIEL Y PROPÓLEO

Prepare una pasta amilácea con 400 g de harina de maíz, yuca, sorgo, mijo o arroz en 2,2 L de agua. Después de revolver bien, ponga a fuego moderado revolviendo constantemente hasta que la pasta se ponga densa y traslúcida; cuando esté completamente traslúcida, retire la pasta del fuego y déjela enfriar, revolviendo de vez en cuando.

La suspensión de levadura se prepara con 25 g de levadura fresca en 150 mL de agua y 5 g de miel, o con 2 cucharaditas de levadura seca en 160 mL de agua y 5 g de miel. Vacíe la pasta amilácea en una batidora. Añada lentamente 2 kg de harina de maíz, arroz, sorgo o mijo y vaya mezclando con una cuchara de madera o de acero inoxidable. Agregue la suspensión de levadura y los siguientes ingredientes:

- Miel   100 g;
- Sal   40 g;
- Aceite vegetal propolizado al 50 %   100 g;
- Harina de soya   10-40 g;
- Polen   10-40 g

Bátalo todo. Engrase los moldes para el horno y llénelos hasta la mitad de altura con toda esta masa y póngalos a 30-40 °C cubiertos con un paño mojado para que el pan pueda leudarse. Cuando la pasta llegue a un centímetro del borde de los moldes, introduzca los mismos en el horno caliente a 210 °C y deje cocer la masa unos 40-45 minutos. Luego deje enfriar el pan 12 horas como mínimo.

PASTEL DE MIEL

- Miel   1,5 taza;
- Harina integral   2,5 tazas;
- Nata o mantequilla   1 taza;
- Sal   1 pizca;
- Vainilla extracto   0,5 cucharada;
- Granola   6 cucharadas;
- Huevos   6;
- Yogur o leche   0,5 taza;
- Polvo o bicarbonato de hornear   2 cucharadas;
- Salvado   6 cucharadas colmadas

Se bate la nata o mantequilla, se van agregando las yemas mientras se bate y se agrega la pizca de sal y la miel. Enseguida se incorpora la harina integral, el salvado y la granola. Todo esto se va alternando con la media taza de yogur o leche y la vainilla. Una vez integrada y espesa la masa, con consistencia moldeable con la espátula, se baten las claras a punto de turrón y se le agregan a la pasta, batiendo suavemente con movimientos envolventes. Vierta la mezcla en un molde e introduzca al horno precalentado a 125 °C, se hornea por 40–45 minutos. Introduzca un cuchillo seco al pan y, si sale limpio, retire el pastel del horno. Espere a que se enfríe y sáquelo del molde. (Cortesía de **latiatrini.com**)

LIMONCELLO CON MIEL

- Miel (4 tazas) disuelta en agua hervida, filtrada o destilada (5 tazas);
- Limones (ralladuras de cáscaras)   20;
- Vodka, ron, tequila o etanol ≥ 96 %   2 botellas de 750 mL;

Se mezclan bien todos los ingredientes y reposar en lugar oscuro durante 20-40 días.

FUENTES DE INFORMACIÓN SOBRE APITERAPIA

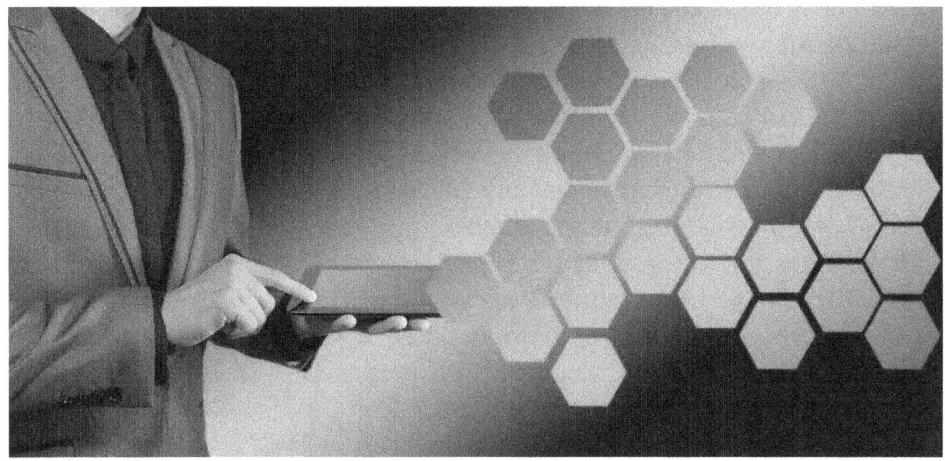

SITIOS DE INTERNET, REVISTAS DE RESÚMENES Y BASES DE DATOS

- *Allied and Complementary Medicine* (**AMED**). British Library, Boston Spa, West Yorkshire LS23 7BQ, Reino Unido. Tel.: 44(937)54-6520. Email: les.wilkinson @bl.uk. URL: **bl.uk/collections/health/amed.html**. Información sobre más de 21 técnicas de Medicina Complementaria a partir de 1985.
- **American Apitherapy Society**, 15 Heights Road, Northport, NY 11768, USA. Teléfono: 1(631)470-9446. Email: aasoffice@apitherapy.org. URL: **apitherapy.org**. Revista: *Journal of the American Apitherapy Society*.
- *Apicultural Abstracts*. International Bee Research Association (IBRA): 18 North Road, Cardiff CF1 3DY, Reino Unido. Teléfono: 44(222)37-2409. Email: mail@ibra.org.uk. URL: **ibra.org.uk**. Información sobre productos apícolas y Apiterapia a partir de 1950.
- **Asian Apicultural Association, Honeybee Science Research Center**, Tamagawa University, 6-1-1 Tamagawa-gakuen, Machida, Tokyo, 194 Tokyo, Japón. Teléfono 81(42)739-8685. Email: hsrc@agr.tamagawa.ac.jp. URL: **tamagawa.ac.jp/ hsrc/aaa/ aaa-eng.htm**.
- **Bees for Life – World Apitherapy Network**, Miami, Florida, EE.UU. Email: moisesasis@gmail.com. URL: **Facebook.com/groups/BeesForLifeWorld Apitherapy**. Organización internacional sin fines de lucro para asistir con Apiterapia a las víctimas de catástrofes y educar a profesionales y la población en general sobre Apiterapia.
- Biblioteca Tradicional Digital del Conocimiento (**Tradicional Knowledge Digital Library**), NISCAIR, New Delhi-110012, India. URL: **203.200.90.6/tkdl/langspanish/ common/home.asp?gl=spa**. Más de once millones de referencias sobre remedios tradicionales de la India, principalmente de Ayurveda, Unami y Siddha.

- ***Biosis Previews***. BIOSIS, Thomson Scientific, 3501 Market Street, Philadelphia, PA 19104, EE.UU. Teléfono: 1(800)336-4474. Email (español): ts.info.sa@thomson.com. URL: **biosis.org**. Información sobre ciencias de la vida a partir de 1970; es el mayor servicio en el mundo de resúmenes e indización para la investigación biológica y biomédica. Acceso online y en versión CD-ROM a *Biological Abstracts* y *Biological Abstracts/Reports-Reviews-Meetings* con medio millón de registros anuales.
- ***CAB**: Veterinary Sciences/Medicine*. CAB International, Wallingford, Oxfordshire OX10 8DE, Reino Unido. Teléfono: 44(491)32111. URL: **cabi.org**. Información a partir de 1984 de la enorme base de datos sobre resúmenes de CAB Abstracts.
- ***CISCOM (Centralized Information Service for Complementary Medicine)***, Research Council for Complementary Medicine, 1 Harley Street, London W1G 9QD, Reino Unido. URL: **rccm.org.uk/ciscom/ciscom_intro.aspx**.
- ***ClinicalTrials***.gov, U.S. Nacional Institutes of Health, 9000 Rockville Pike, Bethesda, MD 20892, EE.UU. URL: **clinicaltrials.gov**.
- ***CRISP (Computer Retrieval of Information on Scientific Projects)***, U.S. Nacional Institutes of Health, 9000 Rockville Pike, Bethesda, MD 20892, EE.UU. URL: **crisp.cit.nih.gov**. Base de datos sobre proyectos de investigación biomédica subvencionados por el gobierno de EE.UU. en universidades, hospitales y otras instituciones de investigación.
- ***Current Patents***. Thomson Scientific, 3501 Market Street, Philadelphia, PA 19104, EE.UU. URL: **scientific.thomson.com/currentpatents**. Información de patentes en farmacología a partir de 1998.
- ***Diógenes*** [TM]. 12315 Wilkins Avenue, Rockville, MD 20852, EE.UU. Teléfono: 1(301)334-2564. URL: **foiservices.com/brochure/diogenes.cfm**. Información reguladora de la Food and Drug Administration, FDA, sobre productos farmacéuticos y equipos médicos a partir de 1938.
- ***EMBASE (Excerpta Medica)***. Excerpta Medica Electronic Publishing, Molenwerf 1, 1014 AG Amsterdam, Holanda. Teléfono: 31(20)580-3531. URL: **embase.com**. Información sobre medicamentos, Farmacología y Medicina a partir de 1974; cada año se adicionan 600 000 nuevos documentos a la base de datos de más de 18 millones.
- Foros o Grupos de Discusión sobre Apiterapia por Internet. Para actualización sobre estos grupos, busque en **apitherapy.com**. Envíe un Email con la palabra SUSCRIBE en el idioma o idiomas que usted escoja:

    - Alemán (DAB-Liste): **dab-liste2@apitherapy.com**
    - Español (Lista de Apiterapia): **lista-en-castellano@apitherapy.com**
    - Francés (Liste d'Apithérapie): **apitherapie-liste@apitherapy.com**
    - Inglés (Apitherapy List): **apitherapy-list2@apitherapy.com**
    - Portugués (Apicultura Brasileira):
    apacameplenario-subscribe@yahoogrupos.com.br

- **International Bee Research Association** (IBRA): 18 North Road, Cardiff CF1 3DY, Reino Unido. Teléfono: 44(222)37-2409. Email: mail@ibra.org.uk. URL: **ibra.org.uk**.

- *International Pharmaceutical Abstracts*. University of Maryland, 601 W. Lombard Street, Baltimore, MD 21201, EE.UU. Teléfono: 1(410)706-7996. URL: **hshsl.umaryland.edu/ resources/databases.ipa.html**. Información farmacéutica a partir de 1970.
- *Kosmet.* **International Federation of Cosmetic Chemists** (IFSCC), GT House, 24-26 Rothesay Road, Luton, Bedfordshire LU1 1QX, Reino Unido. Teléfono: 44(582)726-661. Email: ifscc.scs@btinternet.com, kosmet@sofw.com. URL: **kosmet.com**. Información sobre ciencia y tecnología de los cosméticos y perfumería a partir de 1968.
- *LMS Drugs Alerts Online*. Adis International Ltd. Centorian Drive, Mairangi Bay, Auckland 10, Nueva Zelanda. Teléfono: 64(9)479-8100. URL: **drugdiscoveryonline.com**. Resúmenes sobre medicamentos y su aplicación terapéutica desde 1983.
- *Martindale Online*. The Royal Pharmaceutical Society of Great Britain, 1 Lambeth High Street, London SE1 7JN, Reino Unido. Teléfono: 44(20)7572-2388. URL: **medicinescomplete.com/mc/martindale**. Información evaluada sobre las drogas y medicinas usadas en todo el mundo.
- *MediConf.* **Fairbase Database** Ltd., P.O. Box 910446, D-30424 Hannover, Alemania. Teléfono: 49(511)44-3330. Email: mediconf@aol.com. URL: **mediconf.com**. Información sobre conferencias médicas a partir de 1991.
- *MEDLARS* **(Medical Literature Analysis and Retrieval)**. U.S. National Library of Medicine, 8600 Rockville Pike, Bethesda, Md. 20894, EE.UU. Teléfono: 1(888)346-3656. URL: **nlm.nih.gov/databases**. Posee docenas de bases de datos online, y la más importante es *Medline* (URL: **ncbi.nlm.nih.gov/entrez/query.fcgi?db=pubmed**), con miles de documentos sobre Apiterapia, y que provee información sobre Medicina, Odontología y Psicología médica a partir de 1964.
- **National Honey Board**, 390 Lashley Street, Longmont, CO 80501-6045, EE.UU. Teléfono: 1(303)776-2337. URL's: **honey.com, nhb.org, honeylocator.com**.
- **Natural Medical Protocols for Doctors, Natural Opinion**, 483A Heritage Village, Southbury, CT 06488, EE.UU. Teléfono: 1(203)264-7246. Email: inform@naturalopinion.com. URL: **naturalopinion.com**.
- **Natural Medicines Comprehensive Database**, 3120 W. March Lane, P.O. Box 8190, Stockton, CA 95208, EE.UU. Teléfono: 1(209)472-2244. URL: **naturaldatabase.com**.
- **Online Archive of American Folk Medicine**, University of California, Los Angeles, EE.UU. URL: **folkmed.ucla.edu**.
- **Patent Database**, United States Patent and Trademark Office, Madison East, 1st. Floor, 600 Dulany Street, Alexandria, VA 22314, EE.UU. Teléfono: 1(800)786-9199 y 1(571)272-1000.Email: ebc@uspto.gov. URL: **uspto.gov-patft-index.html**. Textos completos desde 1976 e imágenes a página entera desde 1790.
- **Pfeiffer Center**, 260 Hungry Hollow Road, Chestnut Ridge, NY 10977, EE.UU. Teléfono 1(845)352-5020 extensión 20. Email: info@pfeiffercenter.org. URL: **pfeiffercenter.org**.
- **PubMed** (vea también MEDLARS). U.S. National Library of Medicine y National Institutes of Health, 8600 Rockville Pike, Bethesda, Md. 20894, EE.UU. Teléfono: 1(301)594-5983. URL: **pubmed.com** y **ncbi.nlm.nih.gov/sites/entrez**, con más de

diez mil documentos sobre Apiterapia, y que provee información sobre Medicina, Odontología y Psicología médica a partir de 1964.

- **SciSearch** y **SciScan**. Institute for Scientific Information (ISI) [Thomson Scientific o Thomson ISI desde 1992], 3501 Market Street, University City Science Center, Philadelphia, PA 19104, EE.UU. URL: **scientific.thomson.com/index.html**. Acceso online al *Science Citation Index* a través de *SciSearch* desde 1980 y a *Index to Scientific Reviews* y *Currents Contents* con resúmenes a través de *SciScan* desde 1983, lo que permite conocer la literatura de mayor impacto en ciencia y tecnología, así como evaluar las tendencias investigativas, los investigadores, instituciones y sus aspectos de coincidencia.
- **Système Universitaire de Documentation** (Sudoc), Francia. URL: **sudoc.abes.fr**. Búsquedas de información en francés e inglés, con una red de 3400 instituciones que proveen información científica al sistema.
- **Traditional Chinese Medicine Database System**. URL: **cintcm.com/index.htm**. Acceso a 10 bases de datos en chino y 2 en inglés sobre Medicina Tradicional China.

ALGUNOS CONTACTOS ÚTILES

Algunos contactos útiles (hay muchos más, éstos son sólo una muestra) sobre proveedores de abejas vivas, productos apícolas y apitoxina para uso en Apiterapia. En internet encontrará más:

- Agustín Arias (**abejas vivas**), Azuqueca de Henares, Guadalajara, España. Teléfono: 949-26-3601. Email: aarias@jet.es.
- Allen's Apitherapy Bees (**abejas vivas**), 9150 Smith Lane, Redding, CA 96002, EE.UU. Teléfono: 1(530)221-1458. URL: **jett.net/~allens**.
- Apiarios La Tía Trini (**miel, vinagre, propóleo, cosméticos y otros productos**), Camino de los Capulines 8, Santa Anita, Jalisco, México. Teléfono: 52(33)3686-1953. Email: ventas@latiatrini.com. URL: **latiatrini.com**
- Apifarma (**apitoxina inyectable y cremas**), Boulevard José Battle y Ordóñez 1652, Montevideo, Uruguay. Email: info@apifarma.com.uy. URL: **apifarma.com.uy**.
- Apitronic Services (**apitoxina y paraphernalia para su extracción**), 9611 No. 4 Road, Richmond, BC V7A 2Z1, Canadá. Teléfonos: 1(877)754-9414 y 1(604)271-9414. Email: msimics@direct.ca. URL: **beevenom.com**. Uno de los principales proveedores en el mundo de apitoxina y productos derivados y aparatos para la obtención de apitoxina, y literatura sobre el veneno de abejas.
- Beehive Natural Foods (**productos apícolas**), 6490 Bird Road, Miami Florida 33155, EE.UU. Teléfono: 1(305)666-3360. Email: robertpenna10@yahoo.com.
- Carlos Litwin (**apitoxina inyectable**), Ciudad General Pinto, Argentina. Teléfono: 54(923)5547-6605 . Email: carloslitwin@yahoo.com.ar. URL: **apisargentina.com**
- Carmelo Suárez (**productos apícolas**), Las Palmas de Gran Canaria, España. Teléfono: 34(67)371-2620. URL: **facebook.com/apiterapiagran**.
- CISEAT, Centro Integral en Servicios Educativos, Ambientales y Tecnológicos (**miel y otros productos de meliponinos, abejas sin aguijón**), Calle Hidalgo 4-B,

Tulyehualco, Xochimilco, Ciudad de México 16740, México. Teléfono: 52(55)7042-4996. Emails: informes@ciseat.com, margarita.medina@ciseat.com. URL: **ciseat.com**
- Dick Johnson (**cajitas para traslado de abejas**), 850 Mills Street, Windham, NY 12496, EE.UU. Teléfono: 1(518)734-4629. Email: oldrone@catskillbees.org.
- Draper's Super Bee Apiaries (**abejas por correo**). Teléfono: 1(800)233-4273. Email: sales@draperbee.com. URL: **draperbee.com/beesupplies/package_bees**
- Farmacia del Lago (**apitoxina inyectable**), Casilla de Correo 10, 4220 Termas de Rio Hondo, Santiago del Estero, Argentina. Teléfono: 54(385)842-3154. Emails: farmlago@cybertermas.com y nurtubey@ocanet.com.ar.
- Ferris Apiaries (**abejas por correo**), P.O. Box 143, Marbury, MD 20658, EE.UU. Teléfono: 1(800)787-4669. Email: honeybs@radix.net. URL: **radix.net/~honeybs**
- Francis Adriana Saldivia (**productos apícolas**), Buenos Aires, Argentina. Email: francissaldivia@gmail.com. URL: **facebook.com/abejasymiel**.
- Gabriel A. Bussoli (**miel, jalea real, polen, propóleo ecológicos**), Agrovivo, Villa Alemana, Chile. Email: bussoligabriel@hotmail.com.
- Homero Llerena (**remoción de enjambres; miel y vinagre, polen, jalea real, propóleo**), Miami, Florida, EE.UU. Teléfono: 1(786)554-6210. Email: 67queenbee68@gmail.com.
- National Honey Board (**información sobre proveedores de miel por fuente floral y área geografica de los EE.UU. y Canadá**). URL: **honey.com**
- Óscar Perone (**diseño de colmenas ecológicas; cursos sobre permapicultura**), Buenos Aires, Argentina. Email: oscarperone@gmail.com. URL: **permapicultura.com**
- Pablo Maessen (**hidromiel**), Bº Amanecer de Oro, Manzana "C", Casa 8, San Francisco del Monte, Guaymallén, Mendoza, Argentina. Teléfono: 542(615)419-5669. Email: pabloamaessen@gmail.com. URL: **elchinitalonline.blogspot.com**
- Pedro Pérez Gómez (**cajitas para traslado de abejas**), Calle Silo 1, Alcalá de Henares (Madrid), España. Teléfono: 34(67)077-1008. Email: pedroperez@curandote.com. URL: **curandote.com** y **apiterapia.info**.
- Pedro Plaja (**stipers**), L'Oriol 4, Apartado de Correos 94, 08450 Llinars del Vallès, España. Teléfono: 34(62)507-2572. Email: apm@stiperpuntura.com. URL: **stiperpuntura.com**.
- Pharma Néctar (**propóleo verde brasileño**), Rua Pernambuco 1066, Funcionários, 30130-151 Belo Horizonte, Brasil. Teléfono: 55(31)3261-4028. URL: **pharmanectar.com.br**
- Samuel Ramal (**aire de colmena, sauna de colmena**), C-155, km 1,5, 08213 Sabadell, Barcelona, España. Teléfono: 34(60)996-7439. Email: info@airedecolmena.com. URL: **airedecolmena.com**
- South Florida Bee Suppliers (**trampas de polen, rejillas para propóleo y otro utillaje**), 13275 SW 136th Street # 17, Miami, Florida 33186, EE.UU. Teléfono: 1(305)254-5503. Email: sflbeesupplies@live.com. URL: **eesupplies.com**

SOCIEDADES DE APITERAPIA

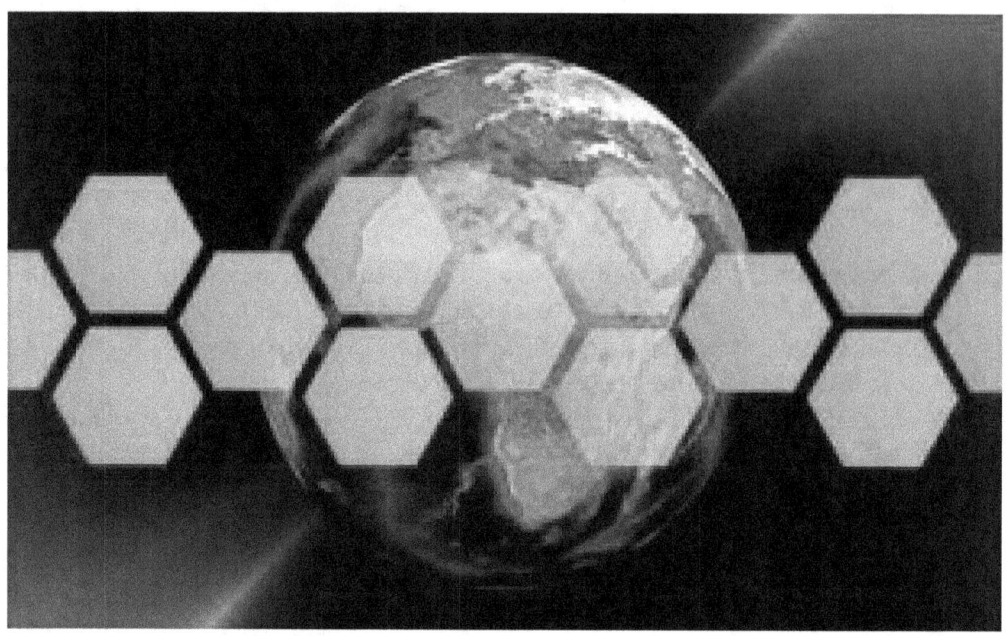

- ALEMANIA: **Deutscher Apitherapie Bund** (Sociedad Alemana de Apiterapia). Weidenbachring 14, 82362 Wllheim-Marnbach, Alemania. Teléfono/Fax: 49(881)9245-1395. URL: **apitherapie.de**
- ARGENTINA: **Asociación Argentina de Apiterapia**. Avenida Agustín Álvarez 1368, Zona Rural Paraje El Chaja, Partido 9 de Julio, Provincia de Buenos Aires, Argentina. Email: info@aadapiterapia.com.ar. URL: **aadapiterapia.com.ar**
- AUSTRALIA: **Australian Apitherapy Association**, 8 Kennedy Road, Bli Bli, Queensland 4560, Australia. Telephone: 61 (75) 450-0624. Email: info@apitherapy.org.au. URL: **apitherapy.org.au**
- AUSTRALIA: **Australian Apitherapy Society**, P.O. Box H221, Australia Square, Sydney NSW 1215, Australia. Teléfono: 61(2)8904-9162. Email: gzachary@bigpond.net.au.
- AUSTRIA: **Österreichsche Gesellschaft für Apitherapie** (Sociedad Austriaca de Apiterapia). URL: **apitherapie.at**
- **Bees for Life – World Apitherapy Network**, Inc., Miami, FL EE.UU. Organización internacional sin fines de lucro para asistir mediante la Apiterapia a las víctimas de catástrofes, epidemias, guerras y hambrunas y educar a profesionales y la población en general sobre Apiterapia. Nuevo URL desde 2016: **Facebook.com/groups/BeesForLifeWorldApitherapy**
- BRASIL: **Sociedade Brasileira de Apiterapia**. URL: **sbaapiterapia.com.br**.
- BRASIL: **Associação Paulista de Apicultores e Criadores de Abelhas Melíficas Européias** (APACAME), Parque da Água Branca, Casa do Fazendeiro, Térreo, Ave.

Francisco Matarazzo 455, 05001-300 São Paulo SP, Brasil. Teléfono: 55(11)3864-9284. Email: apacame@apacame.org.br. URL: **apacame.org.br**
- BULGARIA: **Bulgarian Apitherapy Union**, Kosta Lultchev 5, Bloc 128, 1113 Sofia, Bulgaria. Teléfono: 35(92)705-867. Email: bankova@srv.orgchm.bas.bg.
- CANADÁ: **Canadian Apitherapy Association / Association Canadienne d'Apithérapie**. Email: canadianapitherapyassociation@gmail.com. URL: **canadian-apitherapy-association.ca**
- CHECA, REPÚBLICA: **Česká Apiterapeutická Společnost** (Sociedad Checa de Apiterapia). Email: (en alemán y checo) info@capis.cz. URL: **capis.cz**
- CHILE: **Asociación Chilena de Apiterapeutas**, 1985 Errazuriz 30, Buin, Santiago, Chile. Teléfono: 56(652)259-0873. Email: ronhuber@colmenahuber.cl URL: **achia.cl**
- CHINA: **Apitherapy Department of the Chinese Beekeeping Association**, Fuzhou, Fujian Province, China. Email: harmony_mj@126.com
- CHINA: **International Apitherapy Healthcare and Bee Acupuncture Association**, Wen-hao Garden # 79, Nanking Lukou, Jiangsu 211113, China. Teléfono: 86(25)245-0865. Email: iahbafz@jlonline.com.
- COLOMBIA: **Sociedad Colombiana de Apiterapia**. URL: **apiterapiacolombia.com.co**
- COREA: **Korean Apitherapy and Healthcare Association**, 802-101, Mokdong Apt., 314, Shinjung-dong, Yanchon-gu, Seoul, Korea. Teléfono: 82(02)2648-8608. Email: kosk1@hananet.net.
- ECUADOR: **Sociedad Ecuatoriana de Apiterapia**. URL: **apiterapia.com.ec**
- EGIPTO: **Bee Venom Therapy Research Center**. URL: **beevenomcenter.com**
- EGIPTO: **Egyptian Environmental Society for Uses and Production of Bee Products,** National Research Center, Dokki, Giza, Egypt. Teléfono: 20(2)774-9222. Emails: ahmedgaffer@mailer.eun.eg y ahmedhegazi1@gmail.com.
- EGIPTO: **Egyptian Society of Apitherapy,** National Research Center, Dokki, Giza, Egypt. Teléfono: 20(2)774-9222. Emails: ahmedgaffer@mailer.eun.eg y ahmedhegazi1@gmail.com.
- ESLOVENIA: **Slovenian Apitherapy Association**. Apitherapy Department of Čebelarska Zveza Slovenije (Slovenian Beekeepers' Association), Brdo 8, 1225 Lukovica, Slovenia. Teléfono: 386 1 7296 100. Email: info@czs.si. URL: **czs.si**
- ESPAÑA: **Asociación Española e Internacional de Apiterapia**. Teléfono: 34(661)81-0310.
- ESPAÑA: **Sociedad Española de Apiterapeutas**. Teléfono: 34(695)38-6714.
- ESTADOS UNIDOS: **American Apitherapy Society**, 15 Heights Road, Northport, NY 11768, USA. Teléfono: 1(631)470-9446. Email: aasoffice@apitherapy.org. URL: **apitherapy.org** . Revista: *Journal of the American Apitherapy Society*.
- FRANCIA: **Association Francophone d'Apithérapie**. URL: **apitherapiefrancophone.com**
- FRANCIA: **Association Francophone d'Apithérapie et Phytothérapie**. URL: **apiphytotherapie.fr**
- GRECIA: **Greek Scientific Apitherapy Center**, Chryson 7, Acharnai, 13671 Attica, Grecia. Teléfono: 30(210)246-5021. Email: joanmag@vodafone.net.gr.

- HUNGRÍA: **Magyar Apiterápiás Társaság** (Sociedad Húngara de Apiterapia), Széna utca 7, Nagykovácsi 2094 Budapest, Hungary. Telephone: 36(30)948-6635. URL: **apiterapia.hu**
- INDONESIA: **Yayasan Terapi Lebah Indonesia** (Indonesia Apitherapy Foundation), Graha Sucofindo, Gedung D, Lantai Dasar, Jl. Raya Ps. Minggu Kav. 34, Jakarta, Indonesia. Teléfono 62(21)7918-8323. Email: info@apitherapy-indonesia.com. URL: **apitherapy-indonesia.com**
- **International Federation of Apitherapy**: URL: **api-terra.org**
- ISRAEL: **Israel Apitherapy Centre**. Teléfono: 972(50)787-5543. URL: **apitherapy.co.il**
- ISRAEL: **Israeli College of Complementary Medicine**, P.O. Box 11868, Tel Aviv, 61116 Israel.
- ITALIA: **Associazione Italiana di Apiterapia**. Emails: info@apiterapiaitalia.com, segreteria@apiterapiaitalia.com. URL: **apiterapiaitalia.com**, **apiterapiablog.wordpress.com**
- JAPÓN: **Japan Apitherapy Association**, Muyukimachi 6-3-26, Sizunai-machi, Sizunai-gu, Hokkaido, Japón. Teléfono: 81(46)42-2618. URL: **apithera-jp.com**
- JAPÓN: **Propolis Researchers Association**, Honeybee Science Research Center, Tamagawa University, Machida-shi, Tokyo 194-8610, Japón. Teléfono/Fax: 81(42)739-8685. URL: **tamagawa.ac.jp/HSRC/index .html**
- LITUANIA: **Lietuvos Apiterapeutų Asociacija** (Sociedad Lituana de Apiterapia), Žarijų g. 2B, LT-02300 Vilnius, Lithuania. Teléfono/Fax: 5 2640944; Celular: 37069812303. Email: apiterapija.lt@gmail.com. URL: **apiterapija.eu/en/**
- MALASIA: **Malaysian Apitherapy Society**, c/o Dept. of Pharmacology, School of Medical Sciences, Health Campus, Universiti Sains Malaysia, 15150 Kubang Kerian, Kelantan, Malaysia.
- MALASIA: **Malaysian Association of Apitherapy**, 28-3, Persiaran 65C, Off Jalan Pahang Barat, 53000 Kuala Lumpur, West Malaysia. Teléfono 012-455-7897. Email: penangapis@myjaring.net. URL: **bee-acupuncture.org**
- MÉXICO: **Sociedad Mexicana de Apiterapia**. Email: contacto@apiterapiamexicana.com.mx. URL: **apiterapiamexicana.mx**
- PERÚ: **Asociación Peruana de Apiterapia**, Centro de Apiterapia, Centro Comercial la Rotonda II Etapa, Oficina 1062, La Molina, Lima, Perú. Teléfono: 51(14)349-7564. Email:informes@inkasbees.com. URL: **inkasbees.com**
- PORTUGAL: **Associação Portuguesa de Apiterapia**, Bairro do Alvito 9, 1300-052 Lisbon, Portugal. Teléfono: 35(193)802-5330. URL: **apiterapia.pt**
- REINO UNIDO: **United Kingdom Apitherapy Society**, 37 Cecil Road, Cheshunt, Herts EN8 8TN, Reino Unido. Teléfono: 44(199)262-2645. Email: peter.pebadale@virgin.net. URL: **freespace.virgin.net/peter.pebadale/pages/ UK_Api_Society.htm#UK**
- RUMANIA: **Societatea Romana de Apiterapie** (Sociedad Rumana de Apiterapia), Strada Nucilor Nr. 3, oras Magurele, jud. Ilfov, 077125 Rumania. Email: secretariat@apiterapie.ro. URL : **apiterapie.ro**
- SERBIA : **Srpsko Apiterapeutsko Društvo** (Sociedad Serbia de Apiterapia), Daniciceva St. No. 7, 18000 Nis, Serbia. Teléfono : 38(11) 856-2514. Email : vericamilojkovic@yahoo.com.

- SUIZA: **Schweizerischer Apitherapie Verein / Association Suisse d'Apithérapie**. Email: infof@apitherapie.ch. URL: **apitherapie.ch**
- TAIWÁN: **Taiwan Apitherapy Association**, 108-8, Ain-Si Road, Chang-Hua City, 500 Taiwan. Teléfono: 88(64)738-1524. Email: harrisonip@netscape.net.
- TURQUÍA: **Apiterapi Dernegi-Balnak**) (Sociedad Turca de Apiterapia), Merkez Mahallesi Dereboyu Caddesi No. 56, Halkali – Küçükçekmece TR-34303 Istanbul, Turquía. Teléfono: 90 (212) 473-1515. Email: info@apiterapidernegi.org. URL: **apiterapidernegi.org**
- UCRANIA: **Ukrainian Association of Apitherapists** (Asociación Ucraniana de Apiterapeutas). URL: **apispilka.in.ua**
- VENEZUELA: **Asociación Venezolana de Apiterapia**, Teléfono/Fax: 58(274)808-4106. URL: **ava.com.ve** (Ver datos actuales: **archive.is/vU65L**)

Además, para información adicional y actualizada por países sobre los principales centros de producción de productos apícolas/apiterapéuticos, clínicas de Apiterapia, centros de investigación, apiterapeutas y sociedades de Apiterapia, vea los sitios: **apitherapy.com/countries.php** y **apitherapy.com/societies.php**.

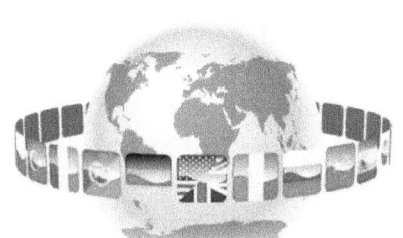
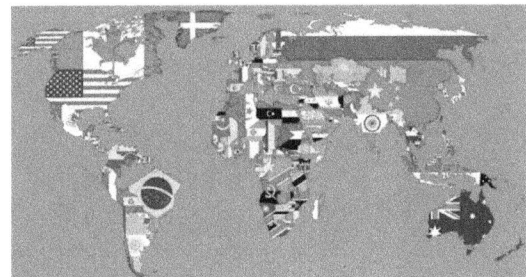
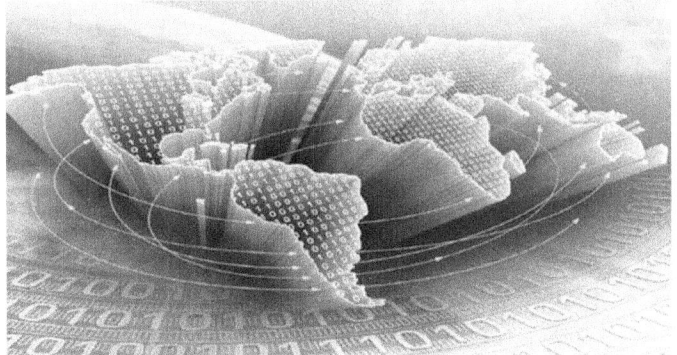
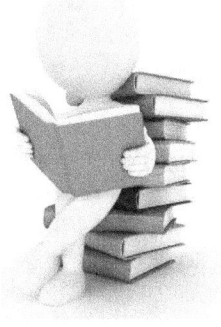

HUMOR APITERAPÉUTICO

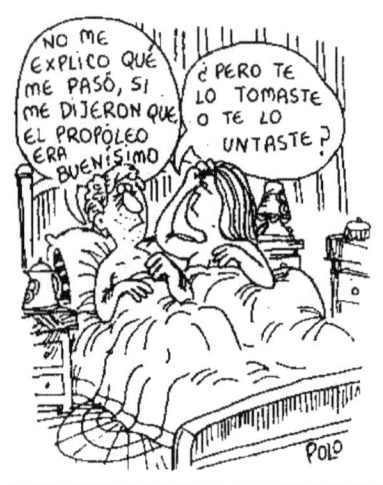
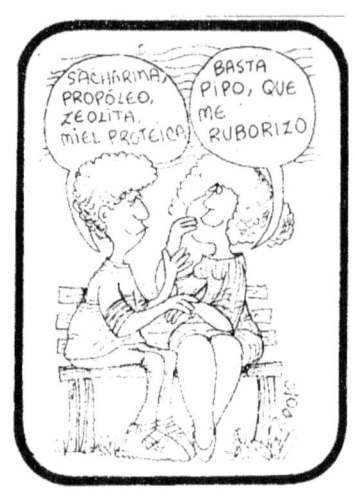

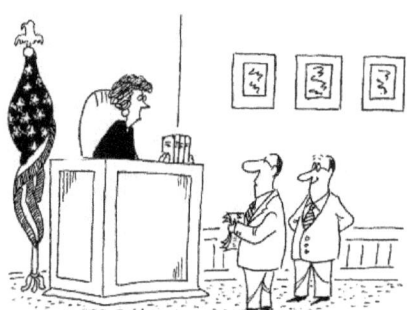

-- SU SEÑORÍA, MI CLIENTE NO ESTABA BORRACHO AL VOLANTE, SINO MEDICÁNDOSE CON **HIDROMIEL**...

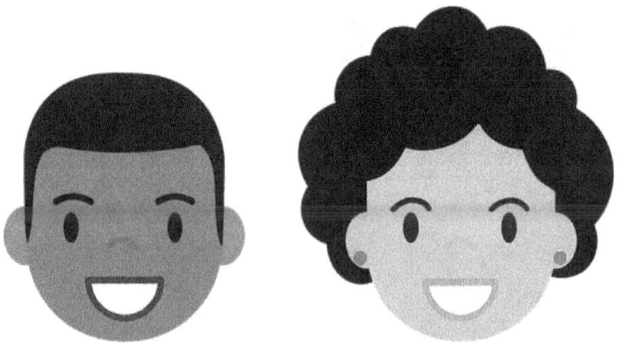

-- COMO TÚ SABES, ROSALINDA, LOS MONOPOLIOS FARMACÉUTICOS Y LOS PRECIOS ABUSIVOS DE LOS SEGUROS MÉDICOS ESTÁN DAÑANDO A MUCHAS PERSONAS...
-- SÍ, PERO AHORA PODEMOS CURAR A UNA COMUNIDAD ENTERA POR SÓLO CENTAVOS: TODOS LOS SERES HUMANOS TENEMOS ACCESO A LA **MIEL, PROPÓLEO, APITOXINA, POLEN, AIRE DE COLMENA, JALEA REAL, CERA, LARVAS DE ZÁNGANOS** Y TODOS LOS OTROS PRODUCTOS APÍCOLAS.

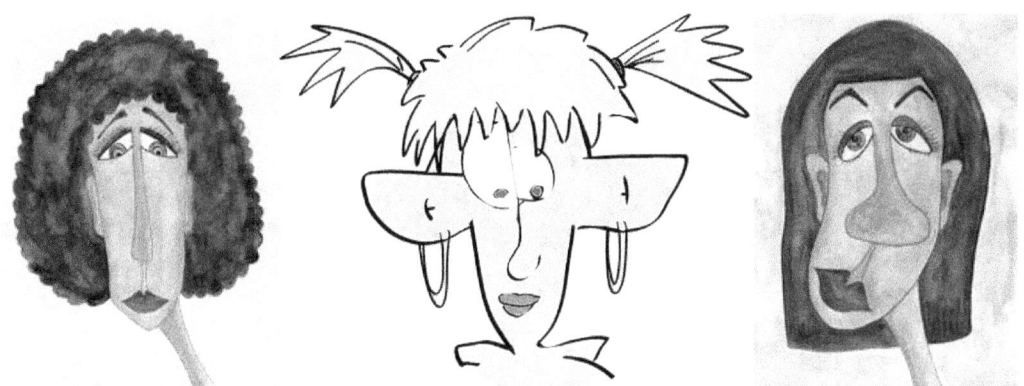

-- MICROPICADURAS DE **APITOXINA** EN LUGAR DE BÓTOX PARA ESTIMULAR EL COLÁGENO; MUCHA **MIEL**, **ABEJAS MOLIDAS** Y **PROPÓLEO** PARA EL CUTIS; TOMAR **JALEA REAL**, **LARVAS DE ZÁNGANOS** Y **POLEN** COMO SUPLEMENTOS EN LA DIETA, Y PRONTO SEREMOS REINAS DE BELLEZA...

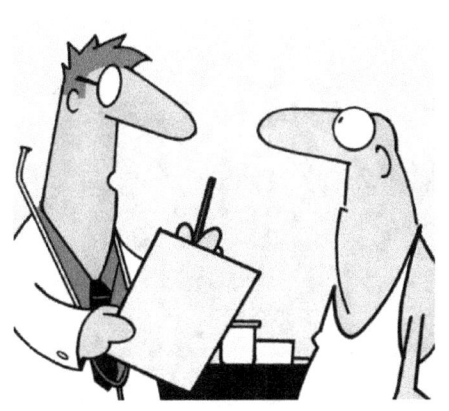
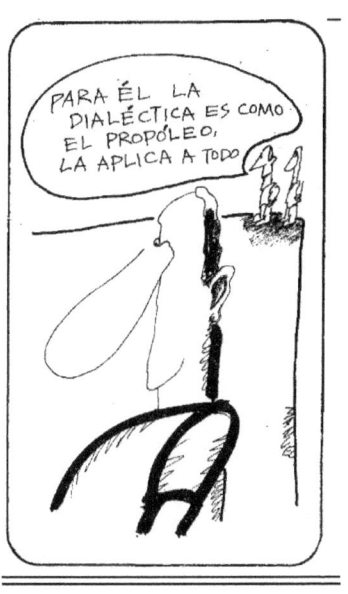

-- **SEÑOR LÓPEZ**, PARA SU DISFUNCIÓN ERÉCTIL LE VOY A PRESCRIBIR GOTAS DE **PROPÓLEO**, **LARVAS DE ZÁNGANOS** Y **PAN DE ABEJAS**.

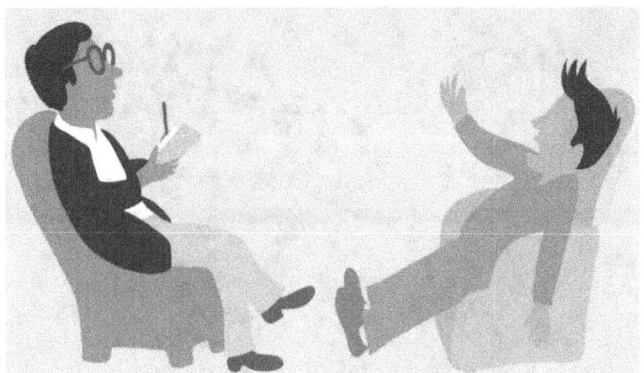

-- **DOCTORA ANA MARÍA**, HACE 10 AÑOS USTED ME DIJO QUE ME QUEDABAN 8 MESES DE VIDA DEBIDO A UN CÁNCER AGRESIVO. EN REALIDAD, GRACIAS AL **PROPÓLEO**, LA **TERAPIA CON VENENO DE ABEJAS** Y **OTROS PRODUCTOS DE LA APITERAPIA**, HUBO **APOPTOSIS** DE LAS CÉLULAS CANCEROSAS Y HE TENIDO UNA REMISIÓN TOTAL.

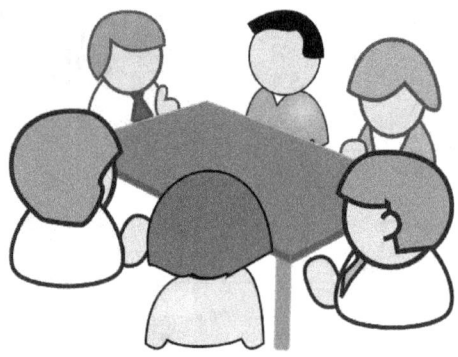

AÑO 2050... JUNTA CIENTÍFICA DIARIA DE APITERAPEUTAS EN LA REPÚBLICA FEUDAL DE WANDANOLANDIA DEL SUR PARA DISCUTIR EL CASO DEL PACIENTE WŁODZISŁAW XUILONGO VALDÉS:

--¿PARCHES DE **MIEL DE MANUKA, TUALANG O KANUKA**?

--NO, MEJOR APLICARLE **PROPÓLEO** ROJO O VERDE.

--YO LE DARÍA MASAJE CON UNGÜENTO DE **APITOXINA** Y **OPÉRCULO** DE PANAL.

--EN MI OPINIÓN, LO PUEDE CURAR EL **PAN DE ABEJAS** O EL **GÉOPROPOLIS**.

--LA **MIEL DE MELIPONAS** Y LA **MIEL DE MIELADA** TAMBIÉN SON EXCELENTES PARA ESTE CASO.

--PERO EL **HIDROMIEL** LO VA A CURAR, NOS HARÁ FELICES A TODOS, ¡Y ES MÁS BARATO!

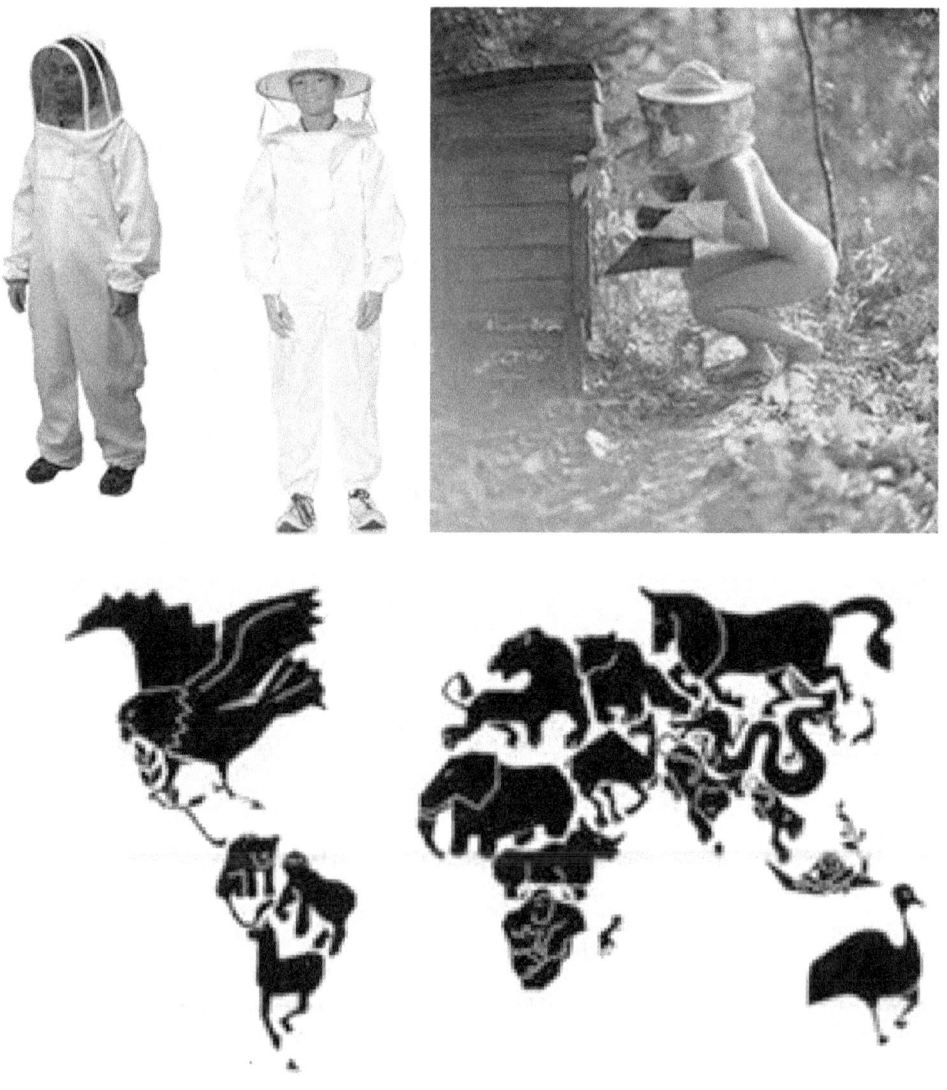

ACERCA DEL AUTOR

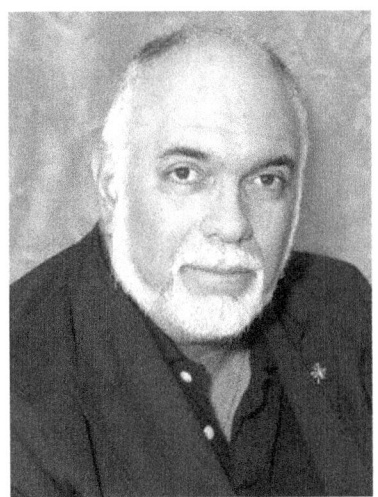

✉ Apitherapy101@gmail.com;
MoisesAsis@gmail.com;
URL: **MoisesAsis.com**
- Facebook.com/moises.asis;
- Facebook/apitherapy101
- Linkedin.com/in.moisesasis
- Skype.com/moisesasis1

Moisés Asís es autor de un centenar de artículos científicos y más de una docena de libros sobre Informática, Psicología, Parapsicología y Apiterapia. En este último campo se destacan los libros: *El Propóleo, un valioso producto apícola*; *Los productos de la colmena*; *Investigaciones cubanas sobre el propóleo*, *Propóleo: el oro púrpura de las abejas*, *Apiterapia para todos*, *Apiterapia 101 para todos*, *Apitherapy 101 Clinical Forms*, *Abridged Apitherapy 101 Clinical Forms* y *Curiosidades de la Apiterapia*. Además, es autor de otros libros que incluyen ensayos, obras teatrales y una novela, y ha escrito contribuciones a *Encyclopedia of Cuba: People, History, Culture* (editores Luis Martínez et al.), a la antología *Havana Noir* y *La Havane Noir* (editor Achy Obejas) y a los filmes documentales *Havana Nagila: the Jews in Cuba* (directores Laura Paull y Evan Garelle) y *Cuban America* (director Adelin Gasana). En 1974 recibió dos premios en dramaturgia en concursos nacionales por la Universidad de La Habana y la Unión Nacional de Escritores y Artistas de Cuba, y en 1991 su libro *Hipnosis; teorías, métodos y técnicas* recibió un premio del Instituto Cubano del Libro y la Academia de Ciencias como uno de los 10 mejores libros científicos y técnicos publicados en Cuba.

Ha trabajado como analista de información, profesor, terapeuta e investigador protector en La Habana y Miami. En 1993, emigró a los EE.UU. Ha recibido grados universitarios como Máster en Trabajo Social Clínico y Adicciones (MSW, 2004) por la Florida International University (EE.UU.), Doctor en Filosofía (PhD. *Honoris Causa* en Hipnosis Experimental, 1990) y en Medicina Alternativa (MD/MA, 1992) por la Open International University for Complementary Medicines (Sri Lanka), Licenciado en Derecho (1989) y en Información Científico-Técnica (1977) por la Universidad de La Habana.

En 2005, cofundó la organización científica, caritativa y educativa Bees for Life – World Apitherapy Network Inc. (desde 2016: **Facebook.com/groups/BeesForLife WorldApitherapy**) para usar la Apiterapia y los productos apícolas en ayuda de las víctimas de desastres naturales, epidemias, conflictos bélicos, hambrunas y pobreza. Además, ha sido directivo de la American Apitherapy Society, la Sociedad Cubana de Hipnosis, la International Apitherapy Healthcare and Bee Acupuncture Association y otras organizaciones científicas. A propuesta de él y otros cofundadores de Bees for Life, el 30 de marzo fue designado como Día Mundial de la Apiterapia, en honor de Filip Terč, Padre de la Apiterapia Moderna.

OTROS LIBROS DEL AUTOR SOBRE APITERAPIA

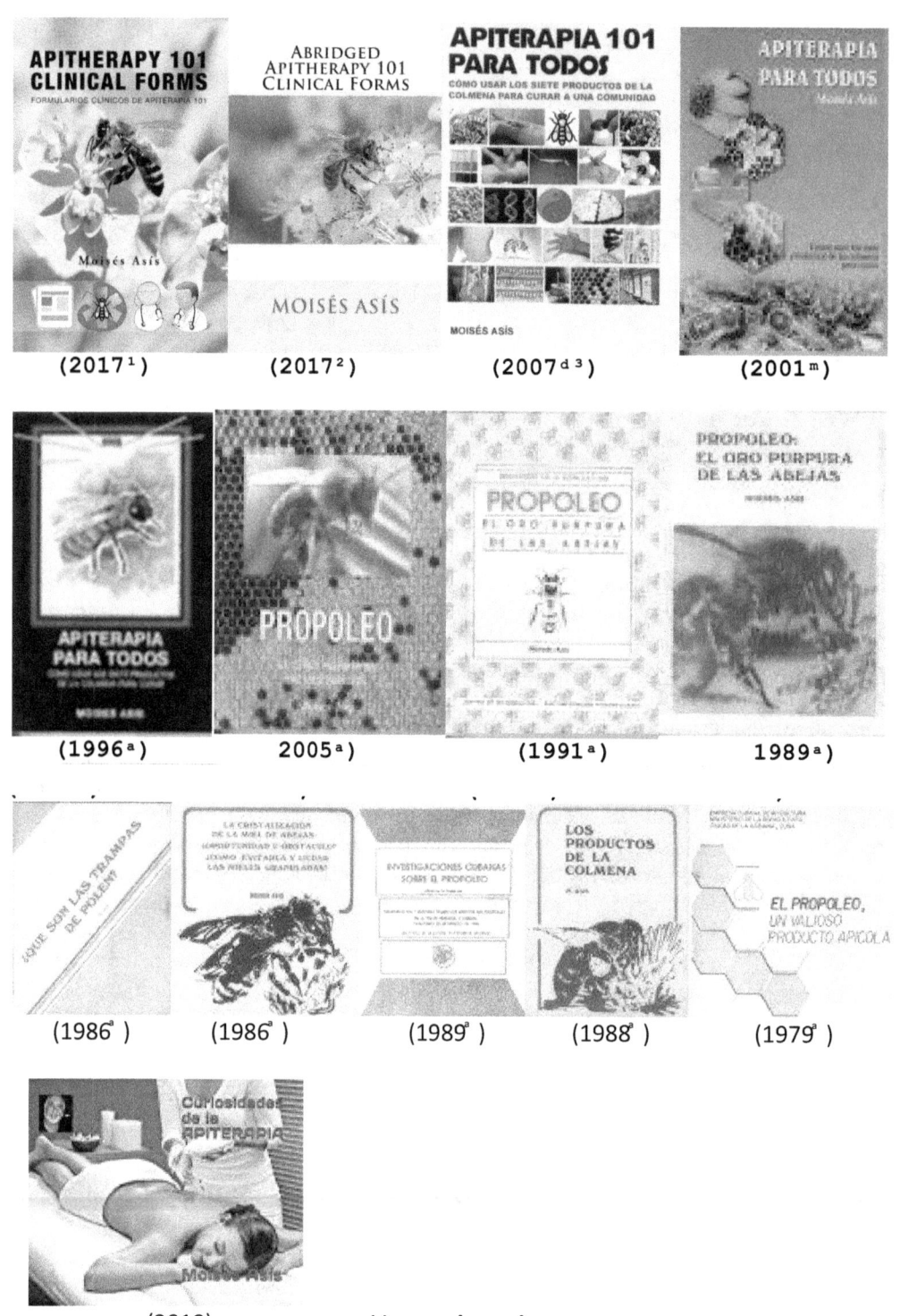

Vea: moisesasis.com y amazon.com

UNA COLMENA PUEDE CURAR A TODA UNA COMUNIDAD

A honey bee hive can heal a whole community.
Une abeille peut guérir toute une communauté.
蜜蜂可以治愈整個社區。
Eine Honigbiene kann eine ganze Gemeinschaft heilen.
Uma abelha pode curar toda uma comunidade.
Může léčit celou komunitu.
Un api può guarire un'intera comunità.
ผึ้งสามารถรักษาทั้งชุมชนได้
Pszczoła miodna może uzdrawiać całą społeczność.
O albină poate vindeca o întreagă comunitate.
דבורה יכולה לרפא קהילה שלמה.
Una abella pot curar tota una comunitat.
Včely môžu liečiť celé spoločenstvo.
ንብ ኣንድ ማህበረሰብ መፈወስ ይችላል.
Meda može izliječiti cijelu zajednicu.
Unha abella pode curar toda unha comunidade.
蜜蜂可以治愈整个社区。
Yon ti bebe ka geri yon kominote antye.
ن ل العسل يمكن أن يشفي المجتمع بأكمله.
Gall gwenynen fwyn wella cymuned gyfan.
ຮັງເຜິ້ງສາມາດປິ່ນປົວຊຸມຊົນທັງໝົດໄດ້.
Naħal tal-għasel jista 'jfejjaq komunità sħiħa.

Abaraska batek komunitate oso bat sendatu dezake.
Ile Agbon oyinbo kan le jina gbogbo awujo kan.
Улей пчел может излечить целую общину.
En honungsbinnkaka kan läka en hel gemenskap.
Një zgjua bletësh mund të shërojë një komunitet të tërë.
Μια κυψέλη μέλισσας μπορεί να θεραπεύσει μια ολόκληρη κοινότητα.
Pesä voi parantaa koko yhteisön.
Býflugur getur læknað heil samfélag.
کندو زنبور عسل می تواند یک کل جامعه را درمان کند.
Един пчелен кошер може да излекува цяла общност.
א בּאַלקון בייװ קענען היילן אַ גאַנץ קהל.
Sarang lebah madu bisa menyembuhkan seluruh komunitas.
شاتو شاتوکولی شي ټوله ټولنه روغ کړي.
En honningbikeklub kan helbrede et helt fællesskab.
Зөгийн бал зөгий нь бүхэл бүтэн нийгэмийг эдгээж чадна.
I-isidleke singaphulukisa umphakathi wonke.
Вулик медоносець може зцілити цілу громаду.
A mézelő méhcsaládok gyógyíthatják az egész közösséget.
Abelo povas resanigi tutan komunumon.

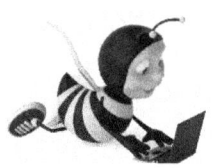

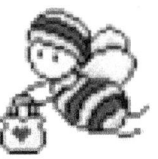

PALABRAS CLAVES EN INGLÉS PARA BUSCAR MÁS INFORMACIÓN:

AAS 🐝 Alternative Medicine 🐝 Alzheimer disease 🐝 amyotrophic lateral sclerosis 🐝 anaphylaxis 🐝 Apilarnil 🐝 apipuncture 🐝 Apitherapy 🐝 apitoxin 🐝 apoptosis 🐝 arthritis 🐝 autoimmune diseases 🐝 Ayurveda 🐝 bacterial diseases 🐝 bee bread 🐝 bee pollen 🐝 beeswax 🐝 bee venom 🐝 bee venom therapy 🐝 burn care 🐝 cancer 🐝 Complementary Medicine 🐝 cosmetics 🐝 dehydration 🐝 diabetes 🐝 drone larvae 🐝 fungal diseases 🐝 géopropolis 🐝 herpes 🐝 hive air 🐝 honey 🐝 honeycomb capping 🐝 honeydew honey 🐝 honey massage 🐝 infectious diseases 🐝 Lou Gehrig disease 🐝 Lyme disease 🐝 malaria 🐝 mead 🐝 melipona honey 🐝 mental disorders 🐝 metabolic diseases 🐝 multiple sclerosis 🐝 neurological disorders 🐝 parasites 🐝 Parkinson disease 🐝 propolis 🐝 protozoal diseases 🐝 Psychiatry 🐝 royal jelly 🐝 stingless bees honey 🐝 stipers 🐝 surgery 🐝 trigona bees 🐝 ulcers 🐝 viral diseases 🐝 whole bees 🐝 wound care 🐝 zabrus 🐝

Para actualizaciones de este libro, busque en: **Facebook.com/Apitherapy101/**